神经内科临床思维与疾病诊治

马庆芹　等 主编

上海科学普及出版社

图书在版编目（CIP）数据

神经内科临床思维与疾病诊治 / 马庆芹等主编. —上海：上海科学普及出版社，2024.3
ISBN 978-7-5427-8664-7

Ⅰ.①神… Ⅱ.①马… Ⅲ.①神经系统疾病-诊疗 Ⅳ.①R741

中国国家版本馆CIP数据核字（2024）第060107号

统　　筹　张善涛
责任编辑　陈星星　郝梓涵
整体设计　宗　宁

神经内科临床思维与疾病诊治
主编　马庆芹　等
上海科学普及出版社出版发行
（上海中山北路832号　邮政编码200070）
http://www.pspsh.com

各地新华书店经销　山东麦德森文化传媒有限公司印刷
开本 787×1092 1/16　印张 22　插页 2　字数 563 000
2024年3月第1版　2024年3月第1次印刷

ISBN 978-7-5427-8664-7　定价：198.00元

编委会

主　编

马庆芹　李　彦　李东晓　于　辉

刘　龙　桑　妍

副主编

宋祖琪　王　锐　宗　杰　王　敏

李明芬　张厚慈

编　委（按姓氏笔画排序）

于　辉　郓城人民医院

马庆芹　枣庄市中医医院

王　敏　聊城市中医医院

王　锐　泰山护理职业学院

刘　龙　潍坊鸢都医院

李　彦　济南市第三人民医院

李东晓　山东中医药大学

李明芬　四川省宜宾市第四人民医院

宋祖琪　宜昌市中医医院（三峡大学中医医院）

张厚慈　枣庄市山亭区人民医院

宗　杰　北京卫戍区丰台第三退休干部休养所

桑　妍　菏泽市定陶区人民医院

前言

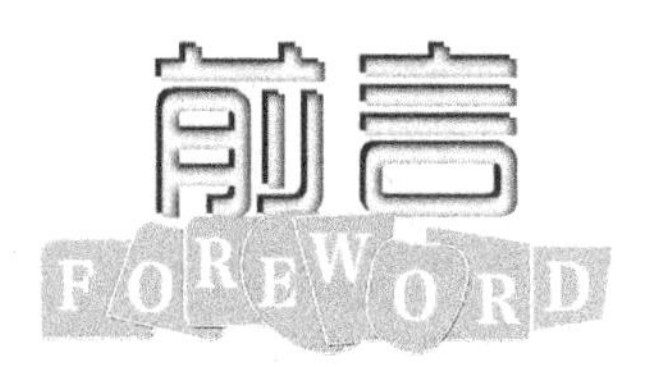

随着现代科学技术的迅速发展，医学也进入了一个快速发展的新时代。神经内科系统作为神经科学的重要组成部分，在疾病诊治与健康恢复过程中起着重要的作用。为了适应现代医学模式转变及社会群众实际就医需求，提高神经内科医务人员的综合服务能力，需要广大神经内科医务工作者及时汲取新知识、掌握新理论、梳理新思维、应用新技术，全面提升疾病诊治质量和服务水平。基于此，着眼于总结神经内科临床经验、借力于国内外神经内科及相关学科研究新成果，编者编写了《神经内科临床思维与疾病诊治》一书，希望能给神经内科广大医务工作者提供参考与借鉴。

本书的主要特点是基础性、实用性和系统性。基础性重点体现在介绍神经内科临床基本知识，结合近年来国内外新理论和新技术，梳理神经内科疾病专科诊疗方法，便于读者掌握和理解神经内科疾病发病机制、诊疗要点，起到“授之以渔”的目的。实用性侧重于向读者介绍神经内科常见疾病诊疗方法、预防措施等，并通过案例分析描述诊疗过程、诊疗重点和难点，体现了理论与实践的结合，有利于提升医务工作者的实际技能。系统性重点体现了诊疗服务的整体诊疗观，通过具体内容操作规范力图做到有理论、有制度、有标准、有规范、有流程、有评估、有评价，探索建立神经内科诊疗综合质量体系，全面提升诊疗水平。

本书实用性强，适用面较广，既适用于广大临床一线医务工作者，也适用于临床医学专业学生参考使用。本书参考了大量的书籍和资料，所参考的资料和文献都凝聚着编者的智慧、心血和汗水，借此机会向所有致力于神经内科的前辈与同道表示衷心的感谢和崇高的敬意！书中难免存在缺点和疏漏之处，恳请各位读者在使用过程中提出批评意见，以待修订完善。

《神经内科临床思维与疾病诊治》编委会
2023 年 12 月

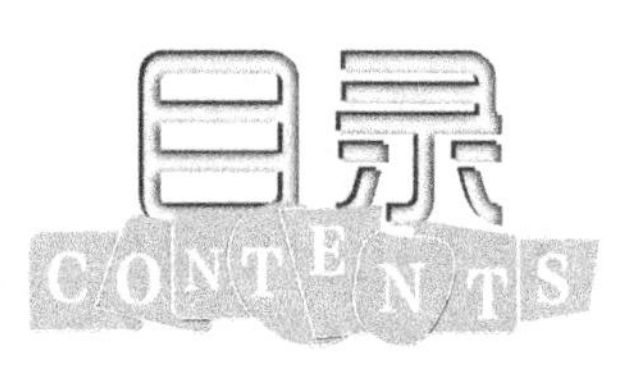
目录
CONTENTS

第一章
神经系统疾病的临床表现

第一节　昏　　迷

一、诊断思路

昏迷是脑功能衰竭的突出表现，是由各种病因引起的觉醒状态与意识内容及身体运动均完全丧失的一种极严重的意识障碍，对剧烈的疼痛刺激也不能觉醒。

意识是自己处于觉醒状态，并能认识自己与周围环境。人的意识活动包括“觉醒状态”与“意识内容”两个不同但又相互有关的组成部分。前者是指人脑的一种生理过程，即与睡眠呈周期性交替的清醒状态，属于皮质下激活系统的功能；后者是指人的知觉、思维、情绪、记忆、意志活动等心理过程（精神活动），还有通过言语、听觉、视觉、技巧性运动及复杂反应与外界环境保持联系的机敏力，属于大脑皮质的功能。意识正常状态即意识清醒，表现为对自身与周围环境有正确理解，对内外环境的刺激有正确反应，对问话的注意力、理解程度及定向力和计算力都是正常的。意识障碍就是意识由清醒状态向着昏迷转化，是指觉醒水平、知觉、注意、定向、思维、判断、理解、记忆等许多心理活动一时性或持续性的障碍。尽管痴呆、冷漠、遗忘、失语等，都是意识内容减退的表现，但只要在其他行为功能还能作出充分和适当的反应，就应该认为意识还是存在的。

按照生理与心理学基础可将意识障碍分为觉醒障碍和意识内容障碍两大类。

根据检查时刺激的强度和患者的反应，可将觉醒障碍区分为以下5级：①嗜睡，主要表现为病理性睡眠过深，患者意识存在，对刺激有反应，瞳孔、角膜、吞咽反射存在，唤醒后可做正确回答，但随即入睡，合作欠佳。②昏睡或朦胧，是一种比嗜睡深而又较昏迷稍浅的意识障碍。昏睡时觉醒水平、意识内容及随意运动均减至最低程度。患者不能自动醒转，在持续强烈刺激下能睁眼、呻吟、躲避，意识未完全丧失，对刺激反应时间持续很短，浅反射存在，可回答简单问题，但常不正确。③浅昏迷，仅对剧痛刺激（如压迫眶上神经）稍有防御性反应，呼之偶应，但不能回答问题，深浅反射存在（如吞咽、咳嗽、角膜和瞳孔光反射）。呼吸、血压、脉搏一般无明显改变。④中度昏迷，对强烈刺激可有反应，浅反射消失，深反射减退或亢进，瞳孔光反射迟钝，眼球无转动，呼吸、血压、脉搏已有明显改变，常有尿失禁。⑤深昏迷，对一切刺激均无反应，瞳孔光反射迟钝或消失，四肢张力消失或极度增高，并有尿潴留，呼吸不规则，血压下降。

意识内容障碍有以下 3 种：①意识浑浊，包括觉醒与认识两方面的障碍，为早期觉醒功能低下，并有认识障碍、心烦意乱、思考力下降、记忆力减退等。表现为注意力涣散，感觉迟钝，对刺激的反应不及时，不确切，定向不全。②精神错乱，患者对周围环境的接触程度障碍，认识自己的能力减退，思维、记忆、理解与判断力均减退，言语不连贯并错乱，定向力也减退。常有胡言乱语、兴奋躁动。③谵妄状态，表现为意识内容清晰度降低，伴有睡眠-觉醒周期紊乱和精神运动性行为。除了上述精神错乱以外，尚有明显的幻觉、错觉和妄想。幻觉以视幻觉最为常见，其次为听幻觉。幻觉的内容极为鲜明、生动和逼真，常具有恐怖性质。因而，患者表情恐惧，发生躲避、逃跑或攻击行为，以及运动兴奋等。患者言语可以增多，不连贯，或不易理解，有时则大喊大叫。谵妄或精神错乱状态多在晚间加重，也可具有波动性，发作时意识障碍明显，间歇期可完全清楚，但通常随病情变化而变化，持续时间可数小时、数天甚至数周不等。

(一)病史和体格检查

任何原因所致的弥漫性大脑皮质和(或)脑干网状结构的损害或功能抑制均可造成意识障碍和昏迷。因此，对昏迷的诊断需要详询病史、细致而全面的体格检查。

1.病史

病史应着重了解：①发生昏迷的时间、诱因、起病缓急、方式及其演变过程。如突然发生、进行性加剧、持续性昏迷者，常见于急性出血性脑血管病、急性感染中毒、严重颅脑损伤等；缓慢起病、逐渐加重多为颅内占位性病变、代谢性脑病等。②昏迷的伴随症状及相互间的关系。如首先症状为剧烈头痛者要考虑蛛网膜下腔出血、脑出血、脑膜炎；高热、抽搐起病者结合季节考虑乙型脑炎、流行性脑脊髓膜炎；以精神症状开始应考虑脑炎、额叶肿瘤等；老年患者以眩晕起病要考虑小脑出血或椎-基底动脉系的缺血。③昏迷发生前有无服用药物、毒物或外伤史，既往有无类似发作，如有则应了解此次与既往发作的异同。④既往有无癫痫、精神疾病、长期头痛、视力障碍、肢体运动受限、高血压和严重的肝、肾、肺、心脏疾病及内分泌与代谢性疾病等。

2.体格检查

体格检查时，应特别注意发现特异性的体征，如呼吸气味(肝臭、尿臭、烂苹果、乙醇、大蒜等)、头面部伤痕、皮肤瘀斑、出血点、蜘蛛痣、黄疸、五官流血、颈部抵抗、心脏杂音、心律失常、肺部哮鸣音、水泡音、肝脾大、腹水征等，以及生命体征的变化。全面的神经系统检查应偏重于神经定位体征和脑干功能的观察：①神经定位体征，肢体瘫痪如为单肢瘫或偏瘫则为大脑半球病变；如为一侧颅神经麻痹(如面瘫)伴对侧偏瘫即交叉性瘫则为脑干病变。双眼球向上或向下凝视，为中脑病变；眼球一上一下，多为小脑病变；双眼球向偏瘫侧凝视，为脑干病变，向偏瘫对侧凝视，为大脑病变；双眼球浮动提示脑干功能尚存，而呈钟摆样活动，提示脑干已有病变(如脑桥出血)，双眼球固定则提示脑干功能广泛受累；水平性或旋转性眼球震颤见于小脑或脑干病变，而垂直性眼球震颤见于脑干病变。②脑干功能观察，主要观察某些重要的脑干反射及呼吸障碍类型，以判断昏迷的程度，也有助于病因诊断。双侧瞳孔散大，光反射消失，提示已累及中脑，也见于严重缺氧及颠茄、阿托品、氰化物中毒；一侧瞳孔散大，光反射消失，提示同侧中脑病变或颞叶钩回疝；双侧瞳孔缩小见于安眠药、有机磷、吗啡等中毒及尿毒症，也见于脑桥、脑室出血。垂直性头眼反射(头后仰时两眼球向下移动，头前屈时两眼球向上移动)消失提示已累及中脑；睫毛反射、角膜反射、水平性头眼反射(眼球偏向头转动方向的对侧)消失，提示已累及脑桥。吞咽反射、咳嗽反射消失，提示已累及延髓。呼吸障碍如潮式呼吸提示累及大脑深部及脑干上部，也见于严重心力衰竭；过度呼吸提示已累及脑桥，也见于代谢性酸中毒、低氧血症和呼吸性碱中毒；叹息样抑制性呼吸提示已累及延髓，也见于大剂量安眠药中毒。③其他重要体征包括眼底检查、脑膜刺激征等。实验室检查与特殊检查应根据需要选择进行，但除三大常规外，对于昏迷患者，血液电解质、尿素氮、CO_2CP、血糖等应列为常规检查；对病情不允许者必须先就地抢救，视病情许可后再进行检查。脑电图、头 CT 和 MRI 及脑脊液检查对昏迷的病因鉴别有重要意义。

(二)判断是否为昏迷

临床上可见到特殊类型的意识障碍，呈现意识内容活动丧失而觉醒能力尚存。患者表现为双目睁开，眼睑开闭自如，眼球无目的地活动，似乎给人一种意识清醒的感觉；但其知觉、思维、情感、记忆、意识及语言等活动均完全丧失，对自身及外界环境不能理解，对外界刺激毫无反应，不能说话，不能执行各种动作命令，肢体无自主运动，称为睁眼昏迷或醒状昏迷。常见于以下 3 种情况。

1.去大脑皮质状态

去大脑皮质状态是由大脑双侧皮质发生弥漫性的严重损害所致。特点是皮质与脑干的功能出现分离现象，即大脑皮质功能丧失，对外界刺激无任何意识反应，不言不语；而脑干各部分的功能正常，患者眼睑开闭自如，常睁眼凝视(即醒状昏迷)，痛觉灵敏(对疼痛刺激有痛苦表情及逃避反应)，角膜与瞳孔对光反射均正常。四肢肌张力增高，双上肢常屈曲，双下肢伸直(去皮质强直)，大小便失禁，还可出现吸吮反射及强握反射，甚至伴有手足徐动、震颤、舞蹈样运动等不随意运动，双侧病理征阳性。

2.无动性缄默

无动性缄默或称运动不能性缄默，以不语、肢体无自发运动，但却有眼球运动为特征的一种特殊类型意识障碍。可由于丘脑下部-前额叶的多巴胺通路受损，使双侧前额叶得不到多巴胺神经元的兴奋冲动而引起。但临床上以间脑中央部或中脑的不完全损害，使正常的大脑皮质得不到足够的脑干上行网状激活系统兴奋冲动所致者更为常见。有人把前种原因所致者称无动性缄默Ⅰ型，后者称无动性缄默Ⅱ型。主要表现为缄默不语或偶有单语小声稚答语，安静卧床，四肢运动不能，无表情活动，但有时对疼痛性刺激有躲避反应，也有睁眼若视、吞咽等反射活动，有觉醒-睡眠周期存在或过度睡眠现象。

3.持续性植物状态

严重颅脑损伤后患者长期缺乏高级精神活动的状态，能维持基本生命功能，但无任何意识心理活动。神经精神疾病所致时有以下几种昏迷状态。

(1)精神抑制状态常见于强烈精神刺激后或癔症性昏睡发作，患者表现出僵卧不语，对刺激常无反应，双眼紧闭，扳开眼睑时有明显抵抗感，并见眼球向上翻动，放开后双眼迅速紧闭，瞳孔大小正常，光反射灵敏，眼脑反射和眼前庭反射正常，无病理反射，脑电图呈现觉醒反应，经适当治疗可迅速复常。癔症性昏睡多数尚有呼吸急促，也有屏气变慢，检查四肢肌张力增高，对被动活动多有抵抗，有时四肢伸直、屈曲或挣扎、乱动。常呈阵发性，多属一过性病程，在暗示治疗后可迅速恢复。

(2)闭锁综合征由于脑桥腹侧的双侧皮质脊髓束和支配第Ⅴ对脑神经以下的皮质延髓束受损所致。患者除尚有部分眼球运动外，呈现四肢瘫，不能说话和吞咽，表情缺乏，就像全身被闭锁，但可理解语言和动作，能以睁眼、闭眼或眼垂直运动示意，说明意识清醒，脑电图多正常。多见于脑桥腹侧的局限性小梗死或出血，也可见于颅脑损伤、脱髓鞘疾病、肿瘤及炎症，少数为急性感染后多发性神经变性、多发性硬化等。

(3)木僵常见于精神分裂症，也可见于癔症和反应性神经疾病。患者不动、不语、不食，对强烈刺激也无反应，貌似昏迷或无动性缄默，实际上能感知周围事物，并无意识障碍，多伴有蜡样弯曲和违拗症等，部分患者有发绀、流涎、体温过低和尿潴留等自主神经功能失调，脑干反射正常。

(4)发作性睡病是一种睡眠障碍性疾病。其特点是患者在正常人不易入睡场合下，如行走、骑自行车、工作、进食、驾车等时均能出现难以控制的睡眠，其性质与生理性睡眠无异，持续数分钟至数小时，但可随时唤醒。

(5)昏厥仅为短暂性意识丧失，一般数秒至1分钟即可完全恢复；而昏迷的持续时间更长，一般为数分钟至若干小时以上，且通常无先兆，恢复也慢。

(6)失语，完全性失语的患者，尤其是伴有四肢瘫痪时，对外界的刺激均失去反应能力，如同时伴有嗜睡，更易误诊为昏迷。但失语患者对给予声光及疼痛刺激时，能睁眼，可以表情来示意其仍可理解和领悟，表明其意识内容存在，或可有喃喃发声，欲语不能。

(三)昏迷程度的评定

目前国内外临床多根据格拉斯哥昏迷评分(Glasgow Coma Scale，GCS)进行昏迷计分(表1-1)。

表1-1　GCS昏迷评分标准

睁眼反应	计分	言语反应	计分	运动反应	计分
自动睁眼	4分	正确回答	5分	按吩咐动作	6分
呼唤睁眼	3分	错误回答	4分	刺痛能定位	5分
刺痛睁眼	2分	语无伦次	3分	刺痛时躲避	4分
不睁眼	1分	只能发音	2分	刺痛时屈曲	3分
		不能言语	1分	刺痛时过伸	2分
				肢体不动	1分

1.轻型

GCS 13～15分，意识障碍20分钟以内。

2.中型

GCS 9～12分，意识障碍20分钟至6小时。

3.重型

GCS 3～8分，意识障碍至少6小时或再次昏迷。有人将GCS 3～5分定为特重型。

昏迷的判定以患者不能按吩咐动作，不能说话，不能睁眼为标准。一旦能说话或睁眼视物就是昏迷的结束。除外因醉酒、服大量镇静剂或癫痫发作后所致昏迷。

(四)脑死亡

脑死亡又称不可逆性昏迷，是颅内结构的最严重损伤，一旦发生，即意味着生命的终止。许多国家制定出脑死亡的诊断标准，归纳起来如下：①自主呼吸停止。②深度昏迷，患者的意识完全丧失，对一切刺激全无知觉，也不引起运动反应。③脑干反射消失(眼脑反射、眼前庭反射、光反射、角膜反射和吞咽反射、瞬目和呕吐动作等均消失)。④脑生物电活动消失，脑电图呈电静止，听觉诱发电位和各波消失。如有脑生物活动可否定脑死亡诊断，但中毒性等疾病时脑电图可呈直线而不一定是脑死亡。上述条件经6～12小时观察和重复检查仍无变化，即可确立诊断。

二、病因分类

昏迷的病因诊断极其重要，通常必须依据病史、体征和神经系统检查，以及有关辅助检查，经过综合分析，作出病因诊断。

(一)确定是颅内疾病或全身性疾病

1.颅内疾病

位于颅内的原发性病变，在临床上通常先有大脑或脑干受损的定位症状和体征，较早出现意识障碍和精神症状，伴明显的颅内高压症和脑膜刺激征，提示颅内病变的有关辅助检查如颅脑CT、脑脊液等通常有阳性发现。

2.全身性疾病

全身性疾病又称继发性代谢性脑病。其临床特点为先有颅外器官原发病的症状和体征，以及相应的实验室检查阳性发现，后才出现脑部受损的征象。由于脑部受损为非特异性或仅是弥散性功能障碍，临床上一般无持久和明显的局限性神经体征和脑膜刺激征，主要是多灶性神经功能缺乏的症状和体征，且大都较对称。通常先有精神异常，意识内容减少。一般是注意力减退，记忆和定向障碍，计算和判断力降低，尚有错觉、幻觉，随病程进展，意识障碍加深。脑脊液改变不显著，头 CT 等检查无特殊改变，不能发现定位病灶。常见病因有急性中毒、内分泌与代谢性疾病、感染性疾病、物理性与缺氧性损害等。

(二)根据脑膜刺激征和脑局灶体征进行鉴别

1.脑膜刺激征(＋)，脑局灶性体征(－)

(1)突发剧烈头痛：蛛网膜下腔出血(脑动脉瘤、脑动静脉畸形破裂等)。

(2)急性发病：以发热在先，如化脓性脑膜炎、乙型脑炎、其他急性脑炎等。

(3)亚急性或慢性发病：真菌性、结核性、癌性脑膜炎。

2.脑膜刺激征(－)，脑局灶性体征(＋)

(1)突然起病者：如脑出血、脑梗死等。

(2)以发热为前驱症状：如脑脓肿、血栓性静脉炎、各种脑炎、急性播散性脑脊髓炎、急性出血性白质脑病等。

(3)与外伤有关：如脑挫伤、硬膜外血肿、硬膜下血肿等。

(4)缓慢起病：颅内压增高、脑肿瘤、慢性硬膜下血肿、脑寄生虫等。

3.脑膜刺激征(－)，脑局灶性体征(－)

(1)有明确中毒原因：如酒精、麻醉药、安眠药、一氧化碳中毒等。

(2)尿检异常：尿毒症、糖尿病、急性尿卟啉症等。

(3)休克状态：低血糖、心肌梗死、肺梗死、大出血等。

(4)有黄疸：肝性脑病等。

(5)有发绀：肺性脑病等。

(6)有高热：重症感染、中暑、甲状腺危象等。

(7)体温过低：休克、酒精中毒、黏液性水肿昏迷等。

(8)头部外伤：脑挫伤等。

(9)癫痫。

根据辅助检查进一步明确鉴别。

三、急诊处理

(一)昏迷的最初处理

1.保持呼吸道通畅

窒息是昏迷患者致死的常见原因之一。通常引起缺氧窒息的原因有头部位置不当、咽气管分泌物填塞、舌后坠及各种原因引起的呼吸麻痹等。有效方法如下:①仰头抬颏法,示指和中指托起下颏,使下颏前移,舌根离开咽喉后壁,气道即可通畅。简单易行,效果好。②仰头抬颈法,一手置于额部使头后仰,另一手抬举后颈,打开气道。③对疑有颈部损伤者,仅托下颏,以免损伤颈髓。④如有异物,需迅速清除,或在其背后猛击一下。如仍无效,则采用 Heimlich 动作。⑤放置口-咽通气道。⑥气管插管或气管切开。⑦清除口腔内异物。⑧鼻导管吸氧或呼吸机辅助呼吸。

2.维持循环功能

脑血灌注不足影响脑对糖和氧等能源物质的摄取与利用,加重脑损害。因此,尽早开放静脉,建立输液通路,以利抢救用药和提供维持生命的能量。

3.使用纳洛酮

纳洛酮是吗啡受体拮抗剂,能有效地拮抗 β-内啡肽对机体产生的不利影响。应用纳洛酮可使昏迷和呼吸抑制减轻。常用剂量:每次 0.4～0.8 mg,静脉注射或肌内注射,无反应可隔 5 分钟重复用药,直达效果。也可用大剂量纳洛酮加入 5%葡萄糖注射液中缓慢静脉滴注。静脉给药 2～3 分钟(肌内注射15 分钟)起效,持续45～90分钟。

(二)昏迷的基本治疗

1.将患者安置在有抢救设备的重症监护室

原则上应将患者安置在有抢救设备的重症监护室内,以便于严密观察,抢救治疗,加强护理。

2.病因治疗

针对病因采取及时果断措施是抢救成功的关键。

3.对症处理

(1)控制脑水肿、降低颅内压。

(2)维持水电解质和酸碱平衡。

(3)镇静止痉(抽搐、躁动者)。

4.抗生素治疗

预防感染,及时做痰、尿、血培养及药物敏感试验。

5.脑保护剂应用

应用脑保护剂能减少或抑制自由基的过氧化作用,降低脑代谢从而阻止细胞发生不可逆性改变,形成对脑组织起保护作用。

6.脑代谢活化剂应用

临床上主要用促进脑细胞代谢、改善脑功能的药物,即脑代谢活化剂。

7.改善微循环,增加脑灌注

对无出血倾向,由于脑缺氧或缺血性脑血管病引起的昏迷,可用降低血液黏稠度和扩张脑血管的药物,以改善微循环和增加脑灌注,帮助脑功能恢复。

8.高压氧治疗

提高脑组织与脑脊液的氧分压,纠正脑缺氧,减轻脑水肿,降低颅内压,促进意识的恢复。

9.冬眠低温治疗

使自主神经系统及内分泌系统处于保护性抑制状态，防止机体对致病因子的严重反应，以提高机体的耐受力；同时在低温下，新陈代谢降低，减少耗氧量，提高组织对缺氧的耐受性；且可改善微循环，增加组织血液灌注，从而维护内环境的稳定，以利于机体的恢复。

10.防治并发症

积极防治各种并发症。

（李东晓）

第二节 抽 搐

抽搐是指全身或局部骨骼肌的不自主收缩。伴有意识丧失的抽搐则称为惊厥。

一、发生机制

抽搐的发生机制极其复杂，依据引起肌肉异常收缩的电兴奋信号的来源不同，基本上可分为两种情况。

（一）大脑功能障碍性抽搐

这是脑内神经元过度同步化放电的结果，当异常的电兴奋信号传至肌肉时，则引起广泛肌群的强烈收缩而形成抽搐。在正常情况下，脑内对神经元的过度放电及由此形成过度同步化，均有一定控制作用，即构成所谓抽搐阈。许多脑部病变或全身性疾病可通过破坏脑的控制作用，使抽搐阈下降，导致抽搐的发生。

1.神经元的兴奋阈下降（即兴奋性增高）

神经元的膜电位取决于膜内外离子的极性分布（细胞内高钾、细胞外高钠）。颅内外许多疾病，可直接引起膜电位降低（如低钠血症、高钾血症），使神经元更易去极化产生动作电位（兴奋阈下降）；间接通过影响能量代谢（如缺血、缺氧、低血糖、低血镁、洋地黄中毒）或能量缺乏（高热使葡萄糖、三磷酸腺苷等的过度消耗），导致膜电位下降；神经元膜的通透性增高（各种脑部感染或颅外感染的毒素直接损伤神经元膜，血钙离子降低使细胞对钠离子通透性增高），使细胞外钠流入细胞内，使细胞内钾外流，而使膜电位及兴奋阈降低。

2.神经介质的改变

中枢神经系统有多种传递介质，某些神经元的轴突于突触点释放抑制性介质，对神经元的过度放电及同步化起控制作用。当兴奋性神经介质过多，如有机磷中毒时，抑制胆碱酯酶的活性，使兴奋性递质的乙酰胆碱积聚过多，即可发生抽搐。抑制性神经递质过少，如维生素 B_6 缺乏时，由于谷氨酸脱羧酶辅酶的缺乏，使谷氨酸转化成抑制性介质的 γ-氨基丁酸减少；或肝性脑病早期，因脑组织对氨的解毒需要谷氨酸，致使以由谷氨酸生成的 γ-氨基丁酸减少，也可导致抽搐。

3.抑制系统通路受阻

脑内有些神经组成广泛抑制系统，有控制神经元过度放电的作用。脑部病变（如出血、肿瘤、挫伤或各种原因所致局部胶质增生和瘢痕形成），除了直接损害神经元膜或影响脑血液供应外，也可能阻断抑制系统，使神经元容易过度兴奋。

4.网状结构的促去同步化系统功能降低

脑干神经元放电同步化系统与网状结构的促去同化系统之间的平衡，对控制神经元的过度放电及同步化起相当重要的作用。一旦网状结构的促去同化系统功能降低，脑干神经元放电同步化系统就相对亢进，可使较多的神经元同时放电而发生抽搐。

(二)非大脑功能障碍性抽搐

有些引起肌肉异常收缩的电兴奋信号，不是源于大脑，而是源于下运动神经元，主要是脊髓前角的运动神经元。如破伤风杆菌外毒素选择性作用于中枢神经系统(主要是脊髓、脑干的下运动神经元)的突触，使其肿胀而发生功能障碍。士的宁中毒系引起脊髓前角细胞过度兴奋，发生类似破伤风的抽搐。各种原因(缺钙、维生素 D 缺乏、碱中毒、甲状旁腺功能低下)引起的低钙血症，除了使神经元膜通透性增高外，也常由于下运动神经元的轴突(周围神经)和肌膜对钠离子的通透性增加而兴奋性升高，引起手足搐搦。

二、诊断

抽搐并不是一种疾病，它常常是疾病严重的临床表现，或是某些疾病(如癫痫、低钙血症)的主要征象。在诊断过程中，应综合分析各方面资料，才能明确其发生的原因。

(一)诊断方法

1.病史

不同疾病所致的抽搐，其临床表现不尽相同，详细收集病史非常重要。

(1)抽搐的类型：由于病因的不同，抽搐的形式也可不一样，临床常见有下列几种。①全身性抽搐：最常见为癫痫大发作，典型者先是全身骨骼肌持续性强直收缩，随即转为阵挛性收缩，每次阵挛后都有一短暂间歇；破伤风则是持续性强直性痉挛，伴肌肉剧烈的疼痛。②局限性抽搐：为躯体某一局部的连续性抽动，大多见于口角、眼睑、手、足等，有时自一处开始，按大脑皮质运动区的排列形式逐渐扩展，如以一侧拇指，渐延及腕、臂、肩部，多见于局灶性癫痫；手足搐搦症则呈间歇性双侧强直性肌痉挛，以上肢手部最显著，典型的呈“助产手”；面肌痉挛为局限于一侧面肌的间歇性抽动。

(2)抽搐的伴随症状：临床上可引起抽搐的疾病颇多，临床表现各有特点，发病规律也并非一致，所伴发的不同症状，对诊断具有相当意义。例如，癫痫大发作常伴意识障碍和大小便失禁；破伤风有角弓反张、苦笑面容、牙关紧闭；急性中毒所致抽搐，有一系列中毒症状；大脑病变常有意识障碍、精神症状、颅内高压症等；心血管、肾脏病变、内分泌及代谢紊乱等均有相应的临床征象。

(3)既往史：既往的病史对诊断有重要参考价值，反复发作常提示癫痫，而外伤、感染，以及内脏器官的疾病情况，有助于寻找引起抽搐的原发病。

2.体征

由于导致抽搐的病因众多，常涉及临床各科，因此详细的体格检查十分重要，通常包括内科和神经系统检查。

(1)内科检查：几乎体内各重要内脏器官的疾病均可引起抽搐，在抽搐发作时必须按系统进行检查。例如，心源性抽搐可有心音及脉搏消失，血压下降或测不到，或心律失常；肾性抽搐则存在尿毒症的临床征象；低钙血症的常见体征有 Chvostek 征(即面神经征，以指尖或叩诊锤叩击耳颧下方的面神经，同侧上唇及眼睑肌肉迅速收缩)和 Trousseau 征(即手搐搦征，以血压计袖带包扎上臂，加压使桡动脉搏动暂停2～3 分钟后出现手搐搦征)阳性。

(2)神经系统检查:神经系统许多不同性质的病变均可引起抽搐,通过仔细的神经系统检查,有助于判断引起抽搐的病变部位。当存在局灶体征,如偏瘫、偏盲、失语等时,对脑损害的定位更有价值。精神状态的检查,对功能性抽搐的确定有参考作用。

3.实验室检查

根据病史、体格检查所提供的线索,选择实验室检查项目。

(1)内科方面:当临床上提示抽搐是全身性疾病引发的,应根据提供的线索,选择相应的检查。除了血尿常规外,还有心电图、血液生化(血糖、肝肾功能、电解质等)、血气分析、内分泌检查及毒物分析等。

(2)神经系统方面:一旦怀疑神经系统病变,根据临床提示的病变部位及性质,进行相应的辅助检查,如脑电图、头颅 X 线片、CT 或磁共振成像、脑脊液、肌电图、神经传导速度等,对神经系统损害的部位、性质及可能的原因具有较大的参考价值。

在临床上,面对一个抽搐发作的患者,必须将病史、体格检查及必要的辅助检查资料进行综合分析。首先要鉴别抽搐是大脑功能障碍抑或非大脑功能障碍所致;其次若确定为大脑功能障碍引起的抽搐,则应分清是原发于脑内的疾病,或是继发于颅外的全身性疾病,对前者必须判断抽搐发作是器质性还是功能性(癔症性抽搐);最后才能进一步寻找分析引起抽搐的可能病因。

(二)鉴别诊断

临床常见的抽搐常由不同疾病所致,其临床表现不尽相同,因而认识常见疾病的抽搐特点,有助于鉴别诊断。

1.癫痫

原发性癫痫在儿童期起病,多为全身性发作,脑电图有相应的改变,从病史、体检及辅助检查中均未发现病因。继发性癫痫常见的病因有颅内感染、颅脑外伤、急性脑血管病等,抽搐仅仅是其临床表现之一;同时具有脑部局灶或弥散损害的证据,如头痛、呕吐、精神异常、偏瘫、失语、昏迷,大多数抽搐发作同病变的严重程度平行。随着脑部病变的加剧抽搐可增多,甚至发展为癫痫持续状态,脑电图、脑脊液及神经影像学检查有明显的异常发现。

2.手足搐搦症

手足搐搦症表现为间歇性双侧强直性肌痉挛,上肢重于下肢,尤其是在手部肌肉,最典型的呈"助产士手",即指间关节伸直,拇指对掌内收,掌指关节和腕部屈曲;常有肘伸直和外旋。下肢受累时,呈现足趾和踝部屈曲,膝伸直。严重时可有口和眼轮匝肌的痉挛。发作时意识清楚,Chvostek 征和 Trousseau 征阳性。

3.全身型破伤风

全身型破伤风呈间歇性骨骼肌强直性痉挛,在抽搐间隙,肌肉也难以放松,外界轻微刺激即可诱发,每次历时数秒,伴有剧烈疼痛,常造成角弓反张和苦笑面容,但意识清楚,脑电图无痫性放电,病前有外伤史。

4.晕厥

晕厥是一种暂时性脑缺血,原因很多,一般以血管运动失调性为多见,发作时有头晕、眼花、恶心、呕吐、出汗、面色苍白、脉率加快,血压短暂下降,平卧后即改善,意识可清醒或短暂丧失,无抽搐。

5.热性惊厥

发病多在 6 个月至 6 岁,以 1～2 岁多见。最常见于上呼吸道感染、扁桃腺炎,少数见于消化道感染或出疹性疾病,约一半患儿有同样发作的家族史,提示与遗传因素有关。惊厥的发生多在体温迅速上升达39 ℃(多在24小时内),发作形式为全身性强直、阵挛性发作,持续时间在30秒以内,一般不超过10分钟,脑电图常有节律变慢或枕区高幅慢波,在退热后1周内消失。多为单次发作,也可能数次同样发作,及时降温可以预防。但若无脑损害征象,并不导致癫痫。

6.中毒性抽搐

中毒性抽搐最常见于急性中毒。其发生抽搐的主要机制如下。

(1)直接作用于脑或脊髓、使神经元的兴奋性增高而发生抽搐,大多是药物的过量,如贝美格(美解眠)、戊四氮、二甲弗林(回苏灵)、咖啡因、肾上腺素、肾上腺皮质激素等。

(2)中毒后因为缺氧或毒物作用引起脑代谢及血液循环障碍,形成脑水肿,见于各种重金属、有机化合物、某些药物和食物的急性重度中毒。临床多呈全身性肌强直阵挛性发作,少数也可呈局限性抽搐,有的可发展为癫痫持续状态。中毒所导致的抽搐常合并其他中毒症状,如一氧化碳中毒的面色潮红,口唇樱桃红色,多汗、心率快、呼吸促、血压下降等;有机磷中毒的呼吸及呕吐物呈蒜味,尚有毒蕈碱样及烟碱样症状;铅中毒先有神经衰弱症状群、牙龈铅线、腹痛、贫血等;各种严重中毒,抽搐同时有昏迷及颅内高压等表现。

7.阿-斯综合征

阿-斯综合征是指各种原因引起心排血量锐减或心脏停搏,使脑供血短期内急剧下降所致的突然意识丧失及抽搐。常见于严重心律失常、心排血受阻的心脏病或某些先天性心脏病、心肌缺血、颈动脉窦过敏、直立性低血压等。其抽搐时间更短,一般仅数秒,最多数十秒,先有强直,躯体后仰,双手握拳,随即双上肢至面部阵挛性痉挛,伴有意识丧失、瞳孔散大、流涎,偶有大小便失禁。发作时心音及脉搏消失,血压明显下降或测不到。脑电图在抽搐时呈电位低平,其后为慢波,随意识恢复后逐渐正常。

8.代谢、内分泌异常所致的抽搐

一些代谢、内分泌疾病,除了代谢、内分泌异常的临床表现外,还常因能量供应障碍、水电解质和酸碱平衡紊乱等,干扰了神经细胞膜的稳定性而出现抽搐。

(1)低钙血症常可引起手足搐搦症,严重时可使神经元细胞膜通透性增高,导致膜电位下降,而出现癫痫样发作。

(2)低钠血症、低镁血症、碱中毒也可影响神经元膜的通透性,改变膜内外离子分布,引起抽搐发作。

(3)低血糖常表现为心慌、无力、饥饿感、出冷汗、脉速,甚至昏迷,当血糖降低至2.8 mmol/L以下,即可发生抽搐;常见于糖尿病患者使用降糖药物期间未按时进餐,也可见于胰岛β细胞病变(腺瘤、腺癌或增生)、产生类胰岛素物质的胰外肿瘤、垂体前叶或肾上腺皮质功能减退或胰岛素过量等。

(4)在高渗性非酮症性糖尿病昏迷,常先有多饮、多尿,之后逐渐出现意识朦胧、幻觉、定向障碍等,即进入谵妄状态,可伴有抽搐发作。

(5)尿毒症的毒素可能损害细胞膜通透性,阻止钠离子自细胞内向外释放,使细胞内高钠;同时电解质和酸碱平衡失调也可促使脑病发生,出现尿毒症性抽搐。

(6)甲状腺功能减退(黏液性水肿)、甲状旁腺功能过低、肾上腺危象、子痫、急性卟啉病、肝衰竭等,均可在疾病严重时伴发抽搐。

9.癔症性抽搐

大多在精神刺激下发作,表现为突然倒下,全身僵直、双目紧闭(检查者拨开其眼睑时有违拗现象,可见眼球转动、瞳孔无改变),双手握拳或不规则的手足舞动,常伴有面色潮红、捶胸顿足、哭笑叫骂等情感反应,发作持续数分钟至数小时,有人围观时持续时间更长。肌收缩不符合强直与阵挛的规律,发作时无意识丧失(事后对发作过程可回忆),无舌咬伤、尿失禁及摔伤,暗示或强刺激可以中断其发作。

10.严重呼吸屏息发作

好发在婴幼儿,常在情绪影响下,剧烈哭闹后突然呼吸屏息,继而出现青紫、肢体抽动、角弓反张,脑电图正常。

(李东晓)

第三节 瘫 痪

一、诊断思路

(一)病史

除详细询问现病史外,尚须收集生育史、生活史及职业等。尤其要注意起病的形式、有无先兆与诱因、伴随症状,以及瘫痪的部位和进展过程等。如血管性及急性炎症性病变,大多数为急骤发病,在短时间内达高峰;而占位性或压迫性、退行性病变,则呈缓慢出现,进行性加重。伴有肌痛者见于肌炎、重症肌无力呈晨轻暮重现象。全身性疾病如高血压、动脉粥样硬化、心脏病、糖尿病、内分泌病、血液病、风湿性疾病等,对神经系统疾病,特别是脑血管病尤为重要。既往史尤其是治疗史应询问清楚,如长期用激素所致的肌病,鞘内注射的脊髓蛛网膜炎,放射治疗后的脑脊髓病等。出生时产伤史、窒息史、黄疸史等对大脑性瘫痪有重要意义。

(二)体检

1.一般体检

应注意观察一些具有特征性的异常体征,如疱疹病毒性脑炎的单纯或带状疱疹;面部的血管瘤或血管痣;脑囊虫病有皮下结节,神经纤维瘤的咖啡斑或皮下结节;平底颅、颈椎融合畸形的短颈;脊柱裂的臀部皮肤呈涡状凹陷或覆有毛发,或囊性膨出。

2.神经系统检查

应注意意识和精神状态的改变。颅脑神经受损的征象,运动、感觉、反射系统及自主功能的变化,必须反复对比观察,才能发现轻度异常。临床上,准确判断瘫痪的程度,将肌力评定分为6级。①0级:无肌肉收缩。②Ⅰ级:能触及或见到肌肉收缩,但无关节运动。③Ⅱ级:肢体能在床面移动,但不能克服重力,做抬举动作。④Ⅲ级:肢体可克服重力,做抬举动作,但不能克服抵抗力。⑤Ⅳ级:肢体能抗一般阻力,但较正常为差。⑥Ⅴ级:正常肌力。

有时为了判明肢体有无瘫痪而做肢体轻瘫试验。①上肢:双上肢向前平举,瘫肢旋前,缓慢下落,低于健侧。②下肢:患者仰卧,双侧髋、膝关节屈曲并抬起小腿,瘫侧小腿缓慢下落,低于健侧;俯卧时,双小腿抬举约45°角并保持该姿势,瘫侧小腿缓慢下落,低于健侧。在轻微的运动麻痹中,尤其是上运动神经元损害所致者,应仔细观察面部肌力减弱的一侧眼裂变大,鼻唇沟变浅,闭目缓慢和不紧,睫毛征(用力闭眼,短时间后,瘫侧睫毛慢慢显露出来)。

(三)辅助检查

各种辅助检查有助于病变的部位性质和病因的判断,应依据临床的不同情况选择相应的特异方法。如CT、MRI检查对中枢神经系统的病变具有极高的诊断价值;脑脊液的常规、生化及细胞学检查,对出血性、炎症性疾病有较大价值,对寄生虫病、肿瘤等的判断也有帮助;肌电图主要用于肌病、神经肌肉传递障碍、周围神经病、运动神经元病等;肌肉活检、组织化学分析,则对肌病有特殊意义。

二、病因分类

从发出随意运动冲动的大脑皮质运动区到骨骼肌的整个运动神经传导通路上,任何部位的病变都可导致瘫痪。根据瘫痪的程度,分为完全性瘫痪和不完全性瘫痪,前者为肌力完全丧失,又称全瘫;后者则呈某种程度的肌力减弱。根据肢体瘫痪的表达式,可分为偏瘫——呈一侧上下的瘫痪;交叉性瘫痪——因一侧颅神经周围性损害,对侧偏瘫;四肢瘫——双侧上下肢的瘫痪,或称双侧偏瘫;截瘫——双下肢的瘫痪;单瘫——为一个肢体或肢体的某一部分瘫痪。按瘫痪肌张力的高低,分为弛缓性瘫痪和痉挛性瘫痪,前者呈肌张力明显低下,被动运动时阻力小,腱反射减弱或消失;后者为肌张力显著增高,被动运动时阻力大,并有僵硬感,腱反射亢进。

依据瘫痪的病变部位和性质,可分为以下两大类。

(一)神经源性瘫痪

神经源性瘫痪是由于运动神经传导通路受损所致。其中,上运动神经元损害出现的瘫痪称为上运动神经元瘫痪或中枢性瘫痪;下运动神经元损害出现的瘫痪称为下运动神经元瘫痪或周围性瘫痪。

(二)非神经源性瘫痪

非神经源性瘫痪包括神经肌肉接头处及骨骼肌本身的病变两方面,前者名为神经肌肉接头处瘫痪或神经肌肉传递障碍性瘫痪,后者名为肌肉源性瘫痪。

1.神经肌肉接头处瘫痪

主要是突触间传递功能障碍,典型疾病为重症肌无力。其特征如下:①骨骼肌易于疲劳,不按神经分布范围。②肌肉无萎缩或疼痛。③休息后或给予药物(抗胆碱酯酶药)有一定程度的恢复。④症状可缓解,复发。⑤血清中有抗乙酰胆碱受体抗体。⑥肌电图呈现肌疲劳现象,即在一定时间的强力收缩后,逐渐出现振幅降低现象。

2.肌肉源性瘫痪

由肌肉本身损害所致,常见有进行性肌营养不良和多发性肌炎,特征如下:①肌无力或强直。②肌肉萎缩或有可能假性肥大。③肌肉可有疼痛。④无力、萎缩、疼痛均不按神经分布范围,多以近端损害较严重,常呈对称性。⑤肌张力和腱反射较正常降低,不伴感觉障碍。⑥血清肌酸磷酸酶、天冬氨基转移酶、乳酸脱氢酶、醛缩酶等在疾病进展期明显增高。⑦肌电图呈低电位、多相运动单位。⑧肌肉活检有肌纤维横纹的溶解、肌浆中空泡形成,间质中大量脂肪沉积等。

三、临床特征与急诊处理

(一)上运动神经元瘫痪的定位诊断

1.皮质型

大脑皮质运动区的范围较广,故病变仅损及其中的一部分,引起对侧中枢性单瘫。由于人体在运动区的功能位置是以倒置形状排列，病变在运动区的上部引起对侧下肢瘫痪，病变在下部则引起对侧上肢及面部瘫痪。若病变为刺激性时则出现局限性癫痫，像从大拇指、示指、口角或踇趾之一开始的单肢痉挛发作。如癫痫的兴奋波逐渐扩散，可由某一肢体的局限性癫痫发展为半身或全身性癫痫发作，称杰克逊癫痫。

2.皮质下型（放射冠）

通过放射冠的锥体束纤维向内囊聚集，病损时则出现对侧不完全性偏瘫；如果丘脑皮质束受损害，可伴有对侧半身感觉障碍；若视放射损害，可伴有对侧同向性偏盲。

3.内囊型

内囊区域狭窄，锥体束、丘脑皮质束和视放射的纤维聚集紧凑，病损时出现对侧完全性偏瘫，如同时损害内囊后肢后部的丘脑皮质束及视放射时，可伴有对侧半身感觉障碍和对侧同向性偏盲，称为三偏综合征。

4.脑干型

一侧脑干病变，由于损害同侧颅脑神经核及尚未交叉的皮质脑干束和皮质脊髓束，引起病灶同侧周围性颅神经瘫痪和对侧中枢性瘫痪，称为交叉性瘫痪，是脑干病变的一个特征。

（1）延髓损害：一侧延髓损害主要是引起病灶同侧的舌咽、迷走、副、舌下神经及部分三叉神经受损的征象，对侧肢体的中枢性偏瘫和感觉障碍。

（2）脑桥损害：一侧脑桥下部腹侧损害时，可产生病灶侧面神经、展神经瘫痪及对侧中枢性偏瘫和感觉障碍，称为 Millard-Gubler 综合征。

（3）中脑损害：一侧中脑的大脑脚损害时，可产生病灶侧动眼神经瘫痪，对侧面部、舌及上、下肢中枢性瘫痪和感觉障碍，称为 Weber 综合征。

5.脊髓型

当脊髓半侧病损时，则出现脊髓半切综合征，即病变以下深感觉障碍及中枢性瘫痪，对侧痛觉、温觉障碍；若脊髓横贯性病损时，则出现病变以下感觉障碍、瘫痪（中枢性或周围性）及括约肌功能障碍。

（二）下运动神经元瘫痪的定位诊断

下运动神经元瘫痪的特点是腱反射减弱或消失、肌张力减低及肌萎缩等。各个部位病变的特点如下。

1.前角损害

该部位病变出现节段性、弛缓性瘫痪，肌张力低、肌萎缩、腱反射减弱或消失，可有肌纤维震颤，无感觉障碍。前角细胞对肌肉的支配呈节段性分布，即一定节段的前角细胞有其支配的肌群。前角大部分细胞聚合成分界清楚的细胞群，每群各支配某些功能相关的肌肉，故前角病变产生的弛缓性瘫痪呈节段性。

2.前根损害

前根损害与前角损害相似，但常与后根同时受损害出现根性疼痛和感觉障碍。当前根受刺激时，常出现纤维束性震颤。

3.神经丛损害

神经丛由多条神经干组成，损害时具有多条神经干受损的征象，表现为多组肌群有弛缓性瘫痪、多片（常融合为大片以致一个肢体）感觉障碍及自主神经障碍。

4.周围神经损害

大多数周围神经为混合神经，病变时出现弛缓性瘫痪、疼痛、感觉障碍及自主神经功能障碍，与周围神经的支配区是一致的。多数周围神经末梢受损时，出现对称性四肢远端肌无力、肌肉萎缩，伴有末梢型感觉障碍。

(三)处理原则

1.病因治疗

既要针对病变的不同性质(如血管性、炎性、占位性、退行性变)采取针对性强的相应措施，更要依据病因进行有效的处理，如细菌、病毒、寄生虫等抗病原的药物治疗，及血管疾病的改善循环、代谢等治疗。

2.防治并发症

瘫痪常伴有感觉和自主神经(大小便)障碍，容易有并发症。因此，加强护理，防治并发症是极其重要的。防治内容包括预防压疮，防治肺炎、泌尿系统感染等。

3.对症支持治疗

加强对症支持治疗，维持水、电解质平衡，应用抗生素防治感染，给予大剂量维生素及细胞代谢活化剂如辅酶 A(CoA)、ATP 等。

4.加强功能锻炼

早期注意保持瘫痪肢全位于功能位，适当进行被动活动；恢复期更应强调主动和被动的功能锻炼，配合针灸、理疗等，以防止关节僵硬、肢体挛缩，促进功能早日恢复。

(李　彦)

第四节　肌肉萎缩

肌肉萎缩是由于肌肉营养不良导致骨骼肌体积的缩小，肌纤维变细或数目减少，是许多神经肌肉疾病的重要症状和体征。两侧肢体相同部位周长相差 1 cm 以上，在排除皮肤和皮下脂肪影响后，可怀疑肌肉萎缩。

一、临床分类及特点

目前肌肉萎缩尚无统一分类，结合病因分类如下。

(一)神经源性肌萎缩

神经源性肌萎缩主要由脊髓和下运动神经元病变引起。前角细胞及脑干运动神经核损害时肌萎缩呈节段性分布，以肢体远端多见，可对称或不对称，伴肌力减低、腱反射减弱和肌束颤动，不伴感觉障碍，肌力和腱反射程度与损害程度有关。延髓运动核病变则可引起延髓麻痹、舌肌萎缩与束颤。肌电图见肌纤维震颤位或高波幅运动单位电位。活检见肌肉萎缩变薄。镜下呈束性萎缩改变。神经根、神经丛、神经干及周围神经病变时，肌萎缩常伴有支配区腱反射消失、感觉障碍，肌电图和神经传导速度出现相应的改变。

(二)肌源性肌萎缩

萎缩不按神经分布，常为近端型骨盆带及肩胛带对称性肌萎缩，少数为远端型。伴肌力减退，无肌纤维震颤和感觉障碍。血清肌酸磷酸激酶、乳酸脱氢酶、天冬氨酸氨基转移酶、磷酸葡萄糖变位酶、醛缩酶等均不同程度升高，肌醛磷酸激酶最为敏感。肌电图特征性改变为出现短时限多相电位。

（三）失用性肌萎缩

上运动神经元病变是由肌肉长期不运动引起，且多为可逆性。其特点为远端明显，上肢突出。全身消耗性疾病如甲状腺功能亢进、恶性肿瘤、自身免疫病等。

（四）其他原因肌萎缩

如恶病质性肌萎缩、交感性肌营养不良等。

二、肌肉萎缩的定位诊断

（一）周围神经病变

周围神经病变时，该神经支配的肌肉出现肌萎缩，但无肌纤维颤动，早期腱反射可以亢进。若肌萎缩历时较久后，肌腱反射可减低或消失。在肌肉萎缩的相应分布区可伴有感觉障碍及其他营养障碍等。见于多发性肌炎、中毒、外伤、肿瘤压迫等病变。

（二）脊髓病变

主要有以下几点特点。

（1）常在肢体远端产生肌萎缩，近端较轻，可呈对称性或非对称性分布。

（2）有肌纤维颤动，当脊髓前角有病变时可见肌纤维颤动。

（3）肌固有反射与腱反射。脊髓病变时，肌固有反射亢进，肌萎缩严重时则减低或消失。腱反射的改变，主要根据锥体束损害的情况而定，如果以下运动神经元损害为主时，则腱反射减低或消失。脊髓病变可见于急性脊髓前角灰质炎、外伤或脊髓软化等。

（三）脑部病变引起的肌萎缩

一般伴反射亢进或病理反射。可见于脑血管病引起的偏瘫，经长时间偏瘫可出现失用性肌萎缩，顶叶病变时其所支配的部位出现肌萎缩，多呈半身性。见于脑血管病变、肿瘤等。

（四）肌肉本身病变

肌源性肌萎缩一般多分布在四肢近端，肌病引起的肌萎缩无肌纤维颤动，肌固有反射减低或消失，与肌萎缩的程度平行。可见于肌营养不良症、多发性肌炎等。

三、临床意义

（一）急性脊髓前角灰质炎

儿童患病率高，一侧上肢或下肢受累多见。起病时有发热，肌肉瘫痪为阶段性，无感觉障碍，脑脊液蛋白质及细胞均增多。出现肌肉萎缩较快，由于患病者以儿童多见，多伴有骨骼肌发育异常。一般发病后几小时至几天可出现受累肌肉的瘫痪，几天至几周出现肌肉萎缩，萎缩肌肉远端较明显。

（二）肌营养不良症

肌营养不良症是一组由遗传因素所致的肌肉变性疾病。表现为不同程度分布和进行性的骨骼肌无力及萎缩。

1.Duchenne 型

好发于男性，婴幼儿起病，3～6 岁症状明显，逐渐加重，表现为躯干、四肢近端无力，跑步、上楼困难，行走鸭步步态，有肌肉萎缩和假性肥大、肌力低下，早期肌肉萎缩明显，假性肥大不明显，数年后才出现假性肥大，以腓肠肌明显，骨盆带肌、椎旁肌和腹肌无力、萎缩明显，行走时骨盆不能固定，双侧摇摆，脊柱前凸，形似鸭步。自仰卧位立起时，必须先转向俯卧位，然后双手支撑着足背依次向上攀扶，才能立起，称 Gowers 征现象。病情逐渐发展上肢肌无力和萎缩，举臂无力。前锯肌和斜方肌无力、萎缩不能固定肩胛内缘，使两肩胛骨竖起呈翼状肩胛。多数患者腓肠肌有假性肥大，假性肥大也可见于臀肌、股四头肌、冈下肌、三角肌等。假性肥大使肌肉体积肥大而肌力减退，随着病情的发展，病情更加严重，多数在 15～20 岁不能行走，肢体挛缩畸形，呼吸肌受累时出现呼吸困难，脑神经支配的肌肉一般不受影响，部分患者可累及心肌。常因呼吸衰竭、肺炎、心肌损害而死亡。

2.Becker 型

多在 5～25 岁发病，早期开始出现骨盆带肌和下肢肌的无力和萎缩，走路缓慢，跑步困难，进展缓慢，逐渐累及肩胛带肌和上肢肌群，使上肢活动无力和肌肉萎缩。常在病后 15～20 年不能行走，肢体挛缩和畸形。也常有腓肠肌的肥大。

3.肢带型

各年龄均可发病，以 10～30 岁多见，早期骨盆带肌或肩胛带肌的无力和萎缩，下肢或上肢的活动障碍，双侧常不对称，进展较慢，常至中年才发展到严重程度，少数患者有假性肥大。

4.面-肩-股型

发病年龄儿童至中年不等，青年期多见，面肌无力与萎缩，患者闭眼无力，吹气困难，明显者表现肌病面容，上睑稍下垂，额纹和鼻唇沟消失，表情运动困难。常有口轮匝肌的假性肥大。肩胛带肌、上肢肌的无力与萎缩，出现上肢活动障碍，严重者呈翼状肩胛。胸大肌的无力与萎缩，使胸前平坦，锁骨和第 1 肋骨显得突出。病情发展非常缓慢，常经过很长的时间影响骨盆带肌和下肢肌，多不引起严重的活动障碍，部分患者呈顿挫型，病情并不发展。偶见腓肠肌和三角肌的假性肥大。

(三)运动神经元病

临床表现为中年后起病，男性多于女性，起病缓慢。主要表现为肌萎缩、肌无力、肌束颤动或锥体束受累的表现，而感觉系统正常。引起肌肉萎缩的疾病有以下 3 种类型。

1.进行性肌萎缩症

主要病理表现为脊髓前角细胞发生变性，临床上首先出现双手小肌肉萎缩无力，以后累及前臂及肩胛部伴有肌束颤动、肌无力及腱反射减低、锥体束征阴性等下位运动神经元受损的特征。

2.肌萎缩侧索硬化

病变侵及脊髓前角及皮质脊髓束，表现为上、下运动神经元同时受损，出现肌萎缩、肌无力、肌束颤动、腱反射亢进、病理征阳性。

3.进行性延髓性麻痹(球麻痹)

发病年龄较晚、病变侵及脑桥与延髓运动神经核。表现为构音不清、饮水发呛、吞咽困难、咀嚼无力、舌肌萎缩伴肌束颤动，唇肌及咽喉肌萎缩，咽反射消失。本病多见于中年后发病，进行性加重，病变限于运动神经元，无感觉障碍等，不难作出诊断。本病应与颈椎病、椎管狭窄、颈髓肿瘤和脊髓空洞症鉴别。

(四)多发性肌炎

该病是一组以骨骼肌弥漫性炎症为特征的疾病，临床主要表现为四肢近端、颈部、咽部的肌肉无力和压痛，随着时间的推移逐渐出现肌肉萎缩。近端受累较重而且较早，如骨盆带肌肉受累，出现起蹲困难，上楼费力；肩胛带受累，两臂上举困难。病变发展可累及全身肌肉，颈部肌肉受累出现抬头费力，咽部肌肉受累出现吞咽困难和构音障碍。少数患者可出现呼吸困难。急性期受累肌肉常有疼痛，晚期常有肌肉萎缩。有的患者可有心律失常和心脏传导阻滞。伴有皮肤炎症者称皮肌炎；伴有红斑狼疮、硬皮病、类风湿关节炎等其他免疫性疾病者称多发性肌炎重叠综合征；有的合并恶性肿瘤，如鼻咽癌、支气管肺癌、肝癌、乳腺癌等。

(五)低钾性周期性麻痹

20～40 岁男性多见，常在饱餐、激动、剧烈运动后、夜间醒后或清晨起床时等情况下发病。出现四肢和躯干肌的无力或瘫痪，一般不影响脑神经支配的肌肉。开始常表现为腰背部和双下肢的近端无力，再向下肢的远端发展，少数可累及上肢。一般 1～2 小时，少数 1～2 天达到高峰。检查可见肌张力降低，腱反射减弱或消失，没有感觉障碍，但可有肌肉的疼痛。严重者可有呼吸肌麻痹，或有心律失常，如心动过速、室性期前收缩(早搏)等。发作初期可有多汗、口干少尿、便秘等。每次发作持续的时间为数小时、数天，长则1 周左右。发作次数多者几乎每晚发病，少数一生发作一次。常在 20 多岁发病，40 岁以后逐渐减少。一般不引起肌肉萎缩，发作频繁者，在晚期可有肢体力弱，甚至轻度萎缩。

(六)吉兰-巴雷综合征

病前 1～4 周有感染史，急性或亚急性起病，四肢对称性弛缓性瘫痪，脑神经损害，脑脊液蛋白-细胞分离现象。一般 3～4 周后部分患者可逐渐出现不同程度肌肉萎缩。

(李　彦)

第五节　感觉障碍

感觉是各种形式的刺激作用于感受器在人脑中的反映，可分为两类。①一般感觉：浅感觉为皮肤、黏膜感觉，如痛觉、温度觉和触觉；深感觉来自肌肉、肌腱、骨膜和关节的本体感觉，如运动觉、位置觉和振动觉；皮质感觉(复合感觉)包括定位觉、两点辨别觉、图形觉和实体觉等。②特殊感觉：如视觉、听觉、嗅觉和味觉等。

一、解剖学基础

(一)躯体痛温觉、触觉传导径路

皮肤、黏膜痛温触觉感受器→脊神经→脊神经节(Ⅰ⊙)→沿后根进入脊髓并上升 2～3 个节段→后角细胞(Ⅱ⊙)→白质前连合交叉至对侧→痛温觉纤维组成脊髓丘脑侧束，触觉纤维组成脊髓丘脑前束→丘脑腹后外侧核(Ⅲ⊙)→丘脑皮质束→内囊后肢后 1/3→大脑皮质中央后回上 2/3 区及顶叶。

(二)头面部痛温觉、触觉传导径路

皮肤黏膜痛、温和触觉周围感觉器(三叉神经眼支、上颌支、下颌支)→三叉神经半月神经节(Ⅰ⊙)→三叉神经脊束→三叉神经脊束核(痛温觉纤维终止于此)和感觉主核(触觉纤维)(Ⅱ⊙)→交叉到对侧组成三叉丘系上行→经脑干→丘脑腹后内侧核(Ⅲ⊙)→丘脑皮质束→内囊后肢→大脑皮质中央后回下1/3区。

(三)分离性感觉障碍的解剖学基础

深浅感觉传导路均由3个向心的感觉神经元相连而成，后根神经节为Ⅰ级神经元，Ⅱ级神经元纤维均交叉，丘脑外侧核为Ⅲ级神经元。痛温觉Ⅱ级神经元为脊髓后角细胞，换神经元后交叉至对侧；深感觉、精细触觉纤维进入脊髓后先在同侧脊髓后索上行至延髓薄束核、楔束核，换神经元后交叉至对侧。深浅感觉传导路不同是分离性感觉障碍(痛觉、温度觉受损而触觉保留)的解剖学基础(图1-1)。

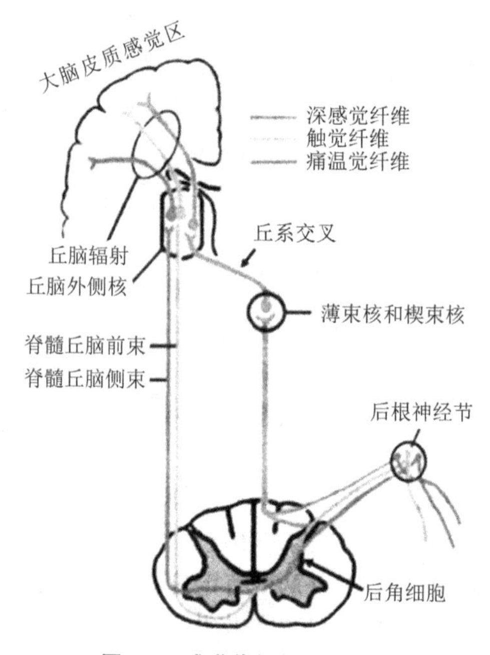

图1-1　感觉传导径路示意图

(四)脊髓内感觉传导束排列顺序

后索内侧为薄束，是来自躯体下部(腰骶)纤维，外侧为楔束，是来自躯体上部(颈胸)纤维(图1-2)。脊髓丘脑束与之相反，外侧传导来自下部脊髓节段感觉，内侧传导来自上部脊髓节段感觉，对髓内与髓外病变有定位意义。

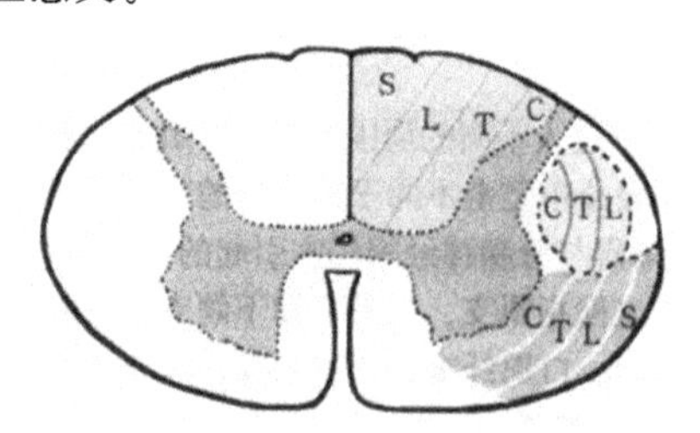

图1-2　颈髓中白质中感觉、运动纤维排列顺序示意图

(五)感觉的节段性支配

皮节是一个脊髓后根(脊髓节段)支配的皮肤区域。有31个皮节，与神经根节段数相同。图1-3示颈、胸、腰、骶神经的节段性分布。胸部皮节的节段性最明显，体表标志如乳头水平为T_4，剑突水平为T_6，肋缘水平为T_8，平脐为T_{10}，腹股沟为T_{12}和L_1。每一皮节均由3个相邻的

神经根重叠支配(图 1-4),因而,脊髓损伤的上界应比感觉障碍平面高 1 个节段。

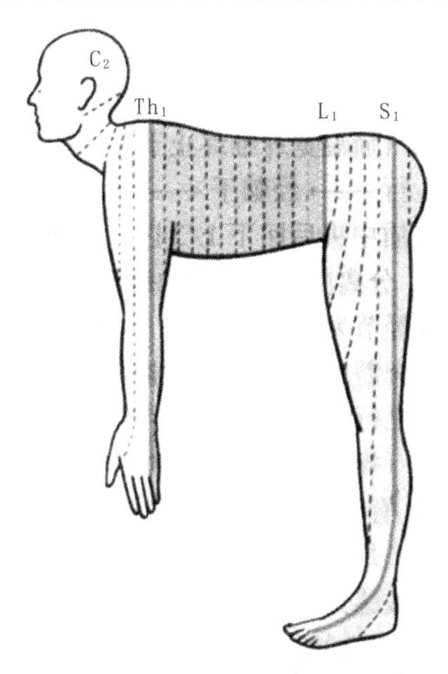

图 1-3　体表节段性感觉分布图

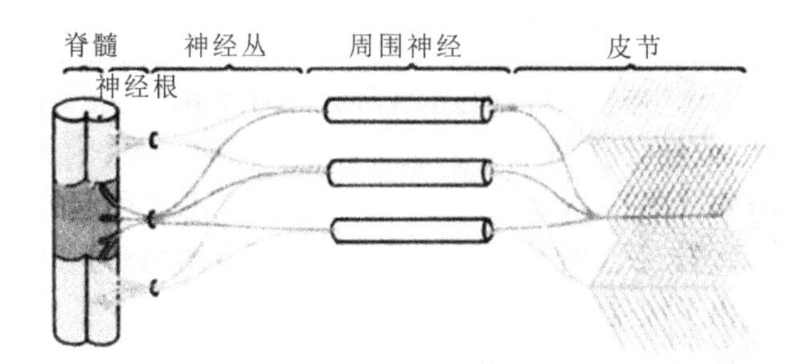

图 1-4　感觉皮节三根支配示意图

(六)神经根纤维的重新分配

神经根纤维在形成神经丛时经重新组合分配,分别进入不同的周围神经,即组成一条周围神经的纤维来自不同的神经根,因此,周围神经的体表分布完全不同于神经根的节段性感觉分布(图 1-5)。显然,一条周围神经损害引起的感觉障碍与脊髓神经根损害引起的完全不同。

(七)三叉神经周围性及核性支配

三叉神经周围性及核性支配见图 1-6,周围性支配指眼支、上颌支和下颌支;核性支配由于接受痛温觉纤维的脊束核接受传入纤维的部位不同,口周纤维止于核上部,耳周纤维止于核下部,脊束核部分损害可产生面部葱皮样分离性感觉障碍。

二、感觉障碍分类

根据病变性质,感觉障碍可分为两类。

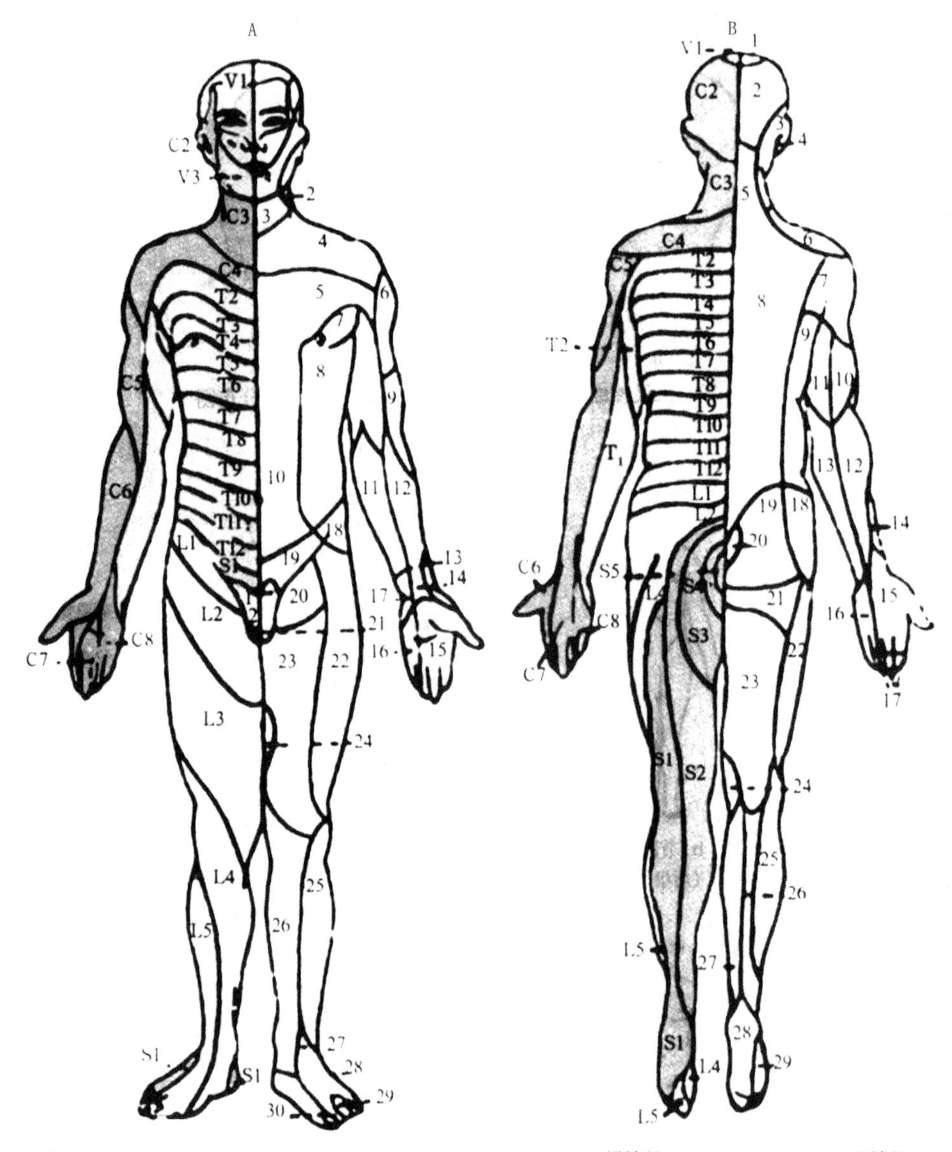

A

1. 三叉神经
2. 耳大神经
3. 颈皮神经
4. 锁骨上神经
5. 胸神经前皮支
6. 腋神经
7. 臂内侧皮神经
8. 胸神经外侧皮支
9. 臂外侧皮神经
10. 胸神经前皮支
11. 前臂内侧皮神经
12. 前臂外侧皮神经
13. 桡神经浅支
14. 正中神经浅支
15. 正中神经
16. 尺神经
17. 尺神经掌支
18. 髂腹下神经外侧皮支
19. 髂腹下神经前皮支
20. 生殖股神经股支
21. 髂腹股沟神经
22. 股外侧皮神经
23. 股神经前皮支
24. 闭孔神经皮支
25. 小腿外侧皮神经
26. 隐神经
27. 腓浅神经
28. 腓肠神经
29. 腓深神经
30. 胫神经跟支

B

1. 额神经
2. 枕大神经
3. 枕小神经
4. 耳大神经
5. 颈神经后支
6. 锁骨上神经
7. 臂内侧皮神经
8. 胸神经后皮支
9. 胸神经外侧皮支
10. 臂后侧皮神经
11. 臂内侧皮神经
12. 前臂后侧皮神经
13. 前臂内侧皮神经
14. 前臂外侧皮神经
15. 桡神经浅支
16. 尺神经
17. 正中神经
18. 髂腹下神经
19. 臀上神经
20. 臀中神经
21. 臀下神经
22. 股外侧皮神经
23. 股后侧皮神经
24. 闭孔神经皮支
25. 小腿外侧皮神经
26. 腓肠神经
27. 隐神经
28. 足底内侧皮神经
29. 足底外侧皮神经

图 1-5　体表阶段性(左侧)及周围性(右侧)感觉分布图

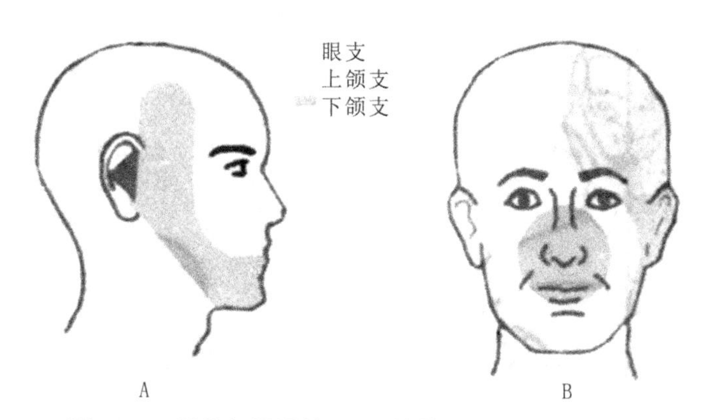

图 1-6　三叉神经周围性(A)及核性(B)感觉支配分布图

(一)刺激性症状

感觉径路刺激性病变可引起感觉过敏(量变),也可引起感觉障碍如感觉倒错、感觉过度,感觉异常及疼痛等(质变)。

1.感觉过敏

感觉过敏指轻微刺激引起强烈感觉,如较强的疼痛感。

2.感觉倒错

感觉倒错指非疼痛性刺激引发疼痛。

3.感觉过度

感觉刺激阈增高,不立即产生疼痛(潜伏期),达到阈值时可产生一种定位不明确的强烈不适感,持续一段时间才消失(后作用);见于丘脑和周围神经损害。

4.感觉异常

在无外界刺激情况下出现异常自发性感觉,如烧灼感、麻木感、肿胀感、沉重感、痒感、蚁走感、针刺感、电击感、束带感和冷热感等,也具有定位价值。

5.疼痛

依病变部位及疼痛特点分为以下 4 种疼痛。

(1)局部性疼痛:如神经炎所致的局部神经痛。

(2)放射性疼痛:如神经干、神经根及中枢神经系统刺激性病变时,疼痛由局部扩展到受累感觉神经支配区,如肿瘤或椎间盘突出压迫脊神经根、脊髓空洞症引起痛性麻木等。

(3)扩散性疼痛:疼痛由一个神经分支扩散到另一分支,如手指远端挫伤可扩散至整个上肢疼痛。

(4)牵涉性疼痛:由于内脏与皮肤传入纤维都汇聚到脊髓后角神经元,内脏病变疼痛可扩散到相应体表节段,如心绞痛引起左侧胸及上肢内侧痛,胆囊病变引起右肩痛。

(二)抑制性症状

感觉径路破坏性病变引起感觉减退或缺失。

(1)完全性感觉缺失:同一部位各种感觉均缺失。

(2)分离性感觉障碍:同一部位痛温觉缺失,触觉及深感觉保存。

三、分型及临床特点

感觉障碍临床表现多样,可因病变部位各异(图 1-7)。

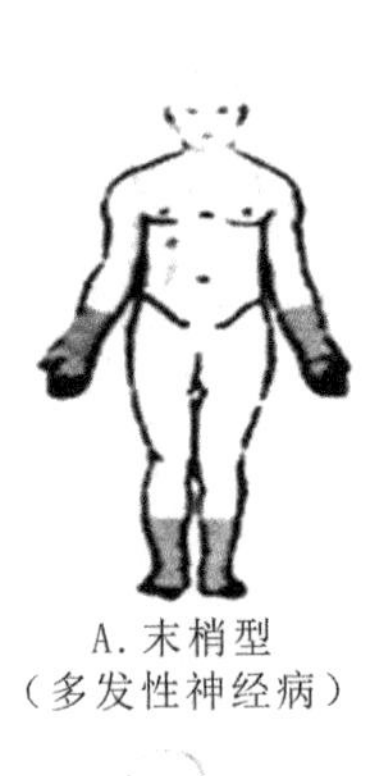
A.末梢型
（多发性神经病）

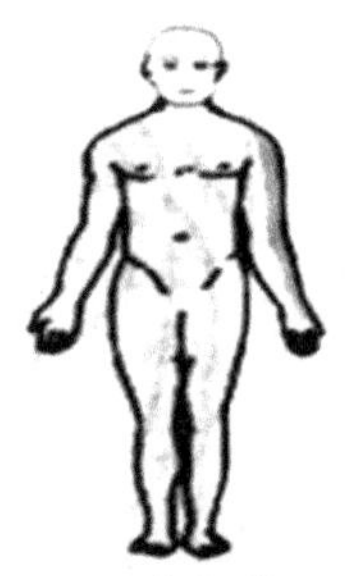
B.节段型
（后根型）

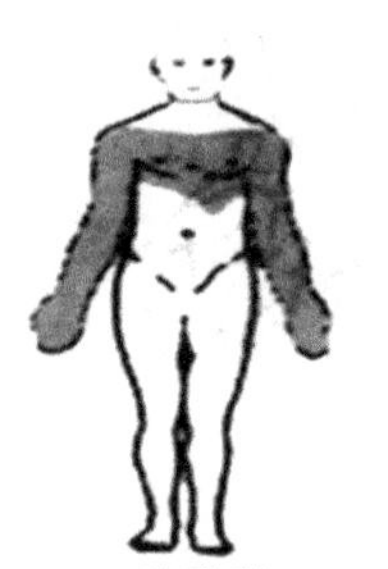
C.节段型
（前联合型）

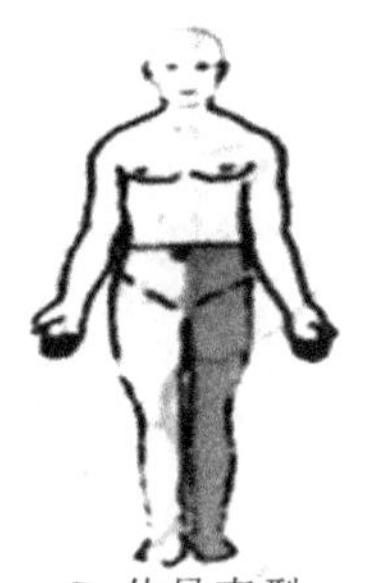
D.传导束型
（脊髓半切综合征）

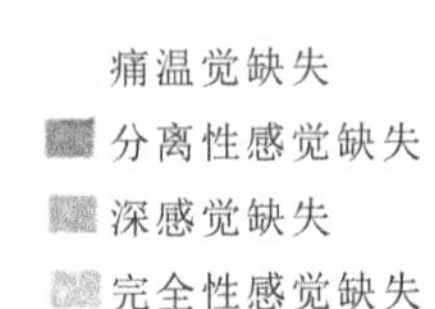

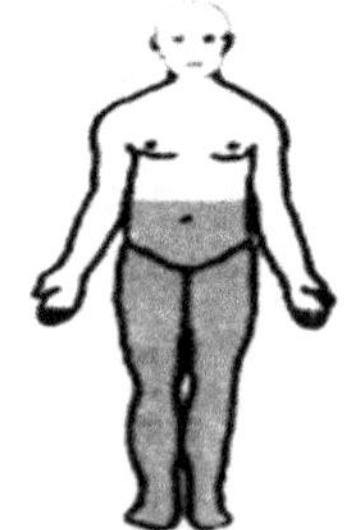
E.传导束型
（脊髓横贯性损害）

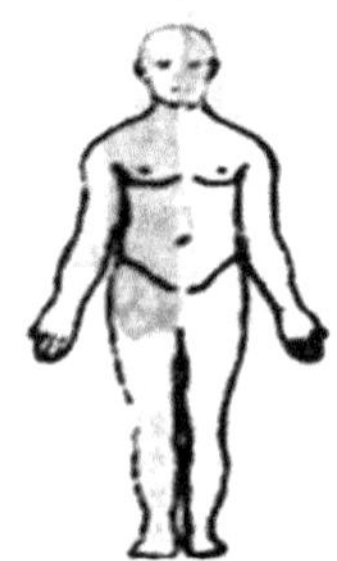
F.交叉型
（左侧延髓背外侧综合征）

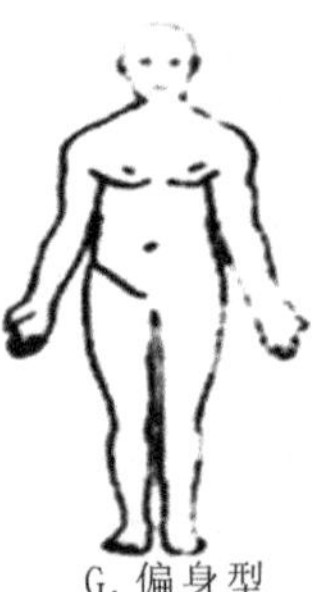
G.偏身型
（内囊病变）

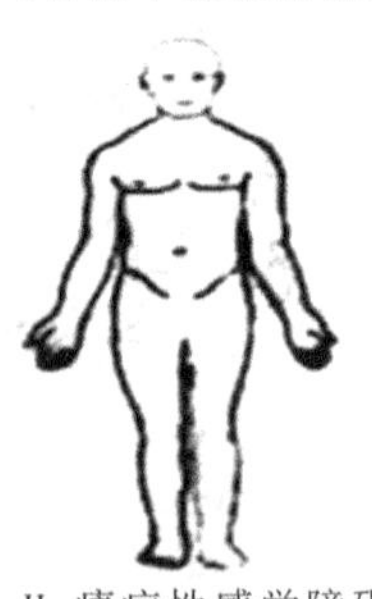
H.癔症性感觉障碍

图 1-7　各种类型感觉障碍分布图

A.多发性神经病（手套袜子形感觉障碍）；B.后根病变（单侧节段性完全性感觉障碍）；C.髓内病变（节段性分离性感觉障碍）；D.脊髓半切综合征（右侧痛温觉障碍，左侧深感觉障碍）；E.脊髓横贯性损害（病变水平以下完全性感觉障碍）；F.左侧延髓背外侧综合征（交叉性感觉障碍）；G.内囊病变（偏身感觉障碍）；H.癔症性感觉障碍

（一）末梢型

肢体远端对称性完全性感觉缺失，呈手套袜子形分布，伴相应区运动及自主神经功能障碍，如多发性神经病。

（二）周围神经型

周围神经型可表现某一周围神经支配区感觉障碍，如尺神经损伤累及前臂尺侧及 4、5 指；如一肢体多数周围神经各种感觉障碍，为神经干或神经丛损伤；如三叉神经第三（下颌）支受损，下颌（下颌角除外）、舌前 2/3、口腔底、下部牙齿和牙龈、外耳道及鼓膜等皮肤黏膜感觉障碍，伴咀嚼肌瘫痪，张口下颌偏向患侧（运动支与下颌支伴行）。

（三）节段型

1.后根型

单侧节段性完全性感觉障碍，如髓外肿瘤压迫脊神经根，可伴后根放射性疼痛（根性痛）。

2.后角型

单侧节段性分离性感觉障碍，见于一侧后角病变，如脊髓空洞症。

3.前连合型

双侧对称性节段性分离性感觉障碍，见于脊髓中央部病变，如髓内肿瘤早期、脊髓空洞症等。

（四）传导束型

1.脊髓半切综合征

病变平面以下对侧痛觉、温度觉缺失，同侧深感觉缺失，如髓外肿瘤早期、脊髓外伤。

2.脊髓横贯性损害

病变平面以下完全性传导束性感觉障碍，如急性脊髓炎、脊髓压迫症后期。

(五)交叉型

同侧面部、对侧躯体痛温觉减退或缺失，如延髓背外侧综合征，病变累及三叉神经脊束、脊束核及交叉的脊髓丘脑侧束。

(六)偏身型

对侧偏身(包括面部)感觉减退或缺失，见于脑桥、中脑、丘脑及内囊等处病变，一侧脑桥或中脑病变可出现受损平面同侧脑神经下运动神经元瘫；丘脑病变深感觉障碍较重，远端较重，常伴自发性疼痛和感觉过度，止痛药无效，抗癫痫药可能缓解；内囊受损可引起三偏。

(七)单肢型

对侧上肢或下肢感觉缺失，可伴复合感觉障碍，为大脑皮质感觉区病变。皮质感觉区刺激性病灶可引起对侧局灶性感觉性癫痫发作。

(李 彦)

第六节 视觉障碍及眼球运动障碍

一、视觉障碍

(一)解剖基础

视觉传导径路自视觉感受器(视网膜圆锥、圆柱细胞)起始，经视神经、视交叉、视束、外侧膝状体、视放射至枕叶视觉皮质(纹状区的楔回和舌回)，径路很长，任何一处损害均可造成视力障碍或视野缺损(图 1-8)。

视网膜为视觉感受器，是脑向前延伸的部分；从视盘起始到视交叉为视神经。长约 4.6 cm，2/3 位于眼眶内，1/3 位于视神经管及颅腔内。与筛窦、蝶窦、大脑额叶、颈内动脉干及海绵窦相邻。视神经系胚胎发育早期大脑向周围突出的部分，无神经膜，神经纤维间有神经胶质细胞；两侧视神经向后至蝶鞍上方的脑底池处合并组成视交叉，再向后外方延伸形成左右视束。与第三脑室、蝶鞍、动脉 Willis 环相邻。在视交叉中，来自两鼻侧视网膜的视神经纤维互相交叉至对侧视束，而来自两颞侧视网膜的视神经纤维都不交叉而至同侧视束；视放射起始于外侧膝状体向后通过内囊后肢而与躯体感觉径路并列，位于感觉纤维之后，经放射的内侧，再向后延伸绕过侧脑室下角和后角到达枕叶视觉皮质的纹状区。

(二)定位诊断

1.单眼视力障碍

(1)突然视力丧失：患侧眼视力减退或全盲，伴直接对光反射消失，但间接对光反射存在。可见于：①眼动脉或视网膜中央动脉闭塞。②单眼一过性黑矇见于颈内动脉系统短暂性脑缺血发作(TIA)及眼性偏头痛时脑血管痉挛引起视网膜供血不足。

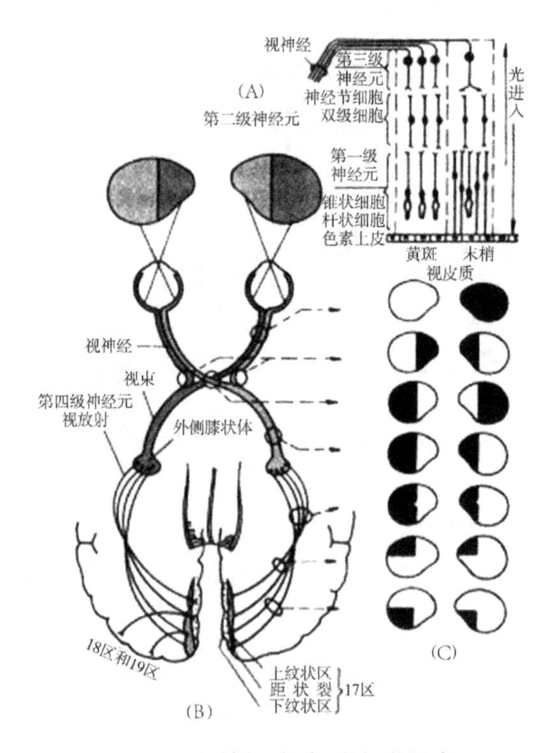

图 1-8 视神经(视束)及视觉通路

A.视网膜显微结构;B.视觉径路被病损中段;C.相应视野缺损

(2)进行性视力障碍:患侧眼视力减退或全盲,伴直接对光反射消失,但间接对光反射存在,眼底可见视盘萎缩。多见于:①视力障碍在数小时或数天达到高峰,多见于球后视神经炎、视神经脊髓炎和多发性硬化等。②先有不规则视野缺损,然后出现视力障碍或失明,常由于视神经压迫性病变引起,如出现视神经萎缩多见于肿瘤、动脉瘤等;额底部肿瘤除引起同侧嗅觉丧失,还可出现同侧原发性视神经萎缩及对侧视盘水肿。

2.双眼视力障碍

(1)一过性视力障碍常见于双侧枕叶视中枢短暂性脑缺血发作;双侧视中枢病变所致的视力障碍又称皮质盲。与视神经病变引起的视力障碍不同,皮质盲不伴有瞳孔散大,光反射也不丧失。

(2)进行性举力障碍见于:①中毒或营养缺乏性视神经病,如异烟肼、乙醇、甲醇和铅等重金属中毒、维生素 B_{12} 缺乏。②原发性视神经萎缩:多因球后视神经炎、多发性硬化、视神经受压等。③慢性视盘水肿:颅压增高造成视网膜中央静脉和淋巴回流受阻,晚期产生继发性视神经萎缩。

3.视野缺损

视野缺损是指视神经病变引起单眼全盲,视交叉及其后视径路病变易产生偏盲或象限盲。

(1)双眼颞侧偏盲:视交叉中央损害时,视神经双鼻侧纤维受损,产生双眼颞侧偏盲,多见于鞍区肿瘤、视交叉蛛网膜炎等,特别是垂体瘤;如病变扩及视交叉外侧累及病侧的颞侧纤维时,则患侧眼全盲;两侧颈内动脉粥样硬化并极度扩张或两侧颈内动脉的动脉瘤可造成视交叉的两外侧面损害,产生两鼻侧异位性偏盲。

(2)对侧同位性偏盲:当视束、外侧膝状体、视辐射全部及枕叶中枢的病变发生时,出现病灶同侧视神经颞侧纤维和对侧视神经鼻侧纤维受损，产生病侧眼鼻侧偏盲，对侧眼颞侧偏盲，即病灶对侧的同位性偏盲，伴有偏盲性瞳孔反射缺失（光束自偏盲侧照射瞳孔，不出现瞳孔对光反射，自另一侧照射时则有对光反射）。多见于颞叶和丘脑的肿瘤、颅底动脉瘤。枕叶视中枢的病变视野中心部常保留，称黄斑回避，其可能原因是黄斑区纤维分布在双侧枕叶视皮质。

（3）对侧同位象限盲：病损在视放射时，因视放射向后其上方和下方纤维逐渐分开，故可出现同位性上象限盲（颞叶病变引起下方纤维受损）或同位性下象限盲（顶叶病变引起上方纤维受损）。多见于内囊血管性病变和颞顶叶肿瘤。

二、眼球运动障碍

（一）解剖生理

（1）动眼神经、滑车神经和展神经司眼球运动。滑车神经支配上斜肌，展神经分布于外直肌，而动眼神经除支配上睑提肌、上直肌、下直肌、内直肌、下斜肌（统称眼外肌）使眼球向上、下、内运动以外，还发出副交感神经纤维分布于瞳孔括约肌和睫状肌（眼内肌）以司瞳孔缩小和晶体变厚。

（2）动眼神经核群为一细长的细胞团块，位于中脑的上丘水平大脑导水管周围，双侧自上而下的排列为提上睑肌核、上直肌核、内直肌核、下斜肌核和下直肌核，各核两侧相距甚近，而前后距相对较远。

（3）瞳孔对光反射传导径路：视网膜→视神经→视交叉→视束→中脑顶盖前区→Edinger-Westphal 核→动眼神经→睫状神经节→节后纤维→瞳孔括约肌。

（二）临床表现

1.眼肌麻痹

眼肌麻痹是由眼球运动神经或眼球协同运动的调节结构病变所致。

（1）周围性眼肌麻痹：由眼球运动神经损害所致眼球协同运动障碍，常出现复视。①动眼神经麻痹：可出现其所支配的全眼肌麻痹，眼外肌麻痹表现为上睑下垂，外斜视，眼球不能向上、向内及向下运动或受限，并出现复视；眼内肌麻痹表现瞳孔散大、光反射及调节反射消失。②滑车神经麻痹：多合并动眼神经麻痹，单独滑车神经麻痹少见，可表现眼球向外下方运动受限，并有复视。③展神经麻痹：呈内斜视，眼球不能向外方转动，有复视。

（2）核性眼肌麻痹：指由脑干病变（血管病、炎症、肿瘤）使眼球运动神经核受损所致的眼球运动障碍，病变常累及邻近结构，如展神经核位于脑桥面丘水平，被面神经所环绕，该处病变时表现为病灶同侧眼球外展不能，内斜视和周围性面瘫、对侧肢体交叉性瘫；如动眼神经核的亚核多而分散，病变可仅累及其中部分核团而引起某一眼肌受累，也可累及双侧。

（3）核间性眼肌麻痹：病变位于连接动眼神经内直肌与展神经核之间的内侧纵束，内侧纵束同时还与脑桥旁中线网状结构（PPRF）相连而实现眼球的水平同向运动，其损害可造成眼球水平性同向运动（凝视）障碍，表现为单眼的内直肌或外直肌的分离性麻痹（侧视时单眼侧视运动不能），并多合并分离性水平眼震（图 1-9）。

（4）中枢性眼肌麻痹：表现为双眼同向运动障碍，系脑干或皮质的眼球水平同向运动中枢（侧视中枢）病变所致的双眼水平同向运动障碍即凝视麻痹，又称核上性眼肌麻痹。同向侧视中枢：①脑桥侧视中枢，位于展神经核附近或其中，发出纤维经内侧纵束至同侧展神经核及对侧动眼神经核的内直肌核，使同侧外直肌和对侧内直肌同时收缩，产生双眼球向同侧的侧视运动（图 1-10）。②皮质侧视中枢，主要在额中回后部，下行纤维支配对侧脑桥侧视中枢，使双眼受意志支配同时向对侧侧视。上述两个侧视中枢的病变均可引起侧视麻痹。脑干侧视中枢病变时，常损及邻近的面神经核和未交叉的皮质脊髓束，而出现同侧周围性面瘫和对侧肢体上运动神经元性瘫痪及双眼不能向病灶侧注视而凝视病灶对侧（患者凝视自己的瘫痪肢体，Foville 综合征）。皮质侧视中枢病变时，双眼不能向病灶对侧注视，且因受对侧（健侧）侧视中枢的影响，双眼向病灶侧偏斜（患者凝视自己病灶）；但当病变较轻产生刺激症状时，则双眼向病灶对侧偏斜。由于皮质其他部位的代偿作用，皮质侧视中枢产生的侧视麻痹多为一过性。

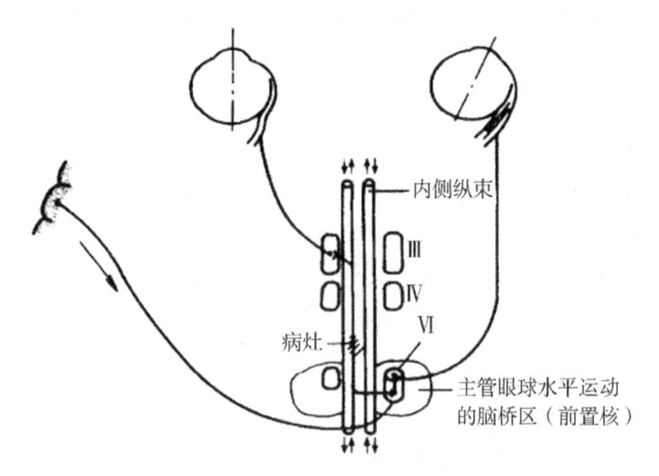

图 1-9　内侧纵束损害造成核间性眼肌麻痹

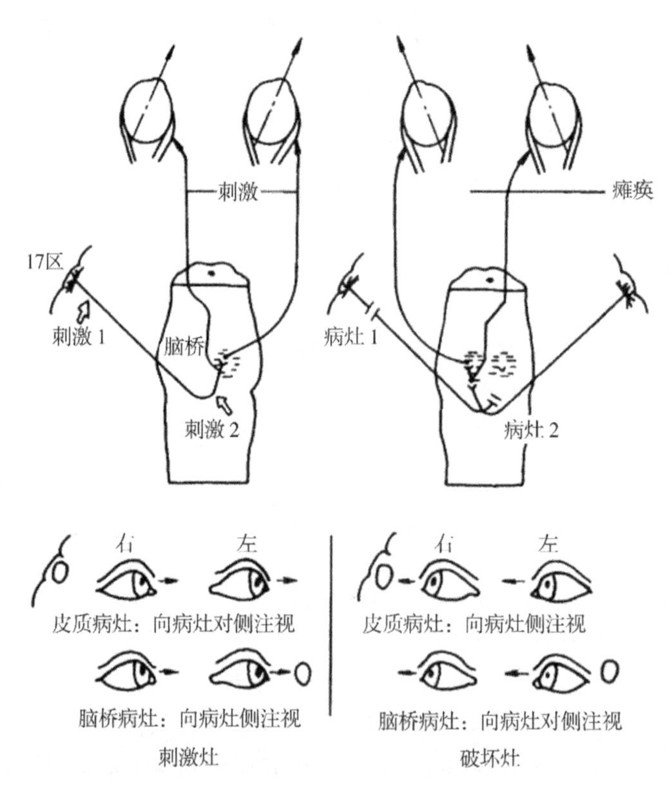

图 1-10　皮质和脑桥病灶（刺激灶及破坏灶）导致的眼球同向偏斜

2.瞳孔调节障碍

瞳孔的大小是由支配瞳孔括约肌的动眼神经副交感纤维和支配瞳孔散大肌的来自颈上交感神经节的交感纤维共同调节的。在普通光线下瞳孔的正常直径为2～4 mm。

(1)瞳孔对光反射：受光线刺激后瞳孔缩小的反射。光反射传入纤维，即外侧膝状体之前视觉径路病变，以及传出纤维即动眼神经损害均可使光反射减弱或消失。

(2)调节反射：指注视近物时双眼会聚及瞳孔缩小的反应。缩瞳反应和会聚动作不一定同时受损，一般认为视中枢到中脑的纤维分别与E-W核及双侧内直肌核联系。会聚不能可见于帕金森病及中脑病变；缩瞳反应丧失可见于白喉或累及中脑的炎症。

(3)阿罗瞳孔：表现光反射消失调节反射存在，是由顶盖前区的光反射径路受损所致。多见于神经梅毒，偶见于多发性硬化等。

(4)艾迪瞳孔：表现一侧瞳孔散大，只在暗处强光持续照射瞳孔才出现缓慢的收缩，光照停止后瞳孔缓慢散大，调节反射也同样缓慢出现并缓慢恢复。多为中年女性，常有四肢腱反射消失(下肢尤明显)。如同时伴有节段性无汗及直立性低血压等，称为艾迪综合征。

(5)霍纳征：表现为一侧瞳孔缩小、眼裂变小(睑板肌麻痹)、眼球内陷(眼眶肌麻痹)；可伴同侧面部少汗。见于颈上交感神经径路损害及脑干网状结构的交感纤维损害(图1-11)。

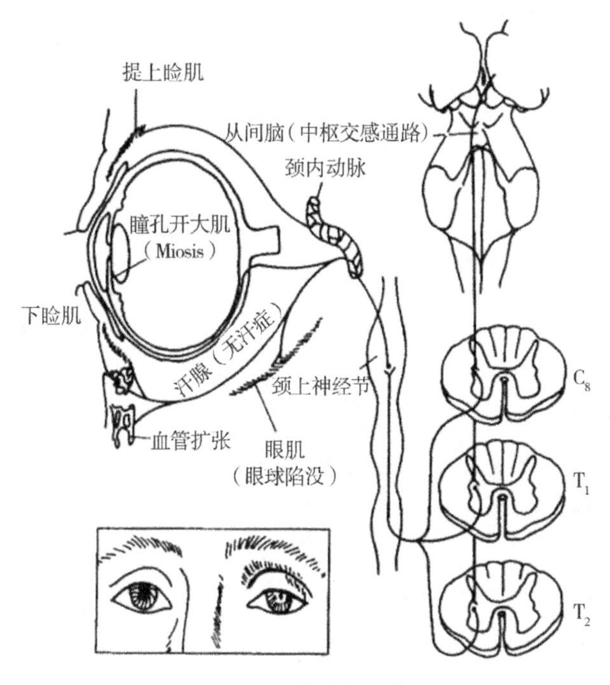

图1-11　霍纳征示意图

(三)定位诊断

1.动眼神经损害

(1)核性损害：中脑病变时，多表现为双侧的某些眼肌单个麻痹，而前端的Edinger-Wesphal核常不累及，故瞳孔多正常。见于脑干脑炎、脑干肿瘤及脱髓鞘病变。

(2)核下性损害：因走行各段邻近结构的不同表现也不同。①中脑病变：为髓内段动眼神经纤维受损，常累及同侧尚未交叉的锥体束，故出现病灶侧动眼神经麻痹，伴对侧中枢性面瘫、舌瘫及肢体上运动神经元性瘫痪(Weber 综合征)。见于中脑梗死、肿瘤及脑干脑炎等。②颅底病变:仅有一侧动眼神经麻痹,多见于大脑后动脉瘤、小脑幕切迹疝等。③海绵窦病变:早期可仅有动眼神经麻痹,但此处病变常累及滑车神经和展神经,故多为全眼麻痹。④眶上裂病变:同海绵窦病变,但无眼球静脉回流受阻症状,并因动眼神经入眶上裂进而分为上、下两支,故有时仅表现为部分眼肌麻痹。见于该处肿瘤、外伤等。⑤眶内病变:同眶上裂病变外,因同时累及视神经,而出现视力减退,视盘水肿。见于眶内肿瘤、炎症等。

(3)核上性损害:系脑干或皮质眼球协同运动中枢受损引起。多见于脑干肿瘤、炎症、脱髓鞘病变及大脑半球血管病变、肿瘤等。

2.展神经损害

表现为眼球内斜视、外展受限。

(1)核性损害:因病变常累及同侧未交叉的锥体束,故可出现对侧肢体上运动神经元性瘫痪。多见于脑干梗死、肿瘤。

(2)核下性损害:①颅底病变,展神经在颅底行程较长,故很易受损,可为单侧或双侧,出现一侧或双侧眼球外展受限或不能外展,见于颅底炎症、斜坡肿瘤、颅底转移癌、颅内压增高等。②海绵窦、眶上裂和眶内病变,见于疾病同上。

(3)核上性损害:表现为双眼同向运动障碍,系脑干或皮质眼球同向中枢病变引起。①侧视麻痹:见于脑桥梗死、肿瘤和脱髓鞘病等。②垂直运动麻痹:见于中脑的血管病变和脱髓鞘病及肿瘤,刺激症状时偶可产生双眼痉挛性上视,见于脑炎后帕金森综合征等。

(刘　龙)

第七节　听觉障碍

一、临床分类与特点

(一)耳聋

耳聋指听力的减退或丧失,是由蜗神经的周围部分和听力的感音器官病变引起。

1.传导性耳聋

由外耳道病变引起,表现为听力明显减退或丧失,但高音调听力正常或减弱轻微,因此对低音调的声音听不到,而尖锐的声音却能听到。传导性耳聋不伴前庭功能障碍。

2.神经性耳聋

由蜗神经损害引起,其症状的共同特点是听力减退以高音调为主,对低音调声波感受影响很轻微。由于从蜗神经核向上传导是双侧的,故神经性耳聋主要来自周围神经的病变,而脑干和皮质病变一般不出现听力障碍,或仅出现轻微的听力下降,或暂时性听力障碍。

(二)耳鸣

耳鸣指外界并无任何声音的刺激,而患者却听到声响的症状,常与耳聋伴随存在。声音为单调的噪音,分为低音调和高音调。低音调耳鸣表现为嗡嗡之声,与神经系统疾病关系不大;高音调耳鸣表现为吹口哨音或蝉鸣音,多见于神经系统疾病早期,常为单侧,进一步发展则成为耳聋。

二、临床意义

(一)中枢性耳聋

由大脑或脑干病变引起,因蜗神经为双侧投射,故单侧病变一般不出现听力障碍,或仅出现轻微的听力减退,双侧病变引起双侧耳聋,但临床很少见。双侧颞横回病变,引起皮质性耳聋,中岛盖的血管闭塞性病变出现岛盖综合征,表现为皮质性耳聋和假性延髓性麻痹。

(二)听神经瘤

多见于成年人,15 岁以下儿童很少见,男性多于女性,病程长,可达数月至十余年,首发症状几乎都是听神经本身的症状,包括耳鸣、耳聋和眩晕,累及绳状体出现同侧的共济失调,可有颅内压高的表现,如头痛、呕吐、视神经盘水肿,诊断以进行性单侧神经耳聋为主要症状,X 线片可见内听道扩大,岩尖有骨质破坏和吸收,CT 或 MRI 检查可明确诊断。

(三)中毒

某些药物或有害物质引起的耳聋,如链霉素、卡那霉素、庆大霉素、新霉素、水杨酸盐、奎宁、乙醇等均可损害蜗神经,产生耳聋。

(四)循环障碍

内耳有内听动脉供血,该动脉细而长,易发生痉挛与梗死,使内耳供血不足而产生听力障碍。老年人因动脉粥样硬化,血压过高或过低,均可影响内耳功能出现耳鸣、耳聋。

(五)颈性耳鸣

在颈动脉疾病或颈部疾病压迫颈动脉时,可以出现同侧的耳鸣,此种耳鸣的特点是与心脏搏动一致的似纺车叫的持续性耳鸣,多为低音调,随体位变动耳鸣程度可有变化。给患者带来极大烦恼,难以忍受,有时在颞部可听到血管杂音。

(六)其他

如颅内占位性变、感染等。

(李　彦)

第八节　记 忆 障 碍

记忆是贮藏在脑内的信息或经历再现的功能,包括识记、保存、回忆、再认 4 个过程。根据记忆长短分为即刻记忆(又名瞬时记忆)、短期记忆、近事记忆和远事记忆。

识记是记忆过程的开始,是事物通过感知在大脑中留下痕迹的过程。识记好坏取决于意识水平和注意是否集中,精神疲乏、缺乏兴趣、注意力不集中、意识障碍时可以影响识记。

保存是把识记了的事物贮存在脑内,使信息储存免于消失。保存发生障碍时患者不能建立新的记忆,遗忘范围与日俱增。常见于器质性疾病。

回忆是在必需的时候将保存在脑内的痕迹重现出来。如果识记和保存过程都是正常的,那么回忆过程一般很少发生障碍。

再认指验证复现的映象是否正确的过程,即原刺激物再现时能认识它是过去已感知过的事物。回忆困难的事物可以被再认。部分或完全失去回忆和再认能力,称为遗忘。

一、记忆的分类

(一)根据时间长短分类

1.即刻记忆

即刻记忆指对发生在几秒钟到1～2分钟的经历的记忆。

2.短期记忆

短期记忆指对发生在几分钟到1小时内的经历的记忆。

3.近事记忆

近事记忆指对发生在24～48小时的经历的记忆。

4.远事记忆

远事记忆指24～48小时以前的经历的记忆。

(二)根据记忆内容分类

1.感知形象的记忆

即看到或接触到的物体是怎样的。

2.语词概念的记忆

即记起学习过的语词和概念是什么意思。

3.情绪的记忆

即记起某种事件当时情绪的联系。

4.运动的记忆

即记起某个动作或操作应该怎样执行。

记忆的神经生理基础涉及皮质的感觉联络区、颞叶、丘脑和整个大脑皮质。研究发现边缘系统与记忆密切相关,提出"海马-穹隆-乳头体-乳头视丘束-视丘前核-扣带回-海马"的记忆回路。研究还发现近事记忆与远事记忆是由两个系统负责的,记忆回路主要与近事记忆有关,而远事记忆与皮质和皮质下支配记忆活动的神经元有关。当各种刺激进入到大脑后会产生两种反应:一是激活已贮藏的记忆,产生与当时情境相应的反应;二是构成新的痕迹联系,建立新的记忆贮存起来。

二、记忆障碍

记忆障碍分为遗忘和记忆错误两大类。

(一)遗忘

遗忘指患者部分或完全不能再现以往的经历。临床上分为心因性遗忘和器质性遗忘两类。

1.心因性遗忘

心因性遗忘又名界限性遗忘指同以往经历的某一特定时期或阶段有关的记忆丧失。通常这一时期或阶段发生的事件是不愉快的,或与强烈的恐惧、愤怒、羞辱情境有关,具有高度选择性。多见于分离性障碍。

2.器质性遗忘

由于脑部疾病引起的记忆缺失。通常近事遗忘比远事遗忘重。造成器质性遗忘的原因可以是意识障碍造成识记过程困难,也可以是不能形成持久的痕迹加以保存,或者记忆回路受损,或者3个过程都受到损害。临床常见的器质性遗忘有逆行性遗忘、顺行性遗忘、近事遗忘和远事遗忘等。

（1）逆行性遗忘：指患者不能回忆脑损伤以前一段时间的经历。多见于脑外伤、脑震荡、急性意识障碍。遗忘持续的时间长短同脑外伤的严重程度呈正比关系相关。

（2）顺行性遗忘：指患者对发病以后一段时间内发生的事情不能回忆。常见于急性器质性脑病，如高热谵妄、癫痫性朦胧、醉酒、脑外伤、脑炎、蛛网膜下腔出血等。

（3）近事遗忘和远事遗忘：对新近发生的事情不能回忆再现称为近事遗忘。对过去发生的事情不能回忆再现称为远事遗忘。正常的规律是近事较易回忆，远事则不易回忆。脑器质性疾病所引起的记忆遗忘，常常是近事遗忘甚于远事遗忘，称为记忆退行规律。

（4）遗忘综合征：又名柯萨可夫综合征，包括定向障碍、虚构和近事遗忘三大特点。下丘脑，尤其是乳头体附近的病变可产生此综合征。常见于慢性弥漫性脑病患者，如老年性痴呆、麻痹性痴呆、慢性酒精中毒性精神障碍、脑外伤、脑肿瘤等。

（二）记忆错误

记忆错误指由于再现歪曲而引起的记忆障碍。常见的记忆错误有错构、虚构、似曾相识或旧事如新感、妄想性记忆/妄想性追溯和记忆增强。

1.错构

错构指对过去曾经历的事件在发生地点、时间、情节上出现错误回忆，尤其时间上容易发生，但患者仍坚信不疑。多见于脑部器质性疾病、抑郁症等。

2.虚构

虚构指患者对自己记忆的缺失部分，以虚构一套事情来填补，其内容常很生动、多变，并带有荒诞的色彩，常瞬间即忘。这是器质性脑部疾病的特征之一，与病理性谎言不同，后者没有记忆缺陷。

3.似曾相识或旧事如新感

似曾相识指患者感受从未经历过的事物或进入一个陌生的环境时，有一种早先曾经经历过的熟悉感。旧事如新感指感受早已熟悉的事物或环境时，有一种初次见面的陌生感。这些都是回忆和再认的障碍，常见于癫痫患者，也见于正常人，但正常人很快会纠正自己的错误。

4.妄想性记忆

妄想性记忆指患者将过去（产生妄想以前）的经历与当前的妄想内容联系起来，剔除了回忆中与妄想内容相抵触的部分，夸大了回忆中与妄想内容可以联系的部分。常见于有妄想的患者，如被害妄想的患者回忆起自己在孩子时期就受到某人的迫害，其实他的妄想是最近才发生的。自罪妄想的患者认为过去经历是错误的、有罪的等。妄想性记忆与错构、虚构不同，在不涉及妄想内容时，患者没有明显的记忆障碍。

5.记忆增强

记忆增强指病态的记忆增强，患者对过去很远的、极为琐碎的事情都能回忆出来，常常包括许多细节。如小时候上学时老师怎样批评自己，当时的语调，具体的每句话，同学们的具体反应等。多见于躁狂症、强迫症、偏执性精神病等。

（李　彦）

第九节 高级神经活动障碍

大脑器质性病变引起高级神经活动障碍如失语症、失用症和失认症。这些症状单独或相伴出现，如 Broca 失语可伴面-口失用。

一、失语症

(一)失语症的理解

1.语言交流的基本形式

听、说(口语理解及表达)、读、写(文字理解及表达)是语言交流的基本形式。口语表达包括自发谈话、复述和命名。

2.失语症的概念

意识清晰，受损或丧失了后天获得性的对各种语言符号(口语、文字、手语等)的表达及认识能力，即脑损害导致语言交流能力障碍。

患者无精神障碍或严重智能障碍，视觉及听觉正常。无发音器官肌肉瘫痪，共济运动正常，不能听懂别人或自己的讲话，不能说出要表达的意思，不理解亦写不出生病前会读、会写的字句等。

3.构音障碍

(1)构音障碍：因发音器官神经肌肉病变引起发音器官肌无力及运动不协调导致发声困难、发音不清、声音、音调及语速异常等。但能正常理解言语，保留文字理解(阅读)和表达(书写)能力，通过文字能进行交流。

构音障碍是纯言语障碍，不属于失语症，患者具有语言形成及接受的能力，仅在言语形成阶段不能形成清晰的言语。

(2)常见疾病：如肌营养不良症、重症肌无力等；延髓性麻痹和面瘫、舌瘫，小脑病变及帕金森病。

(二)失语症的分类

参照 Benson(1979)近代失语症分类法，依据失语症的临床特点及病灶部位(图 1-12)，结合我国的实际情况，制定国内常用的失语症分类(表 1-2)。

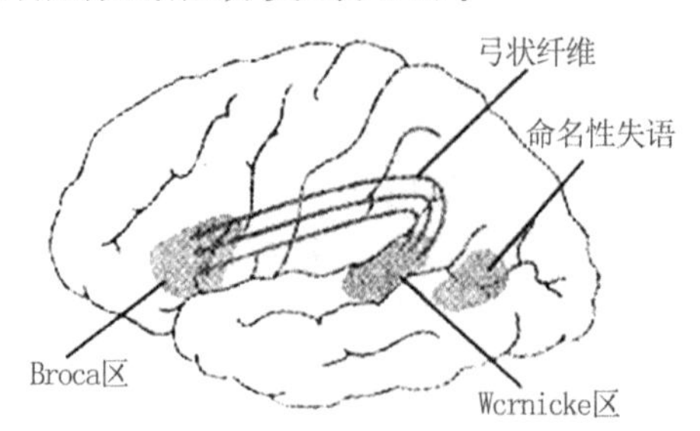

图 1-12 语言功能区示意图

表 1-2 常用的国内失语症分类

常用的国内失语症分类
1.外侧裂周围失语综合征:病灶在外侧裂周围区,共同特点是均有复述障碍
(1)Broca 失语(BA)
(2)Wernicke 失语(WA)
(3)传导性失语(CA)
2.经皮质性失语(又称分水岭区失语综合征):病灶在分水岭区,共同特点是复述相对保留
(1)经皮质运动性失语(TCMA)
(2)经皮质感觉性失语(TCSA)
(3)经皮质混合性失语(MTA)
3.完全性失语(GA)
4.命名性失语(AA)
5.皮层下失语综合征
(1)丘脑性失语(TA)
(2)底节性失语(BGA)

(三)失语症的临床特点

大脑病变引起的失语症有 6 个方面的障碍:听理解、自发谈话、阅读、书写、复述和命名。因病因及病变部位不同,失语症类型多以一种语言障碍为主,伴有不同程度的其他语言功能障碍,或表现为全部语言功能受损,可伴有失用、失认或肢瘫等。

1.Broca 失语(运动性失语)

临床特征:口语表达障碍非常严重。

(1)相对较好的理解口语。

(2)特征性的电报式语言:语量少,仅限于实质词且缺乏语法结构。

(3)非流利型口语:即讲话费力,发音、语调障碍,找词困难。

(4)复述、命名、阅读及书写的不同程度障碍。

(5)较难理解有语法词及秩序词的句子:如分不清“猫比狗大和狗比猫大”。

(6)病位:优势半球 Broca 区(额下回后部),还可累及相应皮质下白质及脑室周围白质甚至顶叶及岛叶。

2.Wernicke 失语(感觉性失语)

临床特征:口语理解障碍十分明显。

(1)口语理解障碍:不能理解别人和自己讲的话,或仅理解个别词。

(2)答非所问。

(3)错语:患者不断地说,但因错语较多,不易被人理解。

(4)流利型口语:发音清晰,语法结构缺乏实质词,语量多,讲话不费力,正常语调。

(5)命名、朗读及文字理解障碍。

(6)复述及听写障碍:与理解障碍同时出现。

(7)病位:优势半球 Wernicke 区(颞上回后部)。

3.传导性失语

临床特征:明显的复述不成比例受损。

(1)听理解正常。

(2)伴不同程度的书写障碍。

(3)自发讲出正常的句子:患者口语清晰,语法结构、语义完整。

(4)错语复述:多为语音错语(如将“铅笔”说成“先北”)。

(5)病位:优势半球缘上回皮质或深部白质内的弓状纤维。

4.经皮质性失语

临床特征:复述较其他语言功能好。根据病变部位和临床表现分为经皮质运动性失语、经皮质感觉性失语、经皮质混合性失语,如表 1-3 所示。

表 1-3 经皮质运动性失语(TCMA)、经皮质感觉性失语(TCSA)、经皮质混合性失语(MTA)的鉴别要点

	TCMA	TCSA	MTA
口语表达	成为非流利型,语言启动及扩展明显障碍	流利型,有错误及模仿型言语	非流利型,可有模仿型言语
口语理解	相对好	严重障碍	严重障碍
复述	好	好	相对好
命名	不正常(表达性命名障碍)	严重障碍(有完成现象)	严重障碍
阅读	不正常	严重障碍	严重障碍
书写	不正常	不正常	严重障碍
病变部位	优势侧 Broca 区的前、上部	优势侧颞、顶叶分水岭区	优势侧分水岭区大病灶

5.命名性失语

临床特征:不能命名的失语。

(1)选择性命名障碍:口语找词困难、缺实质词,多以描述物品功能代替说不出的词,表现出赘语和空话较多,在所给的供选择名称中能选出正确的名词。

(2)理解及复述正常或近于正常:与 Wernicke 失语不同。

(3)病位:多在优势半球颞中回后部的颞枕交界区。

6.完全性失语(混合性失语)

临床特征:所有语言功能均有明显障碍。

(1)刻板性语言:口语表达障碍明显,只能发出“吗”“吧”“哒”等声音。

(2)理解、复述、命名、阅读和书写均严重障碍:预后差。

(3)通过学会非语言形式交流:如结合语境、表情、手势、姿势、语调变化等进行。

(4)病位:较大范围的优势侧大脑半球病变,如大脑中动脉分布区的大片病灶。

7.皮质下失语(尚存争议)

皮质下结构参与语言的过程,其病变影响了皮质语言中枢的血供及代谢从而产生失语。

CT 和 MRI 检查证实,局限于优势侧皮质下结构(如丘脑及基底节)病变引起的失语,但较皮质病变少见,症状不典型。

(1)基底节性失语:自发性言语受限,且音量小,语调低。

(2)丘脑性失语:音量小、语调低、表情淡漠、不主动讲话,且有找词困难,可伴错语。

二、失用症

(一)失用症的理解

1.概念

失用证指脑部疾病时，患者无意识及智能障碍，无运动麻痹、共济失调、肌张力障碍和感觉障碍，但在试图做出有目的或细巧的动作时不能准确执行其所了解的随意性动作。

患者不能正确地使用肢体功能完成已经形成习惯的动作，如不能按要求做洗脸、伸舌、吞咽、划火柴等简单动作，但在不经意的情况下却能自发地完成此类动作。

2.左侧缘上回

左侧缘上回是运用功能的皮质代表区，该处发出的纤维至同侧中央前回，再经胼胝体到达右侧中央前回。因此左侧顶叶缘上回病变产生双侧失用症，从左侧缘上回至同侧中央前回间的病变引起右侧肢体失用，胼胝体前部或右侧皮质下白质受损时引起左侧肢体失用。

在运动的意念指导下，一个复杂的随意运动，通过上、下运动神经元和锥体外系及小脑系统的整合而完成。

(二)临床类型及表现

1.观念运动性失用症

(1)日常生活不受影响：最常见的失用症，可自动地、反射地做有关运动。

(2)复杂的随意动作或模仿动作：不能按照指令完成。患者知道和说出如何做，但不能按指令作伸舌、刷牙等动作；进食时，可无意地自动伸舌舔留在唇边的米粒。

(3)病位：多在左侧缘上回，或运动区及运动前区病变，可能与动作观念的形成区(缘上回)和执行动作的中枢间的纤维通路中断相关。

2.观念性失用症

(1)弄错动作的前后程序：失去做复杂精巧动作的正确观念，只能做复杂动作中的单一行为或一些分解动作，日常活动显得不正常。

(2)无模仿动作障碍：与其他失用症可同时发生。

(3)综合感觉缺失。

(4)病因：多为脑部弥漫性病变，如中毒、动脉粥样硬化性脑病、帕金森综合征或神经症。

(5)病位：左侧顶叶后部、缘上回及胼胝体病损，或双侧病变所致。

3.结构性失用症

(1)空间关系的结构性运用障碍：患者能认识和理解建筑、排列和绘画的各个构成部分及位置关系，但构成整体的空间分析和综合能力出现障碍。

(2)与视觉性失认症可能有关。

(3)病位：由非优势半球枕叶与角回间联合纤维中断所致。

4.肢体运动性失用症

(1)表现：多限于上肢远端，简单动作笨拙；失去执行精巧、熟练动作的能力，患者被动执行口令，模仿及主动自发动作障碍，如不能书写、扣衣和弹琴等。

(2)病位：双侧或对侧运动区(4 区及 6 区)及该区发出的神经纤维或胼胝体前部病变所致。

5.面-口失用症

(1)表现：不能按指令或模仿检查者完成面部动作，如眨眼、舔唇、伸舌、吹灭蜡烛等；但不经意时能自发地完成上述动作,运用实物的功能较好。

(2)病位:局限于左运动皮层的面部区域,则失用仅限于面部肌肉,可伴言语失用或 Broca 失语;位于左缘上回底面或左联合运动皮层区,可伴有肢体失用。

6.穿衣失用症

(1)表现:不能正确的穿脱衣裤,可合并结构性失用、偏侧忽视或失语等。

(2)病位:多由右侧顶叶病变产生,与视觉性空间定向障碍有关。

三、失认症

(一)失认症的概念

失认症指脑损害时,患者在无视觉、触觉、听觉、智能及意识障碍等情况下,不能通过感觉辨认熟悉的物体,但能通过其他感觉通道认识该物。如看到手表,虽不知为何物,经过触摸表的外形或听到表走动的声音,而知其为手表。

(二)临床类型及表现

1.视觉失认

(1)表现:初级视觉无丧失,但对视觉对象本身与其概念间的联系中断,不能正确认识、描述和命名眼前看到的熟悉物品;包括物品失认、面孔失认、颜色失认、纯失读及同时性失认。

(2)病位:后枕叶、纹状体周围区和角回病变。

2.听觉失认

(1)表现:听力正常,不能辨别原来熟悉的声音。

(2)病位:双侧听觉联络皮质(如精神聋)、双侧颞上回中部皮质、左侧颞叶皮质下白质(如纯词聋)。

3.触觉性失认

(1)表现:患者触觉、本体感觉和温度觉正常,但不能单纯通过用手触摸来认识手中感觉到的熟悉的物体。

(2)病位:双侧顶叶角回、缘上回。

4.体象障碍

(1)表现:视觉、痛温觉和本体性感觉完好,但不能认识躯体各个部位的存在、空间位置及各组成部分之间的关系。表现为自体部位失认、偏侧肢体忽视、病觉缺失、幻肢症及半侧肢体失存症等。

(2)病位:非优势半球(右侧)顶叶病变。

5.Gerstmann 综合征

(1)表现:双侧手指失认、肢体左右失定向、失写和失算。

(2)病位:优势半球顶叶角回病变。

(李　彦)

第十节　不自主运动

不自主运动是指患者在意识清醒的状态下骨骼肌出现不能自行控制的收缩,导致身体某些部位姿势和运动的异常。一般睡眠时停止，情绪激动时增强，临床上可见多种表现形式。

一、发生机制

以往认为不自主运动与锥体外系病变有关，而锥体外系涉及锥体系以外所有与运动调节有关的结构和下行通路，它包括基底节、小脑及脑干中诸多核团。但传统上仅将与基底节病变有关的姿势、运动异常称为锥体外系症状。基底节中与运动功能有关的主要结构为纹状体，其组成及病变综合征，如图1-13所示。

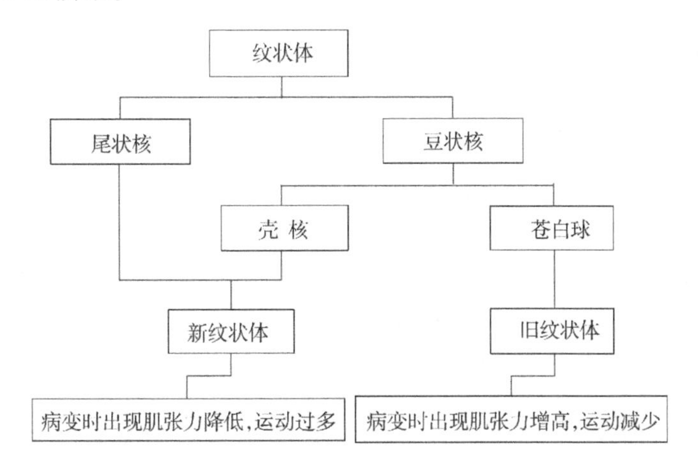

图1-13　纹状体的结构与功能

纹状体与大脑皮质及其他脑区之间通过不同的神经递质（如谷氨酸、γ-氨基丁酸和多巴胺等）实现相互联系与功能平衡。其纤维联系相当复杂，其中与运动皮质之间的联系环路是基底节实现其运动调节功能的主要结构基础，包括以下几种：①皮质-新纹状体-苍白球（内）-丘脑-皮质回路。②皮质-新纹状体-苍白球（外）-丘脑底核-苍白球（内）-丘脑-皮质回路。③皮质-新纹状体-黑质-丘脑-皮质回路。

二、临床表现

（一）静止性震颤

静止性震颤是由主动肌与拮抗肌交替收缩引起的一种节律性颤动，常见于四肢远端、下颌和颈部，手指的震颤状如搓丸，频率4～6 Hz。震颤静止时出现，睡眠时消失，紧张时加重，随意运动时减轻，可在意识控制下短暂减弱，放松后可出现更加明显的震颤。这是帕金森病的特征性体征之一。

（二）舞蹈症

舞蹈症是身体迅速、粗大、无节律的不能随便控制的动作。上肢较重，表现为耸肩、上臂甩动、手指抓握等动作；下肢可见步态不稳且不规则，重时可出现从一侧向另一侧快速粗大的跳跃动作（舞蹈样步态）；头颈部可有转颈、扮鬼脸动作。随意运动或情绪激动时加重，安静时减轻，睡眠时消失。肢体肌张力低，此症状见于小舞蹈症、Huntington舞蹈症及药物（如左旋多巴和吩噻嗪类、氟哌啶醇等神经安定剂）诱发的舞蹈症。局限于身体一侧的舞蹈症称为偏侧舞蹈症，常见于累及基底神经节的脑卒中（中风）、肿瘤等。

（三）手足徐动症

手足徐动症指肢体远端游走性的肌张力增高或减低的动作，如先有腕部过屈、手指过伸，之后手指缓慢逐个相继屈曲，继而上肢表现为缓慢的如蚯蚓爬行样的扭转样蠕动。由于过多的自发动作使受累部位不能维持在某一姿势或位置，随意运动严重扭曲，出现奇怪的姿势和动作，可伴有异常舌运动的怪相、发音含糊等。可见于多种神经系统变性疾病，常见为 Huntington 舞蹈症、肝豆状核变性等，也可见于肝性脑病、某些神经安定剂的不良反应；偏侧手足徐动症多见于中风患者。

（四）偏身投掷运动

偏身投掷运动以大幅度的无规律的跨越和投掷样运动为特点，肢体近端受累为主。偏身投掷运动是由对侧丘脑底核及与其联系的苍白球外侧部急性病损，如梗死或小量出血所致。

（五）肌张力障碍

肌张力障碍是肌肉异常收缩引起的缓慢扭转样不自主运动或姿势异常。扭转痉挛又称为扭转性肌张力障碍，是因身体某一部位主动肌和拮抗肌同时收缩造成的特殊姿势，主要表现为以躯干为轴的扭转，可伴手过伸或过屈、足内翻、头侧屈后伸、眼睛紧闭及固定的怪异表情，导致患者难以站立和行走。急性发病者常见于一些神经安定剂加量过快导致的不良反应，也见于原发性遗传性疾病，如早期 Huntington 舞蹈症、肝豆状核变性、Hallervorden-Spatz 病等，或继发于产伤、胆红素脑病（核黄疸）、脑炎等；最严重的一种类型是少见的遗传性变形性肌张力障碍。痉挛性斜颈被认为是扭转性肌张力障碍变异型，或称为局限性肌张力障碍，表现颈部肌肉痉挛性收缩，使头部缓慢的不自主地转动。

（刘　龙）

第二章

神经系统疾病的体格检查

第一节 一般检查

一、意识状态

意识状态是反映病情轻重的重要指标，应进行详细的观察和检查。

(一)清醒

患者意识清楚。

(二)嗜睡

嗜睡是指精神倦怠或持续睡眠，但唤醒后可正确回答问题。

(三)意识模糊或朦胧

反应迟钝，思维和语言不连贯，回答问题不正确，不能配合检查，但自己可在床上翻身。

(四)半昏迷或浅昏迷

意识大部分丧失，但对强烈痛刺激有痛苦表情，或有些防御性动作，角膜、瞳孔和咽反射等可引出或较迟缓，腱反射情况不定。

(五)昏迷

意识完全丧失，无大脑皮质功能。角膜、瞳孔对光反射、咽反射和咳嗽反射等大多消失或明显减弱，腱反射和病理反射可以存在，但深度昏迷时也均消失。

二、生命体征

(一)呼吸

应严密观察患者呼吸的节律和深度，如潮式呼吸、叹息样双吸气呼吸或呼吸暂停等呼吸节律不整，常为深昏迷患者的晚期或是脑干中枢性呼吸衰竭的一种表现。呼吸深而慢同时伴有脉搏徐缓有力和血压升高，为颅内压增高的表现。如有呼吸困难，其原因可能是黏液痰坠积、呕吐物堵塞或深昏迷患者舌后坠等引起呼吸道梗阻，亦可能为严重肺部感染、肺不张和继发性肺水肿等引起。

(二)脉搏

脉搏徐缓有力常见于颅内压增高者，脉速则常见于脑疝前期、脑室或脑干出血、继发感染、癫痫、缺氧等。

（三）血压

颅内压增高常引起血压增高，而周围循环衰竭、严重的酸中毒、脑干或下丘脑受损或疾病恶化等常引起血压下降。

（四）瞳孔

参阅动眼神经、滑车神经和展神经检查。

（五）体温

下丘脑体温调节中枢受损可引起中枢性高热或体温不升。躯干及四肢汗腺分泌和散热功能受损（如高颈段病变）或感染等亦可引起高热。器官衰竭或患者临终时，其体温下降或不升。

三、智力

（一）理解力

询问患者姓名、年龄及工作、学历、生活等情况，观察其理解和回答情况，了解其分析和判断能力。

（二）记忆力

如患者遗忘很早发生的事和物，称为远记忆丧失；对近几天或几小时发生的情况不能记住，称为近记忆丧失；如颅脑损伤患者不能记忆起负伤前一段时间和负伤当时的情况，称逆行性健忘。

（三）定向力

对人物、时间和地点不能识别，称为定向力障碍。

（四）计算力

根据患者的文化程度，给一些数字令其进行加、减、乘、除计算，判断其计算能力。

检查中，若发现患者智力与年龄、文化程度很不相称，为智力障碍；若讲话幼稚，上述能力均有明显或严重障碍，则为痴呆。

四、语言

观察患者回答问题是否流利。若优势半球的语言中枢受损，则患者言语困难；若小脑和锥体外系受损，则患者语言讷吃。

五、精神状态

检查患者有无幻觉、错觉、妄想、猜疑、欣快、易激动、稚气、淡漠、缄默不语和强迫哭笑等。

六、身体各部位检查

身体各部位检查与一般内科检查相同，但应特别注意脑膜刺激征的检查，亦应注意头颅大小，头面部瘢痕、杂音，小儿前囟门大小和张力，面部形状、表情动作，耳鼻有无流液、流血，颈动脉搏动情况及四肢有无畸形等。

（李东晓）

第二节　感觉功能检查

感觉功能障碍是神经系统常见的临床症状，对神经系统受损的水平提供了有价值的线索。通过细致检查，不仅可以了解支配病变区的皮神经，而且可以确定其所属脊髓节段。检查结果一般分为正常、过敏、减退、消失或异常。

一、检查方法

(一)触觉

令患者闭目，用棉絮或毛笔轻触其皮肤，并询问是否觉察及其灵敏程度。每次轻触皮肤时应注意在一个脊神经分布区，不能划过两个脊神经分布区。

(二)痛觉

令患者闭目，以针尖轻刺其皮肤，并询问有无痛感及疼痛程度。若发现有感觉障碍区，检查应由感觉障碍区向正常区方向进行，并测定其范围。对于意识不清的患者，应根据针刺时肢体回缩、面部表情等反应来判断。

(三)温度觉

以分别盛冷水(0～10 ℃)和温水(45 ℃左右)的试管紧贴患者皮肤，询问其是否有冷热感及其程度。

(四)运动觉和位置觉

嘱患者闭目，轻轻移动其指、趾、踝、腕，甚至整个肢体，令其回答是否觉察移动及方向。

(五)震动觉

将震动的音叉置于体表骨骼浅面或突起部位(如足的内踝、胫骨前面、髂前上棘和桡骨茎突等)，询问是否有震动感及程度。

(六)实体觉

令患者闭目后，用手辨别物体形状(立方、长方、三角、圆柱形等)、大小、硬度、质地(粗糙、平滑)和材料(绸子、布)等。

(七)两点辨别觉

以两脚规的尖端接触身体不同部位，测定患者两点分辨的能力。其正常值为：手指掌面1.1 mm，手掌 6.7 mm，手背 31.5 mm，前臂和小腿 40.5 mm，面颊 11.2 mm，上臂和大腿67.7 mm。

(八)图形觉

在患者皮肤上写数字或画十字、圆形等简单图形，让其在闭目的情况下予以辨识。

二、临床意义

(一)感觉障碍的性质

1.感觉过敏

轻微的刺激引起强烈的感觉，为神经末梢和神经干的刺激症状。

2.自发性疼痛

未受外界刺激而发生的疼痛。

(1)局部性疼痛:疼痛感觉的区域与病变位置相符,如多发性末梢神经炎,在肢体末端出现局部性疼痛。

(2)放射性疼痛:疼痛沿神经受刺激部位的远端放射,如腰椎间盘突出压迫坐骨神经根,疼痛放射到腿和足的外侧部。

(3)扩散性疼痛:疼痛从病变神经分布区扩散到邻近神经分布区,如三叉神经痛可从一支分布区扩散到另一支分布区。

(4)牵涉性疼痛:又称感应性痛,内脏患病时,脏器疼痛冲动可扩散到脊髓后角,引起躯体相应区域疼痛,如心绞痛引起左上肢痛。

3.感觉减退或消失

为周围和中枢神经损伤不同程度的症状。如神经分布区内所有感觉的缺失,为完全性感觉障碍;一种感觉正常而另一种感觉缺失,为分离性感觉障碍。

4.感觉异常

为感觉神经或脊髓受刺激的一种表现,如麻木感、蚁行感等。

5.压痛

为压迫病变表浅部位或其邻近的骨性突起而引起的疼痛,如椎间盘突出患者的椎旁压痛。

6.神经牵拉痛

牵拉病变神经时引起的疼痛,如脑膜炎行克氏征检查时引起的神经根牵拉痛。

7.感觉倒错

对刺激产生的错误感觉,如把触觉误认为是疼痛等。

(二)感觉障碍的定位诊断

1.周围神经损害

在其相应分布区有综合性的感觉障碍,并常伴有下运动神经元麻痹,见于神经炎和周围神经损伤等。

2.脊神经节损害

有其相应的根分布区,患病初期有疼痛和带状疱疹,见于脊神经节炎。

3.脊神经后根损害

有按节段分布的感觉缺失、减退或过敏,常伴有放射性疼痛,亦可引起深部组织的自发性疼痛。由于相邻神经根的重叠分布,故在一个后根受损时,其感觉障碍不易查出,如小的脊髓外肿瘤、椎间盘突出等。

4.脊髓后角损害

引起同侧节段性分离性感觉障碍,即节段内痛觉、温度觉消失,而触觉仍存在,因为脊神经后根进入脊髓后,只有痛觉、温度觉纤维进入后角,而触觉和关节运动觉纤维则进入后索上行。

5.脊髓中央部损害

引起双侧对称性、相应节段性分离性感觉障碍,因为仅痛觉、温度觉纤维在前白质连合交叉,见于脊髓空洞症、脊髓内肿瘤或出血等。

6.脊髓横断性损害

(1)半侧损害:患侧损伤部位以下深感觉和识别觉障碍,并伴有患侧痉挛性截瘫,腱反射亢进，病理反射阳性，健侧痛觉、温度觉障碍，而触觉无明显障碍，见于脊髓刺伤。

(2)后索损害：损伤部位以下深感觉消失而痛觉、温度觉正常，临床表现为感觉性共济失调步态，走路不知深浅，龙贝格征阳性，见于梅毒或该部肿瘤

(3)完全横断性损害：损伤平面以下各种感觉均消失，并伴有痉挛性截瘫。

7.脑干损害

一侧损害引起交叉性感觉障碍，即病灶同侧面部和对侧躯体的感觉减退或消失。根据该侧脑干损害完全与否，可产生分离性或完全性感觉障碍，见于该部血栓形成、肿瘤等。

8.内囊损害

对侧半身感觉障碍；并伴有偏瘫和偏盲等，见于该部出血、血栓形成等。

9.丘脑损害

对侧半身感觉障碍，并伴有对侧自发性疼痛、感觉过度、共济失调、不自主运动和一过性轻偏瘫，称丘脑综合征，见于丘脑血栓形成和肿瘤等。

10.大脑皮质中央后回损害

一般产生部分性对侧偏身麻木，深部感觉和实体感觉障碍较重，而浅感觉障碍较轻。其分布多不完整，可为一肢体或半侧身体，亦可有单瘫，局灶性感觉性或运动性癫痫，见于血栓形成、肿瘤和外伤等。

（李东晓）

第三节 运动功能检查

一、检查方法

(一)肌体积

观察肢体肌肉有无萎缩或肥大，并将两侧肌肉互相比较，必要时测量肢体周径，并记录之。

(二)肌张力

肌张力是指肌肉为随时准备实现收缩运动而在静止状态下维持的一定程度的紧张度。检查时，嘱患者放松肢体，检查者用手触摸其肌肉，观察其肌肉硬度和肢体在被动运动时的阻力强弱。一般以肌张力正常、增强(齿轮状或铅管状、折刀状抵抗)和减低来表示。

(三)肌力

1.肌力检查方法

观察各关节自主运动的力量、幅度和速度，及抵抗阻力的力量和握力的大小等。对于肌力轻度减弱的患者，可用下述方法检查。①分指试验：令患者伸直双臂，两手掌相对而不接触，用力伸开五指，肌力减弱侧指间隙较小。②Barre 征：令患者平举双臂，肌力减退侧下垂；或令患者俯卧屈腿呈直角，肌力减弱侧小腿下垂或摇摆不定，即阳性。③Magazini 征：令患者仰卧，并抬腿使膝关节、髋关节均屈呈直角，肌力减弱侧下肢逐渐下垂或摇摆不定，即阳性。对于昏迷患者，则给予刺激，观察其肢体活动情况。

2.肢体瘫痪分级

肢体瘫痪程度一般分为6级:0级,肌肉完全不能收缩;1级,可见肌肉收缩,但无肢体运动;2级,在床面上可自主移动,但不能作抵抗重力运动;3级,能克服重力做自主运动;4级,能抵抗外加阻力而自主运动,但较正常肌力减弱;5级,正常肌力。

(四)不自主运动

不自主运动是指不受主观意志支配的动作。

1.震颤

震颤为肢体的一部分或全部迅速而有节律的颤动,又可分为静止性震颤和运动(意向)性震颤两种。前者特点是在肢体休息时出现,情绪激动时加重,运动时减轻或消失,入睡时消失;后者则在肢体运动时出现,越接近目标,震颤越重,静止时减轻或消失。检查时,注意观察震颤的节律性、幅度、部位及其变化情况。

2.肌纤维震颤和肌纤维束颤

肌纤维震颤是单个或一组(比肌束小)肌纤维的连续细小的颤动样收缩,一般要肌电图检查才可以发现。肌纤维束颤是脊髓前角细胞和脑神经核所支配的肌束细而快地收缩,可在皮肤表面观察到。

3.痉挛

痉挛为一种阵发性、有节律、不自主的肌肉收缩。检查时,注意其为局限性还是全身性,是阵挛性还是强直性。

4.抽搐

抽搐为一组肌群的刻板样而重复地急促抽动,其产生和某些周围刺激有关。检查时应注意其部位、范围及伴随的症状等。

5.舞蹈动作

舞蹈动作为某一或某些肌群的一种快速抽动,引起身体的某部位不自主、无节律性地急速跳动,在受刺激或激动时加重。

6.手足徐动症

手足徐动症为肢体一种间歇性、缓慢而不规则的蠕动样动作。检查时,应注意其发生部位、波及范围、肌张力的变化等。

(五)伴随运动

伴随运动又称联合运动,是指患者在走动时伴随的动作,如走路时两手前后摆动和姿势的维持等。检查时,应注意伴随动作是否适当、协调。

(六)共济运动

共济运动是指在完成某一动作时,肢体的主动肌、拮抗肌和辅助肌的配合与协调。如有障碍则称共济失调。

1.运动性共济运动

(1)指鼻试验:令患者用手指指鼻尖,若动作笨拙、不准,则为共济失调。

(2)对指试验:令患者两手示指互相对指,或一手指与检查者手指对指,动作不准确为共济失调。

(3)轮替试验:令患者两手做迅速地旋前、旋后的交替动作,两手动作笨拙、快慢不一为共济失调。

(4)跟膝胫试验:令患者仰卧,抬高一侧下肢,将一足跟置于另一侧膝上,然后沿胫前下滑,抬腿过高或下滑不稳、不准,为共济失调。

(5)精细动作检查:令患者扣衣扣或系鞋带等,若动作笨拙、困难,则为共济失调。

2.平衡性共济运动

令患者闭目直立,双足并拢,双臂平伸,若身体摇摆且向一侧倾倒即为龙贝格征阳性;或令患者沿直线行走,若足迹向一侧偏斜,则表示平衡有障碍。

(七)姿势与步态

观察患者行、立、坐、卧时的姿势及行走的步态。根据病变和临床表现的不同,可分为蹒跚(醉汉)步态、偏瘫步态、剪刀步态、慌张步态、肌无力步态和拖拽步态等。

二、临床意义

(一)肌体积异常

1.肌萎缩

见于下运动神经元或周围神经损害,上运动神经元损害或肢体长期不活动引起的失用性肌萎缩。

2.假性肌肥大

见于进行性肌营养不良。

(二)肌张力异常

1.肌张力减低

见于下运动神经元损伤、小脑疾病、休克或深昏迷时及深层感觉障碍等。

2.肌张力增高

见于锥体束或锥体外系受损害。前者多呈“折刀样”增高,即刚开始活动时阻力较大,至一定程度后则阻力突然消失,这种肌张力增高在上肢屈肌和下肢伸肌表现明显。后者多呈齿轮状肌张力增高,在屈伸关节时有如扳动齿轮的顿挫感,伸肌和屈肌均较明显。

(三)瘫痪

按肌力障碍程度可分为完全性和不完全性瘫痪,按照其损害部位的不同,又可分为上运动神经元瘫痪和下运动神经元瘫痪。按瘫痪范围和部位的不同,可分为以下 6 种类型。

1.单肢瘫

见于大脑皮质运动区的局限性损害。

2.偏瘫

常见于一侧大脑半球运动区或内囊的损害。

3.交叉性瘫痪

见于一侧脑干病变,引起病灶侧脑神经周围性瘫痪及对侧上、下肢的上运动神经元性瘫痪。

4.截瘫

多见于脊髓横贯性损害,亦可见于矢状窦中1/3的损害。

5.二肢瘫

可见于矢状窦中 1/3 损害。

6.四肢瘫

多见于颈段脊髓损害,亦可见于矢状窦中 1/3 损害。

(四)不自主运动

不自主运动包括以下症状。①肌纤维震颤:见于失神经支配的肌肉;②肌纤维束震颤:为脊髓前角细胞和脑干运动核受刺激的表现,见于脊髓内肿瘤、脊髓空洞症和脊髓前角灰白质炎等;③震颤:静止性震颤见于纹状体、苍白球损害,如帕金森病;运动性震颤常见于小脑病变;④痉挛:见于大脑皮质运动区受刺激时,亦可见于癫痫等;⑤抽搐:见于某些脑部器质性病变,低血钙等亦可引起手足抽搐;⑥舞蹈动作:见于纹状体为主的基底核损害;⑦手足徐动症:见于尾状核为主的纹状体损害。

(五)共济失调

1.小脑性共济失调

由于小脑及其传入、传出纤维损害所致。小脑蚓部病变主要引起躯干(平衡性)共济失调;小脑半球病变则主要引起同侧肢体运动性共济失调。该共济失调还常伴有蹒跚步态,眼球震颤,言语滞涩、忽高忽低,肌张力降低等。

2.大脑性共济失调

由大脑半球病变引起额叶脑桥小脑束和颞叶脑桥小脑束受损所致。其表现与对侧小脑半球病变引起的失调相似,主要为对侧肢体运动性共济失调。其区别在于大脑性共济失调表现在病变对侧肢体,且伴有肌张力增高和病理反射阳性,而小脑性共济失调则表现在病变同侧肢体,且伴有肌张力减低和病理反射阴性。

3.前庭、迷路性共济失调

由前庭、迷路系统受损所致。主要表现为平衡障碍、眩晕、眼球震颤,且睁眼时减轻,闭眼时加重。

4.脊髓性共济失调

由脊髓后根、后索及脑干内侧丘系受损引起深感觉系统传导障碍所致。患者不能了解肢体的确切位置及运动方向,故走路抬脚高,落脚重,睁眼时平衡性和肢体运动性共济动作尚正常,而闭眼时则难以完成。

(六)姿势及步态异常

1.蹒跚(醉汉)步态

见于小脑损害。

2.偏瘫步态

走路时,偏瘫侧上肢屈曲内旋,下肢僵直,迈步抬腿困难,膝关节不能屈曲,下肢向内划圈,见于颅脑损伤、脑血管意外等引起的一侧上运动神经元受损而偏瘫的患者。

3.剪刀步态

剪刀步态又称截瘫步态。行走时两腿交替地向内划圈,两侧膝关节前后交叉呈剪刀状,见于脊髓病变和先天性脑性瘫痪等所致双腿上运动神经元瘫痪者。

4.慌张步态

慌张步态又称帕金森病性步态,行走时躯干稍前倾,双臂不动,小步疾速向前,难于立刻止步,见于帕金森综合征等。

5.肌无力步态

肌无力步态又称"鸭步"。因两腿肌无力,肌张力减低,难以持重,故行走时迈步困难,两腿分开,髋关节和躯干左右摇晃,见于马尾神经损伤、肌营养不良等。

6.拖拽步态

行走时,患脚举足无力,足尖下垂,拖拽前进,见于腓神经损伤。

深感觉障碍引起的步态改变见脊髓性共济失调。

（李东晓）

第四节　脑神经功能检查

一、嗅神经

(一)检查方法

在患者清醒、鼻腔无阻塞的情况下,用樟脑丸、香水等刺激性较小的挥发性物质分别测试两侧鼻孔的嗅觉。

(二)临床意义

嗅觉减退或消失,表明嗅觉通路受损,多见于鼻黏膜病变、颅前窝骨折、颅底脑膜炎、额叶底部肿瘤、鞍上肿瘤、癔症等。钩回和海马回刺激性病变可引起幻嗅(钩回发作),多为癫痫发作的先兆。

二、视神经

(一)检查方法

1.视力

根据视力障碍程度不同,分别以视力表、手指数、指动和光感依次检查而定。

2.视野

用手试法或视野计检查,后者较准确。以白色视标测定时,正常视野颞侧 90°,鼻侧 60°,上方 60°,下方 70°。色视野则白色＞蓝色＞红黄色＞绿色。

3.眼底

用眼底镜检查,应注意视盘颜色、形状、边界、生理凹陷及突出度,血管的充盈度、弹性、反光强度,静脉搏动,动静脉比例(正常 2∶3),视网膜色素、渗出物、结节和出血等情况。

4.视反射

患者不备时,试者突然将手指置于患者眼前,可见立即闭目和躲避现象。

(二)临床意义

1.全盲

多示病变直接侵犯神经,见于球后视神经炎、视神经损伤、视神经肿瘤和蝶鞍附近肿瘤等。

2.双颞侧偏盲

提示病变侵犯视交叉中部,见于垂体肿瘤和鞍上肿瘤。

3.双鼻侧偏盲

提示病变侵犯视交叉两外侧非交叉纤维,少见,但可见于两侧颈内动脉瘤或颈内动脉硬化。

4.同侧偏盲

有完全半侧性和不全的 1/4(象限性)盲,提示病变累及视束或视辐射,多见于视束、颞叶、顶叶或枕叶病变,如脑血管病或肿瘤等。视束和视辐射病变,其黄斑视野(中心视野)不保留。枕叶视皮质病变有黄斑回避(中心视野保留)现象。

5.向心性视野缩小

见于视神经萎缩、多发性硬化和癔症。

6.视盘水肿

见于颅内肿瘤、脑脓肿、脑出血等引起颅内压增高的疾病。

7.视神经萎缩

见于垂体或视交叉肿瘤、视神经损伤、脱髓鞘疾病等。

8.Foster-Kennedy 综合征

即病变侧为原发性视神经萎缩,而对侧为视盘水肿,见于额叶底部、蝶骨嵴内 1/3 的肿瘤。

9.动脉粥样硬化

视网膜动脉狭窄变细,光反射增强,动脉横过静脉处有交叉征。

10.视反射消失

见于反射通路损害。外侧膝状体水平以上的颞叶、顶叶、枕叶病变不影响瞳孔对光反射,但有视野缺损。

三、动眼神经、滑车神经和展神经

(一)检查方法

1.眼裂

注意两侧眼裂是否对称、等大,局部有无瘢痕、外伤和炎症等。

2.眼球运动

令患者正视前方,注意有无斜视,然后嘱患者随检查者手指向上、下、左、右各方向注视,观察其眼球运动有无受限和受限的方向及程度,询问其有无复视。

3.检查眼球

有无外突和内陷。

4.眼球震颤

用肉眼或眼震图观察,如有眼震,请注意其方向、幅度、频率与形式(水平、垂直、旋转),以快相为准。

5.瞳孔

注意大小、形状、位置、边缘及两侧的对称性。检查瞳孔反射。

(1)光反射:用电筒照射一侧瞳孔,观察同侧(直接反应)和对侧(间接反应)瞳孔的收缩情况。

(2)调节和集合反射:请患者先向远处平视,然后注视距眼数厘米处的近物,正常时两眼内聚(集合运动),双侧瞳孔缩小(调节反射)。

(3)睫脊反射:即抓捏下颌部或颈外侧皮肤时引起瞳孔扩大。其传入神经为三叉神经下颌支或第 2～3 颈神经支,传出神经为颈交感神经。

(二)临床意义

1.眼裂改变

眼裂变窄或眼睑下垂,有真性和假性之分。前者为提上睑肌麻痹,由动眼神经受累引起,常伴有其他眼肌麻痹和瞳孔散大;后者是睑板肌麻痹,为交感神经麻痹所致,常伴有瞳孔缩小,称Horner综合征,亦可见于重症肌无力。眼裂变宽可见于面神经麻痹,亦可见于甲状腺功能亢进,常伴有眼球突出,多为双侧性。

2.眼外肌麻痹

眼外肌系由动眼神经、滑车神经和展神经支配。

(1)动眼神经损害:患侧眼球向外下斜视与向上、向下和向内运动受限,双眼向健侧注视时出现复视,同时伴有上睑下垂、眼裂变小、瞳孔散大和对光反射消失。

(2)展神经损害:患侧眼球内斜,外展受限,双眼向患侧注视时出现复视。

(3)滑车神经损害:少见,且不易查出。

(4)动眼神经、展神经、滑车神经同时受损则出现全眼麻痹,其表现为眼睑下垂、瞳孔散大、光反射和调节反射消失、眼球固定不动,可见于脑底、眶上裂及眶内的感染、外伤、肿瘤及血管性疾病等。

(5)核上性损害可产生眼球同向运动障碍,如一侧皮质刺激性病变引起双眼向健侧凝视,而皮质毁坏性病变引起双眼向患侧凝视。松果体肿瘤等四叠体附近的病变可引起两眼向上同向运动障碍。

(6)动眼神经核损害仅一部分该神经支配的眼肌发生麻痹,可见于脑干肿瘤、弥散性脑炎等。

(7)展神经核损害常伴有面神经麻痹,见于脑干肿瘤、脑炎和延髓空洞症等。

(8)眼球突出见于眶内或眶上裂附近肿瘤、海绵窦血栓形成、颈动脉海绵窦瘘和颅内压增高等,眼球内陷则见于交感神经麻痹。

3.瞳孔改变

(1)瞳孔扩大:一侧瞳孔扩大多为动眼神经麻痹的表现,可见于颅脑损伤、肿瘤、脑疝、颅底感染和动脉瘤等。双侧瞳孔扩大多见于双目失明、深昏迷、缺氧性脑病、颠茄药物中毒和癫痫大发作等。

(2)瞳孔缩小:一侧瞳孔缩小见于同侧脑干、颈交感神经损伤或封闭后所致的交感神经麻痹,并伴有同侧眼裂变小,面部少汗或无汗,时有结合膜充血,即Horner综合征。双侧针尖样瞳孔缩小见于脑桥损伤、出血、肿瘤或脑室出血,亦可见于吗啡、哌替啶或冬眠药物中毒等。

(3)光反射消失:一侧视神经损害引起同侧直接光反射和对侧间接光反射消失;一侧动眼神经损害引起同侧直接和间接光反射消失,但对侧的间接光反射存在。光反射消失,调节反射存在,瞳孔缩小且不规则,称Argyll-Robertson瞳孔,系神经梅毒、脑炎和肿瘤等引起中脑被盖中间神经元受损所致。

四、三叉神经

(一)检查方法

1.感觉

在三叉神经分布区内以棉丝轻触试触觉,以针轻刺试痛觉,以金属或玻璃试管盛冷水(5～10 ℃)、热水(40 ℃)试温度觉。如有障碍,应注意其分布情况、性质及程度。

2.运动

令患者咀嚼,检查者用手触颞肌及咀嚼肌以测试其肌力,观察颞肌与咀嚼肌有无萎缩。令患者张口,观察其下颌有无偏斜。

3.反射

(1)角膜反射:以棉丝从侧方轻触角膜,观察同侧(直接反应)及对侧(间接反应)眼睛的闭合运动。该反射传入支为三叉神经眼支,传出支为面神经的一小分支。

(2)下颌反射:令患者微张口,检查者将拇指置于其颏部,用叩诊锤轻叩拇指,正常可引起下颌轻微闭合。

(二)临床意义

(1)三叉神经任何一支或数支发生感觉过敏或自发性疼痛,并常有激发点,见于三叉神经痛、半月节与小脑脑桥角肿瘤及上颌窦疾病等。

(2)三叉神经周围性损害:该神经任何一支损害,可引起同侧颜面部及口腔黏膜相应区域感觉减退或消失,眼支损害还可见角膜反射减退或消失,见于颅中窝或颅后窝肿瘤、外伤,海绵窦和眶上裂病变及脑膜炎等。

(3)三叉神经脊束核损害:引起面部分离性感觉改变,即痛觉、温度觉丧失而触觉保留。此核下部腹外侧受损仅可引起同侧眼支分布区的感觉改变;核的中部受损则引起眼支与上颌支分布区的感觉改变;损害再向上则引起所有 3 支分布区的感觉改变,见于小脑后下动脉血栓形成、脑干肿瘤和延髓空洞症等。

(4)三叉神经运动根损害:患侧颞肌萎缩,咀嚼肌肌力减弱,张口时下颌向患侧倾斜,见于颅底肿瘤、颅中窝骨折或半月节手术损伤等。下颌支受刺激可引起下颌强直性收缩或咀嚼肌痉挛,见于脑桥或颅后窝炎症、破伤风等。

(5)反射消失:角膜反射消失见于该反射通路受损,如三叉神经眼支的损伤或面神经麻痹,亦见于深昏迷。下颌反射消失见于三叉神经下颌支或脑桥运动核损害,该反射亢进则常见于假性延髓性麻痹等的双侧锥体束损害。

五、面神经

(一)检查方法

1.面肌运动

观察患者两侧鼻唇沟及前额皱纹深浅,两侧眼裂大小是否对称,鼻及口角有无歪斜,注意患者皱额、挤眉、闭眼、鼓颊、吹气、露齿、笑等动作时双侧是否对称。

2.味觉

以棉签蘸有味(酸、甜、咸、苦)试液少许分别测试舌两侧前 2/3 味觉。

(二)临床意义

1.周围性面瘫

上、下两组面肌均出现瘫痪,表现为患侧鼻唇沟变浅或消失、眼裂变宽、额纹变浅或消失、闭眼无力或不能、嘴歪向健侧。

(1)面神经核性损害:常与同侧展神经麻痹并发,可见于脑桥肿瘤及血管性疾病等。

(2)小脑脑桥角损害:常与三叉神经和听神经损害并存,并伴有患侧舌前 2/3 味觉障碍,见于小脑脑桥角病变及蛛网膜炎等。

(3)内耳孔处的损害:因与听神经同时受损,故可伴有耳鸣、耳聋、前庭功能减退等,也可引起泪腺、唾液腺分泌障碍。

(4)膝状神经节损害:伴有舌前 2/3 味觉及泪腺分泌障碍,见于膝状神经节炎或疱疹性面神经炎。

(5)面神经管损害:伴有舌前 2/3 味觉障碍、唾液腺分泌缺乏等,见于面神经炎及中耳炎等。

2.中枢性面瘫

因面神经核上部接受两侧锥体束支配,面神经核下部接受对侧锥体束支配,故一侧锥体束受损时,仅出现对侧下组面肌瘫痪,无萎缩、无电变性反应,见于大脑半球及内囊部血管疾病、肿瘤和外伤等。双侧锥体束损害则引起双侧面肌瘫痪、表情呆板,故又称面具脸,为假性延髓性麻痹的症状之一。

六、听神经

(一)检查方法

1.听力

可用音叉、电听力计等方法测试。

(1)Rinne 试验:比较一侧骨导与气导的时间。将振动的音叉置于患者一侧乳突处,待听不到声音时,再立即置于其耳前测气导,如能听到,则气导大于骨导为阳性,表示正常;听不到为阴性,表示气导障碍。

(2)Weber 试验:比较两侧骨导的强度。将振动的音叉置于患者前额部中央,正常人两耳声响大小相等,称为试验居中。如两耳声响大小不等,称为试验偏向一侧,表示有听力障碍。在传导性耳聋时患侧声响强,神经性耳聋时健侧声响强。

(3)Schwabach 试验:比较患者与检查者听力的差别。以震动的音叉置于患者的乳突部,待其听不到声响时即刻置于检查者乳突部,与检查者的正常骨导相比较。传导性耳聋骨导较正常人长,神经性耳聋则骨导比正常人短。

(4)听力计检查:应用电流振荡发生不同频率和强度的纯音,更精确进行的一种听力检查。检查时,依照患者听到的最低强度做记录,将每一频率所得的单位(dB)记录在表格上,所得结果成曲线,即听力曲线。如曲线靠近零度线,则听力正常,距离零度线越远,表示听力损失越大。传导性耳聋,听力损失为低频音的气导;神经性耳聋,听力下降为高频音气导和骨导。

2.前庭功能

应询问患者有无眩晕,观察有无眼球震颤及身体倾倒,必要时可做下列前庭功能试验检查。

(1)旋转试验:患者坐旋转椅内,闭目,头前倾 30°,在 20 秒内转 10 圈,然后突然停止,睁眼后观察患者有无眼球震颤、倾倒和自主神经反应等,并询问患者有无眩晕。该试验因同时检查两侧水平或后半规管(检查时头前倾 120°角或后仰 60°角),且幕上病变可诱发癫痫,故神经外科少用。

(2)冷热水试验:冷水 30 ℃,热水 44 ℃(均与体温相差 7 ℃)。盛水的吊筒距离耳的高度为 70 cm,患者仰卧,头高 30°角,两眼注视屋顶或对面墙上顶点,以导管或注射针头向外耳道内注入冷水250~300 mL,40 秒后出现眼球震颤。冷水试完后休息 5 分钟再试热水。进行正常冷水试验时,眼球震颤持续 2 分钟,热水时持续100 秒,如不出现眼球震颤,即说明前庭功能障碍。

(二)临床意义

1.耳鸣

为内耳听神经的刺激症状,见于听神经损害的早期,如听神经瘤、梅尼埃综合征、椎-基底动脉供血不足及神经官能症、疲劳和药物中毒等。

2.耳聋

神经性耳聋见于听神经瘤、小脑脑桥角蛛网膜炎、颅内压增高、颅中窝骨折、药物中毒、迷路炎等。传导性耳聋见于中耳炎、耳硬化症及外耳道堵塞等。混合性耳聋兼有两者的临床特点。

3.眩晕

为前庭神经刺激症状,患者自觉周围景物或自身旋转不稳,常伴有呕吐、耳鸣、耳聋、颜面苍白、出汗等,见于脑干肿瘤、炎症、外伤或延髓空洞症、药物中毒及梅尼埃综合征等。

4.眼球震颤

系眼球不自主、有节律地往复运动,依据眼球运动方向,可分为水平性、垂直性、旋转性、斜向或混合性眼球震颤。往复速度可相同,亦可不同(即快、慢相),不同时则以快相的方向表示眼球震颤的方向。

(1)眼性眼球震颤:见于屈光不正或先天性眼病,其临床特点多为钟摆样,无快、慢相之分,不伴旋转性眩晕,但可觉外环境来回摆动,闭眼时可消失。

(2)前庭性眼球震颤:多为水平-旋转性眼球震颤,幅度较大,常伴有眩晕或听力减退,闭眼时眩晕不减轻,见于迷路炎、迷路水肿与外伤等。

七、舌咽神经和迷走神经

(一)检查方法

注意患者发音有无鼻音或声音嘶哑,了解其有无吞咽困难或饮水呛咳。让患者张口,用压舌板压舌,观察静止和发"啊"音时,软腭上举是否有力,腭垂是否居中,腭弓两侧是否对称等。咽反射:用棉签或压舌板分别轻触两侧咽后壁。正常可引起作呕反应。必要时应检查舌后1/3的味觉和一般感觉。注意呼吸、脉搏和肠蠕动情况。

(二)临床意义

1.核及核下损害

一侧损害引起腭垂偏向健侧,患侧腭弓下垂、声音嘶哑、吞咽呛咳及咽反射消失等,因内脏为双侧支配,故无内脏障碍,见于颅底肿瘤、小脑脑桥角肿瘤、脑底脑膜炎等;双侧受损引起真性延髓麻痹,患者严重吞咽呛咳、发音困难、咽反射消失,见于脑干肿瘤、延髓出血、延髓空洞症和脑底脑膜炎等。

2.核上损害

因疑核受双侧锥体束支配,故一侧锥体束或皮质受损不引起症状。双侧损害引起假性延髓性麻痹,患者双侧软腭麻痹,发音及吞咽不能,但有较迟钝的咽反射,可伴有双侧面肌及四肢瘫痪、精神症状及脑干病理反射(掌颏反射、吸吮反射)等,见于脑血管病、脑炎、颅脑损伤等。

八、副神经

(一)检查方法

检查者以手抚摸两侧的胸锁乳突肌和斜方肌,再令患者做转头和耸肩动作,并用手抵抗之,比较两侧是否对称，肌力是否相等。

（二）临床意义

一侧副神经或其脊髓核受损时，同侧胸锁乳突肌和斜方肌瘫痪、萎缩，下颏转向患侧，用力向对侧转头时无力，患侧肩下垂，耸肩不能，见于脊髓肿瘤、脊髓空洞症及肌萎缩性侧索硬化症等。双侧受损时，患者头向后仰，并常伴迷走神经与舌咽神经受损，见于颅后窝或枕大孔区肿瘤、颅脑损伤及炎症等。

九、舌下神经

（一）检查方法

令患者将舌伸出并向左、右和向上运动，观察有无偏斜，舌肌有无萎缩或纤维震颤。亦可令患者以舌尖抵住一侧颊部，检查者用手指在颊部外按压，以试其肌力。

（二）临床意义

1.核及核下损害

一侧损害引起患侧舌肌萎缩，有时见肌纤维震颤（核性）或肌束震颤（核下性），伸舌偏向患侧；双侧损害时，则舌无运动，进食及构音困难，并可引起呼吸困难。因面神经的口轮匝肌运动纤维系由舌下神经核发出，故该核受损时可出现口唇变薄、不能吹口哨等，见于枕骨大孔区肿瘤或炎症及延髓空洞症等。

2.核上损害

一侧锥体束受损，伸舌偏向健侧，无舌肌萎缩和纤维震颤，多伴有中枢性面瘫。双侧锥体束受损时舌全瘫、伸出困难、舌肌萎缩，见于脑血管病、脑干肿瘤及感染等。

（桑　妍）

第五节　其他神经系统检查

一、反射检查

反射是指机体在中枢神经系统的参与下，对内、外环境刺激做出的反应。其变化在神经系统损害中出现较早，检查不受意识状态的影响，结果较为客观。临床上一般将反射分为浅反射、深反射与病理反射。检查时，应注意两侧对比。

（一）检查方法

1.浅反射

（1）腹壁反射（$T_{7\sim12}$）：令患者仰卧屈腿并放松腹部肌肉，检查者用钝器分别轻划腹壁两侧上（$T_{7\sim8}$）、中（$T_{9\sim10}$）、下（$T_{11\sim12}$）部，引起相应部位腹肌收缩。

（2）提睾反射（$L_{1\sim2}$）：以钝器由下而上轻划患者大腿内侧皮肤，引起同侧睾丸上提。

（3）跖反射（$S_{1\sim2}$）：以钝器划足底外侧缘，引起所有足趾向跖侧屈曲。

（4）肛门反射（$S_{3\sim5}$）：以钝器轻划肛门周围皮肤，引起肛门外括约肌收缩。

2.深反射

(1)二头肌反射($C_{5\sim6}$):置患者前臂于轻度旋前的半屈曲位,检查者置拇指于二头肌腱部,再以叩诊锤轻击拇指,引起前臂屈曲运动。

(2)三头肌反射($C_{6\sim7}$):置患者前臂于旋前的半屈曲位,检查者以手握其前臂,以叩诊锤轻击鹰嘴上方的三头肌腱,引起前臂伸展。

(3)桡反射($C_{7\sim8}$):置患者前臂于轻度屈曲的半旋前位,以叩诊锤轻击桡骨茎突上方,引起前臂旋后及屈曲运动。

(4)尺反射($C_8 \sim T_1$):置患者前臂于轻度屈曲的半旋后位,以叩诊锤轻击尺骨茎突上方,引起前臂旋前。

(5)膝反射($L_{2\sim4}$):检查者以左臂托住患者两腿腘窝部,使其膝关节置于约120°的屈曲位,再以叩诊锤轻击髌骨下缘的髌韧带,引起膝关节伸直并触知股四头肌收缩。

(6)跟腱反射($S_{1\sim2}$):检查者用手握住患者足前部并使踝关节轻度向背侧屈曲,以叩诊锤轻击跟腱,引起足向跖侧屈曲。

3.病理反射

(1)阵挛:为腱反射亢进的极度表现。①踝阵挛:置患者膝关节半屈曲位,检查者一手握住其小腿,另一手握住足趾部并突然使踝关节背屈,引起踝关节连续的伸屈运动;②髌阵挛:令患者膝关节伸直,检查者用拇指和示指按住髌骨上缘并突然用力向下推,引起髌骨连续的上下运动;③腕及手指阵挛:检查者突然用力背屈患者手腕和手指,引起其腕或手指的连续伸屈运动。

(2)Babinski征:以钝器划患者足底外侧皮肤,引起踇趾背屈,其余四趾张开并跖屈,或仅出现踇趾的背屈均为阳性。

(3)Chaddock征:以钝器划患者足背外侧皮肤引起与Babinski征相同的反应。

(4)Oppenheim征:检查者用拇指和示指沿着患者胫骨前缘用力自上向下推压,引起与Babinski征相同的反应。

(5)Gordon征:用手指挤压患者腓肠肌,引起与Babinski征相同的反应。

(6)Schaffer征:用拇指和示指紧捏患者跟腱部,引起与Babinski征相同的反应。

(7)Gonda征:用力扭转或下压患者第3或第4足趾,引起与Babinski征相同的反应。

(8)Rossolimo征:用叩诊锤轻击或用手轻弹患者足趾端或手指端,引起足趾或手指的屈曲反应。

(9)Hoffmann征:检查者一手握住患者腕部,另一手中、示指挟住患者中指并稍背屈,轻弹中指指端,引起拇指和其他四指的屈曲运动。

(10)口反射:包括吸吮反射和掌颏反射。前者是轻触患者口唇部或叩击人中、口角等处引起的吸吮动作;后者是快速轻划患者大鱼际或小鱼际皮肤引起同侧口角上提反应。

(二)临床意义

(1)皮质运动区和内囊损害:病灶对侧深反射亢进,而浅反射消失,并出现病理反射。额叶广泛病变出现强握反射和口反射。双侧皮质延髓束受损时,口反射亢进。

(2)脑干损害:一侧损害少见;双侧损害时,两侧深反射亢进,浅反射消失并出现病理反射。

(3)脊髓损害:若为横贯性损害,则损害节段以下两侧深反射亢进,浅反射消失并出现病理反射;若为半横贯性损害,则损害节段以下同侧深反射亢进,浅反射消失并出现病理反射。

以上深反射亢进是指休克期过后。在上述部位损害的休克期,深反射减退或消失。小脑或锥体外系疾病亦可引起深反射减弱或消失。

(4)神经系统兴奋性改变:中枢神经系统的兴奋性降低,如深昏迷、深睡或服用大量镇静剂等,深反射和浅反射均减弱或消失;神经系统兴奋性增高,如神经官能症、甲状腺功能亢进(简称"甲亢")、破伤风、手足搐搦症、精神过度紧张等,则引起对称性深反射普遍提高。

(5)深、浅反射改变:脊髓反射弧上任何部位的损害均可引起相应部位的深、浅反射减弱或消失。

(6)其他反射改变:严重肌肉病、严重感染、中毒、全身衰竭或内分泌功能减退等引起的肌肉应激性降低,及肌张力过高或关节病变引起的活动受限,可致深反射减弱或消失;而腹壁松弛、肥胖、紧张或瘢痕等,则常使腹壁反射不易引出;老年人及阴囊、睾丸局部病变可使提睾反射减弱或消失。

二、脑膜刺激征检查

脑膜刺激征是指颅内感染、蛛网膜下腔出血、颅内压增高及颈部疾病等刺激脑脊膜和神经根引起的症状。临床表现除头痛、恶心、呕吐、体温升高等症状外,还可出现下列体征。

(一)颈强直

系颈部神经根受刺激所致。检查时,令患者仰卧,检查者用一手轻轻托起患者头部,使颈前屈,如颈部有抵抗且感疼痛,或下颏不能接近前胸壁为阳性。其程度可以下颏与胸骨柄间的距离表示,距离越大则颈强直的程度越重。严重时患者颈部向后过伸,呈强直位,不能活动,甚至整个脊柱向后弯曲,呈角弓反张状。

(二)Kernig 征

Kernig 征系脊髓腰部神经根在受牵拉刺激时引起疼痛所致。检查时患者仰卧,检查者以一手托起患者一下肢,先使膝、髋关节均屈曲成直角,后伸直其膝关节,如未达到 135°时就有抵抗,并感大腿后及腘窝部疼痛者为阳性。

(三)Brudzinski 征

令患者仰卧,检查者突然用力将其颈部向前屈曲(颈征),或用手压迫其耻骨联合(耻骨征),引起患者两下肢髋、膝关节反射性自动屈曲为阳性。检查者屈曲一下其肢膝关节,再强力使该肢髋关节向腹部屈曲,引起对侧下肢发生反射性自动屈曲,称 Brudzinski 对侧小腿征阳性。

三、自主神经系统检查

(一)血管运动

注意皮肤颜色(苍白、潮红或发绀)、粗细、湿度及毛发、指甲等情况。

皮肤划纹试验:用叩诊锤柄或其他钝器划压皮肤,正常在 3~5 秒出现红色条纹。若皮肤上出现凸出的条形水肿(皮肤划纹症),则表示副交感神经极度兴奋;若皮肤上出现白色条纹,则表示交感神经兴奋性异常增强。

(二)发汗试验

洗净并干燥患者皮肤,用含碘溶液(纯碘 2 g,蓖麻油 10 mL,无水酒精 100 mL)涂于体表(外阴部和眼睑不宜涂布),待皮肤晾干后撒以淀粉,当皮肤出汗时,碘使淀粉变蓝色,观察其颜色改变及分布情况。促使发汗的方法有以下三种。①毛果芸香碱法:皮下注射 1%毛果芸香碱溶液 1 mL。其作用部位是交感神经末梢。②加温法:采用被罩式热光浴,开热风扇或置热水袋等加温。该法是通过脊髓侧角细胞引起脊髓发汗反射。③阿司匹林法：口服阿司匹林 0.6～0.9 g 和饮热开水一杯，使患者发汗。其作用于下丘脑散热中枢，引起发汗反应。

1.周围神经损害

三种方法试验时，损害神经支配范围内的皮肤均少汗或无汗。

2.脊髓侧角、前根及灰交通支损害

用阿司匹林和加温法试验时，损害平面支配范围内皮肤少汗或无汗，而用毛果芸香碱法时无改变。

3.脊髓横贯性损害

用阿司匹林法和加温法时，损害平面以下皮肤少汗或无汗，毛果芸香碱法试验时无改变。

4.间脑或皮质损害

用阿司匹林法试验时，见单肢或偏身的皮肤少汗或无汗，而其他两法试验时无改变。

(三)立毛运动

置酒精、乙醚棉球或冰块于患者颈后或腋下，可引起皮肤鹅皮样改变。受损脊髓的皮肤节段及受损周围神经分布区内无此改变。

(四)皮肤营养

注意皮肤光泽及干燥与否，有无脱屑、溃疡或发亮变薄，及毛发多少，指甲的纹理、厚薄及形状等。皮肤营养障碍可见于周围神经受损和脊髓横贯性损伤等。

(五)膀胱功能

注意有无尿潴留或尿失禁，必要时做膀胱压力测定。膀胱功能障碍见于骶反射弧上任何部位的损害，腰段以上脊髓横贯性损害，及丘脑、矢状窦旁病变等。一般来说，上运动神经元受损引起尿失禁(高张力膀胱)，但在休克期，亦可引起一时期的尿潴留；下运动神经元受损则引起尿潴留(低张力膀胱)。

(六)排便情况

注意有无便秘或失禁，必要时作直肠指诊检查了解肛门内括约肌的松紧度等。排便障碍见于脊髓圆锥以上部位的损害。

(七)Horner 综合征

眼睑轻垂、瞳孔缩小、眼球凹陷、面部无汗等，见于脑干、T1 段以上脊髓或星状交感神经节疾病等。

(八)其他检查

必要时做皮肤温度、皮肤电阻测定，如疑及下丘脑或垂体病变时，应注意患者发音、胖瘦、性征、性器官，并了解性功能及月经等内分泌情况。

四、失语、失用、失认、失写、失读和失算的检查

(一)失语

1.检查方法

检查前须排除精神状态的异常，及因咽、喉、唇、舌和面部表情肌运动障碍而引起的发音与构音困难。

(1)对语言理解能力的检查：提问题让患者回答，或由简到繁地嘱患者做各种动作，以了解患者对语言的理解能力。

(2)对语言表达能力的检查:听其自发性发言,注意其用字是否恰当、陈述是否流利等。

(3)对其命名能力的检查:示钢笔、茶杯等日常用品,观察其能否说出名称和用途。

2.分类和临床意义

(1)运动性失语:对语言仅能理解,但不能表达,见于运动语言中枢受损。

(2)感觉性失语:能说话,但对语言不理解,往往答非所问,见于感觉性语言中枢受损。

(3)混合性失语:具有上述两者特征者。

(4)命名性失语:对物名、人名不能讲出,但对物品的用途常能说清,见于优势半球颞叶后部和顶叶下部受损。

(二)失用

患者能正确地理解语言,随意运动良好,但不能正确执行要求做的日常动作。

1.检查方法

患者应有正常智力和对语言有正确的理解能力,并排除肌肉瘫痪、不自主运动及共济失调等运动障碍。检查时,嘱患者做某些日常动作,如握笔、持筷、穿鞋、系鞋带等,观察其动作的顺序有无错误,及动作的准确性;嘱其用火柴摆简单几何图形等,观察其能否完成。

2.分类和临床意义

(1)运动性失用:患者能理解要求完成动作的顺序,但在执行中却笨拙不灵,不能完成穿针等精细动作,并能意识到自己的动作达不到要求;或肢体有轻度瘫痪,但与完成动作的笨拙程度不相称。见于皮质运动区或运动前区受损。

(2)观念性失用:在进行较复杂动作时,患者不能意识到要求完成的某一动作所必需的顺序,使动作颠三倒四,失去条理性。如让患者吸烟,则一手拿烟,一手拿火柴,不知所措,或将烟放在口中,将火柴也放在口中等,但看他人示范后,仍可完成这一动作。常见于动脉硬化等引起的双侧皮质弥散性损害。

(3)观念-运动性失用:兼有上述两者特征的失用,且模仿动作也不能完成。此型临床较多见,见于优势半球缘上回损害及弥散性脑功能不全者。少数患者在胼胝体损害时可产生孤立的左手失用。

(4)结构性失用:丧失空间概念,不会画简单几何图形,或不会用火柴棒摆几何图形,或不会用积木构筑等。常见于顶叶病变,且右侧顶叶病损时比左侧病损时更为明显。

(三)失认

失认是指患者意念清楚,视觉正常,但对日常的事物不认识。根据其失认的事物不同,又可分为物体失认、躯体失认、符号失认等。

1.物体失认

把一些不同形状或不同颜色的物体如笔、玩具等放在一起,不能正确地从中取出某物。

2.躯体失认

对自己躯体某一部位不认识。

3.符号失认

对各种数字、字母不能认识。

失认见于弥散性脑病,特别是顶叶或颞、顶、枕区受损。

(四)失写

失写是指没有肢体瘫痪,但不会写字,见于优势半球额中回后方的书写中枢及角回受损。

(五)失读

失读是指没有视力障碍,但不能阅读,见于左侧角回受损。

(六)失算

失算是指智力正常,但不会进行简单的计算,见于左顶叶区受损。

(桑　妍)

第三章
西医治疗脑血管疾病

第一节　脑　出　血

脑出血(intracerebral hemorrhage,ICH)也称脑溢血,是指原发性非外伤性脑实质内出血,故又称原发性或自发性脑出血。脑出血是脑内的血管病变破裂而引起的出血,绝大多数是高血压伴发小动脉微动脉瘤在血压骤升时破裂所致,称为高血压性脑出血。主要病理特点为局部脑血流变化、炎症反应,以及脑出血后脑血肿的形成和血肿周边组织受压、水肿、神经细胞凋亡。80%的脑出血发生在大脑半球,20%发生在脑干和小脑。脑出血起病急骤,临床表现为头痛、呕吐、意识障碍、偏瘫、偏身感觉障碍等。在所有脑血管疾病患者中,脑出血占20%～30%,年发病率为60/10万～80/10万,急性期病死率为30%～40%,是病死率和致残率很高的常见疾病。该病常发生于40～70岁,其中>50岁的人群发病率最高,达93.6%,但近年来发病年龄有年轻化的趋势。

一、病因

高血压及高血压合并小动脉硬化是ICH的最常见病因,约95%的ICH患者患有高血压。其他病因有先天性动静脉畸形或动脉瘤破裂、脑动脉炎血管壁坏死、脑瘤出血、血液病并发脑内出血、烟雾病(moyamoya病)、脑淀粉样血管病变、梗死性脑出血、药物滥用、抗凝或溶栓治疗等。

二、发病机制

尚不完全清楚,与下列因素相关。

(一)高血压

持续性高血压引起脑内小动脉或深穿支动脉壁脂质透明样变性和纤维蛋白样坏死,使小动脉变脆,血压持续升高引起动脉壁疝或内膜破裂,导致微小动脉瘤或微夹层动脉瘤。血压骤然升高时血液自血管壁渗出或动脉瘤壁破裂,血液进入脑组织形成血肿。此外,高血压引起远端血管痉挛,导致小血管缺氧坏死、血栓形成、斑点状出血及脑水肿,继发脑出血,可能是子痫时高血压脑出血的主要机制。脑动脉壁中层肌细胞薄弱,外膜结缔组织少且缺乏外层弹力层,豆纹动脉等穿动脉自大脑中动脉近端呈直角分出，受高血压血流冲击易发生粟粒状动脉瘤，使深穿支动脉成为脑出血的主要好发部位，故豆纹动脉外侧支称为出血动脉。

（二）淀粉样脑血管病

它是老年人原发性非高血压性脑出血的常见病因，好发于脑叶，易反复发生，常表现为多发性脑出血。发病机制不清，可能为血管内皮异常导致渗透性增加，血浆成分包括蛋白酶侵入血管壁，形成纤维蛋白样坏死或变性，导致内膜透明样增厚，淀粉样蛋白沉积，使血管中膜、外膜被淀粉样蛋白取代，弹性膜及中膜平滑肌消失，形成蜘蛛状微血管瘤扩张，当情绪激动或活动诱发血压升高时血管瘤破裂引起出血。

（三）其他因素

血液病如血友病、白血病、血小板减少性紫癜、红细胞增多症、镰状细胞病等可因凝血功能障碍引起大片状脑出血。肿瘤内异常新生血管破裂或侵蚀正常脑血管也可导致脑出血。维生素 B_1、维生素 C 缺乏或毒素（如砷）可引起脑血管内皮细胞坏死，导致脑出血，出血灶特点通常为斑点状而非融合成片。结节性多动脉炎、病毒性和立克次体性疾病等可引起血管床炎症，炎症致血管内皮细胞坏死、血管破裂发生脑出血。脑内小动脉、静脉畸形破裂可引起血肿，脑内静脉循环障碍和静脉破裂亦可导致出血。血液病、肿瘤、血管炎或静脉窦闭塞性疾病等所致脑出血亦常表现为多发性脑出血。

三、病理

（一）肉眼观察下的病理状况

肉眼所见脑出血病例尸检时脑外观可见到明显动脉粥样硬化，出血侧半球膨隆肿胀，脑回宽、脑沟窄，有时可见少量蛛网膜下腔积血，颞叶海马与小脑扁桃体处常可见脑疝痕迹，出血灶一般在2～8 cm，绝大多数为单灶，仅 1.8%～2.7%为多灶。常见的出血部位为壳核出血，出血向内发展可损伤内囊，出血量大时可破入侧脑室。丘脑出血时，血液常穿破第三脑室或侧脑室，向外可损伤内囊。脑桥和小脑出血时，血液可穿破第四脑室，甚至可经中脑导水管逆行进入侧脑室。原发性脑室出血，出血量小时只侵及单个脑室或多个脑室的一部分；大量出血时全部脑室均可被血液充满，脑室扩张积血形成铸型。脑出血血肿周围脑组织受压，水肿明显，颅内压增高，脑组织可移位。幕上半球出血，血肿向下破坏或挤压丘脑下部和脑干，使其变形、移位和继发出血，并常出现小脑幕疝；如中线部位下移可形成中心疝；颅内压增高明显或小脑出血较重时均易发生枕骨大孔疝，这些都是导致患者死亡的直接原因。急性期后，血块溶解，含铁血黄素和破坏的脑组织被吞噬细胞清除，胶质增生，小出血灶形成胶质瘢痕，大者形成囊腔，称为中风囊，腔内可见黄色液体。

（二）显微镜观察下的病理状况

（1）出血期：可见大片出血，红细胞多新鲜。出血灶边缘多出现坏死。软化的脑组织，神经细胞消失或呈局部缺血改变，常有多形核白细胞浸润。

（2）吸收期：出血 24～36 小时即可出现胶质细胞增生，小胶质细胞及来自血管外膜的细胞形成格子细胞，少数格子细胞含铁血黄素。星形胶质细胞增生及肥胖变性。

（3）修复期：血液及坏死组织渐被清除，组织缺损部分由胶质细胞、胶质纤维及胶原纤维代替，形成瘢痕。出血灶较小可完全修复，较大则遗留囊腔。血红蛋白代谢产物长久残存于瘢痕组织中，呈现棕黄色。

四、临床表现

(一)症状与体征

1.意识障碍

多数患者发病时很快出现不同程度的意识障碍,轻者可呈嗜睡,重者可昏迷。

2.高颅压征

高颅压征表现为头痛、呕吐。头痛以病灶侧为重,意识朦胧或浅昏迷者可见患者用健侧手触摸病灶侧头部;呕吐多为喷射性,呕吐物为胃内容物,如合并消化道出血可为咖啡样物。

3.偏瘫

病灶对侧肢体瘫痪。

4.偏身感觉障碍

病灶对侧肢体感觉障碍,主要是痛觉、温度觉减退。

5.脑膜刺激征

脑膜刺激征见于脑出血已破入脑室、蛛网膜下腔及脑室原发性出血之时,可有颈项强直或强迫头位,Kernig 征阳性。

6.失语症

优势半球出血者多伴有运动性失语症。

7.瞳孔与眼底异常

瞳孔可不等大、双瞳孔缩小或散大。眼底可有视网膜出血和视盘水肿。

8.其他症状

如心律不齐、呃逆、呕吐咖啡色样胃内容物、呼吸节律紊乱、体温迅速上升及心电图异常等变化。脉搏常有力或缓慢,血压多升高,可出现肢端发绀,偏瘫侧多汗,面色苍白或潮红。

(二)临床表现

1.基底节区出血

基底节区出血为脑出血中最多见者,占 60%～70%。其中壳核出血最多,约占脑出血的 60%,主要是豆纹动脉尤其是其外侧支破裂引起;丘脑出血较少,约占 10%,主要是丘脑穿动脉或丘脑膝状体动脉破裂引起;尾状核及屏状核等出血少见。虽然各核出血有其特点,但出血较多时均可侵及内囊,出现一些共同症状。现将常见的症状分轻、重两型叙述如下。

(1)轻型:多属壳核出血,出血量一般为数毫升至 30 mL,或为丘脑小量出血,出血量仅数毫升,出血限于丘脑或侵及内囊后肢。患者突然头痛、头晕、恶心呕吐、意识清楚或轻度障碍,出血灶对侧出现不同程度的偏瘫,亦可出现偏身感觉障碍及偏盲(三偏征),两眼可向病灶侧凝视,优势半球出血可有失语。

(2)重型:多属壳核大量出血,向内扩展或穿破脑室,出血量可达 30～160 mL;或丘脑较大量出血,血肿侵及内囊或破入脑室。发病突然,意识障碍重,鼾声明显,呕吐频繁,可吐咖啡样胃内容物(由胃部应激性溃疡所致)。丘脑出血病灶对侧常有偏身感觉障碍或偏瘫,肌张力低,可引出病理反射,平卧位时,患侧下肢呈外旋位。但感觉障碍常先于或重于运动障碍,部分病例病灶对侧可出现自发性疼痛。常有眼球运动障碍(眼球向上注视麻痹,呈下视内收状态)。瞳孔缩小或不等大,一般为出血侧散大,提示已有小脑幕疝形成;部分病例有丘脑性失语(言语缓慢而不清、重复言语、发音困难、复述差,朗读正常)或丘脑性痴呆(记忆力减退、计算力下降、情感障碍、人格改变等)。如病情发展,血液大量破入脑室或损伤丘脑下部及脑干,昏迷加深,出现去大脑强直或四肢弛缓,面色潮红或苍白,出冷汗,鼾声大作,中枢性高热或体温过低,甚至出现肺水肿、上消化道出血等内脏并发症,最后多发生枕骨大孔疝死亡。

2.脑叶出血

脑叶出血又称皮质下白质出血。应用CT以后,发现脑叶出血约占脑出血的15%,发病年龄11～80岁不等,40岁以下占30%,年轻人多由血管畸形(包括隐匿性血管畸形)、moyamoya病引起,老年人常见于高血压动脉硬化及淀粉样血管病等。脑叶出血以顶叶最多见,以后依次为颞叶、枕叶、额叶,40%为跨叶出血。脑叶出血除意识障碍、颅内高压和抽搐等常见症状外,还有各脑叶的特异表现。

(1)额叶出血:常有一侧或双侧的前额痛、病灶对侧偏瘫。部分病例有精神行为异常、凝视麻痹、言语障碍和癫痫发作。

(2)顶叶出血:常有病灶侧颞部疼痛;病灶对侧的轻偏瘫或单瘫、深浅感觉障碍和复合感觉障碍;体象障碍、手指失认和结构失用症等,少数病例可出现下象限盲。

(3)颞叶出血:常有耳部或耳前部疼痛,病灶对侧偏瘫,但上肢瘫重于下肢,中枢性面、舌瘫可有对侧上象限盲;优势半球出血可出现感觉性失语或混合性失语;可有颞叶癫痫、幻嗅、幻视、兴奋躁动等精神症状。

(4)枕叶出血:可出现同侧眼部疼痛,同向性偏盲和黄斑回避现象,可有一过性黑矇和视物变形。

3.脑干出血

(1)中脑出血:中脑出血少见,自CT应用于临床后,临床已可诊断。轻症患者表现为突然出现复视、眼睑下垂、一侧或两侧瞳孔扩大、眼球不同轴、水平或垂直眼震,同侧肢体共济失调,也可表现大脑脚综合征(Weber综合征)或红核综合征(Benedikt综合征)。重者出现昏迷、四肢迟缓性瘫痪、去大脑强直,常迅速死亡。

(2)脑桥出血。占脑出血的10%左右。病灶多位于脑桥中部的基底部与被盖部之间。患者表现突然头痛,同侧第Ⅵ、Ⅶ、Ⅷ对脑神经麻痹,对侧偏瘫(交叉性瘫痪),出血量大或病情重者常有四肢瘫,很快进入意识障碍、针尖样瞳孔、去大脑强直、呼吸障碍,多迅速死亡。可伴中枢性高热、大汗和应激性溃疡等。一侧脑桥小量出血可表现为脑桥腹内侧综合征(Foville综合征)、闭锁综合征和脑桥腹外侧综合征(Millard-Gubler综合征)。

(3)延髓出血:延髓出血更为少见,突然意识障碍,血压下降,呼吸节律不规则,心律失常,轻症病例可呈延髓背外侧综合征(Wallenberg综合征),重症病例常因呼吸心跳停止而死亡。

4.小脑出血

小脑出血约占脑出血的10%。多见于一侧半球的齿状核部位,小脑蚓部也可发生。发病突然,眩晕明显,频繁呕吐,枕部疼痛,病灶侧共济失调,可见眼球震颤,同侧周围性面瘫,颈项强直等,如不仔细检查,易误诊为蛛网膜下腔出血。当出血量不大时,主要表现为小脑症状,如病灶侧共济失调,眼球震颤,构音障碍和吟诗样语言,无偏瘫。出血量增加时,还可表现有脑桥受压体征,如展神经麻痹、侧视麻痹等,以及肢体偏瘫和(或)锥体束征。病情如继续加重,颅内压增高明显,昏迷加深,极易发生枕骨大孔疝死亡。

5.脑室出血

脑室出血分原发与继发两种,继发性是指脑实质出血破入脑室者;原发性指脉络丛血管出血及室管膜下动脉破裂出血，血液直流入脑室者。以前认为脑室出血罕见，现已证实占脑出血的3%～5%。55%的患者出血量较少，仅部分脑室有血，脑脊液呈血性，类似蛛网膜下腔出血。临床常表现为头痛、呕吐、项强、Kernig征阳性、意识清楚或一过性意识障碍，但常无偏瘫体征，脑脊液血性，酷似蛛网膜下腔出血，预后良好，可以完全恢复正常；出血量大，全部脑室均被血液充满者，其临床表现符合既往所谓脑室出血的症状，即发病后突然头痛、呕吐、昏迷、瞳孔缩小或时大时小，眼球浮动或分离性斜视，四肢肌张力增高，病理反射阳性，早期出现去大脑强直，严重者双侧瞳孔散大，呼吸深，鼾声明显，体温明显升高，面部充血多汗，预后极差，多迅速死亡。

五、诊断

（一）一般性诊断要点

（1）急性起病，常有头痛、呕吐、意识障碍、血压增高和局灶性神经功能缺损症状，部分病例有眩晕或抽搐发作。饮酒、情绪激动、过度劳累等是常见的发病诱因。

（2）常见的局灶性神经功能缺损症状和体征包括偏瘫、偏身感觉障碍、偏盲等，多于数分钟至数小时内达到高峰。

（3）头颅CT扫描可见病灶中心呈高密度改变，病灶周边常有低密度水肿带。头颅MRI/MRA有助于脑出血的病因学诊断和观察血肿的演变过程。

（二）各部位脑出血的临床诊断要点

1.壳核出血的诊断要点

（1）对侧肢体偏瘫，优势半球出血常出现失语。

（2）对侧肢体感觉障碍，主要是痛觉、温度觉减退。

（3）对侧偏盲。

（4）凝视麻痹，呈双眼持续性向出血侧凝视。

（5）尚可出现失用、体象障碍、记忆力和计算力障碍、意识障碍等。

2.丘脑出血的诊断要点

（1）丘脑型感觉障碍：对侧半身深浅感觉减退、感觉过敏或自发性疼痛。

（2）运动障碍：出血侵及内囊可出现对侧肢体瘫痪，多为下肢重于上肢。

（3）丘脑性失语：言语缓慢而不清、重复言语、发音困难、复述差，朗读正常。

（4）丘脑性痴呆：记忆力减退、计算力下降、情感障碍、人格改变。

（5）眼球运动障碍：眼球向上注视麻痹，常向内下方凝视。

3.脑干出血的诊断要点

（1）中脑出血：突然出现复视，眼睑下垂；一侧或两侧瞳孔扩大，眼球不同轴，水平或垂直眼震，同侧肢体共济失调，也可表现Weber综合征或Benedikt综合征；严重者很快出现意识障碍，去大脑强直。

（2）脑桥出血：突然头痛，呕吐，眩晕，复视，眼球不同轴，交叉性瘫痪或偏瘫、四肢瘫等。出血量较大时，患者很快进入意识障碍，针尖样瞳孔，去大脑强直，呼吸障碍，并可伴有高热、大汗、应激性溃疡等，多迅速死亡；出血量较少时可表现为一些典型的综合征，如Foville综合征、Millard-Gubler综合征和闭锁综合征等。

（3）延髓出血：突然意识障碍，血压下降，呼吸节律不规则，心律失常，继而死亡。轻者可表现为不典型的Wallenberg综合征。

4.小脑出血的诊断要点

(1)突发眩晕、呕吐、后头部疼痛,无偏瘫。

(2)有眼震,站立和步态不稳,肢体共济失调、肌张力降低及颈项强直。

(3)头颅 CT 扫描示小脑半球或小脑蚓高密度影及第四脑室、脑干受压。

5.脑叶出血的诊断要点

(1)额叶出血:前额痛、呕吐、痫性发作较多见;对侧偏瘫、共同偏视、精神障碍;优势半球出血时可出现运动性失语。

(2)顶叶出血:偏瘫较轻,而偏侧感觉障碍显著;对侧下象限盲,优势半球出血时可出现混合性失语。

(3)颞叶出血:表现为对侧中枢性面、舌瘫及上肢为主的瘫痪;对侧上象限盲;优势半球出血时可有感觉性或混合性失语;可有颞叶癫痫、幻嗅、幻视。

(4)枕叶出血:对侧同向性偏盲,并有黄斑回避现象,可有一过性黑矇和视物变形;多无肢体瘫痪。

6.脑室出血的诊断要点

(1)突然头痛、呕吐,迅速进入昏迷或昏迷逐渐加深。

(2)双侧瞳孔缩小,四肢肌张力增高,病理反射阳性,早期出现去大脑强直,脑膜刺激征阳性。

(3)常出现丘脑下部受损的症状及体征,如上消化道出血、中枢性高热、大汗、应激性溃疡、急性肺水肿、血糖增高、尿崩症等。

(4)脑脊液压力增高,呈血性。

(5)轻者仅表现头痛、呕吐、脑膜刺激征阳性,无局限性神经体征。临床上易误诊为蛛网膜下腔出血,需通过头颅 CT 检查来确定诊断。

六、鉴别诊断

(一)脑梗死

脑梗死发病较缓,或病情呈进行性加重;头痛、呕吐等颅内压增高症状不明显;典型病例一般不难鉴别;但脑出血与大面积脑梗死、少量脑出血与脑梗死临床症状相似,鉴别较困难,常需头颅 CT 鉴别。

(二)脑栓塞

脑栓塞起病急骤,一般缺血范围较广,症状常较重,常伴有风湿性心脏病、心房颤动、细菌性心内膜炎、心肌梗死或其他容易产生栓子来源的疾病。

(三)蛛网膜下腔出血

蛛网膜下腔出血好发于年轻人,突发剧烈头痛,或呈爆裂样头痛,以颈枕部明显,有的可痛牵颈背、双下肢。呕吐较频繁,少数严重患者呈喷射状呕吐。约 50%的患者可出现短暂、不同程度的意识障碍,尤以老年患者多见。常见一侧动眼神经麻痹,其次为视神经、三叉神经和展神经麻痹,脑膜刺激征常见,无偏瘫等脑实质损害的体征,头颅 CT 可帮助鉴别。

(四)外伤性脑出血

外伤性脑出血是闭合性头部外伤所致,发生于受冲击颅骨下或对冲部位,常见于额极和颞极,外伤史可提供诊断线索,CT 可显示血肿外形不整。

(五)内科疾病导致的昏迷

1.糖尿病昏迷

(1)糖尿病酮症酸中毒:多数患者在发生意识障碍前数天有多尿、烦渴多饮和乏力,随后出现食欲缺乏、恶心、呕吐,常伴头痛、嗜睡、烦躁、呼吸深快,呼气中有烂苹果味(丙酮)。随着病情进一步发展,出现严重失水,尿量减少,皮肤弹性差,眼球下陷,脉细速,血压下降,至晚期时各种反射迟钝甚至消失,嗜睡甚至昏迷。尿糖、尿酮体呈强阳性,血糖和血酮体均有升高。头部CT结果阴性。

(2)高渗性非酮症糖尿病昏迷:起病时常先有多尿、多饮,但多食不明显,或反而食欲缺乏,以致常被忽视。失水随病程进展逐渐加重,出现神经精神症状,表现为嗜睡、幻觉、定向障碍、偏盲、上肢拍击样粗震颤、痫性发作(多为局限性发作)等,最后陷入昏迷。尿糖强阳性,但无酮症或较轻,血尿素氮及肌酐升高。突出的表现为血糖常高至33.3 mmol/L(600 mg/dL)以上,一般为33.3~66.6 mmol/L(600~1 200 mg/dL);血钠升高可达155 mmol/L;血浆渗透压显著增高达330~460 mmol/L,一般在350 mmol/L以上。头部CT结果阴性。

2.肝性昏迷

有严重肝病和(或)广泛门体侧支循环,精神紊乱、昏睡或昏迷,明显肝功能损害或血氨升高,扑翼(击)样震颤和典型的脑电图改变(高波幅的δ波,每秒少于4次)等,有助于诊断与鉴别诊断。

3.尿毒症昏迷

少尿(<400 mL/d)或无尿(<50 mL/d),血尿,蛋白尿,管型尿,氮质血症,水电解质紊乱和酸碱失衡等。

4.急性酒精中毒

(1)兴奋期:血乙醇浓度达到11 mmol/L(50 mg/dL)即感头痛、欣快、兴奋。血乙醇浓度超过16 mmol/L(75 mg/dL),健谈、饶舌、情绪不稳定、自负、易激怒,可有粗鲁行为或攻击行动,也可能沉默、孤僻;浓度达到22 mmol/L(100 mg/dL)时,驾车易发生车祸。

(2)共济失调期:血乙醇浓度达到33 mmol/L(150 mg/dL)时,肌肉运动不协调,行动笨拙,言语含糊不清,眼球震颤,视力模糊,复视,步态不稳,出现明显共济失调。浓度达到43 mmol/L(200 mg/dL)时,出现恶心、呕吐、困倦。

(3)昏迷期:血乙醇浓度升至54 mmol/L(250 mg/dL)时,患者进入昏迷期,表现昏睡、瞳孔散大、体温降低。血乙醇浓度超过87 mmol/L(400 mg/dL)时,患者陷入深昏迷,心率快、血压下降,呼吸慢而有鼾音,可出现呼吸、循环麻痹而危及生命。实验室检查可见血清乙醇浓度升高,呼出气中乙醇浓度与血清乙醇浓度相当;动脉血气分析可见轻度代谢性酸中毒;电解质失衡,可见低血钾、低血镁和低血钙;血糖可降低。

5.低血糖昏迷

低血糖昏迷是指各种原因引起的重症的低血糖症。患者突然昏迷、抽搐,表现为局灶神经系统症状的低血糖易被误诊为脑出血。化验血糖<2.8 mmol/L,推注葡萄糖后症状迅速缓解,发病后72小时复查头部CT结果阴性。

6.药物中毒

(1)镇静催眠药中毒:有服用大量镇静催眠药史,出现意识障碍和呼吸抑制及血压下降。胃液、血液、尿液中检出镇静催眠药。

(2)阿片类药物中毒:有服用大量吗啡或哌替啶的阿片类药物史,或有吸毒史,除了出现昏迷、针尖样瞳孔(哌替啶的急性中毒瞳孔反而扩大)、呼吸抑制"三联征"等特点外,还可出现发绀、面色苍白、肌肉无力、惊厥、牙关禁闭、角弓反张,呼吸先浅而慢,后叹息样或潮式呼吸、肺水肿、休克、瞳孔对光反射消失,死于呼吸衰竭。血、尿阿片类毒物成分,定性试验呈阳性。使用纳洛酮可迅速逆转阿片类药物所致的昏迷、呼吸抑制、缩瞳等毒性作用。

7.CO 中毒

(1)轻度中毒:血液碳氧血红蛋白(COHb)可超过 10%~20%。患者有剧烈头痛、头晕、心悸、口唇黏膜呈樱桃红色、四肢无力、恶心、呕吐、嗜睡、意识模糊、视物不清、感觉迟钝、谵妄、幻觉、抽搐等。

(2)中度中毒:血液 COHb 浓度可高达 30%~40%。患者出现呼吸困难、意识丧失、昏迷,对疼痛刺激可有反应,瞳孔对光反射和角膜反射可迟钝,腱反射减弱,呼吸、血压和脉搏可有改变。经治疗可恢复且无明显并发症。

(3)重度中毒:血液 COHb 浓度可>50%以上。深昏迷,各种反射消失。患者可呈去大脑皮质状态(患者可以睁眼,但无意识,不语,不动,不主动进食或大小便,呼之不应,推之不动,肌张力增强),常有脑水肿、惊厥、呼吸衰竭、肺水肿、上消化道出血、休克和严重的心肌损害,出现心律失常,偶可发生心肌梗死。有时并发脑局灶损害,出现锥体系或锥体外系损害体征。监测血中 COHb 浓度可明确诊断。

应详细询问病史,内科疾病导致昏迷者有相应的内科疾病病史,仔细查体,局灶体征不明显;脑出血者则同向偏视,一侧瞳孔散大、一侧面部船帆现象、一侧上肢出现扬鞭现象、一侧下肢呈外旋位,血压升高。CT 检查可助鉴别。

七、治疗

急性期的主要治疗原则:保持安静,防止继续出血;积极抗脑水肿,降低颅内压;调整血压;改善循环;促进神经功能恢复;加强护理,防治并发症。

(一)一般性治疗

1.保持安静

(1)卧床休息 3~4 周,脑出血发病后 24 小时内,特别是 6 小时内可有活动性出血或血肿继续扩大,应尽量减少搬运,就近治疗。重症需严密观察体温、脉搏、呼吸、血压、瞳孔和意识状态等生命体征变化。

(2)保持呼吸道通畅,头部抬高 15°~30°角,切忌无枕仰卧;疑有脑疝时应床脚抬高 45°角,意识障碍患者应将头歪向一侧,以利于口腔、气道分泌物及呕吐物流出;痰稠不易吸出,则要行气管切开,必要时吸氧,以使动脉血氧饱和度维持在 90%以上。

(3)意识障碍或消化道出血者宜禁食 24~48 小时,发病后 3 天,仍不能进食者,应鼻饲以确保营养。过度烦躁不安的患者可适量用镇静药。

(4)注意口腔护理,保持大便通畅,留置尿管的患者应做膀胱冲洗以预防尿路感染。加强护理,经常翻身,预防压疮,保持肢体功能位置。

(5)注意水、电解质平衡,加强营养。注意补钾,液体量应控制在 2 000 mL/d 左右,或以尿量加500 mL来估算,不能进食者鼻饲各种营养品。对于频繁呕吐、胃肠道功能减弱或有严重的应激性溃疡者,应考虑给予肠外营养。如有高热、多汗、呕吐或腹泻者,可适当增加入液量,或 10%

脂肪乳 500 mL 静脉滴注，每天 1 次。如需长期采用鼻饲，应考虑胃造瘘术。

(6)脑出血急性期血糖含量增高可以是原有糖尿病的表现或是应激反应。高血糖和低血糖都能加重脑损伤。当患者血糖含量增高超过 11.1 mmol/L 时，应立即给予胰岛素治疗，将血糖控制在8.3 mmol/L以下。同时应监测血糖，若发生低血糖，可用葡萄糖口服或注射纠正低血糖。

2.亚低温治疗

亚低温治疗能够减轻脑水肿，减少自由基的产生，促进神经功能缺损恢复，改善患者预后。降温方法：立即行气管切开，静脉滴注冬眠肌松合剂(0.9%氯化钠注射液 500 mL＋氯丙嗪 100 mg＋异丙嗪 100 mg)，同时冰毯机降温。行床旁监护仪连续监测体温(T)、心率(HR)、血压(BP)、呼吸(R)、脉搏(P)、血氧饱和度(SPO_2)、颅内压(ICP)。直肠温度(RT)维持在 34～36 ℃，持续 3～5 天。冬眠肌松合剂用量和速度根据患者 T、HR、BP、肌张力等调节。保留自主呼吸，必要时应用同步呼吸机辅助呼吸，维持 SPO_2 在 95%以上，10～12 小时将 RT 降至 34～36 ℃。当 ICP 降至正常后 72 小时，停止亚低温治疗。采用每天恢复1～2 ℃，复温速度不超过 0.1 ℃/h。在24～48 小时内，将患者 RT 复温至 36.5～37.0 ℃。局部亚低温治疗实施越早，效果越好，建议在脑出血发病6 小时内使用，治疗时间最好持续 48～72 小时。

(二)针对性治疗

1.调控血压

脑出血患者一般血压都高，甚至比平时更高，这是因为颅内压增高时机体保证脑组织供血的代偿性反应，当颅内压下降时血压亦随之下降，因此一般不应使用降血压药物，尤其是注射利血平等强有力降压剂。目前理想的血压控制水平还未确定，主张采取个体化原则，应根据患者年龄、病前有无高血压、病后血压情况等确定适宜血压水平。但血压过高时，容易增加再出血的危险性，则应及时控制高血压。一般来说，收缩压≥26.7 kPa(200 mmHg)，舒张压≥15.3 kPa(115 mmHg)时，应降血压治疗，使血压控制于治疗前原有血压水平或略高水平。收缩压≤24.0 kPa(180 mmHg)或舒张压≤15.3 kPa(115 mmHg)时，或平均动脉压≤17.3 kPa(130 mmHg)时可暂不使用降压药，但需密切观察。收缩压在 24.0～30.7 kPa(180～230 mmHg)或舒张压在 14.0～18.7 kPa(105～140 mmHg)宜口服卡托普利、美托洛尔等降压药，收缩压 24.0 kPa(180 mmHg)以内或舒张压 14.0 kPa(105 mmHg)以内，可观察而不用降压药。急性期过后(约 2 周)，血压仍持续过高时可系统使用降压药，急性期血压急骤下降表明病情严重，应给予升压药物以保证足够的脑供血量。

2.防止再出血

止血剂及凝血剂对脑出血并无效果，但如合并消化道出血或有凝血障碍时仍可使用。消化道出血时，还可经胃管鼻饲或口服云南白药、三七粉、氢氧化铝凝胶和(或)冰牛奶、冰盐水等。

3.控制脑水肿

脑出血后 48 小时水肿达到高峰，维持 3～5 天或更长时间后逐渐消退。脑水肿可使 ICP 增高和导致脑疝，是影响功能恢复的主要因素和导致早期死亡的主要死因。积极控制脑水肿、降低 ICP 是脑出血急性期治疗的重要环节，必要时可行 ICP 监测。治疗目标是使 ICP 降至 2.7 kPa(20 mmHg)以下，脑灌注压>9.3 kPa(70 mmHg)，应首先控制可加重脑水肿的因素，保持呼吸道通畅，适当给氧，维持有效脑灌注，限制液体和盐的入量等。应用皮质类固醇减轻脑出血后脑水肿和降低 ICP，其有效证据不充分；脱水药只有短暂作用，常用 20%甘露醇、利尿药如呋塞米等。

(1)20%甘露醇:20%甘露醇为渗透性脱水药,可在短时间内使血浆渗透压明显升高,形成血与脑组织间渗透压差,使脑组织间液水分向血管内转移,经肾脏排出,每 8 g 甘露醇可由尿带出水分 100 mL,用药后 20～30 分钟开始起效,2～3 小时作用达峰。常用剂量 125～250 mL,1 次/6～8 小时,疗程 7～10 天。如患者出现脑疝征象可快速加压经静脉或颈动脉推注,可暂时缓解症状,为术前准备赢得时间。冠心病、心肌梗死、心力衰竭和肾功能不全者慎用,注意用药不当可诱发肾衰竭和水盐及电解质失衡。因此,在应用甘露醇脱水时,一定要严密观察患者尿量、血钾和心肾功能,一旦出现尿少、血尿、无尿时应立即停用。

(2)利尿剂:呋塞米注射液较常用,脱水作用不如甘露醇,但可抑制脑脊液产生,用于心、肾功能不全不能用甘露醇的患者,常与甘露醇合用,减少甘露醇用量。每次 20～40 mg,每天 2～4 次,静脉注射。

(3)甘油果糖氯化钠注射液:该药为高渗制剂,通过高渗透性脱水,能使脑水分含量减少,降低颅内压。本品降低颅内压作用起效较缓,持续时间较长,可与甘露醇交替使用。推荐剂量为每次 250～500 mL,每天 1～2 次,静脉滴注,连用 7 天左右。

(4)10%人血清蛋白:10%人血清蛋白通过提高血浆胶体渗透压发挥对脑组织脱水降颅压作用,改善病灶局部脑组织水肿,作用持久。适用于低蛋白血症的脑水肿伴高颅压的患者。推荐剂量每次 10～20 g,每天 1～2 次,静脉滴注。该药可增加心脏负担,心功能不全者慎用。

(5)地塞米松:地塞米松可防止脑组织内星形胶质细胞肿胀,降低毛细血管通透性,维持血-脑屏障功能。抗脑水肿作用起效慢,用药后 12～36 小时起效。剂量每天 10～20 mg,静脉滴注。由于易并发感染或使感染扩散,可促进或加重应激性上消化道出血,影响血压和血糖控制等,临床不主张常规使用,病情危重、不伴上消化道出血者可早期短时间应用。

若药物脱水、降颅压效果不明显,出现颅高压危象时可考虑转外科手术开颅减压。

4.控制感染

发病早期或病情较轻时通常不需使用抗生素,老年患者合并意识障碍易并发肺部感染,合并吞咽困难易发生吸入性肺炎,尿潴留或导尿易合并尿路感染,可根据痰液或尿液培养、药物敏感试验等选用抗生素治疗。

5.维持水电解质平衡

患者液体的输入量最好根据其中心静脉压(CVP)和肺毛细血管楔压(PCWP)来调整,CVP 保持在 0.7～1.6 kPa(5～12 mmHg)或者 PCWP 维持在 1.3～1.8 kPa(10～14 mmHg)。无此条件时每天液体输入量可按前 1 天尿量＋500 mL 估算。每天补钠 50～70 mmol/L,补钾 40～50 mmol/L,糖类 13.5～18 g。使用液体种类应以生理盐水注射液或复方氯化钠注射液(林格液)为主,避免用高渗糖水,若用糖时可按每 4 g 糖加 1 U 胰岛素后再使用。由于患者使用大量脱水药、进食少、合并感染等原因,极易出现电解质紊乱和酸碱失衡,应加强监护和及时纠正,意识障碍患者可通过鼻饲管补充足够热量的营养和液体。

6.其他对症治疗

(1)中枢性高热:中枢性高热宜先行物理降温,如头部、腋下及腹股沟区放置冰袋,戴冰帽或睡冰毯等。效果不佳者可用多巴胺受体激动剂,如溴隐亭 3.75 mg/d,逐渐加量至 7.5～15.0 mg/d,分次服用。

(2)痫性发作:痫性发作可静脉缓慢推注(注意患者呼吸)地西泮 10～20 mg,控制发作后可予卡马西平片,每次100 mg,每天 2 次。

(3)应激性溃疡:丘脑、脑干出血患者常合并应激性溃疡和引起消化道出血,机制不明,可能是出血影响边缘系统、丘脑、丘脑下部及下行自主神经纤维,使肾上腺皮质激素和胃酸分泌大量增加,黏液分泌减少及屏障功能削弱。常在病后第2～14天突然发生,可反复出现,表现呕血及黑便,出血量大时常见烦躁不安、口渴、皮肤苍白、湿冷、脉搏细速、血压下降、尿量减少等外周循环衰竭表现。可采取抑制胃酸分泌和加强胃黏膜保护治疗,用 H_2 受体阻滞剂:①雷尼替丁,每次150 mg,每天2次,口服。②西咪替丁,0.4～0.8 g/d,加入0.9%氯化钠注射液,静脉滴注。③注射用奥美拉唑钠,每次40 mg,每12小时静脉注射1次,连用3天。还可用硫糖铝,每次1 g,每天4次,口服;或氢氧化铝凝胶,每次40～60 mL,每天4次,口服。若发生上消化道出血可用去甲肾上腺素4～8 mg加冰盐水80～100 mL,每天4～6次,口服;云南白药,每次0.5 g,每天4次,口服。保守治疗无效时可在胃镜下止血,须注意呕血引起窒息,并补液或输血维持血容量。

(4)心律失常:心房颤动常见,多见于病后前3天。心电图复极改变常导致易损期延长,易损期出现的期前收缩可导致室性心动过速或心室颤动。这可能是脑出血患者易发生猝死的主要原因。心律失常影响心排血量,降低脑灌注压,可加重原发脑病变,影响预后。应注意改善冠心病患者的心肌供血,给予常规抗心律失常治疗,及时纠正电解质紊乱,可试用β受体阻滞剂和钙通道阻滞剂治疗,维护心脏功能。

(5)大便秘结:脑出血患者,由于卧床等原因,常会出现便秘。用力排便时腹压增高,从而使颅内压升高,可加重脑出血症状。便秘时腹胀不适,使患者烦躁不安,血压升高,亦可使病情加重,故脑出血患者便秘的护理十分重要。便秘可用甘油灌肠剂(支),患者侧卧位插入肛门内6～10 cm,将药液缓慢注入直肠内60 mL,5～10分钟即可排便;缓泻剂如酚酞2片,每晚口服,亦可用中药番泻叶3～9 g泡服。

(6)稀释性低钠血症:稀释性低钠血症又称血管升压素分泌异常综合征,10%的脑出血患者可发生。因血管升压素分泌减少,尿排钠增多,血钠降低,可加重脑水肿,每天应限制水摄入量在800～1 000 mL,补钠9～12 g;宜缓慢纠正,以免导致脑桥中央髓鞘溶解症。另有脑耗盐综合征,是心钠素分泌过高导致低钠血症,应输液补钠治疗。

(7)下肢深静脉血栓形成:急性脑卒中患者易并发下肢和瘫痪肢体深静脉血栓形成,患肢进行性水肿和发硬,肢体静脉血流图检查可确诊。勤翻身、被动活动或抬高瘫痪肢体可预防;治疗可用肝素5 000 U,静脉滴注,每天1次;或低分子量肝素,每次4 000 U,皮下注射,每天2次。

(三)外科治疗

外科治疗可挽救重症患者的生命及促进神经功能恢复,手术宜在发病后6～24小时内进行,预后直接与术前意识水平有关,昏迷患者通常手术效果不佳。

1.手术指征

(1)脑叶出血:患者清醒、无神经障碍和小血肿(<20 mL)者,不必手术,可密切观察和随访。患者意识障碍、大血肿和在CT片上有占位征,应手术。

(2)基底节和丘脑出血:大血肿、神经障碍者应手术。

(3)脑桥出血:原则上内科治疗。但对非高血压性脑桥出血如海绵状血管瘤,可手术治疗。

(4)小脑出血:血肿直径≥2 cm者应手术,特别是合并脑积水、意识障碍、神经功能缺失和占位征者。

2.手术禁忌证

(1)深昏迷患者(GCS 3～5 级)或去大脑强直。

(2)生命体征不稳定,如血压过高、高热、呼吸不规则,或有严重系统器质病变者。

(3)脑干出血。

(4)基底节或丘脑出血影响到脑干。

(5)病情发展急骤,发病数小时即深昏迷者。

3.常用手术方法

(1)小脑减压术:高血压性小脑出血最重要的外科治疗,可挽救生命和逆转神经功能缺损,病程早期患者处于清醒状态时手术效果好。

(2)开颅血肿清除术:占位效应引起中线结构移位和初期脑疝时外科治疗可能有效。

(3)钻孔扩大骨窗血肿清除术。

(4)钻孔微创颅内血肿清除术。

(5)脑室出血脑室引流术。

(四)早期康复治疗

原则上应尽早开始。在神经系统症状不再进展,没有严重精神、行为异常,生命体征稳定,没有严重的并发症时即可开始康复治疗的介入,但需注意康复方法的选择。早期康复治疗对恢复患者的神经功能,提高生活质量是十分有利的。早期对瘫痪肢体进行按摩及被动运动,开始有主动运动时即应根据康复要求按阶段进行训练,以促进神经功能恢复,避免出现关节挛缩、肌肉萎缩和骨质疏松;对失语患者需加强言语康复训练。

(五)加强护理,防治并发症

常见的并发症有肺部感染、上消化道出血、吞咽困难和水电解质紊乱、下肢静脉血栓形成、肺栓塞、肺水肿、冠状动脉性疾病和心肌梗死、心脏损伤、痫性发作等。脑出血预后与急性期护理有直接关系,合理的护理措施十分重要。

1.体位

头部抬高 15°～30°角,既能保持脑血流量,又能保持呼吸道通畅。切忌无枕仰卧。凡意识障碍患者宜采用侧卧位,头稍前屈,以利口腔分泌物流出。

2.饮食与营养

营养不良是脑出血患者常见的易被忽视的并发症,应充分重视。重症意识障碍患者急性期应禁食1～2 天,静脉补给足够能量与维生素,发病 48 小时后若无活动性消化道出血,可鼻饲流质饮食,应考虑营养合理搭配与平衡。患者意识转清、咳嗽反射良好、能吞咽时可停止鼻饲,应注意喂食时宜取 45°角半卧位,食物宜做成糊状,流质饮料均应选用茶匙喂食,喂食出现呛咳可拍背。

3.呼吸道护理

脑出血患者应保持呼吸道通畅和足够通气量,意识障碍或脑干功能障碍患者应行气管插管,指征是 PaO_2<8.0 kPa(60 mmHg)、$PaCO_2$>6.7 kPa(50 mmHg)或有误吸危险者。鼓励勤翻身、拍背,鼓励患者尽量咳嗽,咳嗽无力痰多时可超声雾化治疗,呼吸困难、呼吸道痰液多、经鼻抽吸困难者可考虑气管切开。

4.压疮防治与护理

昏迷或完全性瘫痪患者易发生压疮,预防措施包括定时翻身,保持皮肤干燥清洁,在骶部、足跟及骨隆起处加垫气圈，经常按摩皮肤及活动瘫痪肢体促进血液循环，皮肤发红可用70%乙醇溶液或温水轻柔，涂以3.5%安息香酊。

（桑　妍）

第二节　蛛网膜下腔出血

蛛网膜下腔出血(subarachnoid hemorrhage，SAH)是指脑表面或脑底部的血管自发破裂，血液流入蛛网膜下腔，伴或不伴颅内其他部位出血的一种急性脑血管疾病。本病可分为原发性、继发性和外伤性。原发性SAH是指脑表面或脑底部的血管破裂出血，血液直接或基本直接流入蛛网膜下腔所致，称特发性蛛网膜下腔出血或自发性蛛网膜下腔出血(idiopathic subarachnoid hemorrhage，ISAH)，约占急性脑血管疾病的15%，是神经科常见急症之一；继发性SAH则为脑实质内、脑室、硬脑膜外或硬脑膜下的血管破裂出血，血液穿破脑组织进入脑室或蛛网膜下腔者；外伤引起的概称外伤性SAH，常伴发于脑挫裂伤。SAH临床表现为急骤起病的剧烈头痛、呕吐、精神或意识障碍、脑膜刺激征和血性脑脊液。SAH的年发病率世界各国各不相同，中国约为5/100 000，德国约为10/100 000，芬兰约为25/100 000，日本约为25/100 000。

一、病因

SAH的病因很多，以动脉瘤为最常见，包括先天性动脉瘤、高血压动脉硬化性动脉瘤、夹层动脉瘤和感染性动脉瘤等，其他如脑血管畸形、脑底异常血管网、结缔组织病、脑血管炎等。约75%～85%的非外伤性SAH患者为颅内动脉瘤破裂出血，其中，先天性动脉瘤发病多见于中青年；高血压动脉硬化性动脉瘤为梭形动脉瘤，约占13%，多见于老年人。脑血管畸形占第2位，以动静脉畸形最常见，约占15%，常见于青壮年。其他如烟雾病、感染性动脉瘤、颅内肿瘤、结缔组织病、垂体卒中、脑血管炎、血液病及凝血障碍性疾病、妊娠并发症等均可引起SAH。近年发现约15%的ISAH患者病因不清，即使数字减影血管造影(DSA)检查也未能发现病因。

(一)动脉瘤

近年来，对先天性动脉瘤与分子遗传学的多个研究支持Ⅰ型胶原蛋白α_2链基因($COLIA_2$)和弹力蛋白基因(*FLN*)是先天性动脉瘤最大的候补基因。颅内动脉瘤好发于Willis环及其主要分支的血管分叉处，其中位于前循环颈内动脉系统者约占85%，位于后循环基底动脉系统者约占15%。对此类动脉瘤的研究证实，血管壁的最大压力来自沿血流方向上的血管分叉处的尖部。随着年龄增长，在血压增高、动脉瘤增大，更由于血流涡流冲击和各种危险因素的综合因素作用下，出血的可能性也随之增大。颅内动脉瘤体积的大小与有无蛛网膜下腔出血相关，直径＜3 mm的动脉瘤，SAH的风险小；直径＞5～7 mm的动脉瘤，SAH的风险高。对于未破裂的动脉瘤，每年发生动脉瘤破裂出血的危险性介于1%～2%。曾经破裂过的动脉瘤有更高的再出血率。

(二)脑血管畸形

脑血管畸形以动静脉畸形最常见，且90%以上位于小脑幕上。脑血管畸形是胚胎发育异常形成的畸形血管团，血管壁薄，在有危险因素的条件下易诱发出血。

(三)高血压动脉硬化性动脉瘤

长期高血压动脉粥样硬化导致脑血管弯曲多,侧支循环多,管径粗细不均,且脑内动脉缺乏外弹力层,在血压增高、血流涡流冲击等因素影响下,管壁薄弱的部分逐渐向外膨胀形成囊状动脉瘤,极易破裂出血。

(四)其他病因

动脉炎或颅内炎症可引起血管破裂出血,肿瘤可直接侵袭血管导致出血。脑底异常血管网形成后可并发动脉瘤,一旦破裂出血可导致反复发生的脑实质内出血或SAH。

二、发病机制

蛛网膜下腔出血后,血液流入蛛网膜下腔淤积在血管破裂相应的脑沟和脑池中,并可下流至脊髓蛛网膜下腔,甚至逆流至第四脑室和侧脑室,引起一系列变化,主要包括以下几方面。

(1)颅内容积增加。血液流入蛛网膜下腔使颅内容积增加,引起颅内压增高,血液流入量大者可诱发脑疝。

(2)化学性脑膜炎。血液流入蛛网膜下腔后直接刺激血管,使白细胞崩解释放各种炎症介质。

(3)血管活性物质释放。血液流入蛛网膜下腔后,血细胞破坏产生各种血管活性物质(氧合血红蛋白、5-羟色胺、血栓烷 A_2、肾上腺素、去甲肾上腺素)刺激血管和脑膜,使脑血管发生痉挛和蛛网膜颗粒粘连。

(4)脑积水。血液流入蛛网膜下腔在颅底或逆流入脑室发生凝固,造成脑脊液回流受阻引起急性阻塞性脑积水和颅内压增高;部分红细胞随脑脊液流入蛛网膜颗粒并溶解,使其阻塞,引起脑脊液吸收减慢,最后产生交通性脑积水。

(5)下丘脑功能紊乱。血液及其代谢产物直接刺激下丘脑引起神经内分泌紊乱,引起发热、血糖含量增高、应激性溃疡、肺水肿等。

(6)脑-心综合征。急性高颅压或血液直接刺激下丘脑、脑干,导致自主神经功能亢进,引起急性心肌缺血、心律失常等。

三、病理

肉眼可见脑表面呈紫红色,覆盖有薄层血凝块;脑底部的脑池、脑桥小脑三角及小脑延髓池等处可见更明显的血块沉积,甚至可将颅底的血管、神经埋没。血液可穿破脑底面进入第三脑室和侧脑室。脑底大量积血或脑室内积血可影响脑脊液循环出现脑积水,约5%的患者,由于部分红细胞随脑脊液流入蛛网膜颗粒并使其堵塞,引起脑脊液吸收减慢而产生交通性脑积水。蛛网膜及软膜增厚、色素沉着,脑与神经、血管间发生粘连。脑脊液呈血性。血液在蛛网膜下腔的分布,以出血量和范围分为弥散型和局限型。前者出血量较多,穹隆面与基底面蛛网膜下腔均有血液沉积;后者血液则仅存于脑底池。40%～60%的脑标本并发脑内出血。出血的次数越多,并发脑内出血的比例越大。并发脑内出血的发生率第1次约39.6%,第2次约55%,第3次达100%。出血部位随动脉瘤的部位而定。动脉瘤好发于Willis环的血管上,尤其是动脉分叉处,可单发或多发。

四、临床表现

SAH发生于任何年龄,发病高峰多在30～60岁;50岁后,ISAH的危险性有随年龄的增加而升高的趋势。男女在不同的年龄段发病不同,10岁前男性的发病率较高,男女比为4∶1;40～50岁时,男女发病相等;70～80岁时,男女发病率之比高达1∶10。临床主要表现为剧烈头痛、脑膜刺激征阳性、血性脑脊液。在严重病例中,患者可出现意识障碍,从嗜睡至昏迷不等。

(一)症状与体征

1.先兆及诱因

先兆通常是不典型头痛或颈部僵硬,部分患者有病侧眼眶痛、轻微头痛、动眼神经麻痹等表现,主要由少量出血造成;70%的患者存在上述症状数天或数周后出现严重出血,但绝大部分患者起病急骤,无明显先兆。常见诱因有过量饮酒、情绪激动、精神紧张、剧烈活动、用力状态等,这些诱因均能增加ISAH的风险性。

2.一般表现

出血量大者,当日体温即可升高,可能与下丘脑受影响有关;多数患者于2～3天后体温升高,多属于吸收热;SAH后患者血压增高,1～2周病情趋于稳定后逐渐恢复病前血压。

3.神经系统表现

绝大部分患者有突发持续性剧烈头痛。头痛位于前额、枕部或全头,可扩散至颈部、腰背部;常伴有恶心、呕吐。呕吐可反复出现,系由颅内压急骤升高和血液直接刺激呕吐中枢所致。如呕吐物为咖啡色样胃内容物则提示上消化道出血,预后不良。头痛部位各异,轻重不等,部分患者类似眼肌麻痹型偏头痛。有48%～81%的患者可出现不同程度的意识障碍,轻者嗜睡,重者昏迷,多逐渐加深。意识障碍的程度、持续时间和意识恢复的可能性均与出血量、出血部位及有无再出血有关。

部分患者以精神症状为首发或主要的临床症状,常表现为兴奋、躁动不安、定向障碍,甚至谵妄和错乱;少数可出现迟钝、淡漠、抗拒等。精神症状可由大脑前动脉或前交通动脉附近的动脉瘤破裂引起,大多在病后1～5天出现,但多数在数周内自行恢复。癫痫发作较少见,多发生在出血时或出血后的急性期,国外发生率为6%～26.1%,国内资料为10%～18.3%。在一项SAH的大宗病例报道中,大约有15%的动脉瘤性SAH表现为癫痫。癫痫可为局限性抽搐或全身强直-阵挛性发作,多见于脑血管畸形引起者,出血部位多在天幕上,多由于血液刺激大脑皮质所致,患者有反复发作倾向。部分患者由于血液流入脊髓蛛网膜下腔可出现神经根刺激症状,如腰背痛。

4.神经系统体征

(1)脑膜刺激征:SAH的特征性体征,包括头痛、颈强直、Kernig征和Brudzinski征阳性。常于起病后数小时至6天内出现,持续3～4周。颈强直发生率最高(6%～100%)。另外,应当注意临床上有少数患者可无脑膜刺激征,如老年患者,可能因蛛网膜下腔扩大等老年性改变和痛觉不敏感等因素,往往使脑膜刺激征不明显,但意识障碍仍可较明显,老年人的意识障碍可达90%。

(2)脑神经损害:以第Ⅱ、Ⅲ对脑神经最常见,其次为第Ⅴ、Ⅵ、Ⅶ、Ⅷ对脑神经,主要由于未破裂的动脉瘤压迫或破裂后的渗血、颅内压增高等直接或间接损害引起。少数患者有一过性肢体单瘫、偏瘫、失语,早期出现者多因出血破入脑实质和脑水肿所致;晚期多由于迟发性脑血管痉挛引起。

(3)眼症状:SAH的患者中,17%有玻璃体膜下出血,7%～35%有视盘水肿。视网膜下出血及玻璃体下出血是诊断SAH有特征性的体征。

(4)局灶性神经功能缺失:如有局灶性神经功能缺失有助于判断病变部位,如突发头痛伴眼睑下垂者,应考虑载瘤动脉可能是后交通动脉或小脑上动脉。

(二)SAH 并发症

1.再出血

在脑血管疾病中,最易发生再出血的疾病是 SAH,国内文献报道再出血率为 24%左右。再出血临床表现严重,病死率远远高于第 1 次出血,一般发生在第 1 次出血后 10~14 天,2 周内再发生率占再发病例的 54%~80%。近期再出血病死率为 41%~46%,甚至更高。再发出血多因动脉瘤破裂所致,通常在病情稳定的情况下,突然头痛加剧、呕吐、癫痫发作,并迅速陷入深昏迷,瞳孔散大,对光反射消失,呼吸困难甚至停止。神经定位体征加重或脑膜刺激征明显加重。

2.脑血管痉挛

脑血管痉挛(CVS)是 SAH 发生后出现的迟发性大、小动脉的痉挛狭窄,以后者更多见。典型的血管痉挛发生在出血后 3~5 天,于 5~10 天达高峰,2~3 周逐渐缓解。在大多数研究中,血管痉挛发生率在 25%~30%。早期可逆性 CVS 多在蛛网膜下腔出血后30 分钟内发生,表现为短暂的意识障碍和神经功能缺失。70%的 CVS 在蛛网膜下腔出血后 1~2 周内发生,尽管及时干预治疗,但仍有约 50%有症状的 CVS 患者将会进一步发展为脑梗死。因此,CVS 的治疗关键在预防。血管痉挛发作的临床表现通常是头痛加重或意识状态下降,除发热和脑膜刺激征外,也可表现局灶性的神经功能损害体征,但不常见。尽管导致血管痉挛的许多潜在危险因素已经确定,但 CT 扫描所见的蛛网膜下腔出血的数量和部位是最主要的危险因素。基底池内有厚层血块的患者比仅有少量出血的患者更容易发展为血管痉挛。虽然国内外均有大量的临床观察和实验数据,但是 CVS 的机制仍不确定。蛛网膜下腔出血本身或其降解产物中的一种或多种成分可能是导致 CVS 的原因。

CVS 的检查常选择经颅多普勒超声(TCD)和数字减影血管造影(DSA)检查。TCD 有助于血管痉挛的诊断。TCD 血液流速峰值>200 cm/s 和(或)平均流速>120 cm/s 时能很好地与血管造影显示的严重血管痉挛相符。值得提出的是,TCD 只能测定颅内血管系统中特定深度的血管段。测得数值的准确性在一定程度上依赖于超声检查者的经验。动脉插管血管造影诊断 CVS 较 TCD 更为敏感。CVS 患者行血管造影的价值不仅用于诊断,更重要的目的是血管内治疗。动脉插管血管造影为有创检查,价格较昂贵。

3.脑积水

大约 25%的动脉瘤性蛛网膜下腔出血患者由于出血量大、速度快,血液大量涌入第三脑室、第四脑室并凝固,使第四脑室的外侧孔和正中孔受阻,可引起急性梗阻性脑积水,导致颅内压急剧升高,甚至出现脑疝而死亡。急性脑积水常发生于起病数小时至 2 周内,多数患者在 1~2 天内意识障碍呈进行性加重,神经症状迅速恶化,生命体征不稳定,瞳孔散大。颅脑 CT 检查可发现阻塞上方的脑室明显扩大等脑室系统有梗阻表现,此类患者应迅速进行脑室引流术。慢性脑积水是 SAH 后 3 周至 1 年内发生的脑积水,原因可能为蛛网膜下腔出血刺激脑膜,引起无菌性炎症反应形成粘连,阻塞蛛网膜下腔及蛛网膜绒毛而影响脑脊液的吸收与回流,以脑脊液吸收障碍为主,病理切片可见蛛网膜增厚纤维变性,室管膜破坏及脑室周围脱髓鞘改变。Johnston 认为脑脊液的吸收与蛛网膜下腔和上矢状窦的压力差及蛛网膜绒毛颗粒的阻力有关。当脑外伤后颅内压增高时,上矢状窦的压力随之升高,使蛛网膜下腔和上矢状窦的压力差变小,从而使蛛网膜绒毛微小管系统受压甚至关闭,直接影响脑脊液的吸收。由于脑脊液的积蓄造成脑室内静水压升高，致使脑室进行性扩大。因此，慢性脑积水的初期，患者的颅内压是高于正常的，及至脑室扩大到一定程度之后，由于加大了吸收面，才渐使颅内压下降至正常范围，故临床上称之为正常颅压脑积水。但由于脑脊液的静水压已超过脑室壁所能承受的压力，使脑室不断继续扩大、脑萎缩加重而致进行性痴呆。

4.自主神经及内脏功能障碍

自主神经及内脏功能障碍常因下丘脑受出血、脑血管痉挛和颅内压增高的损伤所致，临床可并发心肌缺血或心肌梗死、急性肺水肿、应激性溃疡。这些并发症被认为是由于交感神经过度活跃或迷走神经张力过高所致。

5.低钠血症

尤其是重症 SAH 常影响下丘脑功能，而导致有关水盐代谢激素的分泌异常。目前，关于低钠血症发生的病因有两种机制，即血管升压素分泌异常综合征（syndrome of inappropriate antidiuretic hormone，SIADH）和脑性耗盐综合征（cerebral salt-wasting syndrome，CSWS）。

SIADH 理论是 1957 年由 Bartter 等提出的，该理论认为，低钠血症产生的原因是由于各种创伤性刺激作用于下丘脑，引起血管升压素（ADH）分泌过多，或血管升压素渗透性调节异常，丧失了低渗对 ADH 分泌的抑制作用，而出现持续性 ADH 分泌。肾脏远曲小管和集合管重吸收水分的作用增强，引起水潴留、血钠被稀释及细胞外液增加等一系列病理生理变化。同时，促肾上腺皮质激素（ACTH）相对分泌不足，血浆 ACTH 降低，醛固酮分泌减少，肾小管排钾保钠功能下降，尿钠排出增多。细胞外液增加和尿、钠丢失的后果是血浆渗透压下降和稀释性低血钠，尿渗透压高于血渗透压，低钠而无脱水，中心静脉压增高的一种综合征。若进一步发展，将导致水分从细胞外向细胞内转移、细胞水肿及代谢功能异常。当血钠＜120 mmol/L时，可出现恶心、呕吐、头痛；当血钠＜110 mmol/L 时可发生嗜睡、躁动、谵语、肌张力低下、腱反射减弱或消失甚至昏迷。

但 20 世纪 70 年代末以来，越来越多的学者发现，发生低钠血症时，患者多伴有尿量增多和尿钠排泄量增多，而血中 ADH 并无明显增加。这使得脑性耗盐综合征的概念逐渐被接受。SAH 时，CSWS 的发生可能与脑钠肽（BNP）的作用有关。下丘脑受损时可释放出 BNP，脑血管痉挛也可使 BNP 升高。BNP 的生物效应类似心房钠尿肽（ANP），有较强的利钠和利尿反应。CSWS 时可出现厌食、恶心、呕吐、无力、直立性低血压、皮肤无弹性、眼球内陷、心率增快等表现。诊断依据：细胞外液减少，负钠平衡，水摄入与排出率＜1，肺动脉楔压＜1.1 kPa（8 mmHg），中央静脉压＜0.8 kPa（6 mmHg），体重减轻。Ogawasara 提出每天对 CSWS 患者定时测体重和中央静脉压是诊断 CSWS 和鉴别 SIADH 最简单和实用的方法。

五、辅助检查

（一）脑脊液检查

目前，脑脊液（CSF）检查尚不能被 CT 检查所完全取代。由于腰椎穿刺（LP）有诱发再出血和脑疝的风险，在无条件行 CT 检查和病情允许的情况下，或颅脑 CT 所见可疑时才可考虑谨慎施行 LP 检查。均匀一致的血性脑脊液是诊断 SAH 的金标准，脑脊液压力增高，蛋白含量增高，糖和氯化物水平正常。起初脑脊液中红、白细胞比例与外周血基本一致（700：1），12 小时后脑脊液开始变黄，2～3 天后因出现无菌性炎症反应，白细胞计数可增加，初为中性粒细胞，后为单核细胞和淋巴细胞。LP 阳性结果与穿刺损伤出血的鉴别很重要。通常是通过连续观察试管内红细胞计数逐渐减少的三管试验来证实，但采用脑脊液离心检查上清液黄变及匿血反应是更灵敏的诊断方法。脑脊液细胞学检查可见巨噬细胞内吞噬红细胞及碎片,有助于鉴别。

(二)颅脑 CT 检查

CT 检查是诊断蛛网膜下腔出血的首选常规检查方法。急性期颅脑 CT 检查快速、敏感,不但可早期确诊,还可判定出血部位、出血量、血液分布范围及动态观察病情进展和有无再出血迹象。急性期 CT 表现为脑池、脑沟及蛛网膜下腔呈高密度改变,尤以脑池局部积血有定位价值,但确定出血动脉及病变性质仍需借助于 DSA 检查。发病距 CT 检查的时间越短,显示蛛网膜下腔出血病灶部位的积血越清楚。Adams 观察发病当日 CT 检查显示阳性率为 95%,1 天后降至 90%,5 天后降至 80%,7 天后降至 50%。CT 显示蛛网膜下腔高密度出血征象,多见于大脑外侧裂池、前纵裂池、后纵裂池、鞍上池、和环池等。CT 增强扫描可能显示大的动脉瘤和血管畸形。须注意 CT 阴性并不能绝对排除 SAH。

部分学者依据 CT 扫描并结合动脉瘤好发部位推测动脉瘤的发生部位,如蛛网膜下腔出血以鞍上池为中心呈不对称向外扩展,提示颈内动脉瘤;外侧裂池基底部积血提示大脑中动脉瘤;前纵裂池基底部积血提示前交通动脉瘤;出血以脚间池为中心向前纵裂池和后纵裂池基底部扩散,提示基底动脉瘤。CT 显示弥漫性出血或局限于前部的出血发生再出血的风险较大,应尽早行 DSA 检查确定动脉瘤部位并早期手术。MRA 作为初筛工具具有无创、无风险的特点,但敏感性不如 DSA 检查高。

(三)DSA 检查

确诊 SAH 后应尽早行 DSA 检查,以确定动脉瘤的部位、大小、形状、数量、侧支循环和脑血管痉挛等情况,并可协助除外其他病因如动静脉畸形、烟雾病和炎性血管瘤等。大且不规则、分成小腔(为责任动脉瘤典型的特点)的动脉瘤可能是出血的动脉瘤。如发病之初脑血管造影未发现病灶,应在发病 1 个月后复查脑血管造影,可能会有新发现。DSA 可显示 80%的动脉瘤及几乎 100%的血管畸形,而且对发现继发性脑血管痉挛有帮助。脑动脉瘤大多数在 2~3 周内再次破裂出血,尤以病后6~8 天为高峰,因此对动脉瘤应早检查、早期手术治疗,如在发病后 2~3 天内,脑水肿尚未达到高峰时进行手术则手术并发症少。

(四)MRI 检查

MRI 对蛛网膜下腔出血的敏感性不及 CT。急性期 MRI 检查还可能诱发再出血。但 MRI 可检出脑干隐匿性血管畸形;对直径3~5 mm的动脉瘤检出率可达 84%~100%,而由于空间分辨率较差,不能清晰显示动脉瘤颈和载瘤动脉,仍需行 DSA 检查。

(五)其他检查

心电图可显示 T 波倒置、QT 间期延长、出现高大 U 波等异常;血常规、凝血功能和肝功能检查可排除凝血功能异常方面的出血原因。

六、诊断和鉴别诊断

(一)诊断

根据以下临床特点,诊断 SAH 一般并不困难,如突然起病,主要症状为剧烈头痛,伴呕吐;可有不同程度的意识障碍和精神症状,脑膜刺激征明显,少数伴有脑神经及轻偏瘫等局灶症状;辅助检查 LP 为血性脑脊液,脑 CT 所显示的出血部位有助于判断动脉瘤。

临床分级:一般采用 Hunt-Hess 分级法(表 3-1)或世界神经外科联盟(WFNS)分级(表 3-2)。前者主要用于动脉瘤引起 SAH 的手术适应证及预后判断的参考,Ⅰ~Ⅲ级应尽早行

DSA，积极术前准备，争取尽早手术；对Ⅳ～Ⅴ级先行血块清除术，待症状改善后再行动脉瘤手术。后者根据格拉斯哥昏迷评分和有无运动障碍进行分级，即Ⅰ级的 SAH 患者很少发生局灶性神经功能缺损；GCS≤12 分（Ⅳ～Ⅴ级）的患者，不论是否存在局灶神经功能缺损，并不影响其预后判断；对于 GCS 13～14 分（Ⅱ～Ⅲ级）的患者，局灶神经功能缺损是判断预后的补充条件。

表 3-1　Hunt-Hess 分级法

分级	标准
0	未破裂动脉瘤
Ⅰ	无症状或轻微头痛
Ⅱ	中-重度头痛、脑膜刺激征、脑神经麻痹
Ⅲ	嗜睡、意识混浊、轻度局灶性神经体征
Ⅳ	昏迷、中或重度偏瘫，有早期去大脑强直或自主神经功能紊乱
Ⅴ	深昏迷、去大脑强直，濒死状态

注：凡有高血压、糖尿病、高度动脉粥样硬化、慢性肺部疾病等全身性疾病，或 DSA 呈现高度脑血管痉挛的病例，则向恶化阶段提高 1 级。

表 3-2　WFNS 的 SAH 分级

分级	GCS	运动障碍
Ⅰ	15	无
Ⅱ	14～13	无
Ⅲ	14～13	有局灶性体征
Ⅳ	12～7	有或无
Ⅴ	6～3	有或无

注：GCS（Glasgow Coma Scale）格拉斯哥昏迷评分。

（二）鉴别诊断

1.脑出血

脑出血深昏迷时与 SAH 不易鉴别，但脑出血多有局灶性神经功能缺失体征，如偏瘫、失语等，患者多有高血压病史。仔细的神经系统检查及脑 CT 检查有助于鉴别诊断。

2.颅内感染

颅内感染发病较 SAH 缓慢。各类脑膜炎起病初均先有高热，脑脊液呈炎性改变而有别于 SAH。进一步脑影像学检查，脑沟、脑池无高密度增高影改变。脑炎临床表现为发热、精神症状、抽搐和意识障碍，且脑脊液多正常或只有轻度白细胞数增高，只有脑膜出血时才表现为血性脑脊液；脑 CT 检查有助于鉴别诊断。

3.瘤卒中

依靠详细病史（如有慢性头痛、恶心、呕吐等）、体征和脑 CT 检查可以鉴别。

七、治疗

（一）治疗原则

主要治疗原则：①控制继续出血，预防及解除血管痉挛，去除病因，防治再出血，尽早采取措施预防、控制各种并发症。②掌握时机尽早行 DSA 检查,如发现动脉瘤及动静脉畸形,应尽早行血管介入、手术治疗。

(二)具体治疗方法

1.一般处理

绝对卧床护理 4～6 周,避免情绪激动和用力排便,防治剧烈咳嗽,烦躁不安时适当应用止咳剂、镇静剂;稳定血压,控制癫痫发作。对于血性脑脊液伴脑室扩大者,必要时可行脑室穿刺和体外引流,但应掌握引流速度要缓慢。发病后应密切观察 GCS 评分,注意心电图变化,动态观察局灶性神经体征变化和进行脑功能监测。

2.防止再出血

二次出血是本病的常见现象,故积极进行药物干预对防治再出血十分必要。蛛网膜下腔出血急性期脑脊液纤维素溶解系统活性增高,第 2 周开始下降,第 3 周后恢复正常。因此,选用抗纤维蛋白溶解药物抑制纤溶酶原的形成,具有防治再出血的作用。

(1)6-氨基己酸:6-氨基己酸为纤维蛋白溶解抑制剂,可阻止动脉瘤破裂处凝血块的溶解,又可预防再破裂和缓解脑血管痉挛。每次 8～12 g 加入 10%葡萄糖注射液 500 mL 中静脉滴注,每天 2 次。

(2)氨甲苯酸:氨甲苯酸又称抗血纤溶芳酸,能抑制纤溶酶原的激活因子,每次 200～400 mg,溶于葡萄糖注射液或生理盐水注射液 20 mL 中缓慢静脉注射,每天 2 次。

(3)氨甲环酸:氨甲环酸为氨甲苯酸的衍化物,抗血纤维蛋白溶酶的效价强于前两种药物,每次 250～500 mg加入 5%葡萄糖注射液 250～500 mL 中静脉滴注,每天 1～2 次。

但近年的一些研究显示抗纤溶药虽有一定的防止再出血作用,但同时增加了缺血事件的发生,因此不推荐常规使用此类药物,除非凝血障碍所致出血时可考虑应用。

3.降颅压治疗

蛛网膜下腔出血可引起颅内压升高、脑水肿,严重者可出现脑疝,应积极进行脱水降颅压治疗,主要选用 20%甘露醇静脉滴注,每次 125～250 mL,2～4 次/天;呋塞米,每次 20～80 mg,2～4 次/天;清蛋白 10～20 g/d,静脉滴注。药物治疗效果不佳或疑有早期脑疝时,可考虑脑室引流或颞肌下减压术。

4.防治脑血管痉挛及迟发性缺血性神经功能缺损

目前认为脑血管痉挛引起迟发性缺血性神经功能缺损(delayed ischemic neurologic deficit,DIND)是动脉瘤性 SAH 最常见的死亡和致残原因。钙通道阻滞剂可选择性作用于脑血管平滑肌,减轻脑血管痉挛和 DIND。常用尼莫地平,每天 10 mg(50 mL),以每小时2.5～5.0 mL速度泵入或缓慢静脉滴注,5～14 天为 1 个疗程;也可选择尼莫地平,每次 40 mg,每天 3 次,口服。国外报道高血压-高血容量-血液稀释(hypertension-hypervolemia-hemodilution,3H)疗法可使大约 70%的患者临床症状得到改善。有数个报道认为与以往相比,"3H"疗法能够明显改善患者预后。增加循环血容量,提高平均动脉压(MAP),降低血细胞比容(HCT)至 30%～50%,被认为能够使脑灌注达到最优化。3H 疗法必须排除已存在脑梗死、高颅压,并已夹闭动脉瘤后才能应用。

5.防治急性脑积水

急性脑积水常发生于病后 1 周内,发生率为 9%～27%。急性阻塞性脑积水患者脑 CT 显示脑室急速进行性扩大,意识障碍加重,有效的疗法是行脑室穿刺引流和冲洗。但应注意防止脑脊液引流过度，维持颅内压在2.0～4.0 kPa(15～30 mmHg)，因过度引流会突然发生再出血。长期脑室引流要注意继发感染（脑炎、脑膜炎），感染率为5%～10%。同时常规应用抗生素防治感染。

6.低钠血症的治疗

SIADH的治疗原则主要是纠正低血钠和防止体液容量过多。可限制液体摄入量，1天<500～1 000 mL，使体内水分处于负平衡以减少体液过多与尿钠丢失。注意应用利尿剂和高渗盐水，纠正低血钠与低渗血症。当血浆渗透压恢复，可给予5%葡萄糖注射液维持，也可用抑制ADH药物，地美环素1～2 g/d，口服。

CSWS的治疗主要是维持正常水盐平衡，给予补液治疗。可静脉或口服等渗或高渗盐液，根据低钠血症的严重程度和患者耐受程度单独或联合应用。高渗盐液补液速度以每小时0.7 mmol/L，24小时<20 mmol/L为宜。如果纠正低钠血症速度过快可导致脑桥脱髓鞘病，应予特别注意。

7.外科治疗

经造影证实有动脉瘤或动静脉畸形者，应争取手术或介入治疗，根除病因防止再出血。

(1)显微外科：夹闭颅内破裂的动脉瘤是消除病变并防止再出血的最好方法，而且动脉瘤被夹闭，继发性血管痉挛就能得到积极有效的治疗。一般认为Hunt-Hess分级Ⅰ～Ⅱ级的患者应在发病后48～72小时内早期手术。应用现代技术，早期手术已经不再难以克服。一些神经血管中心富有经验的医师已经建议给低评分的患者早期手术，只要患者的血流动力学稳定，颅内压得以控制即可。对于神经状况分级很差和(或)伴有其他内科情况，手术应该延期。对于病情不太稳定、不能承受早期手术的患者，可选择血管内治疗。

(2)血管内治疗：选择适合的患者行血管内放置Guglielmi可脱式弹簧圈(Guglielmi detachable coils，GDCs)，已经被证实是一种安全的治疗手段。近年来，一般认为治疗指征为手术风险大或手术治疗困难的动脉瘤。

八、预后与预防

(一)预后

临床常采用Hunt和Kosnik修改的Botterell的分级方案，对预后判断有帮助。Ⅰ～Ⅱ级患者预后佳，Ⅳ～Ⅴ级患者预后差，Ⅲ级患者介于两者之间。

首次蛛网膜下腔出血的病死率为10%～25%。病死率随着再出血递增。再出血和脑血管痉挛是导致死亡和致残的主要原因。蛛网膜下腔出血的预后与病因、年龄、动脉瘤的部位、瘤体大小、出血量、有无并发症、手术时机选择及处置是否及时、得当有关。

(二)预防

蛛网膜下腔出血病情常较危重，病死率较高，尽管不能从根本上达到预防目的，但对已知的病因应及早积极对因治疗，如控制血压、戒烟、限酒，以及尽量避免剧烈运动、情绪激动、过劳、用力排便、剧烈咳嗽等；对于长期便秘的个体应采取辨证论治思路长期用药（如麻仁润肠丸、芪蓉润肠口服液、香砂枳术丸、越鞠保和丸等）；情志因素常为本病的诱发因素，对于已经存在脑动脉瘤、动脉血管夹层或烟雾病的患者，保持情绪稳定至关重要。

不少尸检材料证实，患者生前曾患动脉瘤但未曾破裂出血，说明存在危险因素并不一定完全会出血，预防动脉瘤破裂有着非常重要的意义。应当强调的是，蛛网膜下腔出血常在首次出血后

2周再次发生出血且常常危及生命，故对已出血患者积极采取有效措施进行整体调节并及时给予恰当的对症治疗，对预防再次出血至关重要。

（桑　妍）

第三节　脑　栓　塞

脑栓塞以前称栓塞性脑梗死，是指来自身体各部位的栓子，经颈动脉或椎动脉进入颅内，阻塞脑部血管，中断血流，导致该动脉供血区域的脑组织缺血缺氧而软化坏死及相应的脑功能障碍。临床表现出相应的神经系统功能缺损症状和体征，如急骤起病的偏瘫、偏身感觉障碍和偏盲等。大面积脑梗死还有颅内高压症状，严重时可发生昏迷和脑疝。脑栓塞约占脑梗死的15％。

一、病因和发病机制

（一）病因

脑栓塞按其栓子来源不同，可分为心源性脑栓塞、非心源性脑栓塞及来源不明的脑栓塞。心源性栓子占脑栓塞的60％～75％。

1.心源性

风湿性心脏病引起的脑栓塞，占整个脑栓塞的50％以上。二尖瓣狭窄或二尖瓣狭窄合并闭锁不全者最易发生脑栓塞，因二尖瓣狭窄时，左心房扩张，血流缓慢瘀滞，又有涡流，易于形成附壁血栓，血流的不规则更易使之脱落成栓子，故心房颤动时更易发生脑栓塞。慢性心房颤动是脑栓塞形成最常见的原因。其他还有心肌梗死、心肌病的附壁血栓，以及细菌性心内膜炎时瓣膜上的炎性赘生物脱落、心脏黏液瘤和心脏手术等病因。

2.非心源性

主动脉及发出的大血管粥样硬化斑块和附着物脱落引起的血栓栓塞也是脑栓塞的常见原因。另外，还有炎症的脓栓、骨折的脂肪栓、人工气胸和气腹的空气栓、癌栓、虫栓和异物栓等。还有来源不明的栓子等。

（二）发病机制

各个部位的栓子通过颈动脉系统或椎动脉系统时，栓子阻塞血管的某一分支，造成缺血、梗死和坏死，产生相应的临床表现；还有栓子造成远端的急性供血中断，该区脑组织发生缺血性变性、坏死及水肿；另外，由于栓子的刺激，该段动脉和周围小动脉反射性痉挛，结果不仅造成该栓塞的动脉供血区的缺血，同时因其周围的动脉痉挛，进一步加重脑缺血损害的范围。

二、病理

脑栓塞的病理改变与脑血栓形成基本相同。但是，有以下几点不同：①脑栓塞的栓子与动脉壁不粘连；而脑血栓形成是在动脉壁上形成的，所以栓子与动脉壁粘连不易分开；②脑栓塞的栓子可以向远端移行，而脑血栓形成的栓子不能；③脑栓塞所致的梗死灶，有60％以上合并出血性梗死；脑血栓形成所致的梗死灶合并出血性梗死较少；④脑栓塞往往为多发病灶，脑血栓形成常为一个病灶。另外，炎性栓子可见局灶性脑炎或脑脓肿，寄生虫栓子在栓塞处可发现虫体或虫卵。

三、临床表现

(一)发病年龄

风湿性心脏病引起者以中青年为多,冠心病及大动脉病变引起者以中老年人为多。

(二)发病情况

发病急骤,在数秒钟或数分钟之内达高峰,是所有脑卒中发病最快者,有少数患者因反复栓塞可在数天内呈阶梯式加重。一般发病无明显诱因,安静和活动时均可发病。

(三)症状与体征

约有 4/5 的脑栓塞发生于前循环,特别是大脑中动脉,病变对侧出现偏瘫、偏身感觉障碍和偏盲,优势半球病变还有失语。癫痫发作很常见,因大血管栓塞,常引起脑血管痉挛,有部分性发作或全面性发作。椎-基底动脉栓塞约占 1/5,起病有眩晕、呕吐、复视、交叉性瘫痪、共济失调、构音障碍和吞咽困难等。栓子进入一侧或两侧大脑后动脉有同向性偏盲或皮质盲。基底动脉主干栓塞会导致昏迷、四肢瘫痪,可引起闭锁综合征及基底动脉尖综合征。

心源性栓塞患者有心慌、胸闷、心律不齐和呼吸困难等。

四、辅助检查

(一)胸部 X 线检查

胸部 X 线检查可发现心脏肥大。

(二)心电图检查

心电图检查可发现陈旧或新鲜心肌梗死、心律失常等。

(三)超声心动图检查

超声心动图检查是评价心源性脑栓塞的重要依据之一,能够显示心脏立体解剖结构,包括瓣膜反流和运动、心室壁的功能和心腔内的肿块。

(四)多普勒超声检查

多普勒超声检查有助于测量血流通过狭窄瓣膜的压力梯度及狭窄的严重程度。彩色多普勒超声血流图可检测瓣膜反流程度并可研究与血管造影的相关性。

(五)经颅多普勒超声(TCD)

TCD 可检测颅内血流情况,评价血管狭窄的程度及闭塞血管的部位,也可检测动脉粥样硬化的斑块及微栓子的部位。

(六)神经影像学检查

头颅 CT 和 MRI 检查可显示缺血性梗死和出血性梗死改变。合并出血性梗死高度支持脑栓塞的诊断,许多患者继发出血性梗死临床症状并未加重,发病 3～5 天内复查 CT 可早期发现继发性梗死后出血。早期脑梗死 CT 难于发现,常规 MRI 假阳性率较高,MRI 弥散成像(DWI)和灌注成像(PWI)可以发现超急性期脑梗死。磁共振血管成像(MRA)是一种无创伤性显示脑血管狭窄或阻塞的方法,造影特异性较高。数字减影血管造影(DSA)可更好地显示脑血管狭窄的部位、范围和程度。

(七)腰椎穿刺脑脊液检查

脑栓塞引起的大面积脑梗死可有压力增高和蛋白含量增高。出血性脑梗死时可见红细胞。

五、诊断与鉴别诊断

(一)诊断

(1)多为急骤发病。

(2)多数无前驱症状。

(3)一般意识清楚或有短暂意识障碍。

(4)有颈内动脉系统或椎-基底动脉系统症状和体征。

(5)腰椎穿刺脑脊液检查一般不应含血,若有红细胞可考虑出血性脑栓塞。

(6)栓子的来源可为心源性或非心源性,也可同时伴有脏器栓塞症状。

(7)头颅 CT 和 MRI 检查有梗死灶或出血性梗死灶。

(二)鉴别诊断

1.血栓形成性脑梗死

均为急性起病的偏瘫、偏身感觉障碍,但血栓形成性脑梗死发病较慢,短期内症状可逐渐进展,一般无心房颤动等心脏病症状,头颅 CT 很少有出血性梗死灶,以资鉴别。

2.脑出血

均为急骤起病的偏瘫,但脑出血多数有高血压、头痛、呕吐和意识障碍,头颅 CT 为高密度灶可以鉴别。

六、治疗

(一)抗凝治疗

对抗凝治疗预防心源性脑栓塞复发的利弊,仍存在争议。有的学者认为,脑栓塞容易发生出血性脑梗死和大面积脑梗死,可有明显的脑水肿,所以在急性期不主张应用较强的抗凝药物,以免引起出血性梗死,或并发脑出血及加重脑水肿。也有学者认为,抗凝治疗是预防随后再发栓塞性脑卒中的重要手段。心房颤动或有再栓塞风险的心源性病因、动脉夹层或动脉高度狭窄的患者,可应用抗凝药物预防再栓塞。栓塞复发的高风险可完全抵消发生出血的风险。常用的抗凝药物有以下几种。

1.肝素

肝素有妨碍凝血活酶的形成作用;能增强抗凝血酶、中和活性凝血因子及纤溶酶;还有消除血小板的凝集作用,通过抑制透明质酸酶的活性而发挥抗凝作用。肝素每次 12 500～25 000 U (100～200 mg)加入 5%葡萄糖注射液或生理盐水注射液 1 000 mL 中,缓慢静脉滴注或微泵注入,以每分钟 10～20 滴为宜,维持48 小时,同时第 1 天开始口服抗凝药。

有颅内出血、严重高血压、肝肾功能障碍、消化道溃疡、急性细菌性心内膜炎和出血倾向者禁用。根据部分凝血活酶时间(APTT)调整剂量,维持治疗前 APTT 值的 1.5～2.5 倍,及时检测凝血活酶时间及活动度。用量过大,可导致严重自发性出血。

2.那曲肝素钙

那曲肝素钙又名低分子肝素钙,是一种由普通肝素通过硝酸分解纯化而得到的低分子肝素钙盐,其平均分子量为 4 500 D。目前认为,低分子肝素钙是通过抑制凝血酶的生长而发挥作用。另外,还可溶解血栓和改善血流动力学。对血小板的功能影响明显小于肝素,很少引起出血并发症。因此,那曲肝素钙是一种比较安全的抗凝药。每次4 000～5 000 U(WHO 单位),腹部脐下外侧皮下垂直注射，每天1～2次，连用7～10天，注意不能用于肌内注射。可能引起注射部位出血性瘀斑、皮下瘀血、血尿和过敏性皮疹。

3.华法林

华法林为香豆素衍生物钠盐，通过拮抗维生素K的作用，使凝血因子Ⅱ、Ⅶ、Ⅸ和Ⅹ的前体物质不能活化，在体内发挥竞争性的抑制作用，为一种间接性的中效抗凝剂。第1天给予5～10 mg口服，第2天半量；第3天根据复查的凝血酶原时间及活动度结果调整剂量，凝血酶原活动度维持在25%～40%给予维持剂量，一般维持量为每天2.5～5.0 mg，可用3～6个月。不良反应可有牙龈出血、血尿、发热、恶心、呕吐和腹泻等。

(二)脱水降颅压治疗

脑栓塞患者常为大面积脑梗死、出血性脑梗死，常有明显脑水肿，甚至发生脑疝的危险，对此必须立即应用降颅压药物。心源性脑栓塞应用甘露醇可增加心脏负荷，有引起急性肺水肿的风险。20%甘露醇每次只能给125 mL静脉滴注，每天4～6次。为增强甘露醇的脱水力度，同时必须加用呋塞米，每次40 mg静脉注射，每天2次，可减轻心脏负荷，达到保护心脏的作用，保证甘露醇的脱水治疗；甘油果糖每次250～500 mL缓慢静脉滴注，每天2次。

(三)扩张血管治疗

1.丁苯酞

丁苯酞每次200 mg，每天3次，口服。

2.葛根素注射液

葛根素注射液每次500 mg加入5%葡萄糖注射液或生理盐水注射液250 mL中静脉滴注，每天1次，可连用10～14天。

3.复方丹参注射液

复方丹参注射液每次2支(4 mL)加入5%葡萄糖注射液或生理盐水注射液250 mL中静脉滴注，每天1次，可连用10～14天。

4.川芎嗪注射液

川芎嗪注射液每次100 mg加入5%葡萄糖注射液或生理盐水注射液250 mL中静脉滴注，每天1次，可连用10～15天，有脑水肿和出血倾向者忌用。

(四)抗血小板聚集治疗

早期暂不应用，特别是已有出血性梗死者急性期不宜应用。当急性期过后，为预防血栓栓塞的复发，可较长期应用阿司匹林或氯吡格雷。

(五)原发病治疗

对感染性心内膜炎(亚急性细菌性心内膜炎)，在病原菌未培养出来时，给予青霉素每次320万～400万单位加入5%葡萄糖注射液或生理盐水注射液250 mL中静脉滴注，每天4～6次；已知病原微生物，对青霉素敏感的首选青霉素，对青霉素不敏感者选用头孢曲松钠，每次2 g加入5%葡萄糖注射液250～500 mL中静脉滴注，12小时滴完，每天2次。对青霉素过敏和过敏体质者慎用，对头孢菌素类药物过敏者禁用。对青霉素和头孢菌素类抗生素不敏感者可应用去甲万古霉素，30 mg/(kg·d)，分2次静脉滴注，每0.8 g药物至少加200 mL液体，在1小时以上时间内缓慢滴入，可用4～6周，24小时内最大剂量不超过2 g，此药有明显的耳毒性和肾毒性。

七、预后与预防

(一)预后

脑栓塞急性期病死率为5%～15%,多死于严重脑水肿、脑疝。心肌梗死引起的脑栓塞预后较差,多遗留严重的后遗症。如栓子来源不消除,半数以上患者可能复发,约2/3在1年内复发,复发的病死率更高。10%～20%的脑栓塞患者可能在病后10天内发生第2次栓塞,病死率极高。栓子较小、症状较轻和及时治疗的患者,神经功能障碍可以部分或完全缓解。

(二)预防

最重要的是预防脑栓塞的复发。目前认为,对于心房颤动、心肌梗死和二尖瓣脱垂患者可首选华法林作为二级预防的药物,阿司匹林也有效,但效果低于华法林。华法林的剂量一般为每天2.5～3.0 mg,老年人每天1.5～2.5 mg,并可采用国际标准化比值(INR)为标准进行治疗,既可获效,又可减少出血的危险性。1993年,欧洲13个国家108个医疗中心联合进行了一组临床试验,共入选1 007例非风湿性心房颤动发生TIA或小卒中的患者,分为3组,一组应用香豆素,一组用阿司匹林,另一组用安慰剂,随访2～3年,计算脑卒中或其他部位栓塞的发生率。结果发现应用香豆素组每年可减少9%脑卒中发生率,阿司匹林组减少4%。前者出血发生率为2.8%(每年),后者为0.9%(每年)。

关于脑栓塞发生后何时开始应用抗凝剂仍有不同看法。有的学者认为,过早应用可增加出血的危险性,因此建议发病后数周再开始应用抗凝剂比较安全。据临床研究结果表明,高血压是引起出血的主要危险因素,如能严格控制高血压,华法林的剂量强度控制在INR 2.0～3.0之间,则其出血发生率可以降低。因此,目前认为华法林可以作为某些心源性脑栓塞的预防药物。

(刘　龙)

第四节　血栓形成性脑梗死

血栓形成性脑梗死主要是脑动脉主干或皮质支动脉粥样硬化导致血管增厚、管腔狭窄闭塞和血栓形成;还可见于动脉血管内膜炎症、先天性血管畸形、真性红细胞增多症及血液高凝状态、血流动力学异常等,均可致血栓形成,引起脑局部血流减少或供血中断,脑组织缺血、缺氧导致软化坏死,出现局灶性神经系统症状和体征,如偏瘫、偏身感觉障碍和偏盲等。大面积脑梗死还有颅内高压症状,严重者可发生昏迷和脑疝。约90%的血栓形成性脑梗死是在动脉粥样硬化的基础上发生的,因此称动脉粥样硬化性血栓形成性脑梗死。

脑梗死的发病率约为110/10万,占全部脑卒中的60%～80%;其中血栓形成性脑梗死占脑梗死的60%～80%。

一、病因与发病机制

(一)病因

1.动脉壁病变

血栓形成性脑梗死最常见的病因为动脉粥样硬化,常伴高血压,与动脉粥样硬化互为因果。

其次为各种原因引起的动脉炎、血管异常(如夹层动脉瘤、先天性动脉瘤)等。

2.血液成分异常

血液黏度增高,以及真性红细胞增多症、血小板增多症、高脂血症等,都可使血液黏度增高,血液淤滞,引起血栓形成。如果没有血管壁的病变为基础,不会发生血栓。

3.血流动力学异常

在动脉粥样硬化的基础上,当血压下降、血流缓慢、脱水、严重心律失常及心功能不全时,可导致灌注压下降,有利于血栓形成。

(二)发病机制

发病机制主要是动脉内膜深层的脂肪变性和胆固醇沉积,形成粥样硬化斑块及各种继发病变,使管腔狭窄甚至阻塞。病变逐渐发展,则内膜分裂,内膜下出血和形成内膜溃疡。内膜溃疡易发生血栓形成,使管腔进一步狭窄或闭塞。由于动脉粥样硬化好发于大动脉的分叉处及拐弯处,故脑血栓的好发部位为大脑中动脉、颈内动脉的虹吸部及起始部、椎动脉及基底动脉的中下段等。由于脑动脉有丰富的侧支循环,管腔狭窄需达到80%以上才会影响脑血流量。逐渐发生的动脉硬化斑块一般不会出现症状,当内膜损伤破裂形成溃疡后,血小板及纤维素等血中有形成分黏附、聚集、沉着形成血栓。当血压下降、血流缓慢、脱水等血液黏度增加,致供血减少或促进血栓形成的情况下,即出现急性缺血症状。

病理生理学研究发现,脑的耗氧量约为总耗氧量的20%,故脑组织缺血缺氧是以血栓形成性脑梗死为代表的缺血性脑血管疾病的核心发病机制。脑组织缺血缺氧将会引起神经细胞肿胀、变性、坏死、凋亡,以及胶质细胞肿胀、增生等一系列继发反应。脑血流阻断1分钟后神经元活动停止,缺血缺氧4分钟即可造成神经元死亡。脑缺血的程度不同而神经元损伤的程度也不同。脑神经元损伤导致局部脑组织及其功能的损害。缺血性脑血管疾病的发病是多方面而且相当复杂的过程,脑缺血损害也是一个渐进的过程,神经功能障碍随缺血时间的延长而加重。目前的研究发现氧自由基的形成、钙离子超载、一氧化氮(NO)和一氧化氮合成酶的作用、兴奋性氨基酸毒性作用、炎症细胞因子损害、凋亡调控基因的激活、缺血半暗带功能障碍等方面参与了其发生机制。这些机制作用于多种生理、病理过程的不同环节,对脑功能演变和细胞凋亡给予调节,同时也受到多种基因的调节和制约,构成一种复杂的相互调节与制约的网络关系。

1.氧自由基损伤

脑缺血时氧供应下降和ATP减少,导致过氧化氢、羟自由基,以及起主要作用的过氧化物等氧自由基的过度产生和超氧化物歧化酶等清除自由基的动态平衡状态遭到破坏,攻击膜结构和DNA,破坏内皮细胞膜,使离子转运、生物能的产生和细胞器的功能发生一系列病理生理改变,导致神经细胞、胶质细胞和血管内皮细胞损伤,增加血-脑屏障通透性。自由基损伤可加重脑缺血后的神经细胞损伤。

2.钙离子超载

研究认为,Ca^{2+}超载及其一系列有害代谢反应是导致神经细胞死亡的最后共同通路。细胞内Ca^{2+}超载有多种原因:①在蛋白激酶C等的作用下,兴奋性氨基酸(EAA)、内皮素和NO等物质释放增加,导致受体依赖性钙通道开放使大量Ca^{2+}内流。②细胞内Ca^{2+}浓度升高可激活磷脂酶、三磷酸酯醇等物质,使细胞内储存的Ca^{2+}释放,导致Ca^{2+}超载。③ATP合成减少,Na^{+}-K^{+}-ATP酶功能降低而不能维持正常的离子梯度,大量Na^{+}内流和K^{+}外流,细胞膜电位下降产生去极化,导致电压依赖性钙通道开放,大量Ca^{2+}内流。④自由基使细胞膜发生脂质过氧化反应，细胞膜通透性发生改变和离子运转，引起 Ca^{2+} 内流使神经细胞内 Ca^{2+} 浓度异常升高。⑤多巴胺、5-羟色胺和乙酰胆碱等水平升高，使 Ca^{2+} 内流和胞内 Ca^{2+} 释放。Ca^{2+} 内流进一步干扰了线粒体氧化磷酸化过程，且大量激活钙依赖性酶类，如磷脂酶、核酸酶及蛋白酶，以及自由基形成、能量耗竭等一系列生化反应，最终导致细胞死亡。

3.一氧化氮(NO)和一氧化氮合成酶的作用

有研究发现，NO 作为生物体内重要的信使分子和效应分子，具有神经毒性和脑保护双重作用，即低浓度 NO 通过激活鸟苷酸环化酶使环鸟苷酸(cGMP)水平升高，扩张血管，抑制血小板聚集、白细胞-内皮细胞的聚集和黏附，阻断 NMDA 受体，减弱其介导的神经毒性作用起保护作用；而高浓度 NO 与超氧自由基作用形成过氧亚硝酸盐或者氧化产生亚硝酸阴离子，加强脂质过氧化，使 ATP 酶活性降低，细胞蛋白质损伤，且能使各种含铁硫的酶失活，从而阻断 DNA 复制及靶细胞内的能量合成和能量衰竭，亦可通过抑制线粒体呼吸功能实现其毒性作用而加重缺血脑组织的损害。

4.兴奋性氨基酸(EAA)毒性作用

兴奋性氨基酸是广泛存在于哺乳动物中枢神经系统的正常兴奋性神经递质，参与传递兴奋性信息，同时又是一种神经毒素，以谷氨酸(Glu)和天冬氨酸(Asp)为代表。脑缺血使物质转化(尤其是氧和葡萄糖)发生障碍，使维持离子梯度所必需的能量衰竭和生成障碍。因为能量缺乏，膜电位消失，细胞外液中谷氨酸异常增高导致神经元、血管内皮细胞和神经胶质细胞持续去极化，并有谷氨酸从突触前神经末梢释放。胶质细胞和神经元对神经递质的再摄取一般均需耗能，神经末梢释放的谷氨酸发生转运和再摄取障碍，导致细胞间隙 EAA 异常堆积，产生神经毒性作用。EAA 毒性可以直接导致急性细胞死亡，也可通过其他途径导致细胞凋亡。

5.炎症细胞因子损害

脑缺血后炎症级联反应是一种缺血区内各种细胞相互作用的动态过程，是造成脑缺血后的第 2 次损伤。在脑缺血后，由于缺氧及自由基增加等因素均可通过诱导相关转录因子合成，淋巴细胞、内皮细胞、多形核白细胞和巨噬细胞、小胶质细胞及星形胶质细胞等一些具有免疫活性的细胞均能产生细胞因子，如肿瘤坏死因子-α(TNF-α)、血小板活化因子(PAF)、白细胞介素(IL)系列、转化生长因子-β_1(TGF-β_1)等，细胞因子对白细胞又有趋化作用，诱导内皮细胞表达细胞间黏附分子-1(ICAM-1)、P-选择素等黏附分子，白细胞通过其毒性产物、巨噬细胞作用和免疫反应加重缺血性损伤。

6.凋亡调控基因的激活

细胞凋亡是由体内外某种信号触发细胞内预存的死亡程序而导致的以细胞 DNA 早期降解为特征的主动性自杀过程。细胞凋亡在形态学和生化特征上表现为细胞皱缩，细胞核染色质浓缩，DNA 片段化，而细胞的膜结构和细胞器仍完整。脑缺血后，神经元生存的内外环境均发生变化，多种因素如过量的谷氨酸受体的激活、氧自由基释放和细胞内 Ca^{2+} 超载等，通过激活与调控凋亡相关基因、启动细胞死亡信号转导通路，最终导致细胞凋亡。缺血性脑损伤所致的细胞凋亡可分 3 个阶段：信号传递阶段、中央调控阶段和结构改变阶段。

7.缺血半暗带功能障碍

缺血半暗带(IP)是无灌注的中心(坏死区)和正常组织间的移行区。IP 是不完全梗死，其组织结构存在，但有选择性神经元损伤。围绕脑梗死中心的缺血性脑组织的电活动中止，但保持正常的离子平衡和结构上的完整。假如再适当增加局部脑血流量，至少在急性阶段突触传递能完全恢复,即IP内缺血性脑组织的功能是可以恢复的。缺血半暗带是兴奋性细胞毒性、梗死周围去极化、炎症反应、细胞凋亡起作用的地方,使该区迅速发展成梗死灶。缺血半暗带的最初损害表现为功能障碍,有独特的代谢紊乱。主要表现在葡萄糖代谢和脑氧代谢这两方面:①当血流速度下降时,蛋白质合成抑制,启动无氧糖酵解、神经递质释放和能量代谢紊乱。②急性脑缺血缺氧时,神经元和神经胶质细胞由于能量缺乏、K^+释放和谷氨酸在细胞外积聚而去极化,缺血中心区的细胞只去极化而不复极;而缺血半暗带的细胞以能量消耗为代价可复极,如果细胞外的K^+和谷氨酸增加,这些细胞也只去极化,随着去极化细胞数量的增大,梗死灶范围也不断扩大。

尽管对缺血性脑血管疾病一直进行着研究,但对其病理生理机制尚不够深入,希望随着中西医结合对缺血性脑损伤治疗的研究进展,其发病机制也随之更深入地阐明,从而更好地为临床和理论研究服务。

二、病理

动脉闭塞6小时以内脑组织改变尚不明显,属可逆性,8～48小时缺血最重的中心部位发生软化,并出现脑组织肿胀、变软,灰白质界限不清。如病变范围扩大、脑组织高度肿胀时,可向对侧移位,甚至形成脑疝。镜下见组织结构不清,神经细胞及胶质细胞坏死,毛细血管轻度扩张,周围可见液体和红细胞渗出,此期为坏死期。动脉阻塞2～3天后,特别是7～14天,脑组织开始液化,脑组织水肿明显,病变区明显变软,神经细胞消失,吞噬细胞大量出现,星形胶质细胞增生,此期为软化期。3～4周后液化的坏死组织被吞噬和移走,胶质增生,小病灶形成胶质瘢痕,大病灶形成中风囊,此期称恢复期,可持续数月至1～2年。上述病理改变称白色梗死。少数梗死区,由于血管丰富,于再灌流时可继发出血,呈现出血性梗死或称红色梗死。

三、临床表现

(一)症状与体征

多在50岁以后发病,常伴有高血压;多在睡眠中发病,醒来才发现肢体偏瘫。部分患者先有头昏、头痛、眩晕、肢体麻木、无力等短暂性脑缺血发作的前驱症状,多数经数小时甚至1～2天症状达高峰,通常意识清楚,但大面积脑梗死或基底动脉闭塞可有意识障碍,甚至发生脑疝等危重症状。神经系统定位体征视脑血管闭塞的部位及梗死的范围而定。

(二)临床分型

有的根据病情程度分型,如完全性缺血性中风,是指起病6小时内病情即达高峰,一般较重,可有意识障碍。还有的根据病程进展分型,如进展型缺血性中风,则指局限性脑缺血逐渐进展,数天内呈阶梯式加重。

1.按病程和病情分型

(1)进展型:局限性脑缺血症状逐渐加重,呈阶梯式加重,可持续6小时至数天。

(2)缓慢进展型:在起病后1～2周症状仍逐渐加重,血栓逐渐发展,脑缺血和脑水肿的范围继续扩大,症状由轻变重,直到出现对侧偏瘫、意识障碍,甚至发生脑疝,类似颅内肿瘤,又称类脑瘤型。

(3)大块梗死型:又称爆发型,如颈内动脉或大脑中动脉主干等较大动脉的急性脑血栓形成,往往症状出现快,伴有明显脑水肿、颅内压增高,患者头痛、呕吐、病灶对侧偏瘫,常伴意识障碍,很快进入昏迷,有时发生脑疝,类似脑出血,又称类脑出血型。

(4)可逆性缺血性神经功能缺损(reversible ischemic neurologic deficit,RIND):此型患者症状、体征持续超过24小时,但在2~3周内完全恢复,不留后遗症。病灶多数发生于大脑半球半卵圆中心,可能由于该区尤其是非优势半球侧侧支循环迅速而充分地代偿,缺血尚未导致不可逆的神经细胞损害,也可能是一种较轻的梗死。

2.OCSP分型

OCSP分型即英国牛津郡社区脑卒中研究规划(Oxfordshire Community Stroke Project,OCSP)的分型。

(1)完全前循环梗死(TACI):表现为三联征,即完全大脑中动脉(MCA)综合征的表现。①大脑高级神经活动障碍(意识障碍、失语、失算、空间定向力障碍等);②同向偏盲;③对侧3个部位(面、上肢和下肢)较严重的运动和(或)感觉障碍。多为MCA近段主干,少数为颈内动脉虹吸段闭塞引起的大面积脑梗死。

(2)部分前循环梗死(PACI):有以上三联征中的两个,或只有高级神经活动障碍,或感觉运动缺损较TACI局限。提示是MCA远段主干、各级分支或ACA及分支闭塞引起的中、小梗死。

(3)后循环梗死(POCI):表现为各种不同程度的椎-基底动脉综合征——可表现为同侧脑神经瘫痪及对侧感觉运动障碍;双侧感觉运动障碍;双眼协同活动及小脑功能障碍,无长束征或视野缺损等。为椎-基底动脉及分支闭塞引起的大小不等的脑干、小脑梗死。

(4)腔隙性梗死(LACI):表现为腔隙综合征,如纯运动性偏瘫、纯感觉性脑卒中、共济失调性轻偏瘫、手笨拙-构音不良综合征等。大多是基底节或脑桥小穿支病变引起的小腔隙灶。

OCSP分型方法简便,更加符合临床实际的需要,临床医师不必依赖影像或病理结果即可对急性脑梗死迅速分出亚型,并作出有针对性的处理。

(三)临床综合征

1.颈内动脉闭塞综合征

颈内动脉闭塞综合征指颈内动脉血栓形成,主干闭塞。病史中可有头痛、头晕、晕厥、半身感觉异常或轻偏瘫;病变对侧有偏瘫、偏身感觉障碍和偏盲;可有精神症状,严重时有意识障碍;病变侧有视力减退,有的还有视神经盘萎缩;病灶侧有Horner综合征;病灶侧颈动脉搏动减弱或消失;优势半球受累可有失语,非优势半球受累可出现体象障碍。

2.大脑中动脉闭塞综合征

大脑中动脉闭塞综合征指大脑中动脉血栓形成,大脑中动脉主干闭塞,引起病灶对侧偏瘫、偏身感觉障碍和偏盲,优势半球受累还有失语。累及非优势半球可有失用、失认和体象障碍等顶叶症状。病灶广泛,可引起脑肿胀,甚至死亡。

(1)皮质支闭塞:引起病灶对侧偏瘫、偏身感觉障碍,面部及上肢重于下肢,优势半球病变有运动性失语,非优势半球病变有体象障碍。

(2)深穿支闭塞:出现对侧偏瘫和偏身感觉障碍,优势半球病变可出现运动性失语。

3.大脑前动脉闭塞综合征

大脑前动脉闭塞综合征指大脑前动脉血栓形成,大脑前动脉主干闭塞。在前交通动脉以前发生阻塞时,因为病损脑组织可通过对侧前交通动脉得到血供,故不出现临床症状;在前交通动脉分出之后阻塞时,可出现对侧中枢性偏瘫,以面瘫和下肢瘫为重,可伴轻微偏身感觉障碍;并可有排尿障碍(旁中央小叶受损);精神障碍(额极与胼胝体受损);强握及吸吮反射(额叶受损)等。

(1)皮质支闭塞:引起对侧下肢运动及感觉障碍;轻微共济运动障碍;排尿障碍和精神障碍。

(2)深穿支闭塞:引起对侧中枢性面、舌及上肢瘫。

4.大脑后动脉闭塞综合征

大脑后动脉闭塞综合征指大脑后动脉血栓形成。约70%的患者两条大脑后动脉来自基底动脉,并有后交通动脉与颈内动脉联系交通。有20%～25%的患者一条大脑后动脉来自基底动脉,另一条来自颈内动脉;其余的患者中,两条大脑后动脉均来自颈内动脉。

大脑后动脉供应颞叶的后部和基底面、枕叶的内侧及基底面,并发出丘脑膝状体及丘脑穿动脉供应丘脑血液。

(1)主干闭塞:引起对侧同向性偏盲,上部视野受损较重,黄斑回避(黄斑视觉皮质代表区为大脑中、后动脉双重血液供应,故黄斑视力不受累)。

(2)中脑水平大脑后动脉起始处闭塞:可见垂直性凝视麻痹、动眼神经麻痹、眼球垂直性歪扭斜视。

(3)双侧大脑后动脉闭塞:有皮质盲、记忆障碍(累及颞叶)、不能识别熟悉面孔(面容失认症)、幻视和行为综合征。

(4)深穿支闭塞:丘脑穿动脉闭塞则引起红核丘脑综合征,病侧有小脑性共济失调,意向性震颤。舞蹈样不自主运动和对侧感觉障碍。丘脑膝状体动脉闭塞则引起丘脑综合征,病变对侧偏身感觉障碍(深感觉障碍较浅感觉障碍为重),病变对侧偏身自发性疼痛。轻偏瘫,共济失调和舞蹈-手足徐动症。

5.椎-基底动脉闭塞综合征

椎-基底动脉闭塞综合征指椎-基底动脉血栓形成。椎-基底动脉实为一连续的脑血管干并有着共同的神经支配,无论是结构、功能还是临床病症的表现,两侧互为影响,实难予以完全分开,故常总称为“椎-基底动脉系疾病”。

(1)基底动脉主干闭塞综合征:指基底动脉主干血栓形成。发病虽然不如脑桥出血那么急,但病情常迅速恶化,出现眩晕、呕吐、四肢瘫痪、共济失调、昏迷和高热等。大多数在短期内死亡。

(2)双侧脑桥正中动脉闭塞综合征:指双侧脑桥正中动脉血栓形成,为典型的闭锁综合征,表现为四肢瘫痪、假性延髓性麻痹、双侧周围性面瘫、双眼球外展麻痹、两侧的侧视中枢麻痹。但患者意识清楚,视力、听力和眼球垂直运动正常,所以,患者通过听觉、视觉和眼球上下运动表示意识和交流。

(3)基底动脉尖综合征:基底动脉尖分出两对动脉——小脑上动脉和大脑后动脉,分支供应中脑、丘脑、小脑上部、颞叶内侧及枕叶。血栓性闭塞多发生于基底动脉中部,栓塞性病变通常发生在基底动脉尖。栓塞性病变导致眼球运动及瞳孔异常,表现为单侧或双侧动眼神经部分或完全麻痹、眼球上视不能(上丘受累)、光反射迟钝而调节反射存在(顶盖前区病损)、一过性或持续性意识障碍(中脑或丘脑网状激活系统受累)、对侧偏盲或皮质盲(枕叶受累)、严重记忆障碍(颞叶内侧受累)。如果是中老年人突发意识障碍又较快恢复,有瞳孔改变、动眼神经麻痹、垂直注视障碍、无明显肢体瘫痪和感觉障碍应想到该综合征的可能。如果还有皮质盲或偏盲、严重记忆障碍更支持本综合征的诊断,需做头部CT或MRI检查,若发现有双侧丘脑、枕叶、颞叶和中脑病灶则可确诊。

(4)中脑穿动脉综合征:指中脑穿动脉血栓形成,亦称Weber综合征,病变位于大脑脚底,损害锥体束及动眼神经,引起病灶侧动眼神经麻痹和对侧中枢性偏瘫。中脑穿动脉闭塞还可引起Benedikt综合征,累及动眼神经髓内纤维及黑质,引起病灶侧动眼神经麻痹及对侧锥体外系症状。

(5)脑桥支闭塞综合征:指脑桥支血栓形成引起的 Millard-Gubler 综合征,病变位于脑桥的腹外侧部,累及展神经核和面神经核及锥体束,引起病灶侧眼球外直肌麻痹、周围性面神经麻痹和对侧中枢性偏瘫。

(6)内听动脉闭塞综合征:指内听动脉血栓形成(内耳卒中)。内耳的内听动脉有两个分支,较大的耳蜗动脉供应耳蜗及前庭迷路下部;较小的耳蜗动脉供应前庭迷路上部,包括水平半规管及椭圆囊斑。由于口径较小的前庭动脉缺乏侧支循环,以致前庭迷路上部对缺血选择性敏感,故迷路缺血常出现严重眩晕、恶心呕吐。若耳蜗支同时受累则有耳鸣、耳聋。耳蜗支单独梗死则会突发耳聋。

(7)小脑后下动脉闭塞综合征:指小脑后下动脉血栓形成,也称 Wallenberg 综合征。表现为急性起病的头晕、眩晕、呕吐(前庭神经核受损)、交叉性感觉障碍,即病侧面部感觉减退、对侧肢体痛觉、温度觉障碍(病侧三叉神经脊束核及对侧交叉的脊髓丘脑束受损),同侧 Horner 综合征(下行交感神经纤维受损),同侧小脑性共济失调(绳状体或小脑受损),声音嘶哑、吞咽困难(疑核受损)。小脑后下动脉常有解剖变异,常见不典型临床表现。

四、辅助检查

(一)影像学检查

1.胸部 X 线检查

胸部 X 线检查了解心脏情况及肺部有无感染和癌肿等。

2.CT 检查

CT 检查不仅可确定梗死的部位及范围,而且可明确是单发还是多发。在缺血性脑梗死发病 12～24 小时内,CT 常没有明显的阳性表现。梗死灶最初表现为不规则的稍低密度区,病变与血管分布区一致。常累及基底节区,如为多发灶,亦可连成一片。病灶大、水肿明显时可有占位效应。在发病后 2～5 天,病灶边界清晰,呈楔形或扇形等。1～2 周,水肿消失,边界更清,密度更低。发病第 2 周,可出现梗死灶边界不清楚,边缘出现等密度或稍低密度,即模糊效应;在增强扫描后往往呈脑回样增强,有助于诊断。4～5 周,部分小病灶可消失,而大片状梗死灶密度进一步降低和囊变,后者 CT 值接近脑脊液。

在基底节和内囊等处的小梗死灶(一般在 15 mm 以内)称之为腔隙性脑梗死,病灶亦可发生在脑室旁深部白质、丘脑及脑干。

在 CT 排除脑出血并证实为脑梗死后,CT 血管成像(CTA)对探测颈动脉及其各主干分支的狭窄准确性较高。

3.MRI 检查

MRI 检查对病灶较 CT 敏感性、准确性更高的一种检测方法,其无辐射、无骨伪迹、更易早期发现小脑、脑干等部位的梗死灶,并于脑梗死后 6 小时左右便可检测到由于细胞毒性水肿造成 T_1 和 T_2 加权延长引起的 MRI 信号变化。近年除常规应用 SE 法的 T_1 和 T_2 加权以影像对比度原理诊断外,更需采用功能性磁共振成像,如弥散成像(DWI)和表观弥散系数(apparent diffusion coefficient,ADC)、液体衰减反转恢复序列(FLAIR)等进行水平位和冠状位检查,往往在脑缺血发生后 1～1.5 小时便可发现脑组织水含量增加引起的 MRI 信号变化,并随即可进一步行磁共振血管成像(MRA)、CT 血管成像(CTA)或数字减影血管造影(DSA)以了解梗死血管部位，为超早期施行动脉内介入溶栓治疗创造条件，有时还可发现血管畸形等非动脉硬化性血管病变。

(1)超早期：脑梗死临床发病后1小时内，DWI便可描出高信号梗死灶，ADC序列显示暗区。实际上DWI显示的高信号灶仅是血流低下引起的缺血灶。随着缺血的进一步进展，DWI从高信号渐转为等信号或低信号，病灶范围渐增大；PWI、FLAIR及T_2WI均显示高信号病灶区。值得注意的是，DWI对超早期脑干缺血性病灶，在水平位不易发现，而往往在冠状位可清楚显示。

(2)急性期：血-脑屏障尚未明显破坏，缺血区有大量水分子聚集，T_1WI和T_2WI明显延长，T_1WI呈低信号，T_2WI呈高信号。

(3)亚急性期及慢性期：由于正血红铁蛋白游离，T_1WI呈边界清楚的低信号，T_2WI和FLAIR均呈高信号；直至病灶区水肿消除，坏死组织逐渐产生，囊性区形成，乃至脑组织萎缩，FLAIR呈低信号或低信号与高信号混杂区，中线结构移向病侧。

(二)脑脊液检查

脑梗死患者脑脊液检查一般正常，大块梗死型患者可有压力增高和蛋白含量增高；出血性梗死时可见红细胞。

(三)经颅多普勒超声(TCD)

TCD是诊断颅内动脉狭窄和闭塞的手段之一，对脑底动脉严重狭窄(＞65％)的检测有肯定的价值。局部脑血流速度改变与频谱图形异常是脑血管狭窄最基本的TCD改变。三维B超检查可协助发现颈内动脉粥样硬化斑块的大小和厚度，有没有管腔狭窄及严重程度。

(四)心电图检查

心电图检查进一步了解心脏情况。

(五)血液学检查

1.血常规、血沉、抗“O”和凝血功能检查

血常规、血沉、抗“O”和凝血功能检查了解有无感染征象、活动风湿和凝血功能情况。

2.血糖

血糖了解有无糖尿病。

3.血清脂质

血清脂质包括总胆固醇和甘油三酯有无增高。

4.脂蛋白

低密度脂蛋白胆固醇(LDL-C)由极低密度脂蛋白胆固醇(VLDL-C)转化而来。通常情况下，LDL-C从血浆中清除，其所含胆固醇酯由脂肪酸水解，当体内LDL-C显著升高时，LDL-C附着到动脉的内皮细胞与LDL受体结合，而易被巨噬细胞摄取，沉积在动脉内膜上形成动脉硬化。有一组报道正常人组LDL-C(2.051±0.853)mmol/L，脑梗死患者组为(3.432±1.042)mol/L。

5.载脂蛋白B

载脂蛋白B(ApoB)是血浆低密度脂蛋白(LDL)和极低密度脂蛋白(VLDL)的主要载脂蛋白，其含量能精确反映出LDL的水平，与动脉粥样硬化(AS)的发生关系密切。在AS的硬化斑块中，胆固醇并不是孤立地沉积于动脉壁上，而是以LDL整个颗粒形成沉积物；ApoB能促进沉积物与氨基多糖结合成复合物，沉积于动脉内膜上，从而加速AS形成。对总胆固醇(TC)、LDL-C均正常的脑血栓形成患者，ApoB仍然表现出较好的差别性。

载脂蛋白 A-I(ApoA-I)的主要生物学作用是激活卵磷脂胆固醇转移酶,此酶在血浆胆固醇(Ch)酯化和 HDL 成熟(即 HDL→HDL_2→HDL_3)过程中起着极为重要的作用。ApoA-I 与 HDL_2 可逆结合以完成 Ch 从外周组织转移到肝脏。因此,ApoA-I 显著下降时,可形成 AS。

6.血小板聚集功能

近些年来的研究提示血小板聚集功能亢进参与体内多种病理反应过程,尤其是对缺血性脑血管疾病的发生、发展和转归起重要作用。血小板最大聚集率(PMA)、解聚型出现率(PDC)和双相曲线型出现率(PBC),发现缺血型脑血管疾病 PMA 显著高于对照组,PDC 明显低于对照组。

7.血栓烷 A_2 和前列环素

许多文献强调花生四烯酸(AA)的代谢产物在影响脑血液循环中起着重要作用,其中血栓烷A_2(TXA_2)和前列环素(PGI_2)的平衡更引人注目。脑组织细胞和血小板等质膜有丰富的不饱和脂肪酸,脑缺氧时,磷脂酶 A_2 被激活,分解膜磷脂使 AA 释放增加。后者在环氧化酶的作用下血小板和血管内皮细胞分别生成 TXA_2 和 PGI_2。TXA_2 和 PGI_2 水平改变在缺血性脑血管疾病的发生上是原发还是继发的问题,目前还不清楚。TXA_2 大量产生,PGI_2 的生成受到抑制,使正常情况下 TXA_2 与 PGI_2 之间的动态平衡受到破坏。TXA_2 强烈的缩血管和促进血小板聚集作用因失去对抗而占优势,对于缺血性低灌流的发生起着重要作用。

8.血液流变学

缺血性脑血管疾病全血黏度、血浆比黏度、血细胞比容升高,血小板电泳和红细胞电泳时间延长。有学者通过对脑血管疾病进行 133 例脑血流(CBF)测定,并将黏度相关的几个变量因素与 CBF 做了统计学处理,发现全部患者的 CBF 均低于正常,证实了血液黏度因素与 CBF 的关系。有学者把血液流变学各项异常作为脑梗死的危险因素之一。

红细胞表面带有负电荷,其所带电荷越少,电泳速度就越慢。有一组报道示脑梗死组红细胞电泳速度明显慢于正常对照组,说明急性脑梗死患者红细胞表面电荷减少,聚集性强,可能与动脉硬化性脑梗死的发病有关。

五、诊断与鉴别诊断

(一)诊断

(1)血栓形成性脑梗死为中年以后发病。

(2)常伴有高血压。

(3)部分患者发病前有 TIA 史。

(4)常在安静休息时发病,醒后发现症状。

(5)症状、体征可归为某一动脉供血区的脑功能受损,如病灶对侧偏瘫、偏身感觉障碍和偏盲,优势半球病变还有语言功能障碍。

(6)多无明显头痛、呕吐和意识障碍。

(7)大面积脑梗死有颅内高压症状,头痛、呕吐或昏迷,严重时发生脑疝。

(8)脑脊液检查多属正常。

(9)发病 12~48 小时后 CT 出现低密度灶。

(10)MRI 检查可更早发现梗死灶。

(二)鉴别诊断

1.脑出血

血栓形成性脑梗死和脑出血均为中老年人多见的急性起病的脑血管疾病,必须进行CT/MRI检查予以鉴别。

2.脑栓塞

血栓形成性脑梗死和脑栓塞同属脑梗死范畴,且均为急性起病,后者多有心脏病病史,或有其他肢体栓塞史,心电图检查可发现心房颤动等,以供鉴别诊断。

3.颅内占位性病变

少数颅内肿瘤、慢性硬膜下血肿和脑脓肿患者可以突然发病,表现局灶性神经功能缺失症状,而易与脑梗死相混淆。但颅内占位性病变常有颅内高压症状和逐渐加重的临床经过,颅脑CT对鉴别诊断有确切的价值。

4.脑寄生虫病

脑寄生虫病如脑囊虫病、脑型血吸虫病,也可在癫痫发作后,急性起病偏瘫。寄生虫的有关免疫学检查和神经影像学检查可帮助鉴别。

六、治疗

《欧洲脑卒中组织(ESO)缺血性脑卒中和短暂性脑缺血发作处理指南》推荐所有急性缺血性脑卒中患者都应在卒中单元内接受以下治疗。

(一)溶栓治疗

理想的治疗方法是在缺血组织出现坏死之前,尽早清除栓子,早期使闭塞脑血管再开通和缺血区的供血重建,以减轻神经组织的损害,正因为如此,溶栓治疗脑梗死一直引起人们的广泛关注。国外早在1958年即有溶栓治疗脑梗死的报道,由于有脑出血等并发症,益处不大,溶栓疗法一度停止使用。近30多年来,由于溶栓治疗急性心肌梗死的患者取得了很大的成功,大大减少了心肌梗死的范围,病死率下降20%~50%。溶栓治疗脑梗死又受到了很大的鼓舞。再者,CT扫描能及时排除颅内出血,可在早期或超早期进行溶栓治疗,因而提高了疗效和减少脑出血等并发症。

1.病例选择

(1)临床诊断符合急性脑梗死。

(2)头颅CT扫描排除颅内出血和大面积脑梗死。

(3)治疗前收缩压不宜>24.0 kPa(180 mmHg),舒张压不宜>14.7 kPa(110 mmHg)。

(4)无出血素质或出血性疾病。

(5)年龄>18岁及<75~80岁。

(6)溶栓最佳时机为发病后6小时内,特别是在3小时内。

(7)获得患者家属的书面知情同意。

2.禁忌证

(1)病史和体检符合蛛网膜下腔出血。

(2)CT扫描有颅内出血、肿瘤、动静脉畸形或动脉瘤。

(3)两次降压治疗后血压仍>24.0/14.7 kPa(180/110 mmHg)。

(4)过去30天内有手术史或外伤史,3个月内有脑外伤史。

(5)有血液疾病、出血素质、凝血功能障碍或使用抗凝药物史,凝血酶原时间(PT)>15秒,部分凝血活酶时间(APTT)>40秒,国际标准化比值(INR)>1.4,血小板计数<100×10^9/L。

(6)脑卒中发病时有癫痫发作的患者。

3.治疗时间窗

前循环脑卒中的治疗时间窗一般认为在发病后6小时内(使用阿替普酶为3小时内),后循环闭塞时的治疗时间窗适当放宽到12小时。这一方面是因为脑干对缺血耐受性更强,另一方面是由于后循环闭塞后预后较差,更积极的治疗有可能挽救患者的生命。许多研究者尝试放宽治疗时限,有认为脑梗死12~24小时内早期溶栓治疗有可能对少部分患者有效。但美国脑卒中协会(ASA)和欧洲脑卒中促进会(EUSI)都赞同认真选择在缺血性脑卒中发作后3小时内早期恢复缺血脑的血流灌注,才可获得良好的转归。两个指南也讨论了超过治疗时间窗溶栓的效果,EUSI的结论是目前仅能作为临床试验的组成部分。对于不能可靠地确定脑卒中发病时间的患者,包括睡眠觉醒时发现脑卒中发病的病例,两个指南均不推荐进行静脉溶栓治疗。

4.溶栓药物

(1)尿激酶:从健康人新鲜尿液中提取分离,然后再进行高度精制而得到的蛋白质,没有抗原性,不引起变态反应。其溶栓特点为不仅溶解血栓表面,而且深入栓子内部,但对陈旧性血栓则难起作用。尿激酶是非特异性溶栓药,与纤维蛋白的亲和力差,常易引起出血并发症。尿激酶的剂量和疗程目前尚无统一标准,剂量波动范围也大。

静脉滴注法:尿激酶每次100万~150万单位溶于0.9%氯化钠注射液500~1 000 mL,静脉滴注,仅用1次。另外,还可每次尿激酶20万~50万单位溶于0.9%氯化钠注射液500 mL中静脉滴注,每天1次,可连用7~10天。

动脉滴注法:选择性动脉给药有两种途径。一是超选择性脑动脉注射法,即经股动脉或肘动脉穿刺后,先进行脑血管造影,明确血栓所在的部位,再将导管插至颈动脉或椎-基底动脉的分支,直接将药物注入血栓所在的动脉或直接注入血栓处,达到较准确的选择性溶栓作用。在注入溶栓药后,还可立即再进行血管造影了解溶栓的效果。二是采用颈动脉注射法,常规颈动脉穿刺后,将溶栓药注入发生血栓的颈动脉,起到溶栓的效果。动脉溶栓尿激酶的剂量一般是10万~30万单位,有学者报道药物剂量还可适当加大。但急性脑梗死取得疗效的关键是掌握最佳的治疗时间窗,才会取得更好的效果,治疗时间窗比给药途径更重要。

(2)阿替普酶(rt-PA):rt-PA是第一种获得美国食品药品监督管理局(FDA)批准的溶栓药,特异性作用于纤溶酶原,激活血块上的纤溶酶原,而对血循环中的纤溶酶原亲和力小。因纤溶酶赖氨酸结合部位已被纤维蛋白占据,血栓表面的α_2-抗纤溶酶作用很弱,但血中的纤溶酶赖氨酸结合部位未被占据,故可被α_2-抗纤溶酶很快灭活。因此,rt-PA优点为局部溶栓,很少产生全身抗凝、纤溶状态,而且无抗原性。但rt-PA半衰期短(3~5分钟),而且血循环中纤维蛋白原激活抑制物的活性高于rt-PA,会有一定的血管再闭塞,故临床溶栓必须用大剂量连续静脉滴注。rt-PA治疗剂量是0.85~0.90 mg/kg,总剂量<90 mg,10%的剂量先予静脉推注,其余90%的剂量在24小时内静脉滴注。

美国(美国脑卒中学会、美国心脏病协会分会,2007)更新的《急性缺血性脑卒中早期治疗指南》指出,早期治疗的策略性选择,发病接诊的当时第一阶段医师能做的就是3件事:①评价患者。②诊断、判断缺血的亚型。③分诊、介入、外科或内科,0~3小时的治疗只有一个就是静脉溶栓,而且推荐使用rt-PA。

《中国脑血管病防治指南》(卫计委疾病控制司、中华医学会神经病学分会,2004 年)建议:①对经过严格选择的发病 3 小时内的急性缺血性脑卒中患者,应积极采用静脉溶栓治疗,首选 rt-PA,无条件采用 rt-PA 时,可用尿激酶替代。②发病 3～6 小时的急性缺血性脑卒中患者,可应用静脉尿激酶溶栓治疗,但选择患者应更严格。③对发病 6 小时以内的急性缺血性脑卒中患者,在有经验和有条件的单位,可以考虑进行动脉内溶栓治疗研究。④基底动脉血栓形成的溶栓治疗时间窗和适应证,可以适当放宽。⑤超过时间窗溶栓,不会提高治疗效果,且会增加再灌注损伤和出血并发症,不宜溶栓,恢复期患者应禁用溶栓治疗。

美国《急性缺血性脑卒中早期处理指南》(美国脑卒中学会、美国心脏病协会分会,2007)Ⅰ级建议:MCA 梗死<6 小时的严重脑卒中患者,动脉溶栓治疗是可以选择的,或可选择静脉内滴注 rt-PA;治疗要求患者处于一个有经验、能够立刻进行脑血管造影,且提供合格的介入治疗的脑卒中中心。鼓励相关机构界定遴选能进行动脉溶栓的个人标准。Ⅱ级建议:对于具有使用静脉溶栓禁忌证,诸如近期手术的患者,动脉溶栓是合理的。Ⅲ级建议:动脉溶栓的可获得性不应该一般地排除静脉内给 rt-PA。

(二)降纤治疗

降纤治疗可以降解血栓蛋白质,增加纤溶系统的活性,抑制血栓形成或促进血栓溶解。此类药物亦应早期应用,最好是在发病后 6 小时内,但没有溶栓药物严格,特别适应于合并高纤维蛋白原血症者。目前,国内纤溶药物种类很多,现介绍下面几种。

1.巴曲酶

巴曲酶又名东菱克栓酶,能分解纤维蛋白原,抑制血栓形成,促进纤溶酶的生成,而纤溶酶是溶解血栓的重要物质。巴曲酶的剂量和用法:第 1 天 10 BU,第 3 天和第 5 天各为 5～10 BU 稀释于100～250 mL 0.9%氯化钠注射液中,静脉滴注 1 小时以上。对治疗前纤维蛋白原在 4 g/L 以上和突发性耳聋(内耳卒中)的患者,首次剂量为 15～20 BU,以后隔天 5 BU,疗程 1 周,必要时可增至 3 周。

2.精纯溶栓酶

精纯溶栓酶又名注射用降纤酶,是以我国尖吻蝮蛇(又名五步蛇)的蛇毒为原料,经现代生物技术分离、纯化而精制的蛇毒制剂。本品为缬氨酸蛋白水解酶,能直接作用于血中的纤维蛋白α-链释放出肽 A。此时生成的肽 A 血纤维蛋白体的纤维系统,诱发 t-PA 的释放,增加t-PA的活性,促进纤溶酶的生成,使已形成的血栓得以迅速溶解。本品不含出血毒素,因此很少引起出血并发症。剂量和用法:首次 10 U 稀释于 100 mL 0.9%氯化钠注射液中缓慢静脉滴注,第 2 天 10 U,第 3 天5～10 U。必要时可适当延长疗程,1 次5～10 U,隔天静脉滴注 1 次。

3.降纤酶

降纤酶曾用名蝮蛇抗栓酶、精纯抗栓酶和去纤酶。取材于东北白眉蝮蛇蛇毒,是单一成分蛋白水解酶。剂量和用法:急性缺血性脑卒中,首次 10 U 加入 0.9%氯化钠注射液 100～250 mL 中静脉滴注,以后每天或隔天 1 次,连用 2 周。

4.注射用纤溶酶

从蝮蛇蛇毒中提取纤溶酶并制成制剂,其原理是利用抗体最重要的生物学特性——抗体与抗原能特异性结合,即抗体分子只与其相应的抗原发生结合。纤溶酶单克隆抗体纯化技术,就是用纤溶酶抗体与纤溶酶进行特异性结合,从而达到分离纯化纤溶酶,同时去除蛇毒中的出血毒素和神经毒。剂量和用法:对急性脑梗死(发病后 72 小时内)第 1～3 天每次 300 U 加入 5%葡萄糖注射液或0.9%氯化钠注射液250 mL中静脉滴注，第4～14天每次100～300 U。

5.安康乐得

安康乐得是马来西亚一种蝮蛇毒液的提纯物，是一种蛋白水解酶，能迅速有效地降低血纤维蛋白原，并可裂解纤维蛋白肽A，导致低纤维蛋白血症。剂量和用法：2～5 AU/kg，溶于250～500 mL 0.9%氯化钠注射液中，6～8小时静脉滴注完，每天1次，连用7天。

《中国脑血管病防治指南》建议：①脑梗死早期（特别是12小时以内）可选用降纤治疗，高纤维蛋白血症更应积极降纤治疗。②应严格掌握适应证和禁忌证。

（三）抗血小板聚集药

抗血小板聚集药又称血小板功能抑制剂。随着对血栓性疾病发生机制认识的加深，发现血小板在血栓形成中起着重要的作用。近年来，抗血小板聚集药在预防和治疗脑梗死方面越来越引起人们的重视。

抗血小板聚集药主要包括血栓烷 A_2 抑制剂（阿司匹林）、ADP受体拮抗剂（噻氯匹定、氯吡格雷）、磷酸二酯酶抑制剂（双嘧达莫）、糖蛋白（GP）Ⅱb/Ⅲa受体拮抗剂和其他抗血小板药物。

1.阿司匹林

阿司匹林是一种强效的血小板聚集抑制剂。阿司匹林抗栓作用的机制，主要是基于对环氧化酶的不可逆性抑制，使血小板内花生四烯酸转化为血栓烷 A_2（TXA_2）受阻，因为 TXA_2 可使血小板聚集和血管平滑肌收缩。在脑梗死发生后，TXA_2 可增加脑血管阻力、促进脑水肿形成。小剂量阿司匹林，可以最大限度地抑制 TXA_2 和最低限度地影响前列环素（PGI_2），从而达到比较理想的效果。国际脑卒中实验协作组和CAST协作组两项非盲法随机干预研究表明，脑卒中发病后48小时内应用阿司匹林是安全有效的。

阿司匹林预防和治疗缺血性脑卒中效果的不恒定，可能与用药剂量有关。有些研究者认为每天给75～325 mg最为合适。有学者分别给患者口服阿司匹林每天50 mg、100 mg、325 mg和1 000 mg，进行比较，发现50 mg/d即可完全抑制 TXA_2 生成，出血时间从5.03分钟延长到6.96分钟，100 mg/d出血时间7.78分钟，但1 000 mg/d反而缩减至6.88分钟。也有人观察到口服阿司匹林45 mg/d，尿内 TXA_2 代谢产物能被抑制95%，而尿内 PGI_2 代谢产物基本不受影响；每天100 mg，则尿内 TXA_2 代谢产物完全被抑制，而尿内 PGI_2 代谢产物保持基线的25%～40%；若用1 000 mg/d，则上述两项代谢产物完全被抑制。根据以上实验结果和临床体会提示，阿司匹林每天100～150 mg最为合适，既能达到预防和治疗的目的，又能避免发生不良反应。

《中国脑血管病防治指南》建议：①多数无禁忌证的未溶栓患者，应在脑卒中后尽早（最好48小时内）开始使用阿司匹林。②溶栓患者应在溶栓24小时后，使用阿司匹林，或阿司匹林与双嘧达莫缓释剂的复合制剂。③阿司匹林的推荐剂量为150～300 mg/d，分2次服用，2～4周后改为预防剂量（50～150 mg/d）。

2.氯吡格雷

由于噻氯匹定有明显的不良反应，已基本被淘汰，被第2代ADP受体拮抗剂氯吡格雷所取代。氯吡格雷和噻氯匹定一样对ADP诱导的血小板聚集有较强的抑制作用，对花生四烯酸、胶原、凝血酶、肾上腺素和血小板活化因子诱导的血小板聚集也有一定的抑制作用。与阿司匹林不同的是，它们对ADP诱导的血小板第Ⅰ相和第Ⅱ相的聚集均有抑制作用，且有一定的解聚作用。它还可以与红细胞膜结合，降低红细胞在低渗溶液中的溶解倾向，改变红细胞的变形能力。

氯吡格雷和阿司匹林均可作为治疗缺血性脑卒中的一线药物，多项研究都说明氯吡格雷的效果优于阿司匹林。氯吡格雷与阿司匹林合用防治缺血性脑卒中,比单用效果更好。氯吡格雷可用于预防颈动脉粥样硬化高危患者急性缺血事件。有文献报道23例颈动脉狭窄患者,在颈动脉支架置入术前常规服用阿司匹林100 mg/d,介入治疗前晚给予负荷剂量氯吡格雷300 mg,术后服用氯吡格雷75 mg/d,3个月后经颈动脉彩超发现,新生血管内皮已完全覆盖支架,无血管闭塞和支架内再狭窄。

氯吡格雷的使用剂量为每次50～75 mg,每天1次。它的不良反应与阿司匹林比较,发生胃肠道出血的风险明显降低,发生腹泻和皮疹的风险略有增加,但明显低于噻氯匹定。主要不良反应有头昏、头胀、恶心、腹泻,偶有出血倾向。氯吡格雷禁用于对本品过敏者及近期有活动性出血者。

3.双嘧达莫

双嘧达莫通过抑制磷酸二酯酶活性,阻止环腺苷酸(cAMP)的降解,提高血小板cAMP的水平,具有抗血小板黏附聚集的能力。双嘧达莫已作为预防和治疗冠心病、心绞痛的药物,而用于防治缺血性脑卒中的效果仍有争议。欧洲脑卒中预防研究(ESPS)大宗RCT研究认为双嘧达莫与阿司匹林联合防治缺血性脑卒中,疗效是单用阿司匹林或双嘧达莫的2倍,并不会导致更多的出血不良反应。

美国FDA最近批准了阿司匹林和双嘧达莫复方制剂用于预防脑卒中。这一复方制剂每片含阿司匹林50 mg和缓释双嘧达莫400 mg。一项单中心大规模随机试验发现,与单用小剂量阿司匹林比较,这种复方制剂可使脑卒中发生率降低22%,但这项资料的价值仍有争论。

双嘧达莫的不良反应轻而短暂,长期服用可有头痛、头晕、呕吐、腹泻、面红、皮疹和皮肤瘙痒等。

4.血小板糖蛋白(glycoprotein,GP)Ⅱb/Ⅲa受体拮抗剂

GPⅡb/Ⅲa受体拮抗剂是一种新型抗血小板药,其通过阻断GPⅡb/Ⅲa受体与纤维蛋白原配体的特异性结合,有效抑制各种血小板激活剂诱导的血小板聚集,进而防止血栓形成。GPⅡb/Ⅲa受体是一种血小板膜蛋白,是血小板活化和聚集反应的最后通路。GPⅡb/Ⅲa受体拮抗剂能完全抑制血小板聚集反应,是作用最强的抗血小板药。

GPⅡb/Ⅲa受体拮抗剂分3类,即抗体类如阿昔单抗、肽类如依替巴肽和非肽类如替罗非班。这3种药物均获美国FDA批准应用。

该药还能抑制动脉粥样硬化斑块的其他成分,对预防动脉粥样硬化和修复受损血管壁起重要作用。GPⅡb/Ⅲa受体拮抗剂在缺血性脑卒中二级预防中的剂量、给药途径、时间、监护措施及安全性等目前仍在探讨之中。

有报道对于阿替普酶(rt-PA)溶栓和球囊血管成形术机械溶栓无效的大血管闭塞和急性缺血性脑卒中患者,GPⅡb/Ⅲa受体拮抗剂能够提高治疗效果。阿昔单抗的抗原性虽已减低,但仍有部分患者可引起变态反应。

5.西洛他唑

西洛他唑可抑制磷酸二酯酶(PDE),特别是PDEⅢ,提高cAMP水平,从而起到扩张血管和抗血小板聚集的作用,常用剂量为每次50～100 mg,每天2次。

为了检测西洛他唑对颅内动脉狭窄进展的影响,有学者进行了一项多中心双盲随机与安慰剂对照研究,将135例大脑中动脉M1段或基底动脉狭窄有急性症状者随机分为两组,一组接受西洛他唑200 mg/d治疗,另一组给予安慰剂治疗,所有患者均口服阿司匹林100 mg/d,在进入

试验和6个月后分别做MRA和TCD对颅内动脉狭窄程度进行评价。主要转归指标为MRA上有症状颅内动脉狭窄的进展，次要转归指标为临床事件和TCD的狭窄进展。西洛他唑组，45例有症状颅内动脉狭窄者中有3例(6.7%)进展、11例(24.4%)缓解；而安慰剂组15例(28.8%)进展、8例(15.4%)缓解，两组差异有显著性意义。

有症状颅内动脉狭窄是一个动态变化的过程，西洛他唑有可能防止颅内动脉狭窄的进展。西洛他唑的不良反应可有皮疹、头晕、头痛、心悸、恶心、呕吐，偶有消化道出血、尿路出血等。

6.三氟柳

三氟柳的抗血栓形成作用是通过干扰血小板聚集的多种途径实现的，如不可逆性抑制环氧化酶(CoX)和阻断血栓素A_2(TXA_2)的形成。三氟柳抑制内皮细胞CoX的作用极弱，不影响前列腺素合成。另外，三氟柳及其代谢产物2-羟基-4-三氟甲基苯甲酸可抑制磷酸二酯酶，增加血小板和内皮细胞内cAMP的浓度，增强血小板的抗聚集效应，该药应用于人体时不会延长出血时间。

有研究将2 113例TIA或脑卒中患者随机分组，进行三氟柳(600 mg/d)或阿司匹林(325 mg/d)治疗，平均随访30.1个月，主要转归指标为非致死性缺血性脑卒中、非致死性心肌梗死和血管性疾病死亡的联合终点，结果两组联合终点发生率、各个终点事件发生率和存活率均无明显差异，三氟柳组出血性事件发生率明显低于阿司匹林组。

7.沙格雷酯

沙格雷酯是5-HT_2受体阻滞剂，具有抑制由5-HT增强的血小板聚集作用和由5-HT引起的血管收缩的作用，增加被减少的侧支循环血流量，改善周围循环障碍等。口服沙格雷酯后1～5小时即有抑制血小板的聚集作用，可持续4～6小时。口服每次100 mg，每天3次。不良反应较少，可有皮疹、恶心、呕吐和胃部灼热感等。

8.曲克芦丁

曲克芦丁能抑制血小板聚集，防止血栓形成，同时能对抗5-HT、缓激肽引起的血管损伤，增加毛细血管抵抗力，降低毛细血管通透性等。每次200 mg，每天3次，口服；或每次400～600 mg加入5%葡萄糖注射液或0.9%氯化钠注射液250～500 mL中静脉滴注，每天1次，可连用15～30天。不良反应较少，偶有恶心和便秘。

(四)扩血管治疗

扩张血管药目前仍然是广泛应用的药物，但脑梗死急性期不宜使用，因为脑梗死病灶后的血管处于血管麻痹状态，此时应用血管扩张药，能扩张正常血管，对病灶区的血管不但不能扩张，还要从病灶区盗血，称“偷漏现象”。因此，血管扩张药应在脑梗死发病2周后才应用。常用的扩张血管药有以下几种。

1.丁苯酞

丁苯酞每次200 mg，每天3次，口服。偶见恶心，腹部不适，有严重出血倾向者忌用。

2.倍他司汀

倍他司汀每次20 mg加入5%葡萄糖注射液500 mL中静脉滴注，每天1次，连用10～15天；或每次8 mg，每天3次，口服。有些患者会出现恶心、呕吐和皮疹等不良反应。

3.盐酸法舒地尔注射液

盐酸法舒地尔注射液每次60 mg(2支)加入5%葡萄糖注射液或0.9%氯化钠注射液250 mL中静脉滴注，每天1次，连用10～14天。可有一过性颜面潮红、低血压和皮疹等不良反应。

4.丁咯地尔

丁咯地尔每次 200 mg 加入 5%葡萄糖注射液或 0.9%氯化钠注射液250～500 mL中，缓慢静脉滴注，每天1 次，连用 10～14 天。可有头痛、头晕、胃肠道不适等不良反应。

5.银杏达莫注射液

银杏达莫注射液每次 20 mL 加入 5%葡萄糖注射液或 0.9%氯化钠注射液 500 mL 中静脉滴注，每天 1 次，可连用14 天。偶有头痛、头晕、恶心等不良反应。

6.葛根素注射液

葛根素注射液每次 500 mg 加入 5%葡萄糖注射液或 0.9%氯化钠注射液 500 mL 中静脉滴注，每天 1 次，连用14 天。少数患者可出现皮肤瘙痒、头痛、头昏、皮疹等不良反应，停药后可自行消失。

7.灯盏花素注射液

灯盏花素注射液每次 20 mL(含灯盏花乙素 50 g)加入 5%葡萄糖注射液或 0.9%氯化钠注射液 250 mL 中静脉滴注，每天 1 次，连用 14 天。偶有头痛、头昏等不良反应。

(五)钙通道阻滞剂

钙通道阻滞剂是继β受体阻滞剂之后，脑血管疾病治疗中最重要的进展之一。正常时细胞内钙离子浓度为 10^{-9} mol/L，细胞外钙离子浓度比细胞内高 10 000 倍。在病理情况下，钙离子迅速内流到细胞内，使原有的细胞内外钙离子平衡破坏，结果造成：①由于血管平滑肌细胞内钙离子增多，导致血管痉挛，加重缺血、缺氧。②由于大量钙离子激活 ATP 酶，使 ATP 酶加速消耗，结果细胞内能量不足，多种代谢无法维持。③由于大量钙离子破坏了细胞膜的稳定性，使许多有害物质释放出来。④由于神经细胞内钙离子陡增，可加速已经衰竭的细胞死亡。使用钙通道阻滞剂的目的在于阻止钙离子内流到细胞内，阻断上述病理过程。

钙通道阻滞剂改善脑缺血和解除脑血管痉挛的可能机制：①解除缺血灶中的血管痉挛。②抑制肾上腺素能受体介导的血管收缩，增加脑组织葡萄糖利用率，继而增加脑血流量。③有梗死的半球内血液重新分布，缺血区脑血流量增加，高血流区血流量减少，对临界区脑组织有保护作用。几种常用的钙通道阻滞剂介绍如下。

1.尼莫地平

尼莫地平为选择性扩张脑血管作用最强的钙通道阻滞剂。口服，每次 40 mg，每天 3～4 次。注射液，每次24 mg，溶于 5%葡萄糖注射液 1 500 mL 中静脉滴注，开始注射时，1 mg/h，若患者能耐受，1 小时后增至2 mg/h，每天 1 次，连续用药 10 天，以后改用口服。德国 Bayer 药厂生产的尼莫同，每次口服30～60 mg，每天 3 次，可连用 1 个月。注射液开始 2 小时可按照 0.5 mg/h 静脉滴注，如果耐受性良好，尤其血压无明显下降时，可增至 1 mg/h，连用 7～10 天后改为口服。该药规格为尼莫同注射液 50 mL 含尼莫地平 10 mg，一般每天静脉滴注 10 mg。不良反应比较轻微，口服时可有一过性消化道不适、头晕、嗜睡和皮肤瘙痒等。静脉给药可有血压下降(尤其是治疗前有高血压者)、头痛、头晕、皮肤潮红、多汗、心率减慢或心率加快等。

2.尼卡地平

尼卡地平对脑血管的扩张作用强于外周血管的作用。每次口服 20 mg，每天 3～4 次，连用 1～2 个月。可有胃肠道不适、皮肤潮红等不良反应。

3.氟桂利嗪

氟桂利嗪每次 5～10 mg，睡前服。有嗜睡、乏力等不良反应。

4.桂利嗪

桂利嗪每次口服 25 mg，每天 3 次。有嗜睡、乏力等不良反应。

（六）防治脑水肿

大面积脑梗死、出血性梗死的患者多有脑水肿，应给予降低颅压处理，如床头抬高 30°角，避免有害刺激、解除疼痛、适当吸氧和恢复正常体温等基本处理；有条件行颅内压测定者，脑灌注压应保持在 9.3 kPa(70 mmHg)以上；避免使用低渗和含糖溶液，如脑水肿明显者应快速给予降颅压处理。

1.甘露醇

甘露醇对缩小脑梗死面积与减轻病残有一定的作用。甘露醇除降低颅内压外，还可降低血液黏度、增加红细胞变形性、减少红细胞聚集、减少脑血管阻力、增加灌注压、提高灌注量、改善脑的微循环。同时，还可提高心排血量。每次 125～250 mL 静脉滴注，6 小时 1 次，连用 7～10 天。甘露醇治疗脑水肿疗效快、效果好。不良反应：降颅压有反跳现象，可能引起心力衰竭、肾功能损害、电解质紊乱等。

2.复方甘油注射液

复方甘油注射液能选择性脱出脑组织中的水分，可减轻脑水肿；在体内参加三羧酸循环代谢后转换成能量，供给脑组织，增加脑血流量，改善脑循环，因而有利于脑缺血病灶的恢复。每天 500 mL 静脉滴注，每天2 次，可连用 15～30 天。静脉滴注速度应控制在 2 mL/min，以免发生溶血反应。由于要控制静脉滴速，并不能用于急救。有大面积脑梗死的患者，有明显脑水肿甚至发生脑疝，一定要应用足量的甘露醇，或甘露醇与复方甘油同时或交替用药，这样可以维持恒定的降颅压作用和减少甘露醇的用量，从而减少甘露醇的不良反应。

3.七叶皂苷钠注射液

七叶皂苷钠注射液有抗渗出、消水肿、增加静脉张力、改善微循环和促进脑功能恢复的作用。每次 25 mg 加入 5%葡萄糖注射液或 0.9%氯化钠注射液 250～500 mL 中静脉滴注，每天 1 次，连用 10～14 天。

4.手术减压治疗

手术减压治疗主要适用于恶性大脑中动脉(MCA)梗死和小脑梗死。

（七）提高血氧和辅助循环治疗

高压氧是有价值的辅助疗法，在脑梗死的急性期和恢复期都有治疗作用。最近研究提示，脑广泛缺血后，纠正脑的乳酸中毒或脑代谢产物积聚，可恢复神经功能。高压氧向脑缺血区域弥散，可使这些区域的细胞在恢复正常灌注前得以生存，从而减轻缺血缺氧后引起的病理改变，保护受损的脑组织。

（八）神经细胞活化剂治疗

据一些药物试验研究报告，这类药物有一定的营养神经细胞和促进神经细胞活化的作用，但确切的效果，尚待进一步大宗临床验证和评价。

1.胞磷胆碱

胞磷胆碱参与体内卵磷脂的合成，有改善脑细胞代谢的作用和促进意识的恢复。每次 750 mg加入 5%葡萄糖注射液 250 mL 中静脉滴注，每天 1 次，连用 15～30 天。

2.三磷酸胞苷二钠

三磷酸胞苷二钠主要药效成分是三磷酸胞苷，该物质不仅能直接参与磷脂与核酸的合成，而且还间接参与磷脂与核酸合成过程中的能量代谢，有神经营养、调节物质代谢和抗血管硬化的作用。每次60～120 mg加入5%葡萄糖注射液250 mL中静脉滴注，每天1次，可连用10～14天。

3.小牛血去蛋白提取物

小牛血去蛋白提取物是一种小分子肽、核苷酸和寡糖类物质，不含蛋白质和致热原。其可促进细胞对氧和葡萄糖的摄取和利用，使葡萄糖的无氧代谢转向为有氧代谢，使能量物质生成增多，延长细胞生存时间，促进组织细胞代谢、功能恢复和组织修复。每次1 200～1 600 mg加入5%葡萄糖注射液500 mL中静脉滴注，每天1次，可连用15～30天。

4.依达拉奉

依达拉奉是一种自由基清除剂，有抑制脂自由基的生成、抑制细胞膜脂质过氧化连锁反应及抑制自由基介导的蛋白质、核酸不可逆的破坏作用，是一种脑保护药物。每次30 mg加入5%葡萄糖注射液250 mL中静脉滴注，每天2次，连用14天。

(九)其他内科治疗

1.调节和稳定血压

急性脑梗死患者的血压检测和治疗是一个存在争议的领域。因为血压偏低会减少脑血流灌注，加重脑梗死。在急性期，患者会出现不同程度的血压升高。原因是多方面的，如脑卒中后的应激反应、膀胱充盈、疼痛及机体对脑缺氧和颅内压升高的代偿反应等，且其升高的程度与脑梗死病灶大小和部位、疾病前是否患高血压有关。脑梗死早期的高血压处理取决于血压升高的程度及患者的整体情况。美国脑卒中学会(ASA)和欧洲脑卒中促进会(EUSI)都赞同：收缩压超过29.3 kPa(220 mmHg)或舒张压超过16.0 kPa(120 mmHg)以上，则应给予谨慎缓慢降压治疗，并严密观察血压变化，防止血压降得过低。然而有一些脑血管治疗中心，主张只有在出现下列情况才考虑降压治疗，如合并夹层动脉瘤、肾衰竭、心脏衰竭及高血压脑病时。但在溶栓治疗时，需及时降压治疗，应避免收缩压>24.7 kPa(185 mmHg)，以防止继发性出血。降压推荐使用微输液泵静脉注射硝普钠，可迅速、平稳地降低血压至所需水平，也可用乌拉地尔、卡维地洛等。血压过低对脑梗死不利，应适当提高血压。

2.控制血糖

糖尿病是脑卒中的危险因素之一，并可加重急性脑梗死和局灶性缺血再灌注损伤。欧洲脑卒中组织(ESO)《缺血性脑卒中和短暂性脑缺血发作处理指南》[欧洲脑卒中促进会(EUSI)，2008年]指出，已证实急性脑卒中后高血糖与大面积脑梗死、皮质受累及其功能转归不良有关，但积极降低血糖能否改善患者的临床转归，尚缺乏足够证据。如果过去没有糖尿病史，只是急性脑卒中后血糖应激性升高，则不必应用降糖措施，只需输液中尽量不用葡萄糖注射液似可降低血糖水平；有糖尿病史的患者必须同时应用降糖药适当控制高血糖；血糖超过10 mmol/L(180 mg/dL)时需降糖处理。

3.心脏疾病的防治

对并发心脏疾病的患者要采取相应防治措施，如果要应用甘露醇脱水治疗，则必须加用呋塞米以减少心脏负荷。

4.防治感染

对有吞咽困难或意识障碍的脑梗死患者，常常容易合并肺部感染，应给予相应抗生素和止咳化痰药物，必要时行气管切开，有利吸痰。

5.保证营养和水、电解质的平衡

特别是对有吞咽困难和意识障碍的患者，应采用鼻饲，保证营养、水与电解质的补充。

6.体温管理

在实验室脑卒中模型中，发热与脑梗死体积增大和转归不良有关。体温升高可能是中枢性高热或继发感染的结果，均与临床转归不良有关。应积极迅速找出感染灶并予以适当治疗，并可使用乙酰氨基酚进行退热治疗。

（十）康复治疗

脑梗死患者只要生命体征稳定，应尽早开始康复治疗，主要目的是促进神经功能的恢复。早期进行瘫痪肢体的功能锻炼和语言训练，防止关节挛缩和足下垂，可采用针灸、按摩、理疗和被动运动等措施。

七、预后与预防

（一）预后

(1)如果得到及时的治疗，特别是能及时在卒中单元获得早期溶栓疗法等系统规范的中西医结合治疗，可提高疗效，减少致残率，30%～50%以上的患者能自理生活，甚至恢复工作能力。

(2)脑梗死国外病死率为6.9%～20%，其中颈内动脉系梗死为17%，椎-基底动脉系梗死为18%。秦震等观察随访经CT证实的脑梗死1～7年的预后，发现：①累计生存率，6个月为96.8%，12个月为91%，2年为81.7%，3年为81.7%，4年为76.5%，5年为76.5%，6年为71%，7年为71%。急性期病死率为22.3%，其中颈内动脉系22%，椎-基底动脉系25%。意识障碍、肢体瘫痪和继发肺部感染是影响预后的主要因素。②累计病死率在开始半年内迅速上升，一年半达高峰。说明发病后一年半不能恢复自理者，继续恢复的可能性较小。

（二）预防

1.一级预防

一级预防是指发病前的预防，即通过早期改变不健康的生活方式，积极主动地控制危险因素，从而达到使脑血管疾病不发生或发病年龄推迟的目的。从流行病学角度看，只有一级预防才能降低人群发病率，所以对于病死率及致残率很高的脑血管疾病来说，重视并加强开展一级预防的意义远远大于二级预防。

对血栓形成性脑梗死的危险因素及其干预管理有下述几方面：服用降血压药物，有效控制高血压，防治心脏病，冠心病患者应服用小剂量阿司匹林，定期监测血糖和血脂，合理饮食和应用降糖药物和降脂药物，不抽烟、不酗酒，对动脉狭窄患者及无症状颈内动脉狭窄患者一般不推荐手术治疗或血管内介入治疗，对重度颈动脉狭窄(≥70%)的患者在有条件的医院可以考虑行颈动脉内膜切除术或血管内介入治疗。

2.二级预防

脑卒中首次发病后应尽早开展二级预防工作，可预防或降低再次发生率。二级预防有下述几个方面：要对第1次发病机制正确评估，管理和控制血压、血糖、血脂和心脏病，应用抗血小板聚集药物，颈内动脉狭窄的干预同一级预防，有效降低同型半胱氨酸水平等。

（刘　龙）

第五节　颈动脉粥样硬化

颈动脉粥样硬化是指双侧颈总动脉、颈总动脉分叉处及颈内动脉颅外段的管壁僵硬，内膜-中层增厚(IMT)，内膜下脂质沉积，斑块形成及管腔狭窄，最终可导致脑缺血性损害。

颈动脉粥样硬化与种族有关，白种男性老年人颈动脉粥样硬化的发病率最高，在美国约35%的缺血性脑血管病由颈动脉粥样硬化引起，因此对颈动脉粥样硬化的防治一直是西方国家研究的热点，如北美症状性颈动脉内膜切除试验(NASCET)和欧洲颈动脉外科试验(ECST)。我国对颈动脉粥样硬化的研究起步较晚，目前尚缺乏像 NASCET 和 EC-ST 等大宗试验数据，但随着诊断技术的发展，如高分辨率颈部双功超声、磁共振血管造影和 TCD 等的应用，人们对颈动脉粥样硬化在脑血管疾病中重要性的认识已明显提高，我国现已开展颈动脉内膜剥脱术及经皮血管内支架形成等治疗。

颈动脉粥样硬化的危险因素与一般动脉粥样硬化相似，如高血压、糖尿病、高血脂、吸烟、肥胖等。颈动脉粥样硬化引起脑缺血的机制有两点：①动脉-动脉栓塞，栓子可以是粥样斑块基础上形成的附壁血栓脱落，或斑块本身破裂脱落；②血流动力学障碍。人们一直以为血流动力学障碍是颈动脉粥样硬化引起脑缺血的主要发病机制，因此把高度颈动脉狭窄(>70%)作为防治的重点，如采用颅外-颅内分流术以改善远端供血，但结果并未能降低同侧卒中的发病率，原因是颅外-颅内分流术并未能消除栓子源，仅仅是绕道而不是消除颈动脉斑，因此不能预防栓塞性卒中。现已认为，脑缺血的产生与斑块本身的结构和功能状态密切相关，斑块的稳定性较之斑块的体积有更大的临床意义。动脉-动脉栓塞可能是缺血性脑血管病最主要的病因，颈动脉粥样硬化斑块是脑循环动脉源性栓子的重要来源。因此，有必要提高对颈动脉粥样硬化的认识，并在临床工作中加强对颈动脉粥样硬化的防治。

一、临床表现

颈动脉粥样硬化引起的临床症状，主要为短暂性脑缺血发作(TIA)及脑梗死。

(一)TIA

脑缺血症状多在 2 分钟(<5 分钟)内达高峰，多数持续 2～15 分钟，仅数秒的发作一般不是TIA。TIA 持续时间越长(<24 小时)，遗留梗死灶的可能性越大，称为伴一过性体征的脑梗死，不过在治疗上与传统 TIA 并无区别。

1.运动和感觉症状

运动症状包括单侧肢体无力，动作笨拙或瘫痪。感觉症状为对侧肢体麻木和感觉减退。运动和感觉症状往往同时出现，但也可以是纯运动或纯感觉障碍。肢体瘫痪的程度从肌力轻度减退至完全性瘫痪，肢体麻木可无客观的浅感觉减退。如果出现一过性失语，提示优势半球 TIA。

2.视觉症状

一过性单眼黑矇是同侧颈内动脉狭窄较特异的症状，患者常描述为“垂直下沉的阴影”，或像“窗帘拉拢”。典型发作持续仅数秒或数分钟，并可反复、刻板发作。若患者有一过性单眼黑矇伴对侧肢体 TIA，则高度提示黑矇侧颈动脉粥样硬化狭窄。

严重颈动脉狭窄可引起一种少见的视觉障碍，当患者暴露在阳光下时，病变同侧单眼失明，在回到较暗环境后数分钟或数小时视力才能逐渐恢复。其发生的机制尚未明。

3.震颤

颈动脉粥样硬化可引起肢体震颤，往往在姿势改变，行走或颈部过伸时出现。这种震颤常发生在肢体远端，单侧，较粗大，且无节律性（3～12 Hz），持续数秒至数分钟，发作时不伴意识改变。脑缺血产生肢体震颤的原因也未明。

4.颈部杂音

颈动脉粥样硬化使动脉部分狭窄，血液出现涡流，用听诊器可听到杂音。下颌角处舒张期杂音高度提示颈动脉狭窄。颈内动脉虹吸段狭窄可出现同侧眼部杂音。但杂音对颈动脉粥样硬化无定性及定位意义，仅 50%～60%的颈部杂音与颈动脉粥样硬化有关，在 45 岁以上人群中，3%～4%有无症状颈部杂音。过轻或过重的狭窄由于不能形成涡流，因此常无杂音。当一侧颈动脉高度狭窄或闭塞时，病变对侧也可出现杂音。

（二）脑梗死

颈动脉粥样硬化可引起脑梗死，出现持久性的神经功能缺失，在头颅 CT、MRI 扫描可显示大脑中动脉和大脑前动脉供血区基底节及皮质下梗死灶，梗死灶部位与临床表现相符。与其他病因所致的脑梗死不同，颈动脉粥样硬化引起的脑梗死常先有 TIA，可呈阶梯状发病。

二、诊断

（一）超声检查

超声检查可评价早期颈动脉粥样硬化及病变的进展程度，是一种方便、常用的方法。国外近 70%的颈动脉粥样硬化患者经超声检查即可确诊。在超声检查中应用较多的是双功能超声（Dus）。Dus 是多普勒血流超声与显像超声相结合，能反映颈动脉血管壁，斑块形态及血流动力学变化。其测定参数包括颈动脉内膜、内膜-中层厚度（IMT）、斑块大小及斑块形态、测量管壁内径并计算狭窄程度及颈动脉血流速度。IMT 是反映早期颈动脉硬化的指标，若 IMT≥1 mm 即提示有早期动脉硬化。斑块常发生在颈总动脉分叉处及颈内动脉起始段，根据形态分为扁平型、软斑、硬斑和溃疡型四型。斑块的形态较斑块的体积有更重要的临床意义，不稳定的斑块如软斑，特别是溃疡斑，更易合并脑血管疾病。目前有 4 种方法来计算颈动脉狭窄程度：NASCET 法、ECST 法、CC 法和 CSI 法。采用较多的是 NASCET 法：狭窄率＝[1－最小残存管径（MRI）/狭窄远端管径（DL）]×100%。依据血流速度增高的程度，可粗略判断管腔的狭窄程度。

随着超声检查分辨率的提高，特别是其对斑块形态和溃疡的准确评价，使 DUS 在颈动脉粥样硬化的诊断和治疗方法的选择上具有越来越重要的临床实用价值。但 Dus 也有一定的局限性，超声检查与操作者的经验密切相关，其结果的准确性易受人为因素影响。另外，Dus 不易区别高度狭窄与完全性闭塞，而两者的治疗方法截然不同。因此，当 DUS 提示动脉闭塞时，应做血管造影证实。

（二）磁共振血管造影

磁共振血管造影（MRA）是 20 世纪 80 年代出现的一项无创性新技术，检查时不需注射对比剂，对人体无损害。MRA 对颈动脉粥样硬化评价的准确性在 85%以上，若与 DUS 相结合，则可大大提高无创性检查的精确度。只有当 DUS 与 MRA 检查结果不一致时，才需做血管造影。MRA 的局限性在于费用昂贵，对狭窄程度的评价有偏大倾向。

(三)血管造影

血管造影,特别是数字减影血管造影(DSA),仍然是判断颈动脉狭窄的"金标准"。在选择是否采用手术治疗和手术治疗方案时,相当多患者仍需做DSA。血管造影的特点在于对血管狭窄的判断有很高的准确性。缺点是不易判断斑块的形态。

三、鉴别诊断

(一)椎-基底动脉系统TIA

当患者表现为双侧运动或感觉障碍,眩晕、复视、构音障碍和同向视野缺失时,应考虑是后循环病变而非颈动脉粥样硬化。一些交替性的神经症状,如先左侧然后右侧的偏瘫,往往提示后循环病变、心源性栓塞或弥散性血管病变。

(二)偏头痛

25%~35%的缺血性脑血管病伴有头痛,且典型偏头痛发作也可伴发神经系统定位体征,易与TIA混淆。两者的区别在于偏头痛引起的定位体征为兴奋性的,如感觉过敏、视幻觉、不自主运动等。偏头痛患者常有类似的反复发作史和家族史。

四、治疗

治疗动脉粥样硬化的方法亦适用于颈动脉粥样硬化,如戒烟、加强体育活动、减轻肥胖、控制高血压及降低血脂等。

(一)内科治疗

内科治疗的目的在于阻止动脉粥样硬化的进展,预防脑缺血的发生及预防手术后病变的复发。目前,尚未完全证实内科治疗可逆转和消退颈动脉粥样硬化。

1.抗血小板聚集药治疗

抗血小板聚集药治疗的目的是阻止动脉粥样硬化斑块表面生成血栓,预防脑缺血的发作。阿司匹林是目前使用最广泛的抗血小板药,长期服用可较显著地降低心脑血管疾病发生的危险性。阿司匹林的剂量30~1 300 mg/d均有效。目前还没有证据说明大剂量阿司匹林较小剂量更有效,因此对绝大多数患者而言,50~325 mg/d是推荐剂量。

对阿司匹林治疗无效的患者,一般不主张用加大剂量来增强疗效。此时,可选择替换其他抗血小板聚集药,或改用口服抗凝剂。

2.抗凝治疗

当颈动脉粥样硬化患者抗血小板聚集药治疗无效,或不能耐受抗血小板聚集药治疗时,可采用抗凝治疗。最常用的口服抗凝剂是华法林。

(二)手术治疗

对高度狭窄(70%~99%)的症状性颈动脉粥样硬化患者,首选的治疗方法是动脉内膜剥脱术(CEA)。CEA不仅减少了脑血管疾病的发病率,也降低了因反复发作脑缺血而增加的医疗费用。

五、预后与预防

对于无症状性颈动脉粥样硬化,年龄与颈动脉粥样硬化密切相关,被认为是颈动脉粥样硬化的主要危险因素之一。国内一组1 095例无症状人群的DUS普查发现:60岁以下、60~70岁和

70 岁以上人群,颈动脉粥样硬化的发病率分别是 3.7%、24.2%及 54.8%。若患者有冠心病或周围血管病,则约 1/3 的患者一侧颈动脉粥样硬化狭窄程度超过 50%。因此,对高龄,特别是具有动脉粥样硬化危险因素的患者,应考虑到无症状性颈动脉粥样硬化的可能,查体时注意有无颈部血管杂音,必要时选作相应的辅助检查。

有报道无症状性颈动脉狭窄的 3 年卒中危险率为 2.1%。从理论上讲,无症状性颈动脉粥样硬化随着病情的发展,特别是狭窄程度超过 50%的患者,产生 TIA、脑梗死等临床症状的可能性增大,欧洲一项针对无症状性颈动脉粥样硬化的研究表明,颈动脉狭窄程度越高,3 年卒中危险率增加。

由于无症状性颈动脉粥样硬化 3 年卒中危险率仅 2.1%,因此对狭窄程度超过 70%的无症状患者,是否采用颈动脉内膜剥脱术,目前尚无定论。由于手术本身的危险性,因此,目前对无症状性颈动脉粥样硬化仍以内科治疗为主,同时密切随访。

(刘　龙)

第六节　脑动脉硬化症

脑动脉硬化症是指在全身动脉硬化的基础上,脑部血管的弥漫性硬化、管腔狭窄及小动脉闭塞,供应脑实质的血流减少,神经细胞变性而引起的一系列神经与精神症状。本病发病年龄大多在 50 岁以上。脑动脉硬化的好发部位多位于颈动脉分叉水平,而颈总动脉的起始部很少发生。

一、病因与发病机制

该病病因尚未完全明了,大多数学者认为与下列因素有关。

(一)脂质代谢障碍和内膜损伤

脂质代谢障碍和内膜损伤是导致动脉粥样硬化最早和最主要的原因。早期病变发生于内膜,大量中性脂肪、胆固醇由浆中移出而沉积于血管壁的内膜上形成粥样硬化斑块。

(二)血流动力学因素的作用

脂质进入和移出内膜的速度经常处于动态的平衡。但在动脉分叉处、弯曲处、动脉成角、转向处或内膜表面不规则时,可影响血液的流层,使血液汹涌而形成湍流,由于高切应力和湍流的机械性损伤,致使内膜进一步损伤。血浆中的脂质向损伤的内膜移动占优势,致使高浓度的乳糜微粒及脂蛋白多聚在这一区域,加速动脉粥样硬化的发生及发展。

(三)血小板聚集作用

近年来应用扫描电子显微镜的研究发现,血小板易在动脉分叉处聚集,血小板与内皮细胞的相互作用而使内膜发生损伤,血小板在内皮细胞损伤处容易黏附,继而聚集,其结果是血小板血栓形成。

(四)高密度脂蛋白与动脉粥样硬化

高密度脂蛋白(HDL)与乳糜微粒(CM)及极低密度脂蛋白(VLDL)的代谢途径有密切关系。现已发现动脉粥样硬化患者血清高密度脂蛋白降低,故认为高密度脂蛋白降低可导致动脉粥样硬化。

(五)高血压与动脉粥样硬化

高血压是动脉粥样硬化的重要因素,患有高血压时,由于血流冲击,使动脉壁承受很强的机械压力,可促进动脉粥样硬化的发生和发展。

二、病理生理

动脉硬化早期,在动脉的内膜上出现数毫米大小的黄色脂点或出现数厘米长的黄色脂肪条。病变进一步发展则形成纤维斑块,斑块表面可破溃形成溃疡出血,亦可形成附壁血栓,可使动脉管腔变细甚至闭塞。

三、临床表现

(一)早期

脑动脉粥样硬化发展缓慢,呈进行性加重,早期表现类似神经衰弱,患者有头痛、头胀、头部压紧感,还可有耳鸣、眼花、心悸、失眠、记忆力减退、烦躁及易疲倦等症状,头晕、头昏、嗜睡及精神状态的改变。逐渐出现对各种刺激的感觉过敏,情绪易波动,有时激动、焦虑、紧张、恐惧、多疑,有时又出现对周围事物无兴趣、淡漠及颓丧、伤感,对任何事情感到无能为力、不果断。并常伴有自主神经功能障碍,如手足发冷、局部出汗,皮肤划纹征阳性。脑动脉粥样硬化时可引起脑出血,临床上可发生眩晕、昏厥等症状,并可有短暂性脑缺血发作。

(二)进展期

随着病情的进展,患者可出现许多严重的神经精神症状及体征,其临床表现有以下几类。

(1)动脉硬化性帕金森病:患者面部缺乏表情,发音低而急促,直立时身体向前弯,四肢强直而肘关节略屈曲,手指震颤而呈搓丸样,步伐小而身体向前冲,称为“慌张步态”。其他症状尚有出汗多,皮脂溢出多,言语障碍、流口水多、吞咽费力等。少数患者晚期可出现痴呆。

(2)脑动脉硬化痴呆:患者缓慢起病,呈阶梯性智能减退,早期患者可出现神经衰弱综合征,逐渐出现近记忆力明显减退,而人格、远记忆力、判断、计算力尚能在一段时间内保持完整。患者情绪不稳,易激惹、喜怒无常、夜间可出现谵妄或失眠,有时出现强哭、强笑或情绪淡漠,最后发展为痴呆。

(3)假性延髓性麻痹:其临床特征为构音障碍、吞咽困难,饮水呛咳,面无表情,轻度情绪刺激表现为反应过敏及不能控制的强哭、强笑或哭笑相似而不易分清,这种情感障碍由病变侵犯皮质丘脑阻塞所致。

(4)脑神经损害:脑动脉硬化后僵硬的动脉可压迫脑底部的脑神经而使其功能发生障碍,如双鼻侧偏盲、三叉神经痛性抽搐、双侧展或面神经瘫痪,或引起一侧面肌痉挛等症状。

(5)脑动脉硬化:神经系统所出现的体征临床上可出现一些原始反射,如强握反射、口舌动作等。同时可伴有皮质高级功能的障碍,如语言障碍,对词的短暂记忆丧失,命名不能、失用,亦出现体像障碍、皮质感觉障碍,锥体束损害及脑干、脊髓损害的症状。另外,还可出现括约肌功能障碍,如尿潴留或失禁,大便失禁等。脑动脉硬化症还可引起癫痫发作,其发作形式可为杰克森发作、钩回发作或全身性大发作。

四、辅助检查

(一)血生化测定

患者血胆固醇增高,低密度脂蛋白增高,高密度脂蛋白降低,血甘油三酯增高,血β-脂蛋白增高,90%以上的患者表现为Ⅱ或Ⅳ型高脂血症。

(二)数字减影

动脉造影可显示脑动脉粥样硬化所造成的动脉管腔狭窄或动脉瘤病变。脑动脉造影显示动脉异常弯曲和伸长。动脉内膜存在有动脉粥样硬化斑,使动脉管腔变的不规则,呈锯齿状,最常见于颈内动脉虹吸部,亦可见于大脑中、前、后动脉。

(三)经颅多普勒检查

根据所测颅内血管的血流速度、峰值、频宽、流向,判断出血管有无狭窄和闭塞。

(四)CT 扫描及 MRI 检查

CT 及 MRI 可显示脑萎缩及多发性腔隙性梗死(图 3-1、图 3-2)。

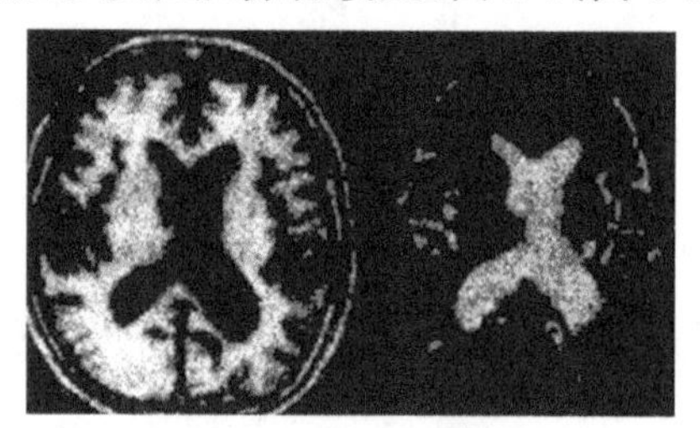

图 3-1　弥漫性脑萎缩

T_1 及 T_2 加权像,脑室系统扩大脑沟池增宽,左侧明显

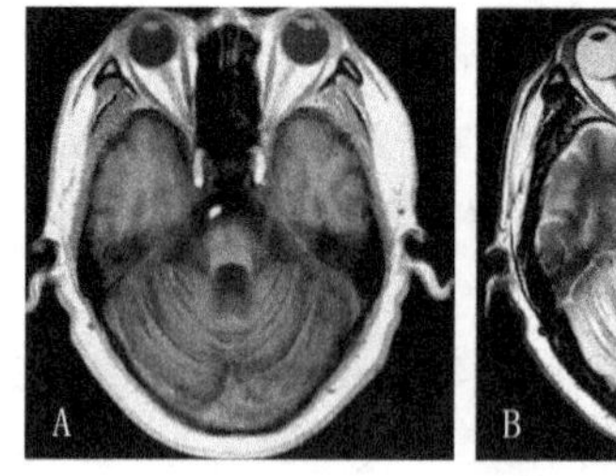

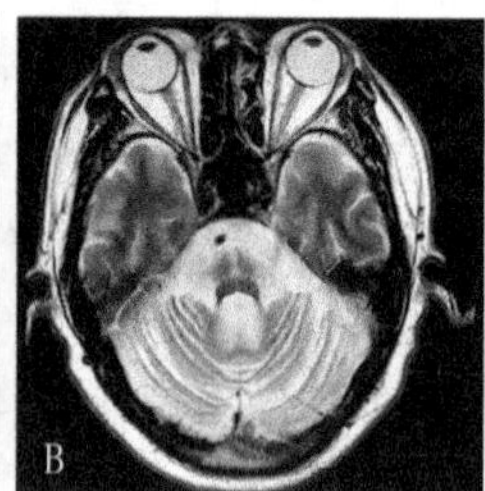

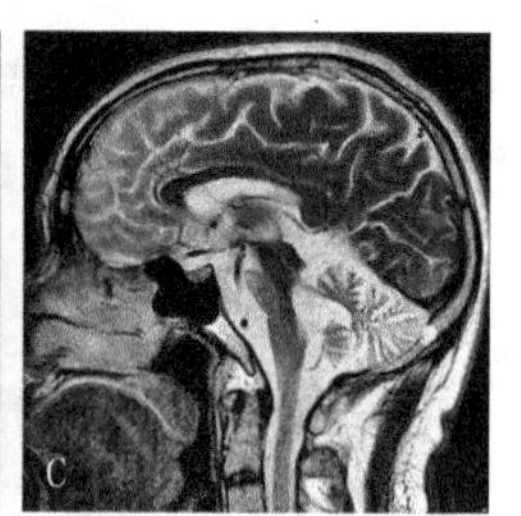

图 3-2　脑桥小脑萎缩

T_1WI(A)和 T_2WI(B)为横断位,T_2W(C)为矢状位,脑桥、橄榄、小脑萎缩,脑桥、橄榄腹侧变平,桥前池扩大,第四脑室扩张;脑桥见"十字"征(B)

(五)眼底检查

40%左右的患者有视网膜动脉硬化症,表现为动脉迂曲,动脉直径变细不均,动脉反光增强,呈银丝样改变及动静脉交叉压迹等。

五、诊断

(1)年龄在 45 岁以上。

(2)初发高级神经活动不稳定的症状或脑弥漫性损害症状。

(3)有全身动脉硬化,如眼底动脉硬化Ⅱ级以上或主动脉弓增宽及颞动脉或桡动脉较硬及冠心病等。

(4)神经系统阳性体征如腱反射不对称,掌颌反射阳性及吸吮反射阳性等。

(5)血清胆固醇增高。

(6)排除其他脑病。

上述6项为诊断脑动脉硬化的最低标准。可根据身体任何部位的动脉硬化症状，如头部动脉的硬化，精神、神经症状呈缓慢进展，伴以短暂性脑卒中样发作，或有轻重不等的较广泛的神经系统异常。有脑神经、锥体束和锥体外系损害，并除外颅内占位性病变，结合实验室检查可以做出临床诊断。

六、鉴别诊断

本病应与以下疾病相鉴别。

(一)神经衰弱综合征

脑动脉硬化发病多在50岁以后，没有明显的精神因素，临床表现以情感脆弱、近记忆减退为突出症状。此外，表现为思维活动迟钝，工作能力下降，眼底动脉硬化及血脂明显增高均可与神经衰弱鉴别。

(二)老年痴呆

脑动脉硬化症晚期可出现痴呆，故应与老年痴呆相鉴别(表3-3)。

表3-3 脑动脉硬化性痴呆与老年痴呆的鉴别

项目	脑动脉硬化性痴呆	老年痴呆
发病年龄	50～75岁	70～75岁
病理改变	多发性脑微梗死灶	脑组织中老年斑与神经纤维缠结
高血压动脉硬化	常有，病起决定性作用	或无，不起决定性作用
情感障碍	脆弱，哭笑无常	淡漠，反应迟钝
人格改变	有，相对较完整	迅速衰退
记忆力	有，近事遗忘	十分突出，远近事记忆均障碍
定向力	有	时间、地点、人物定向均差
智能障碍	选择性或镶嵌性衰退	全面衰退
自知力	保持较久	早期丧失
定位特征	常有，明显	无特异性
进展情况	阶梯或进展	迅速加重而死亡

(三)颅内占位性病变

颅内占位性病变如脑瘤、转移瘤、硬脑膜下血肿。颅内占位性病变常缺乏血管硬化的体征，多伴有进行性颅内压增高及脑脊液蛋白高的表现。CT扫描或MRI检查可加以鉴别。

(四)躯体性疾病

躯体性疾病如营养障碍、严重贫血、内分泌疾病、心肺疾病伴缺氧和二氧化碳潴留、肾脏疾病伴尿毒症、慢性充血性心力衰竭、低血糖、脑积水等，均应加以鉴别。以上各种疾病可根据临床特征、辅助检查加以鉴别。

七、治疗

(一)一般防治措施

(1)合理饮食：食用低胆固醇、低动物性脂肪食物，如瘦肉、鱼类、低脂奶类。提倡饮食清淡，多食富含维生素C(新鲜蔬菜、瓜果)和植物蛋白(豆类及其制品)的食物。

(2)适当的体力劳动和体育锻炼:对预防肥胖,改善循环系统的功能和调整血脂的代谢有一定的帮助,是预防本病的一项积极措施。

(3)生活要有规律:合理安排工作和生活,保持乐观,避免情绪激动和过度劳累,要有充分的休息和睡眠,在生活中不吸烟、不饮酒。

(4)积极治疗有关疾病如高血压、糖尿病、高脂血症、肝肾及内分泌疾病等。

(二)降低血脂治疗

高脂血症经用体育疗法、饮食疗法仍不降低者,可选用降脂药物治疗。

(1)氯贝丁酯(安妥明):0.25~0.5 g,3 次/天,口服。病情稳定后应酌情减量维持。其能降低甘油三酯,升高高密度脂蛋白。少数患者可出现荨麻疹或肝、肾功能变化,需定期检查肝肾功能。

(2)二甲苯氧庚酸(吉非罗齐,诺衡):300 mg,3 次/天,口服。其效果优于氯贝丁酯,有降低甘油三酯、胆固醇,升高高密度脂蛋白的作用。不良反应同氯贝丁酯。

(3)非诺贝特(普鲁脂芬):0.1 g,3 次/天,口服。它是氯贝丁酯的衍生物,血尿半衰期较长,作用较氯贝丁酯强,能显著降低甘油三酯和血浆胆固醇,显著升高血浆高密度脂蛋白。不良反应较轻,少数病例出现血清谷丙转氨酶及血尿素氮暂时性轻度增高,停药后即恢复正常。原有肝肾功能减退者慎用,孕妇禁用。

(4)普罗布考(丙丁酚):500 mg,3 次/天,口服。能阻止肝脏中胆固醇的乙酰乙酸生物合成,降低血胆固醇。

(5)亚油酸:300 mg,3 次/天,口服,或亚油酸乙酯 1.5~2 g,3 次/天,口服。其为不饱和脂肪酸,能抑制脂质在小肠的吸收与合成,影响血浆胆固醇的分布,使其较多地向血管壁外的组织中沉积,降低血管中胆固醇的含量。

(6)考来烯胺(消胆胺):4~5 g,3 次/天,口服。因其是阴离子交换树脂,服后与胆汁酸结合,断绝胆酸与肠-肝循环,促使肝中胆固醇分解成胆酸,与肠内胆酸一同排出体外,使血胆固醇下降。

(7)弹性酶(胰肽酶):每片 150~200 U,1~2 片,3 次/天,口服。服 1 周后见效,8 周达高峰。它能水解弹性蛋白及糖蛋白等,能阻止胆固醇沉积在动脉壁上,并能提高脂蛋白脂酶活性,能分解乳糜微粒,降低血浆胆固醇。无不良反应。

(8)冠心舒(脑心舒):20 mg,3 次/天,口服。其是从猪十二指肠提取的糖胺多糖类药物,能显著地降低血浆胆固醇和甘油三酯,促进纤维蛋白溶解,抗血栓形成。对一过性脑缺血发作、脑血栓、椎-基底动脉供血不足等有明显疗效。

(9)吡卡酯(安吉宁,吡醇氨酯):250~500 mg,3 次/天,口服。6 个月为 1 个疗程。能减少血管壁上胆固醇的沉积,减少血管内皮损伤,防止血小板聚集。不良反应较大,有胃肠道反应,少数病例有肝功能损害。

(10)月见草油:1.2~2 g,3 次/天,口服。本品是含亚油酸的新药,为前列腺素前体,具有降血脂,降胆固醇,抗血栓作用。不良反应小,偶见胃肠道反应。

(11)多烯康胶丸:每丸 0.3 g 或 0.45 g,每次 1.2~1.5 g,3 次/天,口服。为我国首创的富含二十碳五烯酸(EPA)和二十二碳六烯酸(DAH)的浓缩鱼油。其含 EPA 和 DAH 达 70%,降低血甘油三酯总有效率为 86.5%,降低血胆固醇总有效率为 68.6%,并能显著抑制血小板聚集和阻止血栓形成,长期服用无毒副反应,而且疗效显著。

(12)甘露醇烟酸酯片:400 mg,3 次/天,口服。是我国生产的降血脂、降血压的新药。降血甘油三酯的有效率达 75%,降舒张压的有效率达 93%,使头痛、头晕、烦躁等症状得到改善。

(13)其他维生素 C、B 族维生素、维生素 E、烟酸等药物。

(三)扩血管药物治疗

扩血管药物可解除血管运动障碍,改善血液循环,主要作用于血管平滑肌。

(1)盐酸罂粟碱:可改善脑血流,60～90 mg,加入 5%葡萄糖注射液或右旋糖酐-40 500 mL 中静脉滴注,1 次/天,7～10 天为 1 个疗程。或 30～60 mg,1～2 次/天,肌内注射。

(2)己酮可可碱:0.1 g,3 次/天,口服。除扩张毛细血管外,还增进纤溶活性,降低红细胞上的脂类及黏度,改善红细胞的变形性。

(3)盐酸倍他啶、烟酸、山莨菪碱、血管舒缓素等均属常用扩血管药物。

(四)钙通道阻滞剂治疗

1.作用机制

扩张血管,增加脑血流量,阻滞 Ca^{2+} 跨膜内流;抗动脉粥样硬化,降低胆固醇;抗血小板聚集,减低血黏度,改善微循环;保护细胞,避免脑缺血后神经元细胞膜发生去极化;维持红细胞变形能力,是影响微循环中血黏度的重要因素。

2.服用方法

(1)尼莫地平:30 mg,2～3 次/天,口服。

(2)尼卡地平:20 mg,3 次/天,口服,3 天后渐增到每天 60～120 mg,不良反应为少数人嗜睡、头晕、倦怠、恶心、腹胀等,减量后即可消失,一般不影响用药。而肝肾功能差和低血压者慎用,颅内出血急性期、妊娠、哺乳期患者禁用。

(3)地尔硫䓬(硫氮䓬酮):30 mg,3 次/天,口服。不良反应为面红、头痛、心动过速、恶心、便秘、个别患者有转氨酶暂时升高。孕妇慎用,心房颤动、心房扑动者禁用。注意不可嚼碎药片。

(4)氟桂利嗪:5～10 mg 或 6～12 mg,1 次/天,顿服。不良反应为乏力、头晕、嗜睡、脑脊液压力增高,故颅内压增高者禁用。

(5)桂利嗪(脑益嗪):25 mg,3 次/天,口服。

(五)抗血小板聚集药物治疗

因为血小板在动脉粥样硬化者体内活性增高,并释放平滑肌增生因子使血管内膜增生。升高血中半胱氨酸,导致血管内皮损伤,脂质易侵入内膜,吞噬大量的低密度脂蛋白的单核巨噬细胞,在血管壁内转化为泡沫细胞,而形成动脉粥样硬化病变,因此抗血小板治疗是防治脑血管病的重要措施。

(1)肠溶阿司匹林(乙酰水杨酸):50～300 mg,1 次/天,口服,是花生四烯酸代谢中环氧化酶抑制剂,能减少环内过氧化物,降低血栓素 Az 合成。

(2)二十碳五烯酸:1.4～1.8 g,3 次/天,口服。它在海鱼中含量较高,是一种多烯脂肪酸。在代谢中可与花生四烯酸竞争环氧化酶,减少血栓烷 A 的合成。

(3)银杏叶胶囊(或银杏口服液):能扩张脑膜动脉和冠状动脉,使脑血流量和冠脉流量增加,并能抗血小板聚集,降血脂及降低血浆黏稠度,达到改善心脑血液循环的功能。银杏叶胶囊 2 丸,3 次/天,口服。银杏口服液 10 mL,3 次/天,口服。

(4)双嘧达莫(潘生丁):50 mg,3 次/天,口服。能使血小板环磷腺苷增高,延长血小板的寿命,抑制血小板聚集,扩张心脑血管等。

(5)藻酸双酯钠:0.1 g,3 次/天,口服。也可 0.1～0.2 g 静脉滴注。具有显著的抗凝血、降血脂、降低血黏度及改善微循环的作用。

(六)脑细胞活化剂治疗

脑动脉硬化时,可引起脑代谢障碍,导致脑功能低下,为了恢复脑功能和改善临床症状,常用以下药物。

(1)胞磷胆碱:0.2～0.5 g,静脉注射或加用 5%～10%葡萄糖注射液后静脉滴注,5～10 天为1个疗程。或 0.1～0.3 g/d,分 1～2 次肌内注射。它能增强与意识有关的脑干网状结构功能,兴奋锥体束,促进受伤的运动功能的恢复,还能增强脑血管的张力及增加脑血流量,增强细胞膜的功能,改善脑代谢。

(2)甲磺双氢麦角胺(舒脑宁)1 支(0.3 mg),1 次/天,肌内注射,或 1 片(2.5 mg),2 次/天,口服。其为最新脑细胞代谢功能改善剂。它能作用于血管运动中枢,抑制血管紧张,促进循环功能,能使脑神经细胞的功能再恢复,促使星状细胞摄取充足的营养素,使氧、葡萄糖等能量输送到脑神经细胞,从而改善脑神经细胞新陈代谢。

(3)素高捷疗:0.2～0.4 g,1 次/天,静脉注射,或加入 5%葡萄糖注射液静脉滴注,15 天为1个疗程。可激发及加快修复过程。在供氧不足的状态下,改善氧的利用率,并促进养分穿透入细胞。提高与能量调节有关的代谢率。

(4)艾地苯醌(维伴):30 mg,3 次/天,口服。能改善脑缺血的脑能量代谢(包括激活脑线粒体、呼吸活性、改善脑内葡萄糖利用率),改善脑功能障碍。

(李　彦)

第七节　颅内静脉系统血栓形成

颅内静脉系统血栓形成(cerebral venous thrombosis,CVT)是由多种原因所致的脑静脉回流受阻的一组脑血管疾病,包括颅内静脉窦和脑静脉血栓形成。本病的特点为病因复杂,发病形式多样,诊断困难,容易漏诊、误诊,不同部位的 CVT 虽有其相应表现,但严重头痛往往是最主要的共同症状,80%～90%的 CVT 患者都存在头痛。头痛可以单独存在,伴有或不伴有其他神经系统异常体征。以往认为,颅内静脉系统血栓形成比较少见,随着影像学技术的发展,更多的病例被确诊。特别是随着 MRI、MRA 及 MRV(磁共振动静脉血管成像)的广泛应用,诊断水平不断提高,此类疾病的检出率较过去显著提高。

本病按病变性质可分为感染性和非感染性两类。感染性者以急性海绵窦和横窦血栓形成多见,非感染性者以上矢状窦血栓形成多见。脑静脉血栓形成大多数由静脉窦血栓形成发展而来,但也有脑深静脉血栓形成(deep cerebral venous systemthrombosis,DCVST)伴发广泛静脉窦血栓形成,两者统称脑静脉及静脉窦血栓形成(cerebral venous and sinus thrombosis,CVST)。

一、病因与发病机制

(一)病因

病因主要分为感染性和非感染性。20%～35%的患者原因尚不明确。

1.感染性

感染性可分为局限性和全身性。局限性因素为头面部的化脓性感染，如面部危险三角区皮肤感染、中耳炎、乳突炎、扁桃体炎、鼻窦炎、齿槽感染、颅骨骨髓炎和脑膜炎等。全身性因素则由细菌性（败血症、心内膜炎、伤寒和结核）、病毒性（麻疹、肝炎、脑炎和 HIV）、寄生虫性（疟疾、旋毛虫病）及真菌性（曲霉病）疾病经血行感染所致。头面部感染较常见，常引起海绵窦、横窦和乙状窦血栓形成。

2.非感染性

非感染性可分为局限性和全身性。全身性因素如妊娠、产褥期、口服避孕药、各类型手术后、严重脱水、休克、恶病质、心功能不全、某些血液病（如红细胞增多症、镰状细胞贫血、失血性贫血、白血病和凝血障碍性疾病）、结缔组织病（系统性红斑狼疮、颞动脉炎和韦格纳肉芽肿）、消化道疾病（肝硬化、克罗恩病和溃疡性结肠炎）及静脉血栓疾病等。局限性因素见于颅脑外伤、脑肿瘤、脑外科手术后等。

（二）发病机制

1.感染性因素

对于感染性因素来说，由于解剖的特点，海绵窦和乙状窦是炎性血栓形成最易发生的部位。

（1）海绵窦血栓形成：①颜面部病灶，如鼻部、上唇和口腔等部位疖肿等化脓性病变破入血液，通过眼静脉进入海绵窦；②耳部病灶，中耳炎、乳突炎引起乙状窦血栓形成后，沿岩窦扩展至海绵窦；③颅内病灶，蝶窦、后筛窦通过筛静脉或直接感染侵入蝶窦壁而后入海绵窦；④颈咽部病灶，沿翼静脉丛进入海绵窦或侵入颈静脉，经横窦、岩窦达海绵窦。

（2）乙状窦血栓形成：①乙状窦壁的直接损害，中耳炎、乳突炎破坏骨质，脓肿压迫乙状窦，使窦壁发生炎症及窦内血流淤滞，血栓形成；②乳突炎、中耳炎使流向乙状窦的小静脉发生血栓，血栓扩展到乙状窦。

2.非感染性因素

非感染性因素如全身衰竭、脱水、糖尿病高渗性昏迷、颅脑外伤、脑膜瘤、口服避孕药、妊娠、分娩、真性红细胞增多症、血液病及其他不明原因等，常导致高凝状态、血流淤滞，容易诱发静脉血栓形成。

二、病理

静脉窦内栓子富含红细胞和纤维蛋白，仅有少量血小板，故称红色血栓。随着时间的推移，栓子被纤维组织所替代。血栓性静脉窦闭塞可引起静脉回流障碍，静脉压升高，导致脑组织淤血、水肿和颅内压增高，脑皮质和皮质下出现点、片状出血灶。硬膜窦闭塞可导致严重的脑水肿，脑静脉病损累及深静脉可致基底节和（或）丘脑静脉性梗死。感染性者静脉窦内可见脓液，常伴脑膜炎和脑脓肿等。

三、临床表现

近年来的研究认为，从新生儿到老年人均可发生本病，但多见于老年人和产褥期妇女，也可见于长期疲劳或抵抗力下降的患者；男女均可患病，男女发病比为 1.5∶5，平均发病年龄为 37～38 岁。CVT 临床表现多样，头痛是最常见的症状，约 80%的患者有头痛。其他常见症状和体征有视盘水肿、局灶神经体征、癫痫及意识改变等。不同部位的 CVT 临床表现有不同特点。

(一)一般症状与体征

1.高颅压症状

由脑静脉梗阻导致高颅压者,多存在持续性弥漫或局灶性头痛,通常有视盘水肿,还可出现恶心、呕吐、视物模糊或黑、复视及意识水平下降和混乱。

2.脑局灶症状

脑局灶症状的表现与病变的部位和范围有关,最常见的症状和体征是运动和感觉障碍,包括脑神经损害、单瘫和偏瘫等。

3.局灶性癫痫发作

局灶性癫痫发作常表现为部分性发作,可能是继发于皮质静脉梗死或扩张的皮质静脉"刺激"皮质所致。

4.全身性症状

全身性症状主要见于感染性静脉窦血栓形成,表现为不规则高热、寒战、乏力、全身肌肉酸痛、精神萎靡、咳嗽、皮下瘀血等感染和败血症症状。

5.意识障碍

意识障碍如精神错乱、躁动、谵妄、昏睡和昏迷等。

(二)具体分型的临床表现

1.海绵窦血栓形成

海绵窦血栓形成最常见的是因眼眶部、上面部的化脓性感染或全身感染所引起的急性型;由后路(中耳炎)及中路(蝶窦炎)逆行至海绵窦导致血栓形成者多为慢性型,较为少见;非感染性血栓形成更少见。常急性起病,出现发热、头痛、恶心、呕吐和意识障碍等感染中毒症状。疾病初期多累及一侧海绵窦,眼眶静脉回流障碍可致眶周、眼睑、结膜水肿和眼球突出,眼睑不能闭合和眼周软组织红肿;第Ⅲ、Ⅳ、Ⅵ对脑神经及第Ⅴ对脑神经1、2支受累可出现眼睑下垂、眼球运动受限、眼球固定和复视、瞳孔扩大,对光反射消失,前额及眼球疼痛,角膜反射消失等;可并发角膜溃疡,有时因眼球突出而眼睑下垂可不明显。因视神经位于海绵窦前方,故视神经较少受累,视力正常或中度下降。由于双侧海绵窦由环窦相连,故多数患者在数天后会扩展至对侧。病情进一步加重可引起视盘水肿及视盘周围出血,视力显著下降。颈内动脉海绵窦段感染和血栓形成,可出现颈动脉触痛及颈内动脉闭塞的临床表现,如对侧偏瘫和偏身感觉障碍,甚至可并发脑膜炎、脑脓肿等。

2.上矢状窦血栓形成

上矢状窦血栓形成多为非感染性,常发生于产褥期;妊娠、口服避孕药、婴幼儿或老年人严重脱水,以及消耗性疾病或恶病质等情况下也常可发生;少部分也可由感染引起,如头皮或邻近组织感染;也偶见于骨髓炎、硬膜或硬膜下感染扩散引起上矢状窦血栓形成。

急性或亚急性起病,最主要的临床表现为颅内压增高症状,如头痛、恶心、呕吐、视盘水肿和展神经麻痹,1/3的患者仅表现为不明原因的颅内高压,视盘水肿可以是唯一的体征。上矢状窦血栓形成患者,可出现意识-精神障碍,如表情淡漠、呆滞、嗜睡及昏迷等。多数患者血栓累及一侧或两侧侧窦而主要表现为颅内高压。血栓延伸到皮质特别是运动区和顶叶的静脉可引起全面性、局灶性运动发作或感觉性癫痫发作,伴偏瘫或双下肢瘫痪。旁中央小叶受累可引起小便失禁及双下肢瘫痪。累及枕叶视觉皮质可发生黑矇。婴儿可表现喷射性呕吐,颅缝分离,囟门紧张和隆起,囟门周围及额、面、颈、枕等处的静脉怒张和迂曲。老年患者一般仅有轻微头昏、眼花、头痛、眩晕等症状，诊断困难。腰椎穿刺可见脑脊液压力增高，蛋白含量和白细胞数也可增高，磁共振静脉血管造影（MRV）有助于确诊。

3.侧窦血栓形成

侧窦包括横窦和乙状窦。因与乳突邻近，化脓性乳突炎或中耳炎常引起单侧乙状窦血栓形成。常见于感染急性期，以婴儿及儿童最易受累，约50%的患者是由溶血性链球菌性败血症引起，皮肤、黏膜出现瘀点和瘀斑。一侧横窦血栓时可无症状，当波及对侧横窦或窦汇时常有明显症状。侧窦血栓形成的临床表现如下。

（1）颅内压增高：随病情发展而出现颅内压增高，常有头痛、呕吐、复视、头皮及乳突周围静脉怒张、视盘水肿，也可有意识或精神障碍。当血栓经窦汇延及上矢状窦时，颅内压更加增高，并可出现昏迷、肢瘫和抽搐等。

（2）局灶神经症状：血栓扩展至岩上窦及岩下窦，可出现同侧展神经及三叉神经眼支受损的症状；约1/3患者的血栓延伸至颈静脉，可出现舌咽神经（Ⅸ）、迷走神经（Ⅹ）及副神经（Ⅺ）损害的颈静脉孔综合征，表现为吞咽困难、饮水呛咳、声音嘶哑、心动过缓和患侧耸肩、转颈力弱等神经受累的症状。

（3）感染症状：表现为化脓性乳突炎或中耳炎症状，如发热、寒战和外周血白细胞计数增高，患侧耳后乳突部红肿、压痛和静脉怒张等。感染扩散可并发化脓性脑膜炎、硬膜外（下）脓肿及小脑、颞叶脓肿。

4.脑静脉血栓形成

（1）脑浅静脉血栓形成：一般症状可有头痛、咳嗽，用力、低头时加重；可有恶心、呕吐、视盘水肿、颅压增高和癫痫发作，或意识障碍；也可出现局灶性损害症状，如脑神经受损、偏瘫或双侧瘫痪。

（2）脑深静脉血栓形成：多为急性起病，1～3天达高峰。因常有第三脑室阻塞而颅内压增高，出现高热、意识障碍和癫痫发作，多有动眼神经损伤、肢体瘫痪、昏迷和去皮质状态，甚至死亡。

四、辅助检查

CVT缺乏特异性临床表现，仅靠临床症状和体征诊断困难。辅助检查特别是影像学检查对诊断的帮助至关重要，并有重要的鉴别诊断价值。

（一）脑脊液检查

脑脊液检查主要是压力增高，早期常规和生化一般正常，中后期可出现脑脊液蛋白含量轻、中度增高。

（二）影像学检查

1.CT和CTV检查

CT是诊断CVT有用的基础步骤，其直接征象是受累静脉内血栓呈高密度影，横断扫描可见与静脉走向平行的束带征；增强扫描时血栓不增强而静脉壁环形增强，呈铁轨影或称空三角征和δ征。束带征和空三角征对诊断CVT具有重要意义，但出现率较低，束带征仅20%～30%，空三角征约30%。继发性CT改变主要包括脑实质内不符合脑动脉分布的低密度影（缺血性改变）或高密度影（出血性改变）。国外研究资料表明，颅内深静脉血栓形成CT平扫的诊断价值，无论是敏感性或特异性均显著高于静脉窦血栓形成。应用螺旋CT三维重建最大强度投影法

(CTV)来显示脑静脉系统,是近年来正在探索的一种方法。与 MRA 相比,CTV 可显示更多的小静脉结构,且具有扫描速度快的特点。与 DSA 相比,CTV 具有无创性和低价位的优势。Rodallec 等认为疑诊 CVT,应首选 CTV 检查。

2.MRI 检查

MRI 虽具有识别血栓的能力,但影像学往往随发病时间不同而相应改变。急性期 CVT 的静脉窦内流空效应消失,血栓内主要含去氧血红蛋白,T_1WI 呈等信号,T_2WI 呈低信号;在亚急性期,血栓内主要含正铁血红蛋白,T_1WI 和 T_2WI 均表现为高信号;在慢性期,血管出现不同程度再通,流空信号重新出现,T_1WI 表现为不均匀的等信号,T_2WI 显示为高信号或等信号。此后,信号强度随时间延长而不断降低。另外,MRI 可显示特征性的静脉性脑梗死或脑出血。但是 MRI 也可能因解剖变异或血栓形成的时期差异出现假阳性或假阴性。

3.磁共振静脉成像(MRV)检查

MRV 可以清楚地显示静脉窦及大静脉形态及血流状态,CVT 时表现为受累静脉和静脉窦内血流高信号消失或边缘模糊的较低信号及病变以外静脉侧支的形成,但是对于极为缓慢的血流,MRV 易将其误诊为血栓形成,另外与静脉窦发育不良的鉴别有一定的困难,可出现假阳性。如果联合运用 MRI 与 MRV 进行综合判断,可明显提高 CVT 诊断的敏感性和特异性。

4.数字减影血管造影(DSA)检查

数字减影血管造影是诊断 CVT 的标准检查。CVT 时主要表现为静脉期时受累、静脉或静脉窦不显影或显影不良,可见静脉排空延迟和侧支静脉通路建立,有时 DSA 的结果难以与静脉窦发育不良或阙如相鉴别。DSA 的有创性也使其应用受到一定的限制。

影像检查主要从形态学方面为 CVT 提供诊断信息,由于各项检查可能受到不同因素的限制,因此均可以出现假阳性或假阴性结果。

5.经颅多普勒超声(TCD)检查

经颅多普勒超声技术对脑深静脉血流速度进行探测,可为 CVT 的早期诊断、病情监测和疗效观察提供可靠、无创、易重复而又经济的检测手段。脑深静脉血流速度的异常增高是脑静脉系统血栓的特征性表现,且不受颅内压增高及脑静脉窦发育异常的影响。在 CVT 早期,当 CT、MRI 和 MRV,甚至 DSA,还未显示病变时,脑静脉血流动力学检测就反映出静脉血流异常。

五、诊断与鉴别诊断

(一)诊断

颅内静脉窦血栓形成的临床表现错综复杂,诊断比较困难。对单纯颅内压增高,伴或不伴神经系统局灶体征者,或以意识障碍为主的亚急性脑病患者,均应考虑到脑静脉系统血栓形成的可能。结合 CTV、MRV 和 DSA 等检查可明确诊断。

(二)鉴别诊断

1.仅表现为颅内压增高者应与以下疾病鉴别

(1)假脑瘤综合征:一种没有局灶症状,没有抽搐,没有精神障碍,在神经系统检查中除有视盘水肿及其伴有的视觉障碍外,没有其他阳性神经系统体征的疾病;是一种发展缓慢、能自行缓解的良性高颅压症,脑脊液检查没有细胞及生化方面的改变。

(2)脑部炎性疾病:有明确的感染病史,发病较快;多有体温的升高,头痛、呕吐的同时常伴有精神、意识等脑功能障碍,外周血白细胞计数常明显升高;腰椎穿刺脑脊液压力增高的同时,常伴有白细胞数和蛋白含量的明显升高；脑电图多有异常变化。

2.海绵窦血栓应与以下疾病鉴别

（1）眼眶蜂窝织炎：本病多见于儿童，常突然发病，眼球活动疼痛时加重，眼球活动无障碍，瞳孔无变化，角膜反射正常，一般单侧发病。

（2）鞍旁肿瘤：多为慢性起病，MRI 可确诊。

（3）颈动脉海绵窦瘘：无急性炎症表现，眼球突出，并有搏动感，眼部听诊可听到血管杂音。

六、治疗

治疗原则是早诊断、早治疗，针对每一病例的具体情况给予病因治疗、对症治疗和抗血栓药物治疗相结合。对其他促发因素，必须进行特殊治疗，少数情况下考虑手术治疗。

（一）抗感染治疗

由于本病的致病原因主要为化脓性感染，因此抗生素的应用是非常重要的。部分静脉窦血栓形成和几乎所有海绵窦血栓形成，常有基础感染，可根据脑脊液涂片、常规及生化检查、细菌培养和药敏试验等结果，选择应用相应抗生素或广谱抗生素，必要时手术清除原发性感染灶。因此，应尽可能确定脓毒症的起源部位并针对致病微生物进行治疗。

（二）抗凝治疗

普通肝素治疗 CVT 已有半个世纪，已被公认是一种有效而安全的首选治疗药物。研究认为，除新生儿不宜使用外，所有脑静脉血栓形成患者只要无肝素使用禁忌证，均应给予肝素治疗。头痛几乎总是 CVT 的首发症状，目前多数主张对孤立性头痛应用肝素治疗。肝素的主要药物学机制是阻止 CVT 的进展，预防相邻静脉发生血栓形成脑梗死。抗凝治疗的效果远远大于其引起出血的危险性，无论有无出血性梗死，都应使用抗凝治疗。普通肝素的用量和给药途径还不完全统一。原则上应根据血栓的大小和范围，以及有无并发颅内出血综合考虑，一般首剂静脉注射 3 000～5 000 U，而后以 25 000～50 000 U/d 持续静脉滴注，或者12 500～25 000 U 皮下注射，每 12 小时测定 1 次部分凝血活酶时间（APTT）和纤维蛋白原水平，以调控剂量，使 APTT 延长 2～3 倍，但不超过 120 秒，疗程为 7～10 天。也可皮下注射低分子量肝素（LMWH），可取得与肝素相同的治疗效果，其剂量易于掌握，且引起的出血发病率低，可连用10～14 天。此后，在监测国际标准化比值（INR）使其控制在2.5～3.5的情况下，应服用华法林治疗3～6 个月。

（三）扩容治疗

对非感染性血栓者，积极纠正脱水，降低血液黏度和改善循环。可应用羟乙基淀粉40（706 代血浆）、右旋糖酐-40 等。

（四）溶栓治疗

目前，尚无足够证据支持全身或局部溶栓治疗，如果给予合适的抗凝治疗后，患者症状仍继续恶化，且排除其他病因导致的临床恶化，则应该考虑溶栓治疗。脑静脉血栓溶栓治疗采用的剂量差异很大，尿激酶每小时用量可从数万至数十万单位，总量从数十万至上千万单位。阿替普酶用量为 20～100 mg。由于静脉血栓较动脉血栓更易溶解，且更易伴发出血危险，静脉溶栓剂量应小于动脉溶栓剂量，但具体用量的选择应以病情轻重及改变程度为参考。

（五）对症治疗

伴有癫痫发作者给予抗癫痫治疗，但对于所有静脉窦血栓形成的患者是否都要给予预防性抗癫痫治疗尚存争议。对颅内压增高者给予静脉滴注甘露醇、呋塞米和甘油果糖等，同时加强支持治疗，给予ICU监护，包括抬高头位、镇静、高度通气、监测颅内压及注意血液黏度、肾功能、电解质等，防治感染等并发症，必要时行去除出血性梗死组织或去骨瓣减压术。

(六)介入治疗

在有条件的医院可进行颅内静脉窦及脑静脉血栓形成的介入治疗，利用静脉内导管溶栓。近年来，采用血管内介入局部阿替普酶溶栓联合肝素抗凝治疗的方法，取得较好疗效。但局部溶栓操作难度大，应充分做好术前准备，妥善处理术后可能发生的不良事件。

七、预后与预防

(一)预后

CVT总体病死率在6%～33%，预后较差。死亡原因主要是小脑幕疝。影响预后的相关因素包括高龄、急骤起病及局灶症状(如脑神经受损、意识障碍和出血性梗死)等。大脑深静脉血栓的预后不如静脉窦血栓，临床表现最重，病死率最高，存活者后遗症严重。各种原发疾病中，脓毒症性CVT预后最差，产后的CVT预后较好，后者90%以上存活。

(二)预防

针对局部及全身的感染性和非感染性因素进行预防。

(1)控制感染：尽早治疗局部和全身感染，如面部危险三角区的皮肤感染、中耳炎、乳突炎、扁桃体炎、鼻窦炎、齿槽感染及败血症、心内膜炎等。针对感染灶的分泌物及血培养，合理使用抗生素。

(2)保持头面部的清洁卫生，对长时间卧床者，要定时翻身。

(3)对严重脱水、休克、恶病质等，尽早采取补充血容量等治疗。

(4)对高凝状态者，可口服降低血液黏度或抗血小板聚集药物，必要时可予低分子量肝素等抗凝治疗。

(5)定期检测血糖、血脂、血常规、凝血因子和血液黏度，防止血液系统疾病引发CVT。

(李　彦)

第八节　皮质下动脉硬化性脑病

皮质下动脉硬化性脑病(subcortical arteriosclerotic encephalopathy，SAE)又称宾斯旺格病(Binswanger disease，BD)。1894年，由Otto Binswanger首先报道8例，临床表现为进行性的智力减退，伴有偏瘫等神经局灶性缺失症状，尸检中发现颅内动脉高度粥样硬化、侧脑室明显增大及大脑白质明显萎缩，而大脑皮质萎缩相对较轻。为有别于当时广泛流行的梅毒引起的麻痹性痴呆，故命名为慢性进行性皮质下脑炎。此后，根据Alzheimer和Nissl等研究发现其病理的共同特征为较长的脑深部血管的动脉粥样硬化所致的大脑白质弥漫性脱髓鞘病变。1898年，Alzheimer又称这种病为Binswanger病(SD)。Olseswi又称做皮质下动脉硬化性脑病(SAE)。临床特点为伴有高血压的中老年人进行性智力减退和痴呆；病理特点为大脑白质脱髓鞘而弓状纤维不受累，以及明显的脑白质萎缩和动脉粥样硬化。Rosenbger(1979)、Babikian(1987)和Fisher(1989)等先后报道生前颅脑CT扫描发现双侧白质低密度灶，尸检符合本病的病理特征，由此确定了影像学结合临床对本病生前诊断的可能，并随着影像技术的临床广泛应用，对本病的临床检出率明显提高。

一、病因与发病机制

（一）病因

（1）高血压：Fisher 曾总结 72 例病理证实的 BD 病例，68 例（94%）有高血压病史，90%以上合并腔隙性脑梗死。高血压尤其是慢性高血压引起脑内小动脉和深穿支动脉硬化，管壁增厚及透明变性，导致深部脑白质缺血性脱髓鞘改变，特别是脑室周围白质为动脉终末供血，血管纤细，很少或完全没有侧支循环，极易形成缺血软化、腔隙性脑梗死等病变。因此，高血压、腔隙性脑梗死是 SAE 非常重要的病因。

（2）全身性因素：心律失常、心肺功能不全和过度应用降压药等，均可造成脑白质特别是分水岭区缺血；心源性或血管源性栓子在血流动力学的作用下可随时进入脑内动脉的远端分支，造成深部白质的慢性缺血性改变。

（3）糖尿病、真性红细胞增多症、高脂血症、高球蛋白血症和脑肿瘤等也都能引起广泛的脑白质损害。

（二）发病机制

关于发病机制目前尚有争议。最初多数学者认为本病与高血压、小动脉硬化有关，管壁增厚及脂肪透明变性是其主要发病机制。SAE 的病变主要位于脑室周围白质，此区域由皮质长髓支及白质深穿支动脉供血，两者均为终末动脉，期间缺少吻合支，很少或完全没有侧支循环，故极易导致脑深部白质血液循环障碍，因缺血引起脑白质大片脱髓鞘致痴呆。后来有人提出，SAE 的病理在镜下观察可见皮质下白质广泛的髓鞘脱失，脑室周围、放射冠和半卵圆中心脱髓鞘，而皮质下的弓形纤维相对完好，如小动脉硬化引起供血不足，根据该区血管解剖学特点，脑室周围白质和弓形纤维均应受损。大脑静脉引流特点为大脑皮质及皮质下白质由浅静脉引流，则大部分白质除弓形纤维外都会受损。由此推测，白质脱髓鞘不是因动脉硬化供血不足引起的，而是静脉回流障碍引起的，这样也能解释临床有一部分患者没有动脉硬化却发生了 SAE 的原因。近来，又有不少报道，如心律失常、心肺功能不全、缺氧、低血压、过度应用降压药、糖尿病、真性红细胞增多症、高脂血症、高球蛋白血症及脑部深静脉回流障碍等都能引起广泛的脑白质脱髓鞘改变，故多数人认为本病为一综合征，是由于多种能引起脑白质脱髓鞘改变的因素综合作用的结果。

脑室周围白质、半卵圆中心集中了与学习、记忆功能有关的大量神经纤维，故在脑室周围白质、半卵圆中心及基底节区发生缺血时出现记忆改变、情感障碍及行为异常等认知功能障碍。

二、病理

（一）肉眼下观察的病理表现

肉眼观察病变主要在脑室周围区域。①大脑白质显著萎缩、变薄，呈灰黄色、坚硬的颗粒状；②脑室扩大、脑积水；③高度脑动脉粥样硬化。

（二）镜下观察的病理表现

皮质下白质广泛髓鞘脱失，髓鞘染色透明化，而皮质下的弓形纤维相对完好，胼胝体变薄。白质的脱髓鞘可能有灶性融合，产生大片脑损害。或病变轻重不匀，轻者仅髓鞘水肿性变化及脱落（电镜可见髓鞘分解）。累及区域的少突胶质细胞减少及轴索减少，附近区域有星形细胞堆积。

小的深穿支动脉壁变薄，内膜纤维增生，中膜透明素脂质变性，内弹力膜断裂，外膜纤维化，使血管管径变窄(血管完全闭塞少见)，尤以额叶明显。电镜可见肥厚的血管壁有胶原纤维增加及基底膜样物质沉着，平滑肌细胞却减少。基底节区、丘脑、脑干及脑白质部位常见腔隙性脑梗死。

三、临床表现

SAE 患者临床表现复杂多样。大多数患者有高血压、糖尿病、心律失常、心功能不全等病史，多有一次或数次脑卒中发作史；病程呈慢性进行性或卒中样阶段性发展，通常 5～10 年；少数可急性发病，可有稳定期或暂时好转。发病年龄多在 55～75 岁，男女发病无差别。

(一)智力障碍

智力障碍是 SAE 最常见的症状，并是最常见的首发症状。

1.记忆障碍

记忆障碍表现近记忆力减退明显或缺失，熟练的技巧退化、失认及失用等。

2.认知功能障碍

反应迟钝，理解、判断力差等。

3.计算力障碍

计算数字或倒数数字明显减慢或不能。

4.定向力障碍

视空间功能差，外出迷路，不认家门。

5.情绪性格改变

情绪性格改变表现固执、自私、多疑和言语减少。

6.行为异常

行为异常表现为无欲，对周围环境失去兴趣，运动减少，穿错衣服，尿失禁，乃至生活完全不能自理。

(二)临床体征

大多数患者具有逐步发展累加的局灶性神经缺失体征。

1.假性延髓麻痹

假性延髓麻痹表现说话不清，吞咽困难，饮水呛咳，伴有强哭强笑。

2.锥体束损害

常有不同程度的偏瘫或四肢瘫，病理征阳性，掌颏反射阳性等。

3.锥体外系损害

四肢肌张力增高，动作缓慢，类似帕金森综合征样的临床表现，平衡障碍，步行不稳，共济失调。

有的患者亦可以腔隙性脑梗死综合征的一个类型为主要表现。

四、辅助检查

(一)血液检查

检查血常规、纤维蛋白原、血脂、球蛋白和血糖等，以明确是否存在糖尿病、红细胞增多症、高脂血症和高球蛋白血症等危险因素。

（二）脑电图

约有60%的SAE患者有不同程度的EEG异常，主要表现为α波节律消失，α波慢化，局灶或弥漫性θ波、δ波增加。

（三）影像学检查

1.颅脑CT表现

（1）双侧对称性侧脑室周围弥漫性斑片状、无占位效应的较低密度影，其中一些不规则病灶可向邻近的白质扩展。

（2）放射冠和半卵圆中心内的低密度病灶与侧脑室周围的较低密度灶不连接。

（3）基底节、丘脑、脑桥及小脑可见多发性腔隙灶。

（4）脑室扩大、脑沟轻度增宽。

以往，Goto将皮质下动脉硬化性脑病的CT表现分为3型：Ⅰ型病变局限于额角与额叶，尤其是额后部；Ⅱ型病变围绕侧脑室体、枕角及半卵圆中心后部信号，累及大部或全部白质，边缘参差不齐；Ⅲ型病变环绕侧脑室，弥漫于整个半球。Ⅲ型和部分Ⅱ型对本病的诊断有参考价值。

2.颅脑MRI表现

（1）侧脑室周围及半卵圆中心白质散在分布的异常信号（T_1加权像病灶呈低信号，T_2加权像病灶呈高信号），形状不规则、边界不清楚，但无占位效应。

（2）基底节区、脑桥可见腔隙性脑梗死灶，矢状位检查胼胝体内无异常信号。

（3）脑室系统及各个脑池明显扩大，脑沟增宽、加深，有脑萎缩的改变。

Kinkel等将颅脑MRI脑室周围高信号（PVH）分为5型：0型未见PVH；Ⅰ型为小灶性病变，仅见于脑室的前区和后区，或脑室的中部；Ⅱ型侧脑室周围局灶非融合或融合的双侧病变；Ⅲ型脑室周围T_2加权像高信号改变，呈月晕状，包绕侧脑室，且脑室面是光滑的；Ⅳ型弥漫白质高信号，累及大部或全部白质，边缘参差不齐。

五、诊断与鉴别诊断

（一）诊断

（1）有高血压、动脉硬化及脑卒中发作史等。

（2）多数潜隐起病，缓慢进展加重，或呈阶梯式发展。

（3）痴呆是必须具备的条件，而且是心理学测验所证实存在以结构障碍为主的认知障碍。

（4）有积累出现的局灶性神经缺损体征。

（5）影像学检查符合SAE改变。

（6）排除阿尔茨海默病、无神经系统症状和体征的脑白质疏松症及其他多种类型的特异性白质脑病等。

（二）鉴别诊断

1.进行性多灶性白质脑病（PML）

PML是乳头状瘤空泡病毒感染所致，与免疫功能障碍有关。病理可见脑白质多发性不对称的脱髓鞘病灶，镜下可见组织坏死、炎症细胞浸润、胶质增生和包涵体。表现痴呆和局灶性皮质功能障碍，急性或亚急性病程，3～6个月死亡。多见于艾滋病、淋巴瘤、白血病或器官移植后服用免疫抑制剂的患者。

2.阿尔茨海默病(AD)

AD 又称老年前期痴呆。老年起病隐匿、缓慢,进行性非阶梯性逐渐加重,出现记忆障碍、认知功能障碍、自知力丧失和人格障碍,神经系统阳性体征不明显。CT 扫描可见脑皮质明显萎缩及脑室扩张,无脑白质多发性脱髓鞘病灶。

3.血管性痴呆(VaD)

VaD 是由于多发的较大动脉梗死或多灶梗死后影响了中枢之间的联系而致病,常可累及大脑皮质和皮质下组织,其发生痴呆与梗死灶的体积、部位和数目等有关,绝大多数患者为双侧 MCA 供血区的多发性梗死。MRI 扫描显示为多个大小不等、新旧不一的散在病灶,与本病 MRI 检查的表现(双侧脑室旁、白质内广泛片状病灶)不难鉴别。

4.单纯脑白质疏松症(LA)

单纯脑白质疏松症(LA)与皮质下动脉硬化性脑病(SAE)患者都有记忆障碍,病因、发病机制均不十分清楚。SAE 所具有的三主症(高血压、脑卒中发作和慢性进行性痴呆),LA 不完全具备,轻型 LA 可能一个也不具备,两者是可以鉴别的。对于有疑问的患者应进一步观察,若随病情的发展,如出现 SAE 所具有的三主症则诊断明确。

5.正常颅压脑积水(NPH)

NPH 可表现进行性步态异常、尿失禁和痴呆三联征,起病隐匿,病前有脑外伤、蛛网膜下腔出血或脑膜炎等病史,无脑卒中史,发病年龄较轻,腰椎穿刺颅内压正常,CT 可见双侧脑室对称性扩大,第三脑室、第四脑室及中脑导水管明显扩张,影像学上无脑梗死的证据。有时,在 CT 和 MRI 上可见扩大的前角周围有轻微的白质低密度影,很难与 SAE 区别;但 SAE 早期无尿失禁与步行障碍,且 NPH 双侧侧脑室扩大较明显、白质低密度较轻,一般不影响半卵圆心等,不难鉴别。

6.多发性硬化(MS)

多发性硬化为常见的中枢神经系统自身免疫性脱髓鞘疾病。发病年龄多为 20～40 岁;临床症状和体征复杂多变,可确定中枢神经系统中有两个或两个以上的病灶;病程中有两次或两次以上缓解-复发的病史;多数患者可见寡克隆带阳性;诱发电位异常。根据患者发病年龄、起病及临床经过,两者不难鉴别。

7.放射性脑病

放射性脑病主要发生在颅内肿瘤放疗后的患者,临床以脑胶质瘤接受大剂量照射(35 Gy 以上)的患者为多见,还可见于各种类型的颅内肿瘤接受 γ 刀或 X 刀治疗后的患者。分为照射后短时间内迅速发病的急性放射性脑病和远期放射性脑病两种类型。临床表现为头疼、恶心、呕吐、癫痫发作和不同程度的意识障碍。颅脑 CT 平扫见照射脑区大片低密度病灶,占位效应明显。主要鉴别点是患者因病进行颅脑放射治疗后发生脑白质脱髓鞘。

8.弓形体脑病

弓形体脑病见于先天性弓形体病患儿,出生后表现为精神和智力发育迟滞,癫痫发作,可合并有视神经萎缩、眼外肌麻痹、眼球震颤和脑积水。腰椎穿刺检查脑脊液压力正常,细胞数和蛋白含量轻度增高,严重感染者可分离出病原体。颅脑 CT 见沿双侧侧脑室分布的散在钙化病灶,MRI 扫描见脑白质内多发的片状长 T_1、长 T_2 信号,可合并脑膜增厚和脑积水。血清学检查补体结合试验效价明显增高,间接荧光抗体试验阳性可明确诊断。

六、治疗

多数学者认为 SAE 与血压有关；还有观察认为，合理的降压治疗较未合理降压治疗的患者发生 SAE 的时间有显著性差异。本病的治疗原则是控制高血压、预防脑动脉硬化及脑卒中发作，治疗痴呆。

临床观察 SAE 患者多合并有高血压，经合理的降压治疗能延缓病情的进展。降压药物很多，根据患者的具体情况，正确选择药物，规范系统地治疗使血压降至正常范围[18.7/12.0 kPa(140/90 mmHg)以下]，或达理想水平[16.0/10.7 kPa(120/80 mmHg)]；抗血小板聚集药物是改善脑血液循环，预防和治疗腔隙性脑梗死的有效方法。

(一)二氢麦角碱类治疗

二氢麦角碱类可消除血管痉挛和增加血流量，改善神经元功能。常用双氢麦角碱，每次 0.5～1.0 mg，每天3 次，口服。

(二)钙通道阻滞剂

钙通道阻滞剂增加脑血流、防止钙超载及自由基损伤。二氢吡啶类，如尼莫地平，每次 25～50 mg，每天3 次，饭后口服；二苯烷胺类，如氟桂利嗪，每次 5～10 mg，每天 1 次，口服。

(三)抗血小板聚集药

抗血小板聚集药常用阿司匹林，每次 75～150 mg，每天 1 次，口服。抑制血小板聚集，稳定血小板膜，改善脑循环，防止血栓形成；氯吡格雷推荐剂量每天 75 mg，口服，通过选择性抑制二磷酸腺苷(ADP)诱导血小板的聚集；噻氯匹定，每次 250 mg，每天 1 次，口服。

(四)神经细胞活化剂

神经细胞活化剂促进脑细胞对氨基酸磷脂及葡萄糖的利用，增强患者的反应性和兴奋性，增强记忆力。

1.吡咯烷酮类

吡咯烷酮类常用吡拉西坦，每次 0.8～1.2 g，每天 3 次，口服；或茴拉西坦，每次 0.2 g，每天 3 次，口服。可增加脑内三磷酸腺苷(ATP)的形成和转运，增加葡萄糖利用和蛋白质合成，促进大脑半球信息传递。

2.甲氯芬酯

甲氯芬酯可增加葡萄糖利用，兴奋中枢神经系统和改善学习记忆功能。每次 0.1～0.2 g，每天 3～4 次，口服。

3.阿米三嗪/萝巴新

阿米三嗪/萝巴新由萝巴新(为血管扩张剂)和阿米三嗪(呼吸兴奋剂，可升高动脉血氧分压)两种活性物质组成，能升高血氧饱和度，增加供氧改善脑代谢。每次 1 片，每天 2 次，口服。

4.其他

如脑蛋白水解物、胞磷胆碱、三磷酸腺苷(ATP)和辅酶 A 等。

七、预后与预防

(一)预后

目前，有资料统计本病的自然病程为 1～10 年，平均生存期 5 年，少数可达 20 年。大部分患者在病程中有相对平稳期。预后与病变部位、范围有关，认知功能衰退的过程呈不可逆进程，进展速度不一。早期治疗预后较好，晚期治疗预后较差。如果发病后大部分时间卧床，缺乏与家人和社会交流，言语功能和认知功能均迅速减退者，预后较差。死亡原因主要为全身衰竭、肺部感染、心脏疾病或发生新的脑卒中。

(二)预防

目前，对 SAE 尚缺乏特效疗法，主要通过积极控制危险因素预防 SAE 的发生。

(1)多数学者认为，本病与高血压、糖尿病、心脏疾病、高脂血症及高纤维蛋白原血症等有关，因此，首先对危险人群进行控制，预防脑卒中发作，选用抗血小板凝集药及改善脑循环、增加脑血流量的药物。有学者发现，SAE 伴高血压患者，收缩压控制在 18.0～20.0 kPa(135～150 mmHg)可改善认知功能恶化。

(2)高度颈动脉狭窄者可手术治疗，有助于降低皮质下动脉硬化性脑病的发生。

(3)戒烟、控制饮酒及合理饮食；适当进行体育锻炼，增强体质。

(4)早期治疗：对早期患者给予脑保护和脑代谢药物治疗，临床和体征均有一定改善；特别是在治疗的同时进行增加注意力和改善记忆力方面的康复训练，可使部分患者的认知功能维持相对较好的水平。

(李　彦)

第九节　血管性认知障碍

随着对血管性痴呆(vascular dementia，VD)研究的深入，学者们逐渐认识到 VD 概念存在明显的滞后性和局限性。为满足临床需要，Hachinski 等人于 1993 年提出了一个新的概念——血管性认知障碍(vascular cognitive impairment，VCI)。VCI 的概念是学者们在重新认识和批判血管性痴呆概念的基础上提出的，是对 VD 研究发展的产物。VCI 是指所有的血管因素导致的从轻度认知障碍到痴呆的一大类综合征，旨在及早发现血管病变导致的认知变化，进行早期干预，以延缓甚至阻止痴呆的发生。VCI 概念的提出是脑血管病和认知功能领域的重大进展，具有重要的临床和社会意义。近年来 VCI 受到广泛的关注和研究，达成了一些共识，但仍存在众多问题需进一步完善解决。

一、概念与局限性

(一)血管性痴呆的概念和局限性

1.血管性痴呆的概念

痴呆是各种原因导致的持续性、获得性智能损害综合征，脑血管病是痴呆的一个主要原因，长久以来受到广泛关注。早在 1951 年，Forster 等提出动脉硬化性痴呆的概念。1955 年，Roth 提出了粥样硬化性精神病的概念，Mayer-Gross 等人于 1969 年对这一临床综合征进行了描述，指出 50%以上的患者存在高血压，而且症状多在一次或数次卒中后出现。Hachinski 等人于 1974 年引入了多发梗死性痴呆(multi-infarct dementia，MID)的概念，认为多发梗死是老年期痴呆的一个主要原因。1985 年，Lobe 拓展了 MID 的范围，正式提出了血管性痴呆的概念。在此前后还有多种 VD 的亚型被提出，使 VD 的临床和研究工作得到广泛的开展。

2.血管性痴呆概念的局限性

随着对血管性痴呆的研究，多个协作组织或国际研究小组于1992年至1994年间先后制定，并发表了4个VD诊断标准：《国际疾病分类第10版(ICD-10)VD诊断标准》《美国加利福尼亚阿尔茨海默病诊断和治疗中心(ADDTC)标准》《美国国立神经病与卒中研究所/瑞士神经科学研究国际会议(NINDS-AIREN)VD诊断标准和美国精神障碍诊断和统计手册》《第4版(DSM-IV)VD标准》。以上4个标准都包括两个要素：痴呆和导致痴呆的脑血管病变。但是随着对VD认识的深入，学者们逐渐发现这些诊断标准的不足，及存在自身的局限性。

(1)对痴呆的界定：①作为最常见的老年期痴呆类型，AD一直以来是痴呆领域研究的重点，致使其他痴呆的诊断标准都是根据AD的神经心理学特征制定的(必须有记忆损害)。受其影响，ICD-10、NINDS-AIREN和DSM-IV 3个VD诊断标准也都要求患者必须存在记忆缺损。但是由于VD和AD的病理变化不同，其神经心理学特征存在差别，有些脑血管病患者执行功能损害突出而记忆相对保留，这一要求容易漏诊记忆障碍不明显的VD患者，而把伴血管因素的AD患者误诊为VD。②4个标准均要求记忆和认知障碍损害患者的日常生活能力。此点使大量脑血管病导致的不够痴呆程度的早期认知障碍患者得不到诊断和治疗，错过了干预的最佳时期，提示VD概念的严重滞后性。

(2)对脑血管病变的界定：4个标准都要求患者有明确的脑血管病变证据，如卒中病史、局灶体征、影像学上脑梗死的病灶，和(或)认知障碍急性起病、阶梯性进展等，这一规定使明显的脑血管病导致的认知障碍(症状性脑梗死和脑出血等)得到诊断，但是不能包括脑血管病危险因素(如高血压和糖尿病等)或慢性隐匿性脑血管病(如皮质下白质缺血、脑动脉硬化)引起的认知障碍或痴呆。

(二)血管性认知障碍的概念和意义

1.血管性认知障碍的概念

鉴于以上VD概念的局限性，Hachinski和Bowler于1993年撰文正式提出VCI的概念。他们认为VCI是一个连续的疾病谱，包括血管原因导致地从脑危险期到智能障碍的各个阶段，强调进行早期防治；建议VCI的神经心理学特征不再沿用AD的模式；提议进行病因分类并针对病因进行治疗；建议发展简单、标准、不同文化背景间通用的认知筛查量表和复杂精细的测查量表；强调制定客观的支持标准和否定诊断的标准。此后国内外众多学者对VCI概念进行不断的阐释和补充，目前这一概念仍在进一步的完善中。

Hachinski和Bowler建议VCI应当分为3个阶段。①脑危险期：此期存在VCI的危险因素。②围症状期：此期发生脑血管病事件，但尚无智能障碍的症状。③症状期：此期有脑血管病事件及相关的智能障碍。此3个阶段相互连续，无截然分界。但是，应当说这是一种理想化的分期，鉴于血管危险因素的高发性，第一期要包括大量的正常人群，临床干预和研究存在一定的困难。目前，多把VCI分为无痴呆型血管性认知障碍(vascular cognitive impairment no dementia，VCI-ND，患者有血管原因导致的认知障碍，但其严重程度未达痴呆的标准)、血管性痴呆和混合性痴呆(mixed dementia，MD，血管性痴呆和退行性变同时存在)3期。其中，早期阶段——VCI-ND强调把重点放在VCI的早期诊治上来，使患者在发展为血管性痴呆之前就得到干预治疗，更符合VCI提出的意义，受到更多的关注和研究。也有个别文献用VCI特指VCI-ND，或者与AD的早期——轻度认知障碍(mild cognitive impairment，MCI)(AD-MCI)对应，将VCI-ND称为血管源性轻度认知障碍(vascular-MCI)。

综合国际研究进展，VCI 是指由脑血管病危险因素（如高血压、糖尿病和高血脂等）、明显（如脑梗死和脑出血等）或不明显的脑血管病（如白质疏松和慢性脑缺血）引起地从轻度认知障碍到痴呆的一大类综合征，涵盖了血管源性认知损害从轻到重的整个发病过程，包括早期的未达到痴呆的血管性认知障碍，血管性痴呆和混合性痴呆 3 期。

2.血管性认知障碍的意义

VCI 概念的提出具有重要的意义：①轻度 VCI 概念强调早期识别和干预血管因素导致的认知障碍，极大地提前了 VD 的诊断，有利于在最有利的时机进行防治，鉴于此类疾病的可防治性，这一概念的提出比 AD 的前期——轻度认知障碍更有临床实用意义。②VCI 囊括了所有与血管因素有关的认知障碍，使各种血管因素或血管疾病引起的各种水平的认知障碍和痴呆得到合理的临床命名和分类，使我们认识、重视并进一步研究和治疗这些疾病。③VCI 的提出推动了神经病学界对血管病变导致的认知障碍进行全面再认识，消除 AD 对 VD 的影响，发展 VCI 自己的诊断和评估体系，使诊断和评估更合理。可以说，VCI 概念的提出是血管性认知领域的一个重大进步，为这一领域开启了一个新的时期。

二、诊断

正确诊断是有效干预的前提，随着 VCI 的研究，对其诊断取得了一些进展，达成了一些共识，但仍有很多关键问题亟待解决。以下就 VCI 和 VCI 的 3 个阶段（VCI-ND、VD 和 MD）诊断标准的进展和存在的问题及影像学在诊断中的作用进行论述。

（一）关于 VCI 诊断标准的共识

与 VD 一致，VCI 的诊断标准应包括 3 个方面：认知障碍；血管因素；认知障碍与血管因素之间的关系。但是目前仍没有公认的 VCI 诊断标准，以下是这一领域的一些共识。

1.认知障碍的程度和模式

现行的 VD 诊断标准都要求认知障碍达到损害日常生活能力的程度，所以只能发现那些脑组织显著受损的患者，不能够发现血管因素导致的早期轻度认知障碍患者，错过了防治的最佳时期。VCI 概念提出的最重要意义在于强调早期发现，早期干预，所以对认知障碍的界定应当包括从轻微损害到痴呆的任何阶段，尤其注意早期的损害。另一方面，由于 VCI 患者认知障碍表现多样，存在明显的异质性，所以对认知障碍模式的界定不应再强调记忆损害。

2.血管因素及认知障碍与血管因素之间的关系

在血管因素及认知障碍与血管因素之间的关系方面，所有的现用 VD 标准都要求有卒中的证据。DSM-Ⅳ的标准要求有神经系统局灶体征和实验室提示的脑血管病证据（如皮质或皮质下白质的多发性梗死）。ICD-10 同样要求有神经系统局灶体征及病史、体检或检查提示的脑血管病证据。ADDTC 很可能 VD 标准要求有两次或多次的缺血性卒中，如果一次卒中，痴呆与卒中之间要有明显的时间关系，并要求影像学上有一处或多处的小脑以外梗死的证据。NINDS-AIREN 很可能 VD 的标准要求有神经系统局灶体征和一定严重程度的脑影像学证据，而且要求痴呆和脑血管病之间有明确的关系，表现为：①痴呆发生在明确的卒中后 3 个月内；②突发的认知功能衰退；③波动样、阶梯样进展的认知功能缺损。这些严格的要求虽然提高了诊断的特异性，但大大降低了敏感性。

临床资料也显示并非所有的血管性认知障碍患者都有明确的卒中病史和神经系统局灶体征，一些类型中认知损害可能慢性起病，进展模式亦多种多样，认知障碍和卒中的关系可能并不明确。研究发现，白质病变在老年人群中比较普遍，白质病变可以导致认知障碍的主诉和客观认知损害，而患者不一定有卒中的发生。

根据临床表现，血管性认知障碍的起病形式可以分为两大类：急性或突然起病和慢性或隐袭起病，前者主要是多发梗死性痴呆、关键部位梗死性痴呆或颅内出血导致的痴呆，后者主要由脑小血管病所致。理论上，当腔隙性梗死累及重要的皮质下核团（如丘脑、尾状核或内囊前臂）或认知通路时，可以造成急性起病或阶梯样进展，否则可以像 AD 一样，认知障碍缓慢起病，持续进展。突然起病、阶梯样进展、局灶体征及卒中和认知之间明确的时间关系对某些类型并不适用。

Bowler 在现有资料的基础上，于 2002 年撰文，系统地提出了对 VCI 诊断的建议，涉及对认知的界定、神经心理测查、血管因素等多个方面。建议尽量避免 VD 概念的弊端，强调发现轻度的认知障碍，认知模式不再强调某一认知域。对血管因素的界定也更加宽泛，血管危险因素或者任何类型的脑血管事件都可以是 VCI 的原因；脑血管病的影像学证据、神经系统局灶体征、突发认知障碍、波动性病程及智能障碍和卒中的时间关系都为支持诊断的条件，但并不是诊断所必需。最后他总结认为：轻微的认知变化，轻度的影像学改变，伴有血管危险因素即可以诊断为 VCI。

3.VCI 3 个阶段诊断标准的发展和存在问题

(1)VCI-ND 的诊断标准：目前尚没有统一的 VCI-ND 诊断标准，以下介绍两个大规模研究中使用的标准。

加拿大健康和衰老研究组（CSHA）对 VCI 进行了系列研究，推动了这一领域的发展。研究中采用的 VCI-ND 诊断标准包括以下两点。①认知障碍：有认知障碍但不符合精神障碍诊断与统计手册第 3 修订版（DSM-ⅢR）的痴呆诊断标准（即不同时具备记忆障碍、其他认知障碍和功能损害三点）。包括以下任一项：有记忆障碍，无其他认知域损害，日常功能正常；其他认知域损害，无记忆损害，日常功能正常；有记忆障碍和至少其他一种认知域损害（抽象思维、判断、失语、失用、失认），或者个性改变，但日常功能正常；有记忆障碍和日常能力损害，但无其他认知域损害；有其他认知域和日常能力损害，但无记忆障碍。②认知障碍是由血管因素导致的：如认知障碍急性起病，阶梯样进展，认知测查显示斑片状皮质功能损害，动脉粥样硬化的证据，局灶性神经系统体征，影像学证据（如果有）。与 Bowler 的建议不同，研究组认为单独血管危险因素不能作为诊断 VCI-ND 的充分条件。

悉尼卒中研究采用的 VCI-ND 标准如下。①认知障碍：要求患者有一个认知域明确损害（认知成绩低于年龄匹配的已发表常模的第五百分位数）；或者 2 个认知域边缘性损害（认知成绩介于年龄匹配的已发表常模的第五至第十百分位数之间）；或者有多个认知域损害，但是日常能力缺损未达 VD 标准。②血管因素：伴有足以导致认知障碍的脑血管病影像学证据。

可见，与 VCI 的诊断共识一致，VCI-ND 的标准也不再强调记忆损害，强调发现早期认知损害轻微的患者，对血管因素的界定更加宽泛，力求提高早期诊断的敏感性。

(2)VD 的诊断标准：目前有 4 个国际广泛应用的 VD 诊断标准，但是由于其对痴呆的界定来源于 AD 的特征，对 VD 患者并不准确。而且由于对血管因素的严格要求，使 4 个标准的敏感性很低。另外，由于不同的标准对痴呆和血管因素的界定不同，4 个标准间的符合性很差，所以目前需要发展新的 VD 诊断标准。

悉尼卒中研究采用了新的 VD 诊断标准：要求患者有 2 个或 2 个以上认知域明确损害（低于年龄匹配的已发表常模的第五百分位数），不再要求必须有记忆损害；智能障碍影响日常能力（智能障碍导致两项工具性日常能力损害）。血管因素只要求有影像学上足以导致认知障碍的脑血管病证据，对卒中病史、起病及进展模式不再具体界定，力求增高敏感性。在心脑血管健康认知研究中，也采用了相似的标准。

在对血管性痴呆和小血管性痴呆深入了解的基础上，Román 等发表了皮质下缺血性痴呆的标准。不同于以往的 VD 标准，认知方面首先要求有执行功能障碍，记忆障碍可以很轻；影像学上有一定严重程度的皮质下小血管病变的证据；由于皮质下缺血性痴呆可以缓慢起病、持续进展，所以不要求卒中病史、不要求痴呆与卒中的关系，不要求特定起病及进展模式。

(3)MD 的诊断标准：混合性痴呆在 1962 年由 Delay 等报道，他们发现有的患者血管性痴呆和退行性变共存，遂命名为老年混合性痴呆。此后，多位学者对其进行论述。在 1992 年，Chui 等人把血管性痴呆合并任何其他痴呆类型都称为混合性痴呆。1993 年，NINDS-AIREN 的 VD 诊断标准工作组报告上提议，由于临床上难以确定是脑血管病直接导致痴呆或是脑血管病加重了 AD 的病理作用，建议采用 AD 伴脑血管病的概念，不鼓励用混合性痴呆。中国防治认知功能障碍专家共识也认为这一概念更为科学和严谨，但是目前临床和研究中多仍沿用混合性痴呆，而且多特指 AD 和 VD 共存。

目前有多个混合性痴呆的诊断标准。ICD-10 要求患者必须同时符合 AD 和 VD 的标准；DSM-Ⅳ要求患者符合 AD 的标准，同时临床或影像学有 VD 的特征；NINDS-AIREN 要求符合 AD 的标准，同时临床或影像学有脑血管病的证据；ADDTC 标准要求符合 VD 的标准，同时伴有其他与痴呆相关的疾病，可见这些标准之间存在着不同甚至矛盾。

由于病理检查的开展和影像学的发展，学者们发现 MD 患者远多于既往的报道，估计占痴呆的20％～40％，强调加强对这一部分患者的研究。随着今后对 MD 工作的进一步开展，需要我们明确 MD 的临床特征、神经心理特征和影像学特征，并在此基础上制定统一科学的 MD 诊断标准。

4.影像学在 VCI 诊断中的价值

影像学在 VCI 诊断中起着重要作用，一些隐匿性脑血管病导致的认知障碍必须依靠影像学诊断。目前存在两个 VD 影像学标准——NINDS-AIREN 很可能 VD 的影像学标准和 Román 等提出的皮质下小血管性痴呆的影像学标准。两个标准都要求病变必须达到一定的严重程度，均认为轻微的脑白质疏松、单个腔隙性梗死不太可能造成明显的认知障碍。但是这些标准的科学性有待考证。

认知障碍与卒中病灶的体积和部位、白质病变的程度、脑萎缩的程度等多种因素有关。早期的研究认为导致 VD 的脑梗死体积需要达到 20 mL，但是后来大量的证据表明某些部位非常小的病灶即可导致认知障碍和痴呆，提示梗死灶的部位与认知变化关系密切。脑白质病变在 VD 和 VCI 患者中普遍存在，并且与认知障碍尤其是执行功能缺陷相关，NINDS-AIREN VD 诊断标准认为白质病变累及白质总量的 1/4 及以上可以导致 VD，但是这一规定并没有客观依据。脑萎缩是 AD 的重要特征，但是研究发现血管性认知障碍的患者也存在脑萎缩，Corbett 等研究提示脑室扩大比梗死体积与认知的关系更密切，所以，在 VCI 的诊断中应当注意脑萎缩的作用。但是虽然有众多研究，关于能够导致认知障碍的最小病变程度（脑梗死、脑白质变性、脑萎缩）仍不能够确定。

可见，目前没有公认的 VCI 诊断标准，但存在以下共识：①对认知障碍不再强调必须有记忆损害；②诊断标准应力求敏感，以期发现早期患者；③对血管因素的界定不能只追求典型表现。

但 VCI 和其 3 个阶段（VCI-ND、VD、MD）的诊断标准仍存在既往 VD 标准没有解决的问题：神经心理学特征如何进行界定；如何准确确定影像学上可以导致认知障碍的梗死灶体积和部位、脑萎缩的程度、白质病变程度（影像学上导致认知障碍的阈值）；如何在重视敏感性的同时，保持诊断的特异性。制定客观、科学的 VCI 标准仍需要大量的临床和研究数据。

三、危险因素及其控制

VCI 概念强调对血管源性认知障碍进行早期干预，以阻止痴呆的发生，鉴于此类疾病的可防治性，临床应当采取积极措施。概括地说，VCI 的防治包括 3 个方面：防治血管危险因素的一级预防、防治卒中的二级预防和治疗认知障碍的三级预防。

明确 VCI 的危险因素并进行早期有效控制是防止 VCI 发生发展的重要环节。VCI 的危险因素很多，可分为 4 类。①人口学因素：老龄、男性、低教育水平。②血管危险因素：高血压、糖尿病、高血脂、心脏病、吸烟。③卒中：卒中病灶的体积、部位、脑白质病变、脑萎缩等。④遗传学因素：*Notch3* 基因突变、*ApoEε4* 基因等。

（一）人口学因素

研究发现年龄是 VCI 的危险因素之一，VCI 的患病率随年龄增长而增高。在欧洲，65～69 岁年龄组 VD 的患病率为 0.3%，90 岁以上人群增至 5.2%。我国 VD 的患病率 55～64 岁年龄组为 0.4%，65～74 岁年龄组为 0.8%，75～84 岁年龄组为 1.8%。加拿大健康和衰老研究组发现，VCI 总患病率及 VCI3 个亚组（VCI-ND、VD、MD）的患病率均随年龄增高，65～74 岁年龄组分别为 2%、1.4%、0.6%和 0.0%，75～84 岁年龄组分别为 8.3%、4.5%、2.4%、1.4%，85 岁以上分别上升至 13.7%、3.8%、4.8%、5.1%。有研究发现 VD 患病率并非一直升高，男性患病率于 85～89 岁出现下降。

VCI 与性别的关系不如 AD 恒定，但多数研究发现 VD 的患病率男性高于女性，部分调查则表明两性间 VD 的患病率与年龄有关，85 岁以前男性高于女性，85 岁以后相反，推测可能和女性患者存活期长于男性有关。还有研究认为两性间 VD 患病率差异无统计学意义。

低教育水平被反复证明是 VCI 的危险因素，高学历是保护因素。心血管健康研究组对65 岁以上的老年人进行了大规模的横截面研究和随访研究，发现在脑梗死患者中，低教育水平者认知测验成绩明显差于一般教育水平者，而且新发脑梗死使那些低教育患者的认知能力下降更迅速，而在高教育水平的患者中没有明显变化，推测可能和低教育水平患者的认知储备低有关。

种族、职业、经济收入、居住区域作为 VCI 的危险因素尚未得到一致肯定。由于不同的种族、职业、经济情况、居住区域肯定会影响个人的教育和医疗条件，所以这些因素可能会影响 VCI 的发病率和患病率。

（二）血管因素

高血压、糖尿病、高脂血症、心脏病等是脑血管病的危险因素，常导致脑梗死、脑出血、脑白质变性等病变，也是 VCI 的肯定危险因素。

Framingham 卒中风险预测研究（FSRP）发现，在控制了年龄、性别、教育程度等因素后，血管危险因素（心脏病、高血压、糖尿病、高血脂）与空间记忆力、注意力、组织能力、抽象推理能力等多种认知功能呈负相关。在那些没有脑梗死的患者中，血管危险因素亦可以导致脑容量的降低，引起广泛的认知障碍。

（1）高血压：是脑卒中的持续和独立的危险因素，血压越高，卒中的危险性越大。影像学发现高血压还可以导致广泛的脑白质病变，尤其在老年人中，长期高血压患者患皮质下白质病变和脑室周围白质病变的风险分别是非高血压患者的 24.3 倍和 15.8 倍。长期随访研究揭示中年高血压明显增高老年患痴呆和认知障碍的风险。高血压不仅是 VCI 的独立危险因素，而且可与其他危险因素协同作用，显著增加 VCI 的风险。有效控制血压可明显降低脑卒中及再次卒中的发生，还可以明显延缓皮质下白质和脑室周围白质的病变速度，提示控制血压对防治 VCI 的潜在作用。

(2)糖尿病：糖尿病和痴呆普遍存在于老年人中，前瞻性研究发现糖尿病可以引起记忆力、执行功能等认知障碍，增加老年人患痴呆的风险。多项大规模的研究证实糖尿病与 VCI 密切相关。糖尿病可能通过 2 个途径影响 VCI 的发病。①血管病变：糖尿病可以导致大、小血管病变，引起管腔狭窄、阻塞，导致脑缺血和卒中，从而引起认知障碍和痴呆。另外，糖尿病和其他因素形成胰岛素抵抗综合征，共同导致血管病变、卒中和认知障碍。高度糖基化的终末产物还可以影响血管的舒张功能，进一步导致脑灌注异常。②葡萄糖毒性作用：长期高血糖可以通过多元醇通路、非酶性糖基化作用、氨基己糖通路等引起氧自由基活性及抗氧化状态的异常，直接损伤神经元或提高神经元的易损性。

(3)高脂血症：高脂血症是 VCI 的另一个危险因素，研究发现 VD 患者血浆总胆固醇和低密度脂蛋白胆固醇水平明显高于正常对照，而高密度脂蛋白的抗氧化活性明显低于对照组。关于降脂药防治 VCI 的作用结论并不一致。目前尽管他汀类药物对 VCI 的作用还不确切，但相当部分的医师支持在 VCI 的一级和二级预防中使用他汀类药物。

(4)其他血管因素：VCI 的其他血管危险因素还包括动脉硬化、心脏病、心房颤动、肥胖、高同型半胱氨酸血症、吸烟等。

(三)卒中相关因素

卒中是 VCI 的直接致病因素，研究发现 VCI 和卒中病灶的体积、部位、脑白质病变程度、脑萎缩等均有关。Loeb 等人分析了 40 例多发梗死性痴呆(MID)患者、44 例多发梗死无痴呆的患者和 30 例正常对照的脑 CT 资料，发现 MID 患者脑组织减少更多，痴呆与丘脑和大脑中动脉供血区皮质的病灶关系更密切，而且 MID 患者的侧脑室体积和蛛网膜下腔体积增大，脑萎缩更明显。Gorelick 等对 58 例 MID 患者和 74 例多发梗死但无痴呆患者的 CT 资料进行分析，同样发现 MID 患者的梗死病灶更多，皮质和左侧半球的皮质下病灶更多，脑室体积更大、脑沟更深、白质病变程度更重。

早期，Tomlinson 等人报道脑梗死体积至少需要达到 20 mL 时才能导致痴呆，而梗死体积 100 mL 以上只见于 VD 患者。后来研究发现 VD 的梗死灶可以从 1 mL 至 30 mL，尤其是丘脑等关键部位很小的卒中病灶(0.01～1.64 mL)即可导致患者的注意力、信息处理速度和记忆障碍。研究发现，当把所有部位的梗死体积总合后，体积和认知测验成绩相关性较弱，但是针对某一部位，病灶容积和认知的相关性增强。所以探讨卒中和 VCI 的关系，应当对病灶进行综合分析。

皮质下小血管病可以导致腔隙性梗死、白质病变和脑室扩大等病理变化，是 VCI 的主要危险因素，其导致的痴呆占 VD 的 36%～67%。Corbett 等发现腔隙性梗死的数目、白质病变和脑室扩大的严重程度均与认知障碍密切相关。Prins 等人对 823 例老年人进行 5.2 年随访，发现皮质下小血管病患者认知功能随时间明显下降，尤以执行功能和信息处理速度下降更显著。Tullberg 等人对 78 例皮质下小血管病患者进行 MRI、PET 和神经心理测查，发现脑内任何部位的白质病变都可以导致执行功能的异常。但是与卒中病灶相似，目前不能确定可以导致认知障碍的皮质下病变的最低程度。

既往认为脑萎缩是变性性痴呆的特征，但是近几年研究发现高血压、TIA、脑白质变性等血管危险因素或病变都可以导致脑萎缩，脑萎缩普遍存在于VCI患者中，而且与患者的认知障碍相关。Salerno等通过横截面研究发现高血压患者容易发生脑萎缩。Walters等对60例认知正常的首次TIA患者和正常对照进行认知和影像学检查，并于1年后复查，发现TIA患者脑萎缩率明显高于对照，萎缩与高血压和白质病变密切相关，而且1年后部分患者出现认知下降。研究还发现血管性痴呆患者的年脑萎缩率更高，为1.9%，与AD患者相似。Grau-Olivares等报道腔隙性梗死导致的VCI-ND患者的双侧颞叶、额叶、顶枕交界区、后扣带回、海马和海马旁回较对照组萎缩，提示腔隙性梗死引起的认知障碍不仅与皮质下病变有关，还和皮质的萎缩有关。

可见，任何形式的卒中或缺血病变都可以导致VCI，对卒中进行积极的预防和干预是防治VCI的重要环节。

(四)遗传因素

VCI是多种因素共同作用的结果，其中遗传因素在发病中起到一定作用，尤其在某些特殊类型的VCI中，遗传因素可能起决定性作用。VCI的易感基因包括以下两类：①脑血管病易感基因(使患者容易罹患脑血管病)；②脑组织对脑血管病的易损性相关基因(影响脑组织对脑血管病所致损伤的反应和修复)。目前为止对第一类研究较多，其中两个明确的基因是*Notch3*基因突变和遗传性脑出血伴淀粉样病相关基因。

伴皮质下梗死和白质脑病的常染色体显性遗传性脑动脉病(CADASIL)是由于*Notch3*基因突变导致的以缺血性卒中发作、皮质下痴呆、偏头痛发作和精神异常为主要临床特征的VCI类型。正常*Notch3*基因编码一种兼有受体和信号传导功能的跨膜蛋白，介导细胞内的信号传导，在细胞分化中发挥重要作用。突变导致蛋白构象发生改变，影响受体和配体之间的相互作用，同时导致同型二聚体或异型二聚体在血管平滑肌细胞内堆积，造成血管平滑肌细胞成熟和分化异常，导致脑低灌注，出现腔隙性脑梗死和大脑白质缺血性脱髓鞘等CADASIL的脑内病理改变。

遗传性脑出血伴淀粉样病(HCHWA)是以反复的脑叶出血和痴呆为主要表现的VCI类型。HCHWA与淀粉样前体蛋白(APP)基因突变、胱抑蛋白C基因突变等有关，使β淀粉样蛋白或胱抑蛋白C过多的沉积于软脑膜和皮质血管，导致脑淀粉样血管病(CAA)。

N5，N10-亚甲基四氢叶酸还原酶(MTHFR)基因*C677T*位突变可引起高同型半胱氨酸血症，血管紧张素转换酶(ACE)基因多态性与高血压及心脑血管疾病密切相关，芳香硫酸醋酶假性缺陷(ASA-PD)基因可影响脑白质的形成，从而可能与VCI的发病有一定关系。另外还发现ICAM-1的一种基因型(*K469E*)及对氧磷酶(PON)的基因*Pon2*等可能与VD的发病有关，但是没有得到一致肯定。

对第二类基因研究很少。血小板糖蛋白受体在血小板的激活、黏附、血栓形成中起到重要作用，参与脑卒中的过程。*HPA-3*(*Baka/Bakb*)是一种常见的血小板糖蛋白Ⅱb受体多态性，Carter等研究发现*HPA-3aa*、*ab*基因型比*bb*基因型的预后差，病死率高。他们同时发现α纤维蛋白原基因*Thr312Ala*多态性亦是影响卒中后的因素，提示这些基因影响了脑组织对卒中的易感性，可能与VCI的发病有关。

有些基因兼具第一和第二两种作用。*ApoEε4*基因型既增加脑出血的风险，同时影响卒中患者的预后，故对其与VCI的关系研究较多，但是结果仍无定论。有学者对我国汉族191例散发 AD 患者、124 例 VD 患者和 218 例正常对照进行研究，发现 *ApoEε4* 基因型增加 VD 的发病风险（OR=1.75，$P=0.026$），Pandey 等人同样发现 *ApoEε4* 不仅增加 AD 的风险，同样增加 VD 的风险。但是也有多项研究没有发现 *ApoEε4* 和 VD 之间的关系。

可见，VCI 有多种危险因素，这些因素相互交叉，互为因果，共同导致 VCI，临床应当积极寻找可治疗的危险因素进行早期干预，以防止 VCI 的发生和发展。同时应当进行危险因素控制对 VCI 防治作用的研究，进一步明确危险因素控制的最佳方案和效果，为临床提供指导和依据。

四、治疗

（一）改善认知障碍

目前为止，改善 VCI 认知障碍的药物试验都是针对 VD 患者或混合性痴呆患者进行的，涉及的药物非常多，包括抗血小板聚集药、促智药、麦角生物碱类、钙离子拮抗剂、银杏叶提取物、兴奋性氨基酸受体拮抗剂、胆碱酯酶抑制剂等，但是其中很多研究都是基于小样本，治疗时间短，虽然有些药物显示出一定疗效，已在临床使用，但截至目前，还没有 FDA 批准的治疗 VCI 认知症状的药物，需要进行更多的随机对照试验提供有关这些药物疗效的可靠证据。

1.抗血小板聚集药

一项小规模安慰剂对照研究发现抗血小板聚集药物阿司匹林可以改善多发梗死性痴呆患者的认知症状和社会功能，但还缺乏更有力的试验证据。但鉴于对缺血性卒中肯定的预防作用，阿司匹林可能会延缓 VCI 的发展。

用法：口服每天 100～300 mg，每天 1 次。该药不良反应较少，但部分患者可出现皮疹、荨麻疹、血管神经性水肿、黏膜充血等过敏性反应；严重者可出现黄疸、转氨酶升高、肝大、蛋白尿、肾功能不全等肝、肾功能损害。对本品过敏者、有出血症状的消化道溃疡或其他活动性出血的患者禁用。

2.促智药

促智药主要作用为促进脑神经细胞对氨基酸、磷脂及葡萄糖的利用，提高神经细胞的反应性和兴奋性，临床应用较广泛的为吡咯烷酮类药物。该类药物为 γ-氨基丁酸的衍生物，可促进大脑对磷脂和氨基酸的利用，增加脑内蛋白质的合成，促进大脑多核糖体的合成。此外，还可激活脑细胞内腺苷酸激酶，增加脑内 ATP 的形成和转运，改善脑组织代谢，提高学习与记忆能力。临床常用的药物有吡拉西坦（又称脑复康）、茴拉西坦（又称阿尼西坦、三乐喜）和奥拉西坦（健朗星）。临床研究结果显示，该类药物可改善 VD、AD、混合型痴呆及不符合痴呆诊断标准的认知功能损害，但有文献总结认为主要以临床总体印象改变为主。

用法：吡拉西坦口服成人 800 mg，每天 3 次。回拉西坦口服每次 200 mg，每天 3 次。奥拉西坦每次 800 mg，每天 2 次。本类药品不良反应轻微，偶有患者服用后出现口干、食欲缺乏、睡眠不佳，轻微荨麻疹和呕吐等，停药后可自行消失，一般无须特殊处理。

3.麦角生物碱类药物

麦角生物碱类药物具有阻滞 α 受体、增加环磷酸腺苷（cAMP）的作用，主要扩张脑毛细血管，增加脑供血，改善脑对能量和氧的利用，还可直接兴奋 DA 和 5-HT 受体，促进相关递质的释放，起到增加神经信息传导、改善智能的作用，另外，还可能具有神经保护作用。临床常用的药物有二氢麦角碱（喜得镇）、尼麦角林（麦角溴烟酯）、甲磺二氢麦角碱（舒脑宁）。Herrmann 等通过一项随机、双盲、安慰剂对照研究，发现麦角溴烟酯对MID患者的认知障碍有改善作用。二氢麦角碱口服，每次1～2 mg，每天3次。尼麦角林口服，每次30 mg，每天1～2次。舒脑宁口服2.5 mg，每天2次。本类药品毒副作用小，不良反应有恶心、呕吐、面色潮红、皮疹、直立性低血压等。有严重低血压、心搏过缓、肾功能减退及孕妇忌用。

4.钙通道阻滞剂

钙通道阻滞剂尼莫地平可选择性地作用于脑血管平滑肌，扩张脑血管，增加脑血流量，减少血管痉挛引起的缺血性脑损伤；并具有神经保护和促进记忆，促进智力恢复的作用。但尼莫地平对VCI患者认知症状的疗效尚不能完全肯定，虽然多项研究表明尼莫地平可以改善VD、皮质下小血管病导致的VD(SVD)和卒中后认知障碍，但一项随机、双盲、安慰剂对照研究没有发现其对MID的治疗作用。口服每次20～40 mg，每天3次。不良反应为头痛、头晕、面部潮红、胃肠不适、血压下降、心率增快，部分可有血小板减少等。低血压、肝功能不全患者慎用。

5.银杏叶提取物

银杏叶提取剂主要成分是从中药银杏中提取的黄酮类和萜类活性成分。具有较强的自由基清除作用和神经保护作用，可抑制细胞膜脂质过氧化反应，并具有扩张血管、增加血流和抗血栓形成作用。常用药物有银杏叶片（又称天保宁、百路达、达纳康、金纳多片剂等）和金纳多针剂。研究提示银杏叶提取物对VD有一定疗效。银杏叶片口服，每次19.2 mg，每天3次。金纳多针剂20～30 mL加入生理盐水或葡萄糖500 mL中，每天1次，静脉滴注，10～15天1个疗程。药物不良反应主要是皮疹、胃肠道不适、头晕、头痛、血压降低。对银杏叶提取物过敏者、孕妇及心力衰竭者禁用，不得与小牛血清合用。

6.兴奋性氨基酸拮抗剂

美金刚是一个非竞争性NMDA拮抗剂，可以阻止兴奋性氨基酸的毒性损伤，并且提高认知过程中信号传导的信噪比，改善痴呆患者的认知和行为症状，已经被美国FDA批准治疗中重度AD。有两项大规模、前瞻性、随机、双盲、安慰剂对照研究探讨美金刚对轻中度VD的治疗作用，结果发现患者的认知功能较对照组改善，但是总体能力没有差别，不良反应亦无组间差别，提示美金刚对VD的认知障碍有效，但疗效较弱，安全性好。口服始量为5 mg/d，第2周加到10 mg/d，第3周为15 mg/d，第4周加到维持量20 mg/d，4个月为1个疗程。不良反应可出现眩晕、头痛、便秘、头晕、运动不宁、兴奋过度、疲劳、头痛、恶心、癫痫发作。对严重的朦胧状态、肾功能不全、癫痫患者禁忌，避免与苯海索同时使用。

7.胆碱酯酶抑制剂

目前常用的治疗AD患者的胆碱酯酶抑制剂包括多奈哌齐（安理申）、卡巴拉汀（艾斯能）和加兰他敏，这类药物能够抑制脑内的胆碱酯酶对乙酰胆碱的水解，增加脑内乙酰胆碱的水平，改善认知。

（二）治疗精神行为症状

精神行为症状在痴呆患者中常见，增加患者的病死率，加重照料者的负担，受到越来越多的关注。1996年，世界老年精神病学会召开专题讨论会，把痴呆患者的精神障碍称为“痴呆的行为和精神症状”(BPSD)。BPSD指痴呆患者经常出现的紊乱的知觉、思维内容、心境及行为等，有多种表现形式。精神症状包括幻觉、妄想、淡漠、意志减退、谵妄、抑郁、焦躁等。行为异常包括徘徊、多动、攻击、暴力等。研究发现，VD患者的精神行为症状要重于AD患者，而且和认知及功能相关。及时有效控制VCI患者的BPSD可以延缓病情的发展、提高患者和家属的生活质量。

目前改善痴呆的精神行为治疗主要有非药物和药物治疗两种方法。

1.改善精神行为症状的非药物治疗

非药物治疗主要包括对患者和照料者的心理干预，是改善 BPSD 的首选治疗方法。照料者要尊重患者，语言亲切，同时保持环境的安全和相对安静，以避免诱发患者的精神行为症状。在进行非药物治疗前，需要对痴呆患者的行为和情感变化进行分析，确定原因或触发点，以便正确、有的放矢地治疗。研究提示个体化的音乐治疗、运动疗法、回忆疗法、现实定向、环境疗法和香料按摩能对于上述所有与痴呆相关的情感和行为变化如抑郁、焦虑、不安，昼夜节律的紊乱、情感淡漠及攻击行为都等有积极的改善作用。治疗后应该检查治疗效果，对症状进行再评估，以指导下一步治疗。

2.精神行为症状的药物治疗

药物已经广泛应用于 BPSD 的治疗，并收到了肯定的疗效。

(1)抑郁：目前应用的抗抑郁药主要有三环类抗抑郁药(TAD)、选择性 5-HT 再摄取抑制剂(SSRI)和单胺氧化酶抑制剂(MAOI)。三环类抗抑郁药因常有心脏的不良反应，并可引起意识障碍和直立性低血压已较少应用，单胺氧化酶抑制剂不良反应也较大，所以，目前 SSRI 在痴呆老年人中应用较多，此类药物包括氟西汀、帕罗西汀、西酞普兰、舍曲林等。

(2)焦虑：痴呆中焦虑的治疗研究较抑郁治疗研究少，苯二氮䓬类药物对改善痴呆中的焦虑疗效确切(如地西泮、劳拉西泮等)。但是因该类药物长期服用可出现耐药性和依赖，因此，临床应用此类药物治疗焦虑应选择短效制剂，且最长疗程不超过 4 周或间歇应用，也可以同时应用 SSRI 类药物帕罗西汀，后者 2 周左右见效，之后停用地西泮类制剂。对于恐怖障碍或惊恐，可试用 SSRI 类药物。

(3)幻觉、妄想、激越、攻击等精神病性症状：对 VD 患者的幻觉、妄想、激越、攻击等精神病性症状常选用抗精神病药物治疗。抗精神病药物治疗 BPSD 的使用原则：低剂量起始；缓慢增量；增量间隔时间稍长；尽量使用最小有效剂量；治疗个体化。传统的抗精神病药物不良反应较大，在老年人中的应用受到限制，目前常用非典型抗精神病药物。常用的非典型抗精神病药物包括利培酮、奥氮平、富马酸喹硫平等。

VCI 是一个相对较新的概念，VCI 的提出弥补了 VD 概念的滞后性，体现了早期预防、早期干预痴呆的疾病诊疗新观念，具有重要的临床和社会意义，是目前及今后临床和科研工作的重点。针对 VCI 的诊断，应当进一步明确 VCI 及其 3 个阶段(VCI-ND、VD、MD)的临床、神经心理学和影像学特征，制定适合 VCI 的分类、分型诊断标准。针对 VCI 的预防，应当进一步明确其危险因素，通过设计严谨、大规模、前瞻性研究，探讨控制危险因素对防治 VCI 的作用，建立有效的危险因素控制方案。针对 VCI 的治疗，应当采用更敏感的疗效判定指标，探讨不同环节药物的疗效，或者多种药物的综合疗效，以及对不同 VCI 类型的效果，建立综合的有效治疗方案。但是由于长期受到 AD 的影响和 VCI 本身的异质性、复杂性，建立符合 VCI 的诊疗体系仍需要长期大量的工作，这是临床认知学界面临的挑战，也是一个契机。相信随着研究的深入和完善，VCI 的发病将受到有效控制，老年人健康状况将受到更好的保障。

(李 彦)

第十节　颅内动脉瘤

颅内动脉瘤是引起自发性蛛网膜下腔出血最常见的原因。

一、临床表现

(一)发病年龄

发病年龄多在40～60岁，女多于男，约为3∶2。

(二)症状

(1)动脉瘤破裂出血：主要表现为蛛网膜下腔出血，但少数出血可发生于脑内或积存于硬脑膜下，分别形成脑内血肿或硬膜下血肿，引起颅内压增高和局灶性脑损害的症状。颅内动脉瘤一旦出血以后将会反复出血，每出一次血，病情也加重一些，病死率也相应增加。

(2)疼痛：常伴有不同程度的眶周疼痛，成为颅内动脉瘤最常见的首发症状；部分患者表现为三叉神经痛，偏头痛并不多见。

(3)抽搐比较少见。

(4)下丘脑症状：如尿崩症、体温调节障碍及脂肪代谢紊乱。

(三)体征

(1)动眼神经麻痹是颅内动脉瘤所引起的最常见的症状。可以是不完全的，以眼睑下垂的表现最为突出。

(2)三叉神经的部分麻痹：较常见于海绵窦后部及颈内动脉管内的动脉瘤。

(3)眼球突出常见于海绵窦部位的颈内动脉瘤。

(4)视野缺损是由于动脉瘤压迫视觉通路的结果。

(5)颅内血管杂音：不多见，一般都限于动脉瘤的同侧，声音很微弱，为收缩期吹风样杂音。

二、辅助检查

(一)腰穿

腰穿用于检查有潜在出血的患者，或临床怀疑出血而头颅CT蛛网膜下腔未见高密度影患者。

(二)影像学检查

1.头颅CT检查

在急性患者，CT平扫可诊断90%以上的出血，并可发现颅内血肿、水肿，脑积水。

2.头颅MRI和MRA检查

MRI和MRA可提供动脉瘤更多的资料，可作为脑血管造影前的无创伤筛选方法。

(三)脑血管造影检查

脑血管造影在诊断动脉瘤上占据绝对优势，可明确动脉瘤的部位和形状，评价侧支循环情况，发现先天性异常及诊断和治疗血管痉挛有重要价值。

三、诊断

既往无明确高血压病史，突然出现自发性蛛网膜下腔出血症状时，均应首先怀疑有颅内动脉瘤的可能，如患者还有下列情况时，则更应考虑颅内动脉瘤可能。

(1)有一侧动眼神经麻痹症状。

(2)有一侧海绵窦或眶上裂综合征(即有一侧第Ⅲ、Ⅳ和Ⅵ对脑神经麻痹症状)，并有反复大量鼻出血。

(3)有明显视野缺损，但又不属于垂体腺瘤中所见的典型的双颞侧偏盲，且蝶鞍的改变不明显者，应考虑颅内动脉瘤的可能，应积极行血管造影检查，以明确诊断。

四、鉴别诊断

(一)颅内动脉瘤与脑动静脉畸形的鉴别

颅内动脉瘤与脑动静脉畸形的鉴别其鉴别如表 3-4 所示。

表 3-4　颅内动脉瘤与脑动静脉畸形的鉴别

	颅内动脉瘤	脑动静脉畸形
年龄	较大，20 岁以下，70 岁以上少见，发病高峰为 40～60 岁	较小，50 岁以上少见，发病高峰 20～30 岁
性别	女多于男，约 3∶2	男多于女 2∶1
出血症状	蛛网膜下腔出血为主，出血量多，症状较重，昏迷深、持续久，病死率高	蛛网膜下腔出血及脑内出血均较多，脑脊液含血量相对较少，症状稍轻，昏迷较浅而短，病死率稍低
癫痫发作	少见	多见
动眼神经麻痹	多见	少见或无
神经功能障碍	偏瘫、失语较少	偏瘫、失语较多
再出血	相对较多，间隔时间短	较少，间隔时间长
颅内杂音	少见	相对较多
CT 扫描	增强前后阴性者较多，只有在适当层面可见动脉瘤影	未增强时多数可见不规则低密度区，增强后可见不规则高密度区，伴粗大的引流静脉及供血动脉

(二)有动眼神经麻痹的颅内动脉瘤

有动眼神经麻痹的颅内动脉瘤应与糖尿病、重症肌无力、鼻咽癌、蝶窦炎或蝶窦囊肿、眼肌麻痹性偏头痛、蝶骨嵴内侧或鞍结节脑膜瘤及 Tolosa-Hunt 综合征鉴别。

(三)有视觉及视野缺损的颅内动脉瘤

有视觉及视野缺损的颅内动脉瘤应与垂体腺瘤、颅咽管瘤、鞍结节脑膜瘤和视神经胶质瘤鉴别。

(四)后循环上的颅内动脉瘤

后循环上的颅内动脉瘤应与桥小脑角的肿瘤、小脑肿瘤及脑干肿瘤做鉴别。

五、治疗

（一）手术治疗

首选手术治疗，由于外科手术技术的不断进步，特别是显微神经外科的发展，及各种动脉瘤夹的不断完善，使其手术效果大为提高，手术的病残率与病死率都降至比其自然病残率及病死率远为低的程度。因此，只要手术能达到，都可较安全的采用不同的手术治疗。

（二）非手术治疗

颅内动脉瘤的非手术治疗适用于急性蛛网膜下腔出血早期，病情的趋向尚未能明确时；病情严重不允许作开颅手术，或手术需要延迟进行者；动脉瘤位于手术不能达到的部位；拒绝手术治疗或等待手术治疗的病例。

1.一般治疗

卧床应持续 4 周。

2.脱水药物

脱水药物主要选择甘露醇、呋塞米等。

3.降压治疗

药物降压须谨慎使用。

4.抗纤溶治疗

抗纤溶治疗可选择 6-氨基己酸（EACA），但对于卧床患者应注意深静脉栓塞的发生。

（李 彦）

第四章

西医治疗脑神经疾病

第一节 面肌痉挛

面肌痉挛又称面肌抽搐，以一侧面肌阵发性不自主抽动为表现。发病率约为64/10万。

一、病因

病因未明。多数认为是面神经行程的某一部位受到刺激或压迫导致异位兴奋或为突触传导所致，邻近血管压迫较多见。

二、诊断步骤

（一）病史采集要点

1.起病情况

慢性起病，多见于中老年人，女性多见。

2.主要临床表现

从眼轮匝肌的轻微间歇性抽动开始，逐渐扩散至口角、一侧面肌，严重时可累及同侧颈阔肌。疲劳、精神紧张可诱发症状加剧，入睡后抽搐停止。

3.既往病史

少数患者曾有面神经炎病史。

（二）体格检查要点

（1）一般情况：好。

（2）神经系统检查：可见一侧面肌阵发性不自主抽搐，无其他阳性体征。

（三）门诊资料分析

根据典型的临床表现和无其他阳性体征，可以做出诊断。

（四）进一步检查项目

在必要时可行下列检查。

（1）肌电图：可见肌纤维震颤和肌束震颤波。

（2）脑电图检查：结果正常。

(3)极少数患者的颅脑 MRI 可以发现小血管对面神经的压迫。

三、诊断对策

(一)诊断要点

一侧面肌阵发性抽动、无神经系统阳性体征可以诊断。

(二)鉴别诊断要点

1.继发性面肌痉挛

炎症、肿瘤、血管性疾病、外伤等均可出现面肌痉挛,但常常伴有其他神经系统阳性体征,不难鉴别,颅脑 CT/MRI 检查可以帮助明确诊断。

2.部分运动性发作癫痫

面肌抽搐幅度较大,多伴有头颈、肢体的抽搐。脑电图可有癫痫波发放,颅脑 CT/MRI 可有阳性发现。

3.睑痉挛-口下颌肌张力障碍综合征(Meige 综合征)

多见于老年女性,双侧眼睑痉挛,伴有口舌、面肌、下颌和颈部的肌张力障碍。

4.舞蹈病

可出现双侧性面肌抽动,伴有躯干、四肢的不自主运动。

5.习惯性面肌抽搐

多见于儿童和青少年,为短暂的面肌收缩,常为双侧,可由意志力短时控制,发病和精神因素有关。肌电图和脑电图正常。

6.功能性眼睑痉挛

多见于中年以上女性,局限于双侧的眼睑,不累及下半面部。

四、治疗

(一)治疗原则

消除痉挛,病因治疗。

(二)治疗计划

1.药物治疗

药物治疗可用抗癫痫药或镇静药,如卡马西平开始每次 0.1 g,每天 2～3 次,口服,逐渐增加剂量,最大量不能超过 1.2 g/d;巴氯芬开始每次 5 mg,每天 2～3 次,口服,以后逐渐增加剂量至 30～40 mg/d,最大量不超过 80 mg/d;氯硝西泮,0.5～6.0 mg/d,维生素 B_{12},每次 500 μg,每天 3 次,口服,可酌情选用。

2.A 型肉毒毒素(BTXA)注射治疗

本法是目前最安全有效的治疗方法。BTXA 作用于局部胆碱能神经末梢的突触前膜,抑制乙酰胆碱囊泡的释放,减弱肌肉收缩力,缓解肌肉痉挛。根据受累的肌肉可注射于眼轮匝肌、颊肌、颧肌、口轮匝肌、颏肌等,不良反应有注射侧面瘫、视蒙、暴露性角膜炎等。疗效可维持 3～6 个月,复发可重复注射。

3.面神经梳理术

通过手术对茎乳孔内的面神经主干进行梳理,可缓解症状,但有不同程度的面瘫,数月后可能复发。

4.面神经阻滞

可用酒精、维生素 B_{12} 等对面神经主干或分支注射以缓解症状。伴有面瘫，复发后可重复治疗。

5.微血管减压术

通过手术将面神经和相接触的微血管隔开以解除症状，并发症有面瘫、听力下降等。

(三)治疗方案的选择

对于早期症状轻的患者可先予药物治疗，效果欠佳可用 BTXA 局部注射治疗，无禁忌也可考虑手术治疗。

五、病程观察及处理

定期复诊，记录治疗前后的痉挛强度分级的评分(0 级无痉挛；1 级外部刺激引起瞬目增多；2 级轻度，眼睑面肌轻微颤动，无功能障碍；3 级中度，痉挛明显，有轻微功能障碍；4 级重度，严重痉挛和功能障碍，如行走困难、不能阅读等)变化，评估疗效。

六、预后评估

本症一般不会自愈，积极治疗疗效满意，如 BTXA 注射治疗的有效率高达 95%。

(于　辉)

第二节　三叉神经痛

三叉神经痛是指原因未明的三叉神经分布范围内的突发性、短暂性、反复性及刻板性的剧烈的疼痛。三叉神经痛常见于中年女性。该病的发病率为(5.7～8.1)/10.0 万，患病率为 45.1/10.0 万。

一、病因与发病机制

三叉神经痛的病因与发病机制目前还不清楚。

(一)周围病变学说

有的学者根据手术、尸体解剖或磁共振血管成像检查的资料，发现很多三叉神经痛的患者在三叉神经入脑桥的地方有异常的血管网压迫，刺激三叉神经根，从而产生疼痛。

(二)中枢性学说

根据患者的发作具有癫痫发作的特点，学者认为患者的病变是在中枢神经系统，是与面部疼痛有关的丘脑-皮质-三叉神经脊束核的刺激性病变所致。

(三)短路学说

三叉神经进入脑桥有一段无髓鞘区，由于受血管压迫等因素的作用，可以造成无髓鞘的神经纤维紧密的结合，在这些神经纤维之间形成假性“突触”，相邻神经纤维之间的传入、传出冲动之间发生“短路”(传入、传出的冲动由于“短路”，而都可以成为传入的信号)冲动的叠加，容易达到神经元的痛阈，诱发疼痛。

二、病理

有关三叉神经痛的病理报道很少。有的研究发现，患者的三叉神经节细胞有变性，轴突有增生，其髓鞘有节段性的脱失等。

三、临床表现

(一)发病情况

常见于50岁左右的女性患者，男女患者的比例为1∶3。

(二)疼痛部位

三叉神经一侧的下颌支疼痛最为常见，其次是上颌支、眼支。有部分患者可以累及两支(多为下颌支和上颌支)甚至三支(有的学者提出，如果疼痛区域在三叉神经第一支，尤其是单独影响三叉神经第一支的，诊断三叉神经痛要特别慎重!)。

(三)疼痛特点

疼痛具有突发性、短暂性、反复性及刻板性的特点。发作前没有先兆，突然发作，发作常常持续数秒，很少超过2分钟，每次发作的疼痛性质及部位固定，疼痛的程度剧烈，患者难以忍受，疼痛的性质常常为电击样、刀割样。

(四)伴随症状

疼痛发作时可伴有面部潮红、流泪、结膜充血。

(五)疼痛的扳机点

患者疼痛的发作常常可以由触摸、刺激(如说话、咀嚼、洗脸、刷牙)以下部位诱发：口角、面颊、鼻翼。

(六)诱发因素

因吞咽动作能诱发疼痛，所以可摄取流食。与舌咽神经痛不同，因睡眠中吞咽动作不能诱发疼痛，故睡眠中不出现疼痛发作。温暖时不易疼痛发作，故入浴可预防疼痛发作，也有的患者愿在洗浴中进食。

(七)体征

神经系统检查没有异常的神经系统体征(除刺激“扳机点”诱发疼痛)。

四、诊断与鉴别诊断

(一)诊断

三叉神经痛的诊断根据患者的临床表现，尤其是其发作特点，诊断并不困难。但是要与继发性的三叉神经痛鉴别。继发性三叉神经痛有以下特点：①疼痛的程度常常不如原发性三叉神经痛剧烈，尤其是在起病的初期。②疼痛往往为持续性隐痛、阵痛，阵发性加剧。③有神经系统的阳性体征(尤其是角膜反射的改变、同侧面部的感觉障碍及三叉神经运动支的功能障碍)。常见的继发性三叉神经痛的病因有鼻咽癌颅内转移、听神经瘤、胆脂瘤及多发性硬化等(表4-1)。

(二)鉴别诊断

三叉神经痛还应与以下几种疾病鉴别。

表 4-1　原发性三叉神经痛与继发性三叉神经痛的鉴别

鉴别要点	原发性三叉神经痛	继发性三叉神经痛
病因	不明	鼻咽癌颅内转移、听神经瘤、胆脂瘤等
疼痛程度	剧烈	较轻，常为钝痛
疼痛的范围	局限	常累及整个半侧面部
疼痛的持续时间	短暂	持续性痛
扳机点	有	没有
神经系统体征	无	有

1.颞下颌关节综合征

常常为一侧面部的疼痛，以颞下颌关节处为甚，颞下颌关节活动可以诱发、加重疼痛。患者张口受限，颞下颌关节有压痛。

2.牙痛

很多三叉神经痛的患者被误诊为牙痛，有的甚至拔了多颗牙。牙痛常常为持续性，进食冷、热食品可以诱发、加重疼痛。

3.舌咽神经痛

该病的发作特点及疼痛的性质与三叉神经痛极其相似，但是疼痛的部位有很大的不同。舌咽神经痛的疼痛部位在舌后部及咽部，说话、吞咽及刺激咽部可以诱发疼痛，所以，常有睡眠中疼痛发作。

4.颞动脉炎

常常见于老年男性，疼痛为一侧颞部的持续性跳痛、胀痛，常常伴有低热、乏力、精神差等全身症状。查体可见患侧颞动脉僵硬，呈“竹筷”样改变。经激素治疗症状可以缓解、消失。

5.偏头痛

此病的发病率远较三叉神经痛的发病率高：常常见于青年女性，疼痛发作前常常有前驱症状，主要表现为乏力、注意力不集中、精神差等。约 65%的患者有先兆症状，主要有视觉的先兆，表现为闪光、暗点、视野的改变等。疼痛表现为一侧头部的跳痛，发作以后，疼痛的程度渐进加重，持续数小时到 72 小时。发作时患者常常有自主神经功能障碍的表现。

五、治疗

(一)药物治疗

目前，三叉神经痛还没有有效的治疗方法。药物治疗控制疼痛的程度及发作的频率仍为首选的治疗方法。药物治疗的原则为个体化原则，从小剂量开始用药，尽量单一用药并适时注意药物的不良反应。

常用的药物有以下几种。

1.卡马西平

由于卡马西平的半衰期为 12～35 小时，故理论上可以每天只服 2 次。常常从小剂量开始：0.10 g，2 次/天，3～5 天后根据患者症状控制的程度来决定加量。每次加 0.10 g(早、晚各 0.05 g)，直到疼痛控制为止。卡马西平每天的用量不要超过 1.20 g。

卡马西平常见的不良反应有：头昏、共济运动障碍，尤其是女性发生率更高。长期用药要注意检测血常规及肝功能的变化。此外，卡马西平可以引起过敏，导致剥脱性坏死性皮炎，所以，用药的初期一定要观察有无皮疹。孕妇忌用。

卡马西平是目前报道的治疗三叉神经痛的有效率最高的药物，其有效率据国内外的报道可70%～80%。

2.苯妥英钠

苯妥英钠也可以作为治疗三叉神经痛的药物，但是有效率远较卡马西平低。根据国内外文献报道，其有效率为20%～64%。剂量为0.10 g，口服，3次/天。效果不佳时可增加剂量，通常每天增加0.05 g。最大剂量不超过0.60 g。

苯妥英钠的常见不良反应有头昏、共济运动障碍、肝功能损害及牙龈增生等。

3.托吡酯(妥泰)

托吡酯为一种多重机制的新型抗癫痫药物。近年来，国内外有文献报道，在用以上两种经典的治疗三叉神经痛的药物治疗无效时，可以选用该药。通常可以从50 mg，2次/天开始，3～5天症状控制不明显可以加量，每天加25 mg，观察3～5天，直到症状控制为止。每天的最大剂量不要超过250～300 mg。

托吡酯的不良反应极少。常见的不良反应有头昏、食欲下降及体重减轻。国内外还有报道，有的患者用药以后出现出汗障碍。

4.氯硝西泮(氯硝安定)

通常作为备选用的药物。4～6 mg/d。常见的不良反应为头昏、嗜睡、共济运动障碍，尤其在用药的前几天。

5.氯甲酰氮䓬

300 mg/d，分3次餐前30分钟口服，无效时可增加到600 mg。该药不良反应发生率高，常见的不良反应有困倦、蹒跚、药疹和粒细胞减少等。有时可见肝功能损害。应用该药治疗应每2个月进行1次血液检查。

6.中(成)药

如野木瓜片(七叶莲)，3片，4次/天。根据临床观察，该药单独使用治疗三叉神经痛的有效率不高，但是可以作为以上药物治疗的辅助治疗药物。此外，还有痛宁片，4片，3次/天。

7.常用的方剂

(1)麻黄附子细辛汤加味：麻黄、川芎、附子各20～30 g，细辛、荆芥、蔓荆子、菊花、桃仁、石膏、白芷各12 g，全蝎10 g。

(2)面痛化解汤：珍珠母30 g，丹参15 g，川芎、当归、赤芍、秦艽、钩藤各12 g，僵蚕、白芷各10 g，红花、羌活各9 g，防风6 g，甘草5 g，细辛3 g。

(二)非药物治疗

三叉神经痛的“标准(经典)”治疗为药物治疗，但有以下情况时可以考虑非药物治疗：①经应用各种药物正规的治疗(足量、足疗程)无效；②患者不能耐受药物的不良反应；③患者坚决要求不用药物治疗。非药物治疗的方法有很多，主要原理是破坏三叉神经的传导。常用的方法有以下几种。

1.神经阻滞(封闭)治疗

该方法是用一些药物(如无水乙醇、甘油、酚等)，选择地注入三叉神经的某一支或三叉神经半月神经节内。现在由于影像技术的发展，在放射诱导下，可以较准确地将药物注射到三叉神经半月节，达到治疗的作用。由于甘油注射维持时间较长，故目前多采用甘油半月神经节治疗。神经阻滞(封闭)治疗的方法，患者面部的感觉通常能保留，没有明显的并发症。但是复发率较高，尤其是1年以后。

2.其他方法的三叉神经半月神经节毁坏术

如用射频热凝、伽马刀治疗等。这些方法的远期疗效目前尚未肯定。

3.手术治疗

(1)周围支切除术：通常只适用于三叉神经第一支疼痛的患者。

(2)显微的三叉神经血管减压术：这是目前正在被大家接受的一种手术治疗方法。该方法具有创伤小、安全、并发症少(尤其是对触觉及运动功能的保留)及有效率高的特点。

(3)三叉神经感觉神经根切断：该方法止痛疗效确切。

(4)三叉神经脊束切断术：目前射线(X刀、伽马刀等)治疗在三叉神经痛的治疗中以其微创、安全、疗效好越来越受到大家的重视。

4.经皮穿刺微球囊压迫(percutaneous microballoon compression，PMC)治疗

自Mullan等1983年首次报道使用经皮穿刺微球囊压迫治疗三叉神经痛的技术以来，至今已有大量学者报道他们采用该手段所取得的临床结果。一般认为，PMC方法与当代使用的微血管减压手术及射频热凝神经根切断术在成功率、并发症及复发率方面都有明显的可比性。其优点是操作简单、安全性高，尤其对于高龄或伴有严重疾病不能耐受较大手术者更是首选方法。其简要的方法：丙芬诱导气管内插管全身麻醉。在整个治疗过程中监测血压和心率。患者取仰卧位，使用14号穿刺针进行穿刺，皮肤进入点为口角外侧2.0 cm及上方0.5 cm。在荧光屏指引下调正方向直至进入卵圆孔。应避免穿透卵圆孔。撤除针芯，放入带细不锈钢针芯的4号Fogarty Catheter直至其尖端超过穿刺针尖12～14 cm。去除针芯，在侧位X线下用Omnipaque造影剂充盈球囊直至凸向颅后窝。参考周围的骨性标志(斜坡、蝶鞍、岩骨)检查和判断球囊的形状及位置；必要时排空球囊并重新调整导管位置，直至获得乳头凸向颅后窝的理想的梨形出现。球囊充盈容量为0.4～1.0 mL，压迫神经节3分钟后，排空球囊，撤除导管，手压穿刺点5分钟。该法具有疗效确切、方法简单及不良反应少等优点。

(于　辉)

第三节　舌咽神经痛

舌咽神经痛是一种出现于舌咽神经分布区的阵发性剧烈疼痛，疼痛的性质与三叉神经痛相似。本病远较三叉神经痛少见，为1∶(70～85)。

一、病因与发病机制

原发性舌咽神经痛的病因，迄今不明。可能为舌咽及迷走神经的脱髓鞘性病变引起舌咽神经的传入冲动与迷走神经之间发生“短路”所致。以致轻微的触觉刺激即可通过短路传入中枢，中枢传出的脉冲也可通过短路再传入中枢，这些脉冲达到一定总和时，即可激发上神经节及岩神

经节、神经根而产生剧烈疼痛。近年来神经血管减压术的开展，发现舌咽神经痛患者椎动脉或小脑后下动脉压迫于舌咽及迷走神经上，解除压迫后症状缓解，这些患者的舌咽神经痛可能与血管压迫有关。造成舌咽神经根部受压的原因可能有多种情况，除血管因素外，还与脑桥小脑脚周围的慢性炎症刺激，致蛛网膜炎性改变逐渐增厚，使血管与神经根相互紧靠，促成神经受压的过程。因为神经根部受增厚蛛网膜的粘连，动脉血管也受其粘连发生异位而固定于神经根部敏感区，致使神经受压而缺乏缓冲余地，引起神经的脱髓鞘改变。

继发性原因可能是脑桥小脑脚或咽喉部肿瘤，颈部外伤，茎突过长、茎突舌骨韧带骨化等压迫刺激舌咽神经而诱发。

二、临床表现

舌咽神经痛多于中年起病，男女发病率无明显区别，左侧发病高于右侧，偶有双侧发病者。表现为发作性一侧咽部、扁桃体区及舌根部针刺样剧痛，突然开始，持续数秒至数十秒，发作期短，但疼痛难忍，可反射到同侧舌面或外耳深部，伴有唾液分泌增多。说话、反复吞咽、舌部运动、触摸患侧咽壁、扁桃体、舌根及下颌角均可引起发作。2%丁卡因麻醉咽部，可暂时减轻或止住疼痛。按疼痛的部位一般可分为两型。

(一)口咽型

疼痛区始于咽侧壁、扁桃体、软腭及舌后 1/3，而后放射到耳区，此型最为多见。

(二)耳型

疼痛区始于外耳、外耳道及乳突，或介于下颌角与乳突之间，很少放射到咽侧，此型少见。疼痛程度轻重不一，有如电击、刀割、针刺，发作短暂，间歇期由数分钟到数月不等，少数甚至长达 2～3 年。一般发作期越来越短，痛的时间也越来越长。严重时可放射到头顶和枕背部。个别患者发生昏厥，可能由于颈动脉窦神经过敏引起心脏停搏所致。

神经系统检查无阳性体征。

三、诊断

根据疼痛发作的性质和特点不难做出本病的临床诊断。有时为了进一步明确诊断，可刺激扁桃体窝的“扳机点”，能否诱发疼痛；或用 1%丁卡因喷雾咽后壁、扁桃体窝等处，如能遏止发作，则可以证实诊断。如果经喷雾上述药物后，舌咽处的疼痛虽然消失，但耳痛却仍然保留，则可封闭颈静脉孔，若能收效，说明不仅为舌咽神经痛，而且有迷走神经的耳后支参与。

临床表现呈持续性疼痛或有神经系统阳性体征的患者，应当考虑为继发性舌咽神经痛，需要进一步检查明确病因。

四、鉴别诊断

临床上应与三叉神经痛、喉上神经痛、蝶腭神经痛及颅底、鼻咽部和脑桥小脑脚肿瘤等病变引起的继发性舌咽神经痛相鉴别。

(一)三叉神经痛

两者的疼痛性质与发作情况完全相似，部位也与其毗邻，三叉神经第三支疼痛时易与舌咽神经痛相混淆。二者的鉴别点为三叉神经痛位于三叉神经分布区，疼痛较浅表，“扳机点”在睑、唇或鼻翼；说话、洗脸、刮胡须可诱发疼痛发作。舌咽神经痛位于舌咽神经分布区，疼痛较深在，“扳机点”多在咽后壁、扁桃体窝、舌根；咀嚼、吞咽等动作常诱发疼痛发作。

（二）喉上神经痛

喉深部、舌根及喉上区间歇性疼痛，可放射到耳区和牙龈，说话和吞咽动作可以诱发，在舌骨大角间有压痛点。用1%丁卡因涂抹梨状窝区及舌骨大角处，或用2%普鲁卡因神经封闭，均能完全抑制疼痛等特点可与舌咽神经痛相鉴别。

（三）蝶腭神经节痛

此病的临床表现主要是在鼻根、眼眶周围、牙齿、颜面下部及颞部阵发性剧烈疼痛，其性质似刀割、烧灼及针刺样，并向颌、枕及耳部等放射。每天发作数次至数十次，每次持续数分钟至数小时不等。疼痛发作时多伴有流泪、流涕、畏光、眩晕和鼻塞等，有时伴有舌前1/3味觉减退。疼痛发作无明显诱因，也无“扳机点”。用1%丁卡因麻醉中鼻甲后上蝶腭神经节处，5分钟后疼痛即可消失为本病特点。

（四）继发性舌咽神经痛

颅底、鼻咽部及脑桥小脑脚肿物或炎症等病变均可引起舌咽神经痛，但多呈持续性痛伴有其他颅神经障碍及神经系统局灶体征。X线颅底拍片，头颅CT扫描及MRI等影像学检查有助于寻找病因。

五、治疗

（一）药物治疗

卡马西平为最常用的药物，苯妥英钠也常用来治疗舌咽神经痛，其他的镇静止痛药物（安定、曲马朵）及传统中药对该病也有一定的疗效。有研究发现NMDA受体在舌咽神经痛的发病机制中起一定作用，所以NMDA受体阻滞剂可有效地减轻疼痛，如氯胺酮。也有学者报道加巴喷丁可升高中枢神经系统5-HT水平，抑制痛觉，同时参与NMDA受体的调制，在神经病理性疼痛中发挥作用。这些药物为舌咽神经痛的药物治疗开辟了一个新领域。

（二）封闭疗法

维生素B_{12}和地塞米松等周围神经封闭偶有良效。有人用95%乙醇或5%酚甘油于颈静脉孔处行舌咽神经封闭。但舌咽神经与颈内动脉、静脉、迷走神经、副神经等相邻，封闭时易损伤周围神经血管，故应慎用。

（三）手术治疗

对发作频繁或疼痛剧烈者，若保守治疗无效可考虑手术治疗。常用的手术方式有以下几种。

1.微血管减压术（MVD）

国内外学者行血管减压术治疗本病收到了良好的效果，因此有学者认为采用神经血管减压术是最佳治疗方案。可保留神经功能，避免了神经切断术所致的病侧咽部干燥、感觉消失和复发的弊端。

2.经颅外入路舌咽神经切断术

术后复发率较高，建议对不能耐受开颅的患者可试用这种方法。

3.经颅舌咽神经切断术

如术中探查没有明显的血管压迫神经，则可选用舌咽神经切断术。

4.经皮穿刺射频热凝术

在CT引导下可大大减少其并发症的发生。另外舌咽神经传入纤维在脑桥处加入了三叉神经的下支,开颅在此毁损可阻止舌咽神经痛的传导通路。

六、预后

舌咽神经痛如不给予治疗,一般不会自然好转,疼痛发作次数频繁,持续时间越来越少,严重影响患者的生活及工作。

(于　辉)

第四节　前庭蜗神经疾病

前庭蜗神经包括蜗神经和前庭神经,两者所形成的疾病通常一起讨论。

一、蜗神经疾病

(一)病因

各种急、慢性迷路炎,药物中毒(如链霉素、新霉素、庆大霉素等),颞骨,内耳外伤,噪声,听神经炎,脑膜炎,蛛网膜炎,脑桥小脑脚肿瘤,脑桥病变,动脉硬化症,神经衰弱,遗传因素和全身性疾病(贫血和高血压等)等。

(二)临床表现

最常见的症状是耳鸣、听觉过敏和耳聋(听力减退或丧失)。根据耳鸣和耳聋的特点可鉴别传导性和神经性。低音调耳鸣(轰轰、嗡嗡似雷声、飞机声)通常是传导器的病变。高音调耳鸣(吱吱声、蝉鸣声、鸟叫声)常为感音器的病变。神经性耳聋听力障碍的共同特点是以高音频率为主,气导大于骨导,Weber 试验偏向健侧。

(三)治疗

首先是病因治疗。其他对症治疗包括应用 B 族维生素、扩张血管药物及能量合剂等。还可行针灸治疗,严重者的听力障碍应佩戴助听器。

二、前庭神经疾病

前庭神经的功能是调节机体平衡和对各种加速度的反应。当前庭功能受到异常刺激和功能障碍时,可出现一系列的症状和体征。

(一)病因

迷路炎、内耳眩晕病、迷路动脉血液供应障碍及药物中毒;脑桥小脑脚肿瘤和脑桥小脑脚蛛网膜炎;听神经炎和前庭神经元炎;各种原因所致的脑干病变;心血管系统的病变等。

(二)临床表现

1.眩晕

患者感觉自身或外界物体旋转或晃动(或称为运动幻觉)常伴有眼球震颤和共济失调,以及迷走神经的刺激症状如面色苍白、恶心和呕吐、出汗及血压脉搏的变化,严重时可出现晕厥。

2.眼球震颤

通常为自发性眼球震颤,由快相和慢相组成,快相代表眼球震颤的方向。前庭周围性眼球震颤多为水平性，而且伴有明显的眩晕，闭眼后症状并不能减轻。

3.自发性肢体偏斜

表现为站立不稳或向一侧倾倒。肢体偏斜的方向与前庭周围神经病变侧和眼球震颤的慢相是一致的。而前庭中枢性损害三者的方向是不定的。

(三)诊断与鉴别诊断

首先应确定病变是否位于前庭神经，前庭神经损害的部分患者通常伴有听力障碍。其次是根据眩晕的性质和伴发症状、自发性眼球震颤的特点、肢体倾倒的方向及各种前庭功能试验的结果鉴别是前庭周围性病变还是中枢性病变。最后结合以上临床特点和借助于各种辅助检测手段对病变进行进一步的定性诊断或病因诊断。

(四)治疗

1.病因治疗

根据不同的病因采取针对性的治疗，如肿瘤行手术切除；炎症进行抗感染；缺血性病变用扩张血管药物等。

2.对症治疗

(1)常规剂量的各种安定剂和镇静剂。

(2)常规剂量的抗组胺类药物，如盐酸苯海拉明、氯苯那敏、异丙嗪等。

(3)伴有严重呕吐的患者可肌内注射东莨菪碱 0.3 mg，或阿托品 0.5 mg。

(4)维生素、谷维素等。

(于　辉)

第五节　前庭神经元炎

前庭神经元炎也称为病毒性迷路炎、流行性神经迷路炎或急性迷路炎。常发生于上呼吸道感染后数天之内，临床特征为急性起病的眩晕、恶心、呕吐、眼球震颤和姿势不平衡。炎症仅局限于前庭系统，耳蜗和中枢神经系统均属正常，是一种不伴有听力障碍的眩晕病。

一、病因与发病机制

病因目前仍不明确，通常认为，前庭神经元炎患者发病前常有感染病史。Shimizu 等在57 例前庭神经元炎患者中测定血清各种病毒抗体水平，26 例显示病毒抗体效价升高达 4 倍，故推断此病与病毒感染有直接关系。Chen 等研究认为前庭神经元炎主要影响前庭神经上部，其支配水平半规管和前垂直半规管，而后垂直半规管和球囊的功能受前庭神经下部支配而不受影响。Goebel 等以解剖标本作研究认为，前庭神经上部的骨道相对较长，其和小动脉通过相对狭窄的通道，使前庭神经上部更易受到侵袭和可能起迷路缺血性损害。

另外，也有报道认为，前庭神经遭受血管压迫或蛛网膜粘连，甚至可因内听道狭窄引起前庭神经缺氧变性而发病。Schuknecht 等认为，糖尿病可引起前庭神经元变性萎缩，导致眩晕反复发作。

二、病理生理

病理学研究显示，一些前庭神经元炎患者前庭神经切断后，可发现前庭神经有孤立或散在的退行性变和再生现象，神经纤维减少，节细胞空泡形成，神经内胶原沉积物增加。

三、临床表现

(1)本病多发生于中年人，两性发病率无明显差异。

(2)起病突然，病前有发热、上感或泌尿道感染病史，多为腮腺炎、麻疹及带状疱疹病毒引起。

(3)临床表现以眩晕最突出，头部转动时眩晕加剧，多于晚上睡醒时突然发作眩晕，数小时达到高峰，伴有恶心、呕吐，可持续数天或数周，多无耳鸣、耳聋，也有报道约 30%患者有耳蜗症状；严重者倾倒、恶心、呕吐、面色苍白。可以一家数人患病，也有集体发病呈小流行现象。该病一般可以自愈，可能为仅有一次的发作，或在过了 12 个月后有几次后续发作；每次后续发作都不太严重，持续时间较短。

(4)病初有明显的自发性眼震，多为水平性和旋转性，快相向健侧。

(5)前庭功能检查显示单侧或双侧反应减弱，部分患者痊愈后前庭功能恢复正常。

四、辅助检查

(1)眼震电图(ENG)可以客观记录一侧前庭功能丧失的情况，但 ENG 并非必要，因在急性期自发性眼震等客观体征有助于病变定位，患者也难于耐受检查。

(2)可行听力检查排除听力损害。

(3)头颅 MRI，特别要注意内听道检查以排除其他诊断的可能性，如脑桥小脑脚肿瘤，脑干出血或梗死。必要时行增强扫描。

五、诊断

根据感染后突然起病，剧烈眩晕，站立不稳，头部活动时加重，不伴耳鸣、耳聋。前庭功能检查显示单侧或双侧反应减弱，无耳蜗功能障碍；无其他神经系异常症状、体征；预后良好可诊断。

六、鉴别诊断

(一)内耳眩晕病

内耳眩晕病又称梅尼埃病，本病为一突然发作的非炎性迷路病变，具有眩晕、耳聋、耳鸣及眼震等临床特点，有时有患侧耳内闷胀感等症状。多为单耳发病，男女发病率无明显差异，患者多为青壮年，60 岁以上老人发病罕见，近年来也有儿童患者报道。眩晕有明显的发作期和间歇期。发作时患者常不敢睁眼、恶心、呕吐、面色苍白、出汗，甚至腹泻、血压多数偏低等一系列症状。本病病因学说甚多，如变态反应、内分泌障碍、维生素缺乏及精神神经因素等引起自主神经功能紊乱，因之使血管神经功能失调，毛细血管渗透性增加，导致膜迷路积水，蜗管及球囊膨大，刺激耳蜗及前庭感受器时，引起耳鸣、耳聋、眩晕等一系列临床症状。梅尼埃病的间歇期长短不一，从数月到数年，每次发作和程度也不一样。而听力随着发作次数的增加而逐渐减退，最后导致耳聋。

(二)位置性眩晕

眩晕发作常与特定的头位有关，无耳鸣、耳聋。中枢性位置性眩晕，常伴有特定头位的垂直性眼震，且常无潜伏期，反复试验可反复出现，呈相对无疲劳现象。外周性位置性眩晕，又称良性阵发性位置性眩晕，为常见的前庭末梢器官病变；也称为管石症或耳石症；多数患者发病并无明显诱因，而可能的诱因则多见于外伤；眼震常有一定的潜伏期，呈水平旋转型，多次检查可消失或逐渐减轻，属疲劳性。预后良好，能够自愈。

（三）颈源性眩晕

由颈部疾病所致的眩晕。其特征是既有颈部疾病的表现，又有前庭及耳蜗系统受累的表现，冷热试验此类患者一般均为正常。其病因可能为颈椎病、颈部外伤、枕大孔畸形、后颈部交感神经综合征。颈椎病是椎动脉颅外段血流受阻的主要原因。由于颈椎骨刺及退行性关节炎、椎间盘病变，使椎动脉受压，转颈时更易受压。若动脉本身已有粥样硬化，而对侧椎动脉无法代偿时即出现症状。眩晕与头颈转动有关，可伴有枕部头痛、猝倒、视觉闪光、视野缺失及上肢麻痛。颈椎核磁共振成像检查可以协助诊断。

（四）药物中毒性眩晕

以链霉素最常见。其他有新霉素、卡那霉素、庆大霉素、万古霉素、多黏菌素 B、奎宁、磺胺类等药物。有些药物性损害主要影响前庭部分，但多数对前庭与耳蜗均有影响。链霉素中毒引起的眩晕通常于疗程第四周出现，也有短至 4 天者。在行走、头部转动或转身时眩晕更为明显。于静止、头部不动时症状明显好转或消失。前庭功能检查多无自发性眼震，闭目难立征阳性。变温试验显示双侧前庭功能均减退或消失。如伴耳蜗损害，尚有双侧感音性耳聋。眩晕消失缓慢，需数月甚或 1～2 年，前庭功能更难恢复。

（五）脑桥小脑脚肿瘤

特别是听神经瘤，早期可出现轻度眩晕、耳鸣、耳聋。病变进一步发展可出现邻近颅神经受损的体征，如病侧角膜反射减退、面部麻木、复视、周围性面瘫、眼震、同侧肢体共济失调。至病程后期，还可出现颅内压增高症状。诊断依据单侧听力渐进性减退、耳鸣；听力检查为感音性耳聋；伴同侧前庭功能早期消失；邻近脑神经（第Ⅴ、Ⅶ、Ⅷ对）中有一支受累应怀疑为听神经瘤。头颅核磁共振成像检查可以协助诊断。

七、治疗

（一）治疗原则

临床治疗原则是急性期的对症治疗、皮质激素治疗和尽早地前庭康复治疗。一项小规模的对照研究发现治疗前庭神经炎，皮质激素比安慰剂更有效。最近的一项临床研究比较了甲泼尼龙、阿昔洛韦和甲泼尼龙＋阿昔洛韦三种治疗方法的疗效，结果表明，甲泼尼龙可明显改善前庭神经炎的症状，抗病毒药物无效，两者联合无助于提高疗效。

（二）治疗方法

临床常用治疗方法如下。

（1）一般治疗：卧床休息，避免头、颈部活动和声光刺激。

（2）对症处理：对于前庭损害而产生的眩晕症状应给予镇静、安定剂，眩晕、呕吐剧烈者可肌内注射盐酸异丙嗪（12.5～25.0 mg）或地西泮（10～20 mg）每 4～6 小时 1 次。症状缓解不明显者，可酌情重复上述治疗。对长时间呕吐者，必要时行静脉补液和电解质以作补充和支持治疗。

（3）类固醇皮质激素，可用地塞米松 10～15 mg/d，7～10 天；或服泼尼松 1 mg/(kg · d)，顿服或分2 次口服，连续 5 天，以后 7～10 天逐渐减量。注意补钾、补钙、保护胃黏膜。

(4)维生素 B_1 100 mg,肌内注射,每天 1 次,维生素 B_{12} 500 μg,肌内注射,每天 1 次。治疗 2 周后改为口服。

(5)前庭康复治疗:前庭神经炎的恢复往往需要数周的时间,患者越早开始前庭康复锻炼,功能恢复就越快、越完全。前庭康复锻炼的目的是加速前庭康复的进程,并改善最终的康复水平。前庭康复计划一般包括前庭-眼反射的眼动训练和前庭-脊髓反射的平衡训练。早期眼震存在,患者应尝试抑制各方向的凝视眼震。眼震消失后,开始头-眼协调练习。患者应尝试平衡练习和步态练习。症状好转后应加运动中的头动练习,开始慢,逐渐加快。前庭康复锻炼每天至少 2 次,每次数分钟,只要患者能够耐受,应尽可能多进行锻炼,并少用抗晕药物。

(于　辉)

第六节　特发性面神经麻痹

一、概述

特发性面神经麻痹是指原因未明的、茎乳突孔内面神经非化脓性炎症引起的、急性发病的面神经麻痹。

二、病因

病因未明。可能因受到风寒、病毒感染或自主神经功能障碍,局部血管痉挛致骨性面神经管内的面神经缺血、水肿、受压而发病。

三、诊断步骤

(一)病史采集要点

1.起病情况

急性起病,数小时至 4 天达到高峰。

2.主要临床表现

多数患者在洗漱时感到一侧面颊活动不灵活,口角漏水、面部㖞斜,部分患者病前有同侧耳后或乳突区疼痛。

3.既往病史

病前常有受凉或感冒、疲劳的病史。

(二)体格检查要点

(1)一般情况好。

(2)查体可见一侧周围性面瘫的表现:病侧额纹变浅或消失,不能皱额或蹙眉,眼裂变大,闭眼不全或不能,试闭目时眼球转向外上方,露出白色巩膜称贝耳现象;鼻唇沟变浅,口角下垂,示齿时口角歪向健侧,鼓腮漏气,吹口哨不能,食物常滞留于齿颊之间。

(3)鼓索神经近端病变,可有舌前 2/3 味觉减退或消失,唾液减少。

(4)镫骨肌神经病变,出现舌前 2/3 味觉减退或消失与听觉过敏。

(5)膝状神经节病变,除上述表现外还有乳突部疼痛,耳郭和外耳道感觉减退,外耳道或鼓膜出现疱疹,见于带状疱疹引起的膝状神经节炎,称 Hunt 综合征。

(三)门诊资料分析

根据急性起病,典型的周围性面瘫症状和体征,可以做出诊断。但是必须排除中枢性面神经麻痹、耳源性面神经麻痹、脑桥病变、吉兰-巴雷综合征等。

(四)进一步检查项目

(1)如果疾病演变过程或体征不符合特发性面神经麻痹时,可行颅脑 CT/MRI、腰穿脑脊液检查,以利于鉴别诊断。

(2)病程中的电生理检查可对预后做出估计。

四、诊断对策

(一)诊断要点

急性起病,出现一侧周围性面瘫的症状和体征可以诊断。

(二)鉴别诊断要点

1.中枢性面神经瘫

局限于下面部的表情肌瘫痪,而上面部的表情肌运动如闭目、皱眉等动作正常,且常伴有肢体瘫痪等症状,不难鉴别。

2.吉兰-巴雷综合征

可有周围性面瘫,但多为双侧性,可以很快出现其他颅神经损害,有对称性四肢弛缓性瘫痪、感觉和自主神经功能障碍,脑脊液呈蛋白-细胞分离。

3.耳源性面神经麻痹

多并发中耳炎、乳突炎、迷路炎等,有原发病的症状和体征,头颅或耳部 CT 或 X 线片有助于鉴别。

4.颅后窝病变

如肿瘤、感染、血管性疾病等,起病相对较慢,有其他脑神经损害和原发病的表现,颅脑 MRI 对明确诊断有帮助。

5.莱姆病

莱姆病是由蜱传播的螺旋体感染性疾病,可有面神经和其他脑神经损害,可单侧或双侧,伴有多系统损害表现,如皮肤红斑、血管炎、心肌炎、脾大等。

6.其他

如结缔组织病、各种血管炎、多发性硬化、局灶性结核性脑膜炎等,可有面神经损害,伴有原发病的表现,要注意鉴别。

五、治疗对策

(一)治疗原则

减轻面神经水肿和压迫,改善局部循环,促进功能恢复。

(二)治疗计划

1.药物治疗

(1)类固醇皮质激素:起病早期 1～2 周应用,有助于减轻水肿。泼尼松 30～60 mg/d,连用 5～7 天后逐渐减量。地塞米松 10～15 mg/d,静脉滴注,1 周后改口服渐减量。

(2)神经营养药:维生素 B_{12}(每次 500 μg,隔天 1 次,肌内注射)、维生素 B_1(每次 100 mg,每天 1 次,肌内注射)、地巴唑(30 mg/d,口服)等可酌情选用。

(3)抗病毒治疗:对疑似病毒感染所致的面神经麻痹,应尽早使用阿昔洛韦(1～2 g/d),连用 10～14 天。

2.辅助疗法

(1)保护眼睛:采用消炎性眼药水或眼药膏点眼,带眼罩等预防暴露性角膜炎。

(2)物理治疗:如红外线照射、超短波透热等治疗。

(3)运动治疗:可采用增强肌力训练、自我按摩等治疗。

(4)针灸和低脉冲电疗:一般在发病 2 周后应用,以促进神经功能恢复。

3.手术治疗

病后半年或 1 年以上仍不能恢复者,可酌情施行面-舌下神经或面-副神经吻合术。

(三)治疗方案的选择

对于药物治疗和辅助疗法,可以数种联用,以期促进神经功能恢复,针灸和低脉冲电疗应在水肿消退后再行选用。恢复不佳者可考虑手术治疗。

六、病程观察及处理

治疗期间定期复诊,记录体征的变化,调整激素等药物的使用。鼓励患者自我按摩,配合治疗,早日康复。

七、预后评估

70%的患者在 1～2 个月可完全恢复,20%的患者基本恢复,10%的患者恢复不佳,再发者约占0.5%。少数患者可遗留有面肌痉挛、面肌联合运动、耳颞综合征和鳄泪综合征等后遗症状。

(于　辉)

第七节　多发脑神经损害

多发脑神经损害是指单侧或双侧、同时或先后两条以上脑神经受损而出现功能障碍。解剖部位的关系和病变部位的不同组合成多发脑神经损害的综合征。

一、病因

病因是多种多样的,炎症性疾病、感染后免疫功能障碍、脱髓鞘疾病、肿瘤、中毒、外伤、代谢性疾病等。

二、诊断步骤

(一)病史采集要点

1.起病情况

不同的病因,起病的急缓是不同的,炎症、外伤或血管病起病急,肿瘤的起病较慢,渐进发展。

2.既往病史

注意有无感染、肿瘤、化学物接触、代谢性疾病等，以期发现病因。

(二)主要临床表现和体格检查要点

受损脑神经的不同组合形成不同的综合征，将分别描述。

1.福斯特-肯尼迪综合征

嗅、视神经受损。表现为病侧嗅觉丧失、视神经萎缩，对侧视盘水肿。多见于嗅沟脑膜瘤或额叶底部肿瘤。

2.海绵窦综合征

动眼、滑车、展神经和三叉神经眼支受损。表现为病侧眼球固定、眼睑下垂、瞳孔散大、直间接对光反射和调节反射消失，眼和额部麻木疼痛、角膜反射减弱或消失，眼睑和球结膜水肿及眼球突出。见于感染、海绵窦血栓形成、海绵窦肉芽肿、动静脉瘘或动脉瘤等。

3.眶上裂综合征

动眼、滑车、展神经和三叉神经眼支受损。表现为病侧眼球固定、上睑下垂、瞳孔散大、光反射和调节反射消失，眼裂以上皮肤感觉减退、角膜反射减弱或消失，眼球突出。见于眶上裂骨折、骨膜炎或邻近肿瘤等。

4.眶尖综合征

视、动眼、滑车、展神经和三叉神经眼支受损。表现为眶上裂综合征＋视力障碍。见于眶尖骨折、炎症或肿瘤等。

5.岩骨尖综合征

三叉神经和展神经受损。表现为病侧眼球外展不能、复视，颜面部疼痛；见于乳突炎、中耳炎、肿瘤或外伤等。

6.脑桥小脑脚综合征

三叉、外展、面、听神经受损，病变大时可以累及脑干、小脑或后组脑神经。表现为病侧颜面部感觉减退、角膜反射减弱或消失，周围性面瘫，听力下降、眼震、眩晕和平衡障碍，小脑性共济失调。最多见于听神经瘤，还可见于炎症、血管瘤等。

7.Avellis 综合征

迷走神经和副神经受损。表现为声音嘶哑、吞咽困难、病侧咽反射消失，向对侧转颈无力、病侧耸肩无力；见于局部肿瘤、炎症、血管病或外伤等。

8.Jackson 综合征

迷走、副和舌下神经受损。表现为声音嘶哑、吞咽困难、病侧咽反射消失，向对侧转颈无力、病侧耸肩无力，病侧舌肌瘫痪、伸舌偏向病侧。见于局部肿瘤、炎症、血管病或外伤等。

9.Tapia 综合征

迷走和舌下神经(结状神经节以下的末梢)受损。表现为声音嘶哑，病侧舌肌瘫痪、伸舌偏向病侧。多见于局部外伤。

10.颈静脉孔综合征

舌咽、迷走和副神经受损。表现为病侧声带和咽部肌肉麻痹出现声嘶、吞咽困难、咽反射消失，向对侧转颈无力、病侧耸肩无力。见于局部肿瘤、炎症等。

11.枕髁-颈静脉综合征

舌咽、迷走、副和舌下神经受损。表现为病侧 Vernet 综合征＋舌肌瘫痪和萎缩。见于颅底枪弹伤、局部炎症、肿瘤等。

12.腮腺后间隙综合征

舌咽、迷走、副和舌下神经受损。表现同 Collet-Sicard 综合征，可有同侧 Horner 征。见于局部肿瘤、炎症、外伤等。

(三)门诊资料分析

详细的病史询问和认真的体检，有助于明确病变范围和可能的原因。

(四)进一步检查项目

局部 X 线摄片、颅脑 CT/MRI 检查，必要时脑脊液检查，有助于了解病变部位、范围、性质和病因。

三、诊断对策

根据临床症状和体征，明确受损的脑神经范围，结合病史和相应的检查以做出诊断，并尽量进行病因诊断。

四、治疗对策

针对病因治疗：感染要抗感染治疗，肿瘤、外伤或血管瘤可以选择手术治疗，脱髓鞘性疾病可予糖皮质激素治疗，代谢性疾病要重视原发病的治疗。

五、预后评估

不同的病因可以有不同的预后。

(于　辉)

第五章

西医治疗自主神经疾病

第一节 雷 诺 病

一、病因

雷诺病是由肢端小血管痉挛性或功能性闭塞引起的局部缺血现象，常见于青年女性，多由局部受寒或情绪激动所诱发，以阵发性四肢末端（以手指为主）对称性间歇发白与发绀、感觉异常为临床特征，伴有指（趾）疼痛。

继发于其他疾病的肢端动脉痉挛现象，称为雷诺现象。它常见于自体免疫性疾病，如硬皮病、皮肌炎、系统性红斑狼疮、类风湿关节炎、结节性动脉炎，亦可见于脊髓空洞症、前斜角肌综合征、铅或砷中毒性周围神经病患者。

二、临床表现

大多数患者仅累及手指，近 1/2 的患者可同时累及足趾，仅累及足趾的病例极少。某些病例可累及鼻尖、外耳、面颊、胸部、舌、口唇及乳头。

临床表现有间歇性的肢端血管痉挛伴有疼痛及感觉障碍，典型临床发作可分为 3 期。

(一)缺血期

当环境温度降低或情绪激动时，两侧手指或足趾、鼻尖、外耳突然变白、僵冷。在肢端温度降低的同时，皮肤出冷汗，常伴有蚁走感、麻木感或疼痛感，每次发作的频率及时限各异，常持续数分钟至数小时。

(二)缺氧期

在缺氧期有感觉障碍及皮肤温度降低，但肢端青紫或呈蜡状，有疼痛，延续数小时至数天，然后消退或转入充血期。

(三)充血期

动脉充血，温度上升，皮肤潮红，然后恢复正常。也可开始发作即出现青紫而无苍白或苍白后即转为潮红。某些病例在苍白或青紫之后即代之以正常色泽。经过多次发作，晚期指尖偶有溃疡或坏疽，肌肉及骨质可有轻度萎缩。

体格检查除指(趾)发凉,有时可发现手部多汗外,其余正常。桡动脉、尺动脉、足背动脉及胫后动脉搏动均存在。

临床上常用 Taylor-Pelmear 分期来表示雷诺现象发作的频率、程度和累及的范围(表 5-1)。在疾病早期,仅有 1～2 个手指受累,后期可有多个手指受累并累及足趾。拇指因血供丰富常不受累。

表 5-1 雷诺现象的 Taylor-Pelmear 分期

分期	程度	表现
0		无发作
1	轻	偶发,累及一个或多个指尖
2	中	偶发,累及一个或多个指尖及指中部(极少累及指底部)
3	重	常发,累及大多数手指的全部
4	极重	与 3 期相同,伴指尖皮肤损害和可能的坏疽

三、实验室检查

(一)激发试验

(1)冷水试验:把指(趾)浸入 4 ℃冷水中 1 分钟,3/4 的患者可诱发颜色变化。

(2)握拳试验:两手握拳 90 秒后,于弯曲状态松开手指,部分患者可出现发作时的颜色改变。

(3)将全身暴露于寒冷环境,同时将手浸于 10～15 ℃水中,发作的阳性率更高。

(二)血管无创性检查

应用激光多普勒血流测定、应变计体积描记法等测定在寒冷刺激时手指的收缩压等。

(三)指动脉造影

分别在冷刺激前后做指动脉造影,如发现血管痉挛,可于动脉内注射盐酸妥拉唑林后再次造影,了解血管痉挛是否缓解。造影可以显示动脉管腔变小,严重者可见动脉内膜粗糙,管腔狭窄,偶见动脉闭塞。

(四)微循环检查

可用显微镜或眼底镜观察甲皱毛细血管。雷诺病患者的甲皱毛细血管正常。继发性雷诺现象者可见毛细血管数减少,管径及形态均异常。此项检查异常者提示继发性雷诺现象,对雷诺病无诊断意义。

(五)其他

红细胞沉降率应作为常规检查,如异常则支持继发性雷诺现象。

四、诊断

雷诺病的诊断标准:①发作由寒冷或情感刺激诱发;②双侧受累;③一般无坏疽,即使仅限于指尖皮肤;④无其他引起血管痉挛发作疾病的证据;⑤病史超过 2 年。

五、治疗

尽量减少肢体暴露在寒冷中,加强锻炼,提高机体的耐寒能力,避免精神紧张,树立治疗信心。

(一)一般治疗

保持患部的温暖,不仅限于手足,注意全身保暖,冬季外出和取冷冻物品时应戴手套,最好戴并指手套,穿保暖厚袜,进行温水浴。保护皮肤,用乳膏防止皮肤干裂。在使用去污剂或刺激性化学品时应戴手套。避免指、趾损伤及引起溃疡。由于尼古丁可使血管收缩,吸烟者应绝对戒烟。避免精神紧张、情绪激动和操作振动机器等诱因。尽量避免去海拔较高处。

(二)药物治疗

在一般治疗无效,血管痉挛发作影响患者的日常生活或工作,出现指(趾)营养性病变时,应考虑药物治疗。雷诺病和雷诺现象的治疗以血管痉挛期治疗为主。

1.钙通道阻滞剂治疗

此类药物能使血管扩张,增加血流量,为目前最常用的药物。

(1)硝苯地平:治疗的首选药物,主要作用为扩张周围血管,抗血小板,可使指端血管痉挛的发作次数明显减少。个别患者发作可完全消失。用法:每次 10～20 mg,每天 3 次,口服。常见的不良反应是面部发红、发热、头痛、踝部水肿、心动过速。可使用缓释剂以减轻不良反应。因不良反应停药者,在严重血管痉挛发作时可临时舌下含服硝苯地平。因不良反应不能使用硝苯地平缓释剂时,可用伊拉地平和氨氯地平,但维拉帕米无效。因不良反应必须减少药量时,可联合使用钙通道阻滞剂和一般血管扩张剂,可使用较小剂量,疗效较好。

(2)地尔硫䓬:每次 30～120 mg,每天 3 次,口服,连用 2 周。不良反应轻,但疗效不显著。

(3)尼莫地平:每次 40 mg,每天 3 次,口服。

(4)氟桂利嗪:每次 5 mg,每天 1 次,睡前口服。

2.血管扩张剂治疗

此类药物长期以来作为治疗用药的主要选择,疗效尚好,对病情严重的患者疗效不甚理想。

(1)草酸萘呋胺:5-羟色胺受体阻滞剂,具有较轻的周围血管扩张作用,可缩短发作持续时间及减轻疼痛。用法:每次 0.2 g,每天 3 次,口服。

(2)烟酸肌醇:可缩短发作持续时间及减少发作次数,但服药 3 个月后疗效才明显。用法:每次0.6 g,每天 3 次,口服。

(3)利血平:儿茶酚胺耗竭剂,每次 0.25 mg,每天 1 次,口服;也可动脉内给药,但疗效并不优于口服。

(4)盐酸妥拉唑林:每次 25～50 mg,每天 3 次,口服。若局部疼痛或溃疡形成,用药后无不良反应,可加量至每次 100 mg,每天 3 次,口服,或 25～100 mg,每天 1 次肌内注射。

(5)盐酸胍乙啶:每天 10～50 mg,每天 1 次,口服。

(6)盐酸酚苄明:每次 10～30 mg,每天 3～4 次,口服。

(7)己酮可可碱:每次 0.4 g,每天 3 次,口服。该药具有改善血液流变学的作用,可改善继发性雷诺现象,不作为常规治疗用药。

(8)哌唑嗪:每天 2～8 mg,口服。

(9)甲基多巴:可用于痉挛明显或踝部水肿者,从小剂量开始,成人每次 0.25 g,每天 2～3 次,口服。

(10)罂粟碱:每次 30～60 mg,每天 3 次口服,或把 60～90 mg 罂粟碱加入 250～500 mL 6%的羟乙基淀粉或右旋糖酐-40,静脉滴注,每天 1 次,7～10 次为 1 个疗程。

(11)氧化麦角碱:0.5 mg 舌下含服,每天 3～4 次,或 0.3～0.6 mg,每天 1 次肌内注射。

(12)硝酸甘油软膏:局部应用。

不论对雷诺病还是雷诺现象,β受体阻滞剂、可乐定、麦角制剂均为禁止使用的药物,因为这些药物可使血管收缩,并可诱发或加重症状。

3.前列腺素治疗

前列环素(PGI_2)和前列地尔(PGE_1)具有较强的血管扩张和抗血小板聚集的作用,对难治者疗效较好,缺点是需静脉用药且不稳定。

(1)伊洛前列素:每分钟每千克体质量 1~2 ng,间歇静脉滴注。每次静脉滴注5~12 小时,每天1 次,3~5 天为 1 个疗程;对大多数患者疗效可持续 6 周到半年。此药目前作为治疗的次选用药。

(2)前列地尔:1~2 mL(5~10 μg)+10 mL 生理盐水(或 5%的葡萄糖注射液),缓慢静脉推注,或直接入小壶,缓慢静脉滴注。

4.其他药物治疗

严重坏疽继发感染者应配合抗生素治疗。巴比妥类镇静药及甲状腺素能减轻动脉痉挛。对伴发硬皮病的严重患者可静脉输入右旋糖酐-40。

(三)手术治疗

对病情严重、难治性病例,可考虑交感神经切除术。对上肢病变者行上胸交感神经切除术,有效率为 50%~60%,但常于 6 个月到 2 年复发,由于疗效较差及少汗等不良反应,目前已不主张用此法治疗。对下肢病变者行腰交感神经切除术,有效率超过 80%,疗效持续更长,值得推荐。另外,还可行指(趾)交感神经切除术,疗效尚待观察。

(四)条件反射和生物反馈治疗

患者双手置于 43 ℃水中,身体暴露于 0 ℃的环境下,每天约 30 分钟。治疗后,患者在暴露于寒冷环境时的手指温度明显高于正常人,并且主观感觉症状改善,疗效持续 9~12 个月。有多种生物反馈疗法可用于治疗雷诺现象,一般情况下病情都有改善,且无不良反应,值得试用。

(五)血浆置换治疗

对严重病例可以考虑进行血浆置换治疗。

(六)其他治疗

其他治疗如肢体负压治疗,原理为负压使肢体血管扩张,克服了血管平滑肌收缩,动脉出现持续扩张。

六、预后

预后相对良好,约 15%的患者自然缓解,30%的患者逐渐加重。长期持续动脉痉挛可致动脉器质性狭窄而不可逆,但极少(低于 1%)需要截指(趾)。应注意手足保暖,防止受寒,常做手部按摩,促进血液循环和改善肢端营养状况。有条件可做理疗,冷、热水交替治疗,光疗,直流电按摩等。

(于　辉)

第二节　红斑性肢痛症

红斑性肢痛症为一种少见的阵发性血管扩张性疾病。其特征为肢端皮肤温度升高，皮肤潮红、肿胀，产生剧烈的灼热痛，尤以足底、足趾为著，环境温度升高时，灼痛加剧。

一、病因

该病原因未明，多见于青年男女，是一种原发性血管疾病。可能是中枢神经、自主神经紊乱，使末梢血管运动功能失调，肢端小动脉极度扩张，造成局部血流障碍，局部充血。当血管内张力增加，压迫或刺激邻近的神经末梢时，则发生临床症状。应用5-羟色胺拮抗剂治疗该病获得良效，因而认为该病可能是一种末梢性5-羟色胺被激活的疾病。有人认为该病是前列腺素代谢障碍性疾病，患者的皮肤潮红、灼热及阿司匹林治疗有效，皆可能与之有关。营养不良与严寒气候均是主要的诱因。对毛细血管血流的研究显示这些微小血管对温度的反应增强，形成毛细血管内压力增加和毛细血管明显扩张。

二、临床表现

主要的症状多见于肢端，尤以双足的症状最为常见。症状表现为足底、足趾的红、热、肿、痛。疼痛为阵发性的，非常剧烈，如烧灼、针刺，夜晚发作次数较多，在发作之间仍有持续性钝痛。温热、行动、肢端下垂或长时间站立，皆可引起或加剧发作。晚间入寝时，患者常因足温暖而发生剧痛，把双足露在被外可减轻疼痛。若用冷水浸足、休息或将患肢抬高，灼痛可减轻或缓解。

由于皮内小动脉及毛细血管显著扩张，肢端的皮肤发红及充血，轻压可使红色暂时消失。患部皮肤温度升高，有灼热感，有轻微指压性水肿。皮肤感觉灵敏，患者不愿穿袜或戴手套。患处多汗。屡次发作后，可发生肢端皮肤与指甲变厚或溃破，偶见皮肤坏死，但一般无感觉及运动障碍。

三、诊断

注意肢端阵发性的红、肿、热、痛四大症状，病史中有受热时疼痛加剧、局部冷敷后可减轻疼痛的表现。大多数病例的诊断并不困难。

四、鉴别诊断

应与闭塞性脉管炎、红细胞增多症、糖尿病性周围神经炎、轻度蜂窝组织炎等相区别。鉴别的要点在于动脉阻塞或患有周围神经炎时，受累的足部是冷的。雷诺病是功能性血管间歇性痉挛性疾病，通常有苍白或发绀的阶段，受累的指、趾呈寒冷、麻木或感觉减退。对脊髓结核、亚急性脊髓联合变性、脊髓空洞症患者，可发现肢端感觉异常。

五、治疗

患者应注意营养，发作时将患肢抬高及施行冷敷可使症状暂时减轻。患者应穿着透气的鞋子，不要受热，避免任何足以引起血管扩张的局部刺激。

(1)对症止痛，口服小剂量阿司匹林，每次 0.3 g，1～2 次/天，可使症状显著减轻；也可服用索米痛片、可卡因、肾上腺素及其他止痛药物，达到暂时止痛的效果。近年来应用 5-羟色胺拮抗剂，如美西麦角，每次 2 mg，3 次/天，或苯噻啶，每次 0.5 mg，1～3 次/天，常可获完全缓解。

(2)应用 B 族维生素药物，也有人主张短期以肾上腺皮质激素冲击治疗。

(3)对患肢用 10 mL 1%的利多卡因和 0.25%的丁卡因混合液，另加 10 mL 生理盐水稀释后做踝上部环状封闭及穴位注射，对严重者可用该混合液做骶部硬膜外局部封闭，亦有一定的效果。必要时施行交感神经阻滞术。

六、预后

该病常很顽固，往往屡次复发与缓解，不能治愈；但也有良性类型，对治疗的反应良好。至晚期皮肤、指甲变厚，甚至有溃疡形成，但不伴有任何致命或丧失肢体功能的并发症。

(于　辉)

第三节　面偏侧萎缩症

面偏侧萎缩症为一种单侧面部组织的营养障碍性疾病，其临床特征是一侧面部各种组织慢性进行性萎缩。

一、病因

该病的原因尚未明了。由于部分患者伴有包括霍纳综合征在内的颈交感神经障碍的症状，一般认为该病和自主神经系统的中枢性或周围性损害有关。其他关于该病病因的学说涉及局部或全身性感染、三叉神经炎、结缔组织病、遗传等。起病多在儿童、少年期，一般在 10～20 岁，但无绝对年限。女性患者较多。

二、病理

面部病变部位的皮下脂肪和结缔组织最先受累，然后牵涉皮肤、皮下组织、毛发和皮脂腺，病变最重者侵犯软骨和骨骼。受损部位的肌肉因所含的结缔组织与脂肪消失而缩小，但肌纤维并不受累，且保存其收缩能力。面部以外的皮肤和皮下组织、舌部、软腭、声带、内脏等也偶被涉及。同侧颈交感神经可有小圆细胞浸润。部分患者伴有大脑半球的萎缩，可能是同侧、对侧或双侧的。个别患者伴发偏身萎缩症。

三、临床表现

起病隐袭。萎缩过程可以在面部任何部位开始，以眼眶上部、颧部较为多见。起始点常呈条状，略与中线平行，皮肤皱缩，毛发脱落，称为“刀痕”。病变缓慢地发展到半个面部，偶然波及头盖部、颈部、肩部、对侧面部，甚至身体的其他部分。病区皮肤萎缩、皱褶，常伴脱发，色素沉着，毛细血管扩张，汗分泌增加或减少，唾液分泌减少，颧骨、额骨等下陷，与健区皮肤界限分明。部分患者呈现瞳孔变化，虹膜色素减少，眼球内陷或突出，有眼球炎症、继发性青光眼、面部疼痛、轻度病侧感觉减退、内分泌障碍等。面偏侧萎缩症患者常伴有身体某部位的皮肤硬化。仅少数伴有临床癫痫发作或偏头痛，约半数的脑电图记录有阵发性活动。

四、病程

发展的速度不定。大多数病例在进行数年至十余年趋向缓解，但伴发的癫痫可能继续。

五、诊断

当患者出现典型的单侧面部萎缩，而肌力量不受影响时，不难诊断。仅在最初期可能和局限性硬皮病混淆。头面部并非后者的好发部位，面偏侧萎缩症的“刀痕”式分布也可帮助鉴别。

六、治疗

目前的治疗尚限于对症处理。有人用 5 mg 氢溴酸樟柳碱与 10 mL 生理盐水混合，做面部穴位注射，对轻症有一定疗效。还可采取针灸、理疗、推拿等。对有癫痫、偏头痛、三叉神经痛、眼部炎症的患者应给予相应的治疗。

（于　辉）

第四节　自发性多汗症

正常人在生理情况下排汗过多，可见于运动、处于高温环境、情绪激动及进食辛辣食物时。另一类排汗过多可为自发性，在炎热季节可加重，这种出汗多常呈对称性，且以头颈部、手掌、足底处为明显，称为自发性多汗症。

一、病因

多数自发性多汗症的病因不明。临床常见到下列情况。

(1)局限性及全身性多汗症：常发生于神经系统的某些器质性疾病，例如，丘脑、内囊、纹状体、脑干等处损害时，可见偏身多汗。某些偏头痛、脑炎后遗症亦可见之。此外，小脑、延髓、脊髓、神经节、神经干的损伤、炎症及交感神经系统的疾病，均可引起全身或局部多汗。头部一侧多汗，一般是因为炎症、肿瘤、动脉瘤等刺激一侧颈交感神经节。神经官能症患者因大脑皮质兴奋与抑制过程的平衡失调，亦可表现自主神经系统的不稳定性，而有全身或一侧性过多出汗。

(2)先天性多汗症：往往局限于腋部、手掌、足趾等处，皮肤经常处于湿冷状态，可能与遗传因素有关。该症见于一些遗传性综合征，如脱发-多汗-舌状角膜浑浊综合征(Spanlang-Tappeiner 综合征)、家族性自主神经失调症(Riley-Day 综合征)。

(3)多种内科疾病有促使全身汗液分泌过多的情况，如结核病、伤寒、甲状腺功能亢进、糖尿病、肢端肥大症、肥胖症及铅的慢性中毒。

二、临床表现

多数病例表现为阵发性、局限性多汗，亦有泛发性、全身性多汗，或偏侧性及两侧对称性多汗。汗液分泌量不定，常在皮肤表面结成汗珠。气候炎热、剧烈运动或情感激动时排汗加剧。依多汗的形式可有以下几种。

(一)全身性多汗

全身性多汗表现周身易出汗，在外界或内在因素刺激时加剧。患者的皮肤因汗液多，容易发生汗疹及毛囊炎等并发症。全身性多汗见于甲状腺功能亢进、脑炎后遗症、下丘脑损害后等。

(二)局限性多汗

局限性多汗好发于头、颈、腋部及肢体的远端，尤以掌、跖部易发生，通常对称地发生于两侧，有的仅发生于一侧或身体的某一小片部位。有些患者的手部及足底经常流冷汗，尤其在情绪紧张时，汗珠不停地渗流。有些患者的手、足部皮肤除湿冷以外，又呈苍白色或青紫色，偶尔发生水疱及湿疹样皮炎。有些患者仅有过多的足汗，汗液分解放出臭味，有时起泡或脱屑、角化层增厚。腋部、阴部也容易多汗，可同时发生臭汗症。多汗患者的帽子及枕头，可以经常被汗水中的油脂所污染。截瘫患者在病变水平以上常有出汗过多，颈交感神经刺激产生局部头面部多汗。

(三)偏身多汗

偏身多汗表现为身体一侧多汗，除临床常遇到卒中后遗偏瘫患者有偏瘫侧肢体多汗外，常无明显的神经体征。自主神经系统检查可见多汗侧皮温偏低，皮肤划痕试验可呈阳性。

(四)耳颞综合征

一侧脸的颞部发红，伴局限性多汗症。患者进食酸的、辛辣的食物刺激味觉后，引起反射性出汗。某些患者伴流泪。这些刺激味觉所致的出汗情况同样见于颈交感神经丛、耳大神经和舌神经的支配范围。颈交感性味觉性出汗常见于胸出口部位病变手术后。上肢交感神经切除后数周或数年，约 1/3 的患者发生味觉性出汗。

三、诊断

根据临床病史，症状及客观检查，诊断并不困难。

四、治疗

治疗以去除病因为主。有时根据患者情况，可以应用下列方法。

(一)局部用药

对局部性多汗，特别是以四肢远端或颈部多汗为主者，可用 3%～5%甲醛溶液局部擦拭，或用 0.5%醋酸铝溶液浸泡，1 次/天，每次 15～20 分钟。全身性多汗者可口服抗胆碱能药物，如阿托品、颠茄合剂、溴丙胺太林。对情绪紧张的患者，可给氯丙嗪、地西泮等。有人采用 5%～10%的硫酸锌等收敛剂局部外搽，亦有暂时效果。足部多汗患者，应该每天洗脚及换袜，必要时擦干皮肤后用 25%氯化铝溶液擦拭，疗效较好。

(二)物理疗法

可应用自来水做离子透入法，2～3 次/周，有效果后每月 1～2 次维持，可获得疗效。有人曾提出对严重的掌、跖多汗症患者，可试用深部 X 线照射局部皮肤，每次 1 Gy，1～2 次/周，总量为 8～10 Gy。

(三)手术疗法

对经过综合内科治疗而无效的局部性顽固性多汗症患者，可考虑交感神经切除术。术前应先做普鲁卡因交感神经节封闭，以测试疗效。封闭后未见效果者，一般不宜手术。

(于 辉)

第五节 间脑病变

间脑由丘脑、丘脑底、下丘脑、膝状体及第三脑室周围结构所组成，是大脑皮质与各低级部位联系的重要结构。“间脑病变”一词一般用于与间脑有关的自主神经功能障碍，精神症状，体质量变化、水分潴留、体温调节、睡眠-觉醒节律、性功能、皮肤等异常和反复发作性的综合征，脑电图中可有特征性变化。

一、病因病理

引起间脑病变最主要的原因为肿瘤，如颅咽管瘤、垂体瘤或丘脑肿瘤。其次是感染、损伤、中毒和血管疾病等。据文献报告160例的综合性统计中，肿瘤占52%，炎症(如脑膜炎、脑炎、蛛网膜炎)占20%，再次为血管病变、颅脑损伤等。少数病因不明。

在动物实验中，破坏第三脑室的底部达1/4可不发生任何症状；破坏下丘脑后部达2/3，则可引起恶病质而导致死亡。

二、临床表现

间脑病变的临床表现极为复杂，基本可分为定位性症状和发作性症状两大方面。

(一)定位性症状

1.睡眠障碍

睡眠障碍是间脑病变的突出症状之一。下丘脑后部病变时，大部分患者有睡眠过多现象，即嗜睡，但少数患者失眠。当下丘脑后区大脑脚受累时，则表现为发作性嗜睡病和猝倒症等。常见的临床类型如下。

(1)发作性睡病：表现为发作性的不分场合的睡眠，持续数分钟至数小时，睡眠性质与正常人相似。这是间脑特别是下丘脑病变中最常见的一种表现形式。

(2)异常睡眠症：发作性睡眠过多，每次发作时可持续睡眠数天至数周，但在睡眠发作期，患者常可被喊醒吃饭、小便等，饭后又睡，其睡眠状态与正常相同。

(3)发作性嗜睡-强食症：患者不可控制地出现发作性睡眠，每次睡眠持续数小时至数天，醒后暴饮暴食，食量数倍于常量，且极易饥饿。患者多数肥胖，但无明显的内分泌异常。数月至数年反复发作一次，发作间并无异常。起病多在10～20岁，男性较多，成年后可自愈。

2.体温调节障碍

下丘脑病变产生的体温变化，可表现如下特征。

(1)低热：体温一般维持于37.3～37.8 ℃，很少超过39 ℃。如连续测量几天体温，有时可发现体温的曲线是多变性的。这种24小时体温曲线有助于了解温度调节障碍。

(2)体温过低：下丘脑的前部和邻近的隔区可能与身体的散热有关，体温主要通过皮肤血管扩张和排汗(副交感神经)调节，而下丘脑的后侧部则可能与保热和产热有关。故当下丘脑前部或灰结节区病变时，散热发生障碍，这时很容易使体温过高；而下丘脑后侧部病变时产热机制减弱或消失，常可引起体温过低。

(3)高热：下丘脑视前区两侧急性病变常有体温很快升高，甚至死亡后仍然有很高体温。神经外科手术或急性颅脑损伤影响该区域时，往往在12小时内出现高热，但肢体是冰冷的，躯干温暖，有些患者甚至心率及呼吸保持正常。高热时服解热剂无效，体表冷敷及给氯丙嗪降温反应良好。但是下丘脑占位性病变，可因破坏区域极广而没有体温的明显变化；可因下丘脑肿瘤选择性地破坏而引起体温持久升高，脑桥中脑血管性病变也可出现高热。

3.尿崩症

下丘脑的病变损害视上核、室旁核或视上核-垂体束，均常发生血管升压素分泌过少，可引起尿崩症。各种年龄均可得病，但以10～20岁多见，男性稍多于女性。起病可骤可缓。主要症状有多尿(失水)、口渴、多饮。每昼夜排尿总量常在6 L以上，可超过10 L，尿比重低(<1.006)，但不含糖。每天饮水也多，总量与尿量相接近，如限制喝水，尿量往往仍多而引起失水。患者有头痛、疲乏、肌肉疼痛、体温降低、心动过速、体质量减轻。久病者常因烦渴多饮，日夜不宁，发生失眠、焦虑、烦躁等神经情绪症状。若下丘脑前部核群功能亢进或双侧视交叉上核损害，偶尔亦发生少饮及乏尿症。

4.善饥

下丘脑病变引起过分饥饿较烦渴症状为少见。善饥症状出现于额叶双侧病变(包括大脑皮质弥散性疾病及双侧前额叶切除)后。轻度善饥症状见于接受激素治疗的及少数精神分裂症患者。这些患者不能估计食欲。在强食症中，表现过分饥饿，伴周期性发作性睡眠过度等症状，常归因于下丘脑病变。双额叶病变时，偶亦发生善饥，表现为贪食、吃不可食的东西，同时有视觉辨别功能丧失、攻击行为及性活动增加等症状。

5.性功能和激素代谢障碍性功能异常

患者表现出性欲减退，儿童病例有发育迟缓或早熟，青春期后女性则月经周期改变或闭经，男性有精子形成障碍甚至勃起功能障碍。Bauer分析60例下丘脑病变，有24例发育早熟，19例为性功能减退。常用下丘脑脊髓纤维及下丘脑垂体纤维通过神经体液的调节紊乱来解释此种障碍。若下丘脑的乳头体、灰结节部附近患有肿瘤，则来自结节漏斗核的下丘脑垂体纤维受阻，能影响腺垂体的促性腺激素的释放，使内分泌发生异常。下丘脑的脊髓纤维可调节脊髓各中枢活动，改变性功能。成人脑底部肿瘤刺激下丘脑前方或腹内侧区时，偶亦发生性欲过旺。

闭经-溢乳综合征的主要机制是催乳素分泌过多，高催乳素血症抑制下丘脑促性腺激素释放激素的分泌。该病常由肿瘤(垂体肿瘤等)、下丘脑与垂体功能障碍或服用多巴胺受体阻滞剂等因素所致。有间脑病时激素代谢的改变以17-酮类固醇类最明显。因17-酮类固醇类是许多肾上腺皮质激素和性激素的中间代谢产物，正常人每昼夜排出量为10～20 mg，某些患者可升高到20～40 mg。17-羟皮质固醇的测定结果同样也可有很大的波动性，排出量可以升高达14 mg。

6.脂肪代谢障碍

肥胖是由下丘脑后方病变累及腹内侧核或结节附近所致，常伴有性器官发育不良症，称肥胖性生殖不能性营养不良综合征。继发性肥胖者常为下丘脑部肿瘤或垂体腺瘤压迫下丘脑所致，其次为下丘脑部炎症所致。原发性肥胖者多为男性儿童，起病往往颇早，有肥胖和第二性征发育不良，但无垂体功能障碍。肥胖为逐渐进展性，后期表现极其明显，脂肪分布以面部、颈及躯干最显著，其次为肢体的近端。皮肤细软，手指细尖，常伴有骨骼过长现象。

消瘦在婴儿多见，往往由下丘脑肿瘤或其他病变引起，如肿瘤破坏双侧视交叉上核、下丘脑外侧区或前方，均可发生厌食症，吞咽不能，体质量减轻。成人有轻度体质量下降，乏力，极端恶病质常提示有垂体损害。垂体性恶病质(Simmond 综合征)的特征为体质量减轻、厌食、皮肤萎缩、毛发脱落、肌肉软弱、怕冷、心跳缓慢、基础代谢率降低等。该综合征亦发生于急性垂体病变，如头颅外伤、肿瘤、垂体切除术后。垂体性恶病质反映腺垂体促甲状腺素、促肾上腺皮质激素及促性腺激素的损失。近年来研究发现，下丘脑还能分泌多种释放因子(主要是由蛋白质或多肽组成的)调节腺垂体各种内分泌激素的分泌功能，因此单纯下丘脑损伤时，可以出现许多代谢过程的紊乱。

7.糖、蛋白质代谢及血液其他成分的改变

下丘脑受损时，血糖往往升高或降低。当下丘脑受急性损伤或刺激时，可产生高血糖，但血清及小便中的酮体往往是阴性。在动物实验中，损伤下丘脑视上核或破坏室旁核时，能引起低血糖及增加胰岛素敏感性。蛋白质代谢障碍表现为血浆蛋白中清蛋白减少，球蛋白增多。用电泳法观察，发现球蛋白中 α_2 球蛋白含量的上升比较明显，β 部分降低。有间脑疾病时血中钠含量一般都处于较低水平，血溴测定结果常升高。也可以发生真性红细胞增多症，在无感染情况下也可出现中性粒细胞增多的情况。

8.胃、十二指肠溃疡和出血

在人及动物的急性下丘脑病变中，可伴有胃、十二指肠溃疡及出血。在下丘脑的前方及下行至延髓中的自主神经纤维径路上的任何部位有急性刺激性病变，均可引起胃和十二指肠黏膜出血和溃疡形成。对产生黏膜病变的原理有两种意见，一种认为交感神经血管收缩纤维麻痹，可发生血管扩张，而导致黏膜出血；另一种认为是迷走神经活动过度，使胃肠道肌肉发生收缩，引起局部缺血与溃疡形成。

消化性溃疡常发生于副交感神经过度紧张的人。颅内手术后并发胃十二指肠溃疡的发生率不高。根据颅内病变(脑瘤、血管病变)352 例尸检病例报告，有上消化道出血及溃疡的占 12.5%，内科病例(循环、呼吸系统病变等)中非颅内病变的 1 580 例，伴上消化道出血及溃疡的占 6%，显然以颅内病变合并上消化道出血的比率为高。上海市仁济医院神经科对 298 例脑出血、鞍旁及鞍内肿瘤病例进行统计，有上消化道出血的仅占 6%，发病率偏低。

9.情绪改变

动物实验中见到多数双侧性下丘脑病损的动物，都有较为重要的不正常行为。研究指出，下丘脑的情绪反应不仅决定于丘脑与皮质关系，当皮质完整时，刺激乳头体、破坏下丘脑的后腹外核及视前核有病变均可引起下丘脑的情绪反应。主要的精神症状包括兴奋、病理性哭笑、定向力障碍、幻觉及激怒等。

10.自主神经功能症状

下丘脑前部及灰结节区为副交感神经调节，下丘脑后侧部为交感神经调节。下丘脑病变时自主神经是极不稳定的，心血管方面的症状常是波动性的，患者血压大多偏低，或有位置性低血压，但较少有血压升高现象。一般下丘脑后方及腹内核病变或有刺激时，血压升高，心率加快，呼吸加快，胃肠蠕动和分泌抑制，瞳孔扩大；下丘脑前方或灰结节区发生刺激性病变，则血压降低，心率减慢，胃肠蠕动及分泌增加，瞳孔缩小。但新的研究指出，在视上核及室旁核或视前区类似的神经垂体，有较高浓度的血管升压素及催产素，说明下丘脑前方也可引起高血压。若整个下丘脑有病变则血压的改变更为复杂、不稳。伴有心率、脉搏减慢，有时出现冠状动脉供血不足，呼吸浅而慢，两侧瞳孔大小不对称，偶可引起排尿障碍，常有心脏、胃肠、膀胱区的不适感，因结肠功能紊乱，偶有大便溏薄，便秘与腹泻交替出现的情况。

（二）发作性症状

常以间脑癫痫为主要表现。所谓间脑性癫痫发作，实为下丘脑疾病所引起的阵发性自主神经系统功能紊乱综合征。发作前患者多先有情绪波动、食欲改变（增加或减退）、头痛、打呵欠、恐惧不安和心前区不适。发作时面色潮红或苍白，流涎，流泪，多汗，战栗，血压骤然升高，瞳孔散大或缩小，眼球突出，体温上升或下降，脉速，呼吸变慢，有尿意感及各种内脏不适感，间或有意识障碍和精神改变等。发作后全身无力、嗜睡或伴有呃逆。每次发作持续数分钟到数小时。有的则突然出现昏迷，甚至心脏停搏而猝死。总之，每个患者的发作有固定症状和刻板的顺序，而患者之间很少相同。

三、检查

（一）脑脊液检查

除占位病变有压力升高及炎性病变，有白细胞数增多外，一般均属正常。

（二）X 线头颅正侧位摄片

偶有鞍上钙化点，蝶鞍扩大，有后床突破坏情况，必要时行血管造影及 CT 脑扫描。

（三）脑电图

在脑电图上能见到 14 Hz 的单向正相棘波或弥散性异常，阵发性发放的、左右交替的高波幅放电有助于诊断。

四、诊断

下丘脑病变的病因较多，临床症状表现不一，诊断较难，必须注意详细询问病史，并结合神经系统检查及辅助检查，细致地分析考虑。时常发现下丘脑病理的改变很严重，而临床症状不明显；亦有下丘脑病理改变不明显，而临床症状很严重。必须指出，在亚急性或慢性的病变中，自主神经系统具有较强的代偿作用。因此不要忽略详细的自主神经系统检查，如出汗试验、皮肤划痕试验、皮肤温度测定、眼心反射、直立和卧倒试验及药物肾上腺素试验，以测定自主神经的功能状况。脑电图的特征性改变有助于确定诊断。

五、治疗

（一）病因治疗

首先要区别肿瘤或炎症。肿瘤引起者应根据手术指征进行开颅切除或深度 X 线治疗。若为炎症，应先鉴别炎症性质为细菌性还是病毒性，然后选用适当的抗生素、激素及中药等治疗。若是损伤和血管性病变所致，则应根据具体情况，采用手术、止血或一般支持治疗。对非炎症性的慢性退行性的下丘脑病变，一般以对症治疗、健脑和锻炼身体为主。

（二）特殊治疗

（1）下丘脑病变，若以嗜睡现象为主，则让患者口服中枢兴奋药物，如苯丙胺、哌甲酯、甲氯芬酯。

(2)对尿崩症采用血管升压素替代治疗。常用的神经垂体制剂有下列三种:①垂体加压素以鞣酸盐油剂(又名尿崩停注射剂)的作用时间为最长,肌内注射,0.5～1.0 毫升/次,可维持 7～10 天;②神经垂体粉剂(尿崩停鼻烟剂),可由鼻道给药,成人 30～40 毫克/次,作用时间为 6～8 小时,颇为方便;③氢氯噻嗪,若患者对尿崩停类药物有抗药性、过敏性或不能耐受注射,可以该药代替。

(3)对病变引起腺垂体功能减退者,可补偿周围内分泌腺(肾上腺、甲状腺、性腺)分泌不足,用合并激素疗法。若有电解质紊乱可考虑合用去氧皮质酮或甘草。

(4)间脑性癫痫发作,可采用苯妥英钠、地西泮或氯氮䓬等口服治疗。精神症状较明显的患者可口服氯丙嗪。对有垂体功能低下的患者,须注意出现危象。

(5)若颅内压升高,用脱水剂,如氨苯蝶啶 50 mg,3 次/天,口服;氢氯噻嗪 25 mg,3 次/天,口服;20%甘露醇 250 mL,静脉滴注。

(三)对症治疗

如果患者的血压偶有升高,心跳快,可给适量降压剂,必要时让其口服适量普萘洛尔。对发热者可用阿司匹林、氯丙嗪、苯巴比妥、地西泮、甲丙氨酯等或物理降温。如果患者合并胃及十二指肠出血,可应用适量的止血剂,如酚磺乙胺及氨甲苯酸。对神经症状明显者,应采取综合疗法,患者要增强体质锻炼,如做广播操、打太极拳,适当地休息,适量服用吡拉西坦康或健脑合剂等。对失眠者晚间用适量的催眠剂,白天也可用适量的镇静剂,对头痛严重者也可用镇痛剂。

(于　辉)

第六节　血管迷走性晕厥

晕厥是指突然发作的短暂的意识丧失,同时伴有肌张力的降低或消失,持续几秒至几分钟自行恢复,其实质是脑血流量的暂时减少。晕厥可由心血管疾病、神经系统疾病及代谢性疾病等引起,但临床根据病史、体格检查、辅助检查,还有晕厥不能找到原因。血管迷走性晕厥是多发于青少年时期不明原因晕厥中最常见的,据统计,有 40%以上的晕厥属于此类。

血管迷走性晕厥是指各种刺激通过迷走神经介导反射,导致内脏和肌肉小血管扩张及心动过缓,表现为动脉低血压伴有短暂的意识丧失,能自行恢复,而无神经定位体征的一种综合征。

一、病因与发病机制

虽然 Lewis 提出血管迷走性晕厥这一诊断已近 70 年,但至今人们对其病因及发病机制尚未完全阐明。目前多数学者认为,其基本病理生理机制是由于自主神经系统的代偿性反射受到抑制,而不能对长时间的直立体位保持心血管的代偿反应。正常人直立时,由于重力的作用,血液聚集在肢体较低的部位,头部和胸部的血液减少,静脉回流减少,使心室充盈,位于心室内的压力感受器失去负荷,向脑干中枢传入冲动减少,反射性地引起交感神经兴奋性增加和副交感神经活动减弱。通常表现为心率加快,收缩压轻微降低和舒张压升高。而血管迷走性晕厥的患者对长时间的直立体位不能维持代偿性的心血管反应。有研究报道,血管迷走性晕厥患者的循环血液中儿茶酚胺的水平和心脏肾上腺素能神经的张力持续增加,导致心室相对排空的高收缩状态,进而过度刺激左心室下后壁的机械感受器，使向脑干发出的迷走冲动突然增加，诱发与正常人相反的反射性心动过缓和外周血管扩张，导致严重的低血压和心动过缓，引起脑灌注不足、脑低氧和晕厥。

另外，人们研究还发现，神经内分泌调节也参与了血管迷走性晕厥的发病机制，包括肾素-血管紧张素-醛固酮系统、儿茶酚胺、5-羟色胺、内啡肽及一氧化氮等，但其确切机制还不清楚。

二、临床表现

血管迷走性晕厥多见于学龄期儿童，女孩多于男孩，通常表现为立位或从坐位起立时突然发生晕厥。起病前患者可有短暂的头晕、注意力不集中、面色苍白、视觉和听觉下降、恶心、呕吐、出大汗、站立不稳等先兆症状，严重者可有 10～20 秒的先兆。如能警觉此先兆而及时躺下，症状可缓解或消失。初时心跳常加快，血压尚可维持，以后心跳减慢，血压逐渐下降，收缩压较舒张压下降明显，故脉压缩小，当收缩压下降至 10.7 kPa(80 mmHg)时，可出现意识丧失数秒或数分钟，少数患者可伴有尿失禁，醒后可有乏力、头昏等不适，严重者醒后可有遗忘、精神恍惚、头痛等症状，持续 1～2 天症状消失。发作时查体可见血压下降、心跳缓慢、瞳孔扩大等体征。发作间期常无阳性体征。有研究发现，血管迷走性晕厥可诱发张力性阵挛样运动，可被误诊为癫痫。高温、通风不良、劳累及各种慢性疾病可诱发该病。

三、辅助检查

长期以来，明确神经介导的血管迷走性晕厥的诊断一直是间接、费时而且昂贵的，并且常常没有明确的结果。直立倾斜试验是近年来发展起来的一种新型检查方法，对血管迷走性晕厥的诊断起到决定性的作用。其阳性反应为试验中患者由卧位改为倾斜位后发生晕厥并伴血压明显下降或心率下降。

直立倾斜试验对血管迷走性晕厥的诊断机制尚未完全明确。正常人在直立位、倾斜位时，由于回心血量减少，心室充盈不足，有效搏出量减少，从动脉窦和主动脉弓压力感受器传入血管运动中枢的抑制性冲动减弱，交感神经张力升高，引起心率加快，使血压维持在正常水平。血管迷走性晕厥患者的此种自主神经代偿性反射受到抑制，不能维持正常的心率和血压，加上处于直立位、倾斜位时心室容量减少，交感神经张力增加，特别是在伴有异丙肾上腺素的正性肌力作用时，充盈不足的心室收缩明显增强，此时，刺激左心室后壁的感受器，激活迷走神经传入纤维，冲动传入中枢，引起缩血管中枢抑制，而舒血管中枢兴奋，导致心动过缓和(或)血压降低，使脑血流量减少，引起晕厥。有人认为抑制性反射引起的心动过缓是由迷走神经介导的，而阻力血管扩张和容量血管收缩引起的低血压是交感神经受到抑制的结果。此外，Fish 认为血管迷走性晕厥是激活 Bezold-Jarisch 反射所致。

直立倾斜试验的方法尚无一致标准，归纳起来有以下 3 种常用方法。

(一)基础倾斜试验

试验前 3 天停用一切影响自主神经功能的药物，试验前 12 小时禁食。患者仰卧 5 分钟，记录动脉血压、心率及心电图，然后站立于倾斜板床(倾斜角度为 60°)上，直至出现阳性反应或完成 45 分钟试验。在试验过程中，从试验开始即刻及每 5 分钟测量血压、心率及Ⅱ导联心电图 1 次，若患者有不适症状，可随时监测。对于阳性反应患者立即终止试验，并置患者于仰卧位，直至阳性反应消失，并准备好急救药物。

(二)多阶段异丙肾上腺素倾斜试验

试验前的准备及监测指标与基础倾斜试验相同。试验分 3 个阶段进行,每阶段患者先平卧 5 分钟,进行药物注射(异丙肾上腺素),待药物作用稳定后,再倾斜到 60°,持续 10 分钟或至出现阳性反应。上一阶段若为阴性,则依次递增异丙肾上腺素的浓度,其顺序为 0.02～0.04 μg/(kg・min)、0.05～0.06 μg/(kg・min)及 0.07～0.10 μg/(kg・min)。

(三)单阶段异丙肾上腺素倾斜试验

实验方法与多阶段异丙肾上腺素倾斜试验相同,但仅从第三阶段开始。

直立倾斜试验阳性结果的判断标准如下。

患者在倾斜过程中出现晕厥或晕厥先兆(头晕并经常伴有以下一种或一种以上症状,包括视觉、听觉下降,恶心,呕吐,出大汗,站立不稳)的同时伴有以下情况之一:①舒张压＜6.7 kPa(50 mmHg)和(或)收缩压＜10.7 kPa(80 mmHg)或平均压下降 25%以上;②窦性心动过缓(4～6 岁,心率＜75 次/分;6～8 岁,心率＜65 次/分;8 岁以上,心率＜60 次/分)或窦性停搏＞3 秒;③一过性Ⅱ度或Ⅱ度以上房室传导阻滞;④出现交界性心律。

四、诊断与鉴别诊断

对于反复晕厥发作的患者,经过详细地询问病史,了解发作时的症状与体征,再通过必要的辅助检查(如心电图、脑电图、生化检查和直立倾斜试验)不难诊断,但要与以下疾病进行区别。

(一)心源性晕厥

该病是由心脏疾病引起的心排血量突然降低或排血暂停,导致脑缺血所引起的。该病多见于严重的主动脉瓣或肺动脉瓣狭窄、心房黏液瘤、急性心肌梗死、严重的心律失常、Q-T 间期延长综合征等疾病。通过仔细询问病史、体格检查、心电图改变等易于鉴别。

(二)过度换气综合征

过度焦虑和癔症发作可引起过度换气,导致二氧化碳减少,肾上腺素释放,呼吸性碱中毒,脑血管阻力增加,脑血流量减少。发作之初,患者有胸前区压迫感、气闷、头晕、四肢麻木、发冷、手足抽搐、神志模糊等。症状可持续 10～15 分钟,发作与体位无关,血压稍降,心率加快,不伴有面色苍白,亦不因躺下而缓解。当患者安静后发作即终止,并可因过度换气而诱发。

(三)低血糖症晕厥

该病常有饥饿史或使用降糖药的病史,主要表现为乏力、出汗、有饥饿感,进而出现晕厥和神志不清。晕厥发作缓慢,发作时血压和心率多无改变,可无意识障碍,化验结果显示血糖降低,静脉注射葡萄糖可迅速缓解症状。

(四)癫痫

对于表现为惊厥样晕厥发作的血管迷走性晕厥患者要注意与癫痫区别,通过做脑电图、直立倾斜试验的检查不难区别。

(五)直立调节障碍

该病患者表现为由卧位到直立位的瞬间或直立时间稍长可出现头晕、眼花、胸闷不适等症状,严重者可有恶心、呕吐,甚至晕倒,不需要治疗就能迅速清醒,恢复正常。可通过直立试验、直立倾斜试验等加以鉴别。

(六)癔症性晕厥

该病发作前有明显的精神因素。发作时患者神志清楚,有屏气或过度换气,四肢挣扎乱动,双目紧闭，面色潮红。脉搏、血压均正常，无病理性神经体征，发作持续数分钟至数小时，发作后情绪不稳，会晕倒，但缓慢进行，不会受伤。患者常有类似发作史，易于与血管迷走性晕厥区别。

五、治疗

血管迷走性晕厥的治疗有多种方法，要因人而异。

（一）一般治疗

医务人员要耐心、细致地告诉患者及其家属要正确认识该病的性质，并要求患者避免可能诱发血管迷走性晕厥的因素（如过热的环境和脱水），告诉患者在有发作先兆时要立即坐下或躺倒，对于只有一次或少数几次发病的患者可进行观察治疗。

（二）药物治疗

对于反复发作且发作前无任何先兆症状和症状严重的患者，可选用下列药物治疗。

（1）β受体阻滞剂（如美托洛尔）已用于预防并被认为有效，因为其负性变力作用可阻缓突然的机械受体的激活，美托洛尔的剂量为1～4 mg/(kg・d)，分2次口服。

（2）丙吡胺因其具有负性变力作用和抗迷走作用而有效，剂量一般为3～6 mg/(kg・d)，分4次口服；③氢溴酸东莨菪碱剂量为每次0.006 mg/kg，口服。

（三）特殊治疗

对于心脏抑制型、混合型表现的患者，可考虑心脏起搏治疗。

（于　辉）

第六章

西医治疗周围神经疾病

第一节　多发性周围神经病

多发性周围神经病旧称末梢性神经炎，是肢体远端的多发性神经损害，主要表现为四肢末端对称性的感觉、运动和自主神经障碍。

一、病因

引起周围神经病的病因有很多。

（一）感染性

病毒、细菌、螺旋体感染等。

（二）营养缺乏和代谢障碍

各种营养缺乏，如慢性酒精中毒、B族维生素缺乏、营养不良等；各种代谢障碍，如糖尿病、肝病、尿毒症、淀粉样变性、血卟啉病等。

（三）毒物

如工业毒物、重金属中毒、药物等。

（四）感染后或变态反应

血清注射或疫苗接种后。

（五）结缔组织病

如系统性红斑狼疮、结节性多动脉炎、巨细胞性动脉炎、硬皮病、类风湿关节炎等。

（六）癌性

如淋巴瘤、肺癌、多发性骨髓瘤等。

二、病理

周围神经炎的主要病理过程是轴突变性和节段性髓鞘脱失。轴突变性可原发于轴突或细胞体的损害，并可引起继发的髓鞘崩解；恢复缓慢，常需数月至1年或更久。节段性髓鞘脱失可见于急性感染性多发性神经炎、白喉、铅中毒等，其原发损害神经膜细胞使髓鞘呈节段性破坏。恢复迅速，使原先裸露的轴突恢复功能。

三、诊断步骤

(一)病史采集要点

1.起病情况

根据病因的不同,病程可有急性、亚急性、慢性、复发性等,可发生于任何年龄。多数患者呈数周至数月的进展病程,进展时由肢体远端向近端发展,缓解时由近端向远端发展。

2.主要临床表现

大致相同,出现肢体远端对称性的感觉、运动和自主神经功能障碍。

3.既往病史

注意询问是否有可能致病的病因,如感染、营养缺乏、代谢性疾病、化学物质接触史、肿瘤病史、家族史等。

(二)体格检查要点

一般情况尚可,可能有原发病的体征,如发热、多汗、消瘦等。高级神经活动无异常。

1.感觉障碍

四肢远端对称性深浅感觉障碍。肢体远端有感觉异常,如刺痛、蚁走感、灼热感、触痛等。检查可发现四肢末梢有手套-袜套型的深浅感觉障碍,病变区皮肤可有触痛。

2.运动障碍

四肢远端对称性下运动神经元性瘫痪。肢体远端对称性无力,其程度可从轻瘫至全瘫,可有垂腕、垂足的表现。受累肢体肌张力减低,病程久可出现肌萎缩。上肢以骨间肌、蚓状肌、大小鱼际肌为明显,下肢以胫前肌、腓骨肌为明显。

3.反射异常

上下肢的腱反射常见减低或消失。

4.自主神经功能障碍

自主神经功能障碍呈对称性异常,肢体末梢的皮肤菲薄、干燥、变冷、苍白或发绀,少汗或多汗,指(趾)甲粗糙、松脆等。

(三)门诊资料分析

从症状和体征即末梢型感觉障碍、下运动神经元性瘫痪和自主神经功能障碍等临床特点,可诊断为多发性周围神经病。

根据详细的病史询问,了解相关的病因、病程、特殊症状等,以利于综合判断。

1.药物性

呋喃类(如呋喃妥因)和异烟肼最常见,均为感觉-运动型。呋喃类可引起感觉、运动和自主神经联合受损,疼痛明显。大剂量或长期服用异烟肼干扰了维生素 B_6 代谢而致病,常见双下肢远端感觉异常或减退,浅感觉可达胸部,深感觉以震动觉改变最常见,合用维生素 B_6(剂量为异烟肼的 1/10)可以预防。

2.中毒性

如群体发病应考虑重金属或化学品中毒,需检测血、尿、头发、指甲等的重金属含量。

3.糖尿病性

表现为感觉、运动、自主神经或混合型,以混合型最常见,通常感觉障碍较重,早期出现主观感觉异常,损害主要累及小感觉神经纤维,以疼痛为主,夜间尤甚;累及大感觉纤维可引起感觉性共济失调，可发生无痛性溃疡和神经源性骨关节病。某些患者以自主神经损害为主，部分患者出现近端肌肉非对称性肌萎缩。

4.尿毒症性

该类型约占透析患者的半数，典型症状与远端性轴索病相同，大多数为感觉-运动型，初期多表现感觉障碍，下肢较上肢出现早且严重，夜间发生感觉异常及疼痛加重，透析后可好转。

5.营养缺乏性

如贫血、烟酸、维生素 B_1 缺乏等，见于慢性酒精中毒、慢性胃肠道疾病、妊娠和手术后等。

6.癌肿

可以是感觉型或感觉-运动型，前者以四肢末端开始、上升性、自觉强烈不适及疼痛，伴深浅感觉减退或消失，运动障碍较轻；后者呈亚急性经过，恶化和缓解反复出现，可在癌原发症状前期或后期发病，约半数脑脊液蛋白增高。

7.感染后

如 Guillain-Barre 综合征、疫苗接种后多发性神经病可能为变态反应。白喉性多发性神经病是白喉外毒素作用于血神经屏障较差的后根神经节和脊神经根，见于病后 8～12 周，为感觉-运动性，数天或数周可恢复。麻风性多发性神经病潜伏期长，起病缓慢，周围神经增粗并可触及，可发生大疱、溃烂和指骨坏死等营养障碍。

8.POEMS 综合征

POEMS 综合征是一种累及周围神经的多系统病变，多中年以后起病，男性较多见，起病隐袭、进展慢。依照症状、体征可有如下表现，也是病名组成。

(1)多发性神经病：呈慢性进行性感觉-运动性多神经病，脑脊液蛋白质含量增高。

(2)脏器肿大：肝脾大，周围淋巴结肿大。

(3)内分泌病：男性出现勃起功能障碍、女性化乳房，女性出现闭经、痛性乳房增大和溢乳，可合并糖尿病。

(4)M 蛋白：血清蛋白电泳出现 M 蛋白，尿检可有本周蛋白。

(5)皮肤损害：因色素沉着变黑，并有皮肤增厚与多毛。

(6)水肿：视盘水肿、胸腔积液、腹水、下肢指凹性水肿。

(7)骨骼改变：可在脊柱、骨盆、肋骨和肢体近端发现骨硬化性改变，为本病的影像学特征，也可有溶骨性病变，骨髓检查可见浆细胞增多或骨髓瘤。

9.遗传性疾病

如遗传性运动感觉性神经病(HMSN)、遗传性共济失调性多发性神经病(Refsum 病)、遗传性淀粉样变性神经病等，起病隐袭，进展缓慢，周围神经对称性、进行性变性导致四肢无力，下肢重于上肢。远端重于近端，常出现运动和感觉障碍。

10.其他

某些疾病如动脉硬化、肢端动脉痉挛症、系统性红斑狼疮、结节性多动脉炎、硬皮病、风湿病等，可致神经营养血管闭塞，为感觉-运动性表现，有时早期可有主观感觉异常。代谢性疾病如血卟啉病、巨球蛋白血症也影响周围神经，多为感觉-运动性，血卟啉病以运动损害为主，双侧对称性近端为重的四肢瘫痪。1/3～1/2 伴有末梢型感觉障碍。

(四)进一步检查项目

1.神经传导速度和肌电图

如果仅有轻度轴突变性,传导速度尚可正常;当有严重轴突变性及继发性髓鞘脱失时传导速度变慢,肌电图呈去神经性改变;节段性髓鞘脱失而轴突变性不显著时,传导速度变慢,肌电图可正常。

2.血生化检查

根据病情,可检测血糖水平、维生素 B_{12} 水平、尿素氮、肌酐、甲状腺功能、肝功能等。

3.免疫学检查

对疑有免疫疾病者,可做免疫球蛋白、类风湿因子、抗核抗体、抗磷脂抗体等检测。

4.可疑中毒者

对可疑中毒者,可根据病史做相关毒物或重金属、药物的血液浓度检测。

5.脑脊液检查

大多数无异常发现,少数患者可见脑脊液蛋白增高。

6.神经活检

对不能明确诊断或疑为遗传性的患者,可行腓神经活检。

四、诊断对策

(一)诊断要点

根据患者临床表现的特点,即以四肢远端为主的对称性下运动神经元性瘫痪、末梢型感觉障碍和自主神经功能障碍,可以临床诊断。注意临床工作时要认真询问病史,掌握不同病因所致的多发性周围神经病的特殊临床表现,有助于病因的诊断。肌电生理检查和神经肌肉活检对诊断很有帮助;神经传导速度测定,有助于亚临床型的早期诊断,并可区别轴索变性和节段性脱髓鞘改变。

(二)鉴别诊断要点

1.亚急性联合变性

早期表现类似于多发性周围神经病,随着病情进展逐渐出现双下肢软弱无力、步态不稳,双手动作笨拙;肌张力增高、腱反射亢进、锥体束征阳性和感觉性共济失调是其与多发性周围神经病的主要鉴别点。

2.周期性瘫痪

周期性瘫痪为周期性发作的短时期的肢体近端弛缓性瘫痪,无感觉障碍,发作时血清钾低于3.5 mmol/L,心电图呈低钾改变,补钾后症状改善,不难鉴别。

3.脊髓灰质炎

肌力降低常为不对称性,多数仅累及一侧下肢的一至数个肌群,呈节段性分布,无感觉障碍,肌萎缩出现早;肌电图可明了损害部位。

五、治疗对策

(一)治疗原则

去除病因,积极治疗原发病,改善周围神经的营养代谢,对症处理。

(二)治疗计划

1.去除病因

根据不同的病因采取针对性强的措施,以消除或阻止其病理性损害。重金属和化学品中毒应立即脱离中毒环境,避免继续接触有关毒物;急性中毒可大量补液,促使利尿、排汗和通便等,加速排出毒物。重金属如铅、汞、锑、砷中毒,可用二巯丙醇(BAL)、依地酸钙钠等结合剂;如砷中毒可用二巯丙醇3 mg/kg肌内注射,4～6 小时 1 次,2 天后改为每天 2 次,连用 10 天;铅中毒用二巯丁二酸钠 1 g/d,加入 5%葡萄糖液 500 mL 静脉滴注,5～7 天为 1 个疗程,可重复 2～3 个疗程;或用依地酸钙钠 1 g,稀释后静脉滴注,3～4 天为 1 个疗程,停用 2 天后重复应用,一般用 3～4 个疗程。

对各种疾病所致的多发性周围神经病,要积极治疗原发病。如糖尿病控制好血糖;尿毒症行血液透析或肾移植;黏液水肿用甲状腺素;结缔组织病、硬皮病、类风湿关节病、血清注射或疫苗接种后、感染后神经病,可应用皮质类固醇治疗;麻风病用砜类药;肿瘤行手术切除,也可使多发性神经病缓解。

2.改善神经的营养代谢

营养缺乏和代谢障碍可能是病因,或在其发病机制中起重要作用,在治疗中必须予以重视并纠正。应用大剂量 B 族维生素有利于神经损伤的修复和再生,地巴唑、加兰他敏也有促进神经功能恢复的作用,还可使用神经生长因子、神经节苷脂等。

3.对症处理

急性期应卧床休息,疼痛可用止痛剂、卡马西平、苯妥英钠等;恢复期可用针灸、理疗和康复治疗,以促进肢体功能恢复;重症患者护理时要定期翻身,保持肢体功能位,防止挛缩和畸形。

(王　锐)

第二节　多灶性运动神经病

多灶性运动神经病为仅累及运动神经的脱髓鞘性神经病,是一种免疫介导的、以肢体远端为主的、非对称性的、慢性进展的、以运动障碍为主要表现的慢性多发性单神经病,电生理特点为持续性、节段性、非对称性运动神经传导阻滞,免疫球蛋白及环磷酰胺治疗有效。

一、病因病理

一般认为本病为自身免疫病,20%～84%的患者血中有抗神经节苷脂抗体(GM_1),并且抗体的滴度与临床表现平行,病情进展与复发时升高,使用免疫抑制剂后,随该抗体的下降病情即好转。神经节苷脂抗体,选择性地破坏运动神经的体磷脂,导致运动神经的脱髓鞘改变,继之以施万细胞的再生,使病变部的周围神经呈“洋葱球”样改变,无炎症细胞浸润及水肿,严重的伴轴突变性。病变呈灶性分布,可发生于脊神经根,多条周围神经干,同一神经干上多个部位,有的有脊髓前角神经元的脱失和尼氏小体的溶解,甚至有皮质脊髓束的损坏。

二、临床表现

本病多见于20～50岁的男性，儿童及老年人也可见到，男女比例为4∶1。大多数慢性起病，病情缓慢进展，中间可有不同时段的“缓解”，在缓解期病情相对稳定，病程可达几年或几十年，少数人也可急性或亚急性起病，病情进展较快，但很快又进入慢性病程。临床表现以运动障碍为主，主要临床特点如下。

（一）运动障碍

呈进行性缓慢加重的肌肉无力，并且无力的肌肉，大多数伴有肌束颤动和肌肉痉挛，晚期出现肌萎缩。肌无力多从上肢远端开始，逐渐累及下肢，肌无力分布与周围神经干或其分支的支配范围一致，正中神经、桡神经、尺神经支配的肌肉最易受累；脑神经支配的肌肉及呼吸肌一般不受累。

（二）腱反射

受累的肌肉腱反射减弱，一部分正常，个别甚至亢进，无锥体束征。

（三）感觉障碍不明显

受损的神经干分布区可出现一过性疼痛或感觉异常，客观检查无感觉减退。

三、辅助检查

（一）血清学检查

血清肌酸磷酸激酶轻度增高，20%～84%的患者抗 GM_1 抗体阳性。

（二）脑脊液检查

一般正常，极少数患者蛋白有轻微的一过性升高。

（三）神经电生理检查

运动神经传导速度测定表现如下：节段性、非对称性、持续性的传导阻滞，复合肌肉动作电位，近端较远端波幅及面积下降50%以上，时限增加<30%，感觉神经传导速度正常。

（四）神经活检

病变段神经脱髓鞘复髓鞘、“洋葱球”样形成，施万细胞增殖，无炎症细胞浸润。

（五）MRI 检查

可发现传导阻滞段的周围神经呈灶性肿大。

四、诊断

主要根据临床特点（典型的肌无力特征、感觉大致正常）及典型的神经电生理特征（节段性、非对称性和持续性的传导阻滞等）做出诊断，抗 GM_1 抗体滴度升高，神经活检的特征性改变有助于确定诊断。

五、鉴别诊断

（一）慢性吉兰-巴雷综合征（CIDP）

本病有客观的持久的感觉障碍，肌无力的同时不伴有肌束震颤及肌肉痉挛，腱反射减弱或消失，脑脊液蛋白明显升高，可持续12周，免疫激素治疗效果良好。血中无抗 GM_1 抗体。

(二)运动神经元病

该病影响脊髓前角运动细胞和锥体束,临床表现为肌无力及肌萎缩,可累及脑神经,无感觉障碍,腱反射亢进,锥体束征阳性。而 MMN 无锥体束征,病灶与周围神经支配区一致,血中可出现抗 GM_1 抗体,运动神经传导阻滞特点可以鉴别。

六、治疗

(一)静脉注射免疫球蛋白

用量 0.4 g/(kg·d)(具体用法见 GBS 的治疗),连用 5 天为 1 个疗程,用药数小时至7 天即开始见效,90%的患者肌力在用药 2 周内明显提高,运动神经传导速度明显好转,疗效可维持3~6 周,症状即复发,因此,需要根据病情复发的规律,定期维持治疗。免疫球蛋白不能使抗 GM_1 抗体滴度降低。

(二)环磷酰胺

可先给大剂量治疗,而后以 1~3 mg/(kg·d)的剂量维持治疗,85%的患者症状改善,血清抗 GM_1 抗体滴度下降。

以上两种方法同时使用,可减少静脉免疫球蛋白的用量,减少复发,但明显萎缩的肌肉对治疗反应差。因部分患者经上述治疗后,原有症状好转的同时仍有新病灶的产生,所以目前认为,上述治疗只是改善症状,不能阻止新病灶的产生,病情仍处于缓慢进展状态。

(三)糖皮质激素及血浆置换

基本无效,糖皮质激素甚至可加重病情。

七、预后

本病为缓慢进行性病程,病程可达几十年,94%的患者始终能够保持工作能力。

(王　锐)

第三节　吉兰-巴雷综合征

吉兰-巴雷综合征(Guillain-Barrésyndrome,GBS)是一种由多种因素诱发,通过免疫介导而引起的自身免疫性脱髓鞘性周围神经病,原称格林-巴利综合征。1916 年,Guillain、Barré、Strohl 报道了 2 例急性瘫痪的士兵,表现运动障碍、腱反射消失、肌肉压痛、感觉异常,无客观感觉障碍,并首次提出该病会出现脑脊液蛋白-细胞分离现象,经病理检查发现与 1859 年 Landry 报道的“急性上升性瘫痪”的病理改变非常相似。因此,被称为兰兑-吉兰-巴雷-斯特尔综合征。

急性炎性脱髓鞘性多发性神经病(acute inflammatory demyelinating polyneuropathy,AIDP)是最早被认识的经典 GBS,也是当今世界多数国家最常见的一种类型,又称急性炎性脱髓鞘性多发性神经根神经炎、急性感染性多发性神经根神经炎、急性感染性多发性神经病、急性特发性多发性神经根神经炎、急性炎性多发性神经根炎。病理特点是周围神经炎症细胞浸润、节段性脱髓鞘。临床主要表现为对称性弛缓性四肢瘫痪,可累及呼吸肌致呼吸肌麻痹而危及生命;脑脊液呈蛋白-细胞分离现象等。

该病在世界各地均有发病，其发病率在多数国家是(0.4～2.0)/10.0 万。1984 年，我国 21 省农村 24 万人口调查中，GBS 的年发病率为 0.8/10.0 万。1993 年，北京郊区两县 98 万人口采用设立监测点进行前瞻性监测，其年发病率为 1.4/10.0 万。多数学者报道 GBS 发病无季节倾向，但我国河北省石家庄地区多发生于夏、秋季，并有数年 1 次流行趋势，或出现丛集发病。

一、病因与发病机制

有关 GBS 的病因及发病机制目前仍不十分明确，但经研究已取得较大进展。

(一)病因

1.感染因素

流行病学资料提示发病前的前驱非特异性感染，是促发 GBS 的重要因素。如 Hutwitz 报道 1 034 例 GBS，约有 70%的患者在发病前 8 周内有前驱感染因素，其中呼吸道感染占 58%，胃肠道感染占 22%，二者同时感染占 10%。前驱感染的主要病原体如下：①空肠弯曲菌(*Campylobacter jejuni*，CJ)。Rhodes 首先注意到 GBS 与 CJ 感染有关。Hughes 提出 CJ 感染常与急性运动轴索性神经病有关。在我国和日本，42%～76%的 GBS 患者血清中 CJ 特异性抗体增高。CJ 是革兰阴性微需氧弯曲菌，是引起人类腹泻的常见致病菌之一，感染潜伏期为 24～72 小时，腹泻开始为水样便，以后出现脓血便，高峰期为 24～48 小时，1 周左右恢复。GBS 患者常在腹泻停止后发病。②巨细胞病毒(cytomegalovirus，CMV)是欧洲和北美洲地区 GBS 的主要前驱感染病原体。研究证明 CMV 感染与严重感觉型 GBS 有关，发病症状严重，常出现呼吸肌麻痹，脑神经及感觉神经受累多见。③其他病毒，如 EB 病毒(Epstein-Barr virus，EBV)、肺炎支原体(Mycoplasma pneumonia，MP)、乙型肝炎病毒(HBV)、带状疱疹病毒(varicella zoster virus，VZV)、单纯疱疹病毒(human herpes virus，HHV)、麻疹病毒、流行性感冒病毒、腮腺炎病毒、柯萨奇病毒、甲型肝炎病毒等。新近研究又发现屡有流感嗜血杆菌、幽门螺杆菌等感染与 GBS 发病有关。还有人类免疫缺陷病毒(human immunodeficiency virus，HIV)与 GBS 的关系也越来越受到关注。但是，研究发现人群中经历过相同病原体前驱感染，仅有少数人发生 GBS，又如流行病学调查发现，许多人即使感染了 CJ 也不患 GBS，提示感染因素不是唯一的病因，可能还与存在遗传易感性个体差异有关。

2.遗传因素

目前认为 GBS 的发生是具有某种易感基因的人群感染后引起的自身免疫病。国外学者报道 GBS 与人类白细胞抗原(HLA)基因分型(如*HLA-DR3*、*DR2*、*DQBI*、*B35*)相关联；有学者对 31 例 AIDS、33 例急性运动轴索型神经病(AMAN)患者易感性与人白细胞抗原(HLA)-A、B 基因分型关系的研究，发现*HLA-A33* 与 AIDP 易患性相关联；*HLA-B15*、*B35* 与 AMAN 易患性相关联；郭力等发现*HLA-DR16* 和 DQ5 与 GBS 易患性相关，而且不同 GBS 亚型 HLA 等位基因分布不同。还发现在GBS 患者携带 *TNF*2 等位基因频率、*TNF*1/2 和 *TNF*2/2 的基因频率都显著高于健康对照组，说明携带 *TNF*2 等位基因的个体较不携带者发生 GBS 的危险性增加，编码 *TAFa* 基因位于人类 6 号染色体短臂上(6p21 区)，HLA-Ⅲ类基因区内，因 TAFa 基因多个位点具有多态性，转录起始位点为上游第 308 位(－308 位点)，故提示 *TAFa* 基因启动子-*308G -A* 的多态性与 GBS 的遗传易感性相关。所以，患者遗传素质可能决定个体对 GBS 的易感性。

3.其他因素

有报道患者发病前有疫苗接种史、外伤史、手术史等，还有人报道因其他疾病用免疫抑制剂治疗发生 GBS；也有患有其他自身免疫病者合并 GBS 的报道。

(二)发病机制

目前主要针对其自身免疫机制进行了较深入研究。

1.分子模拟学说

如果感染的微生物或寄生虫等生物性因子的某些抗原成分的结构与宿主自身组织的表位相似或相同，便可通过交叉反应启动自身免疫病的发生，这种机制在免疫学称为“分子模拟”。该学说是目前解释 GBS 与感染因子之间关系的主要理论依据。机体感染细菌或病毒后，由于它们与机体神经组织有相同的表位，针对感染原的免疫应答的同时，发生错误的免疫识别，通过抗原抗体交叉反应导致自身神经组织的免疫损伤，则引起 GBS 的发生。如空肠弯曲菌(CJ)的菌体外膜上脂多糖(LPS)结构与人类周围神经神经节苷脂的结构相似，当易患宿主感染空肠弯曲菌后，产生保护性免疫反应消除感染的同时，也发生错误的免疫识别，激活了免疫细胞产生抗神经结苷脂自身抗体，攻击有共同表位的周围神经组织，导致周围神经纤维髓鞘脱失，干扰神经传导，而形成 GBS 的临床表现。又如研究发现，乙型肝炎表面抗原(HBsAg)分子的氨基酸序列中有一段多肽与人类及某些实验动物的周围神经髓鞘碱性蛋白分子的氨基酸序列中某段多肽完全相同，以此段多肽来免疫动物，可引起实验动物的周围神经病；某些个体感染了 HBV，HBsAg 分子中的某段多肽，刺激机体免疫系统产生细胞免疫及体液免疫应答，以攻击、排斥此段多肽；因人的周围神经髓鞘碱性蛋白分子中有与此段多肽完全相同的多肽段，于是机体发生错误的免疫识别，也启动攻击周围神经髓鞘碱性蛋白分子中的此段多肽的自身免疫，导致周围神经髓鞘脱失而发生 GBS。

2.实验性自身免疫性神经炎(experimental autoimmune neuritis，EAN)动物模型研究

通过注射、口服或吸入抗原致敏，以及免疫细胞被动转移诱发等造成 EAN。如用牛 P2 蛋白免疫 Lewis 大鼠可诱发典型 EAN。其病理表现为周围神经、神经根节段性脱髓鞘及炎症反应，在神经根的周围可见到单核细胞及巨噬细胞浸润，自主神经受累，严重者可累及轴索。把 EAN 大鼠抗原特异性细胞被动转移给健康 Lewis 大鼠，经 4～5 天潜伏期后可发生 EAN。EAN 与 GBS 两者的临床表现及病理改变相似。均提示 GBS 是一种主要以细胞免疫为介导的疾病。但研究发现，将 P2 抗体(EAN 动物的血清)直接注射到健康动物的周围神经也可引起神经传导阻滞及脱髓鞘，提示体液因子也参与免疫病理过程。

3.细胞因子与 GBS 发病的研究

(1)干扰素-γ(IFN-γ)是主要由 Th_1 细胞分泌的一种多效性细胞因子，能显著增加抗原呈递细胞表达等作用，与神经脱髓鞘有关。因病毒感染，伴随产生的干扰素-γ，引起血管内皮细胞、巨噬细胞、施万细胞的 MHC-Ⅱ型抗原表达。活化的巨噬细胞可直接吞噬或通过分泌炎症介质引起髓鞘脱失，是致病的关键性因子。

(2)肿瘤坏死因子-α(TNF-α)是由巨噬细胞和抗原激活的 T 细胞分泌，是引起炎症、自身免疫性组织损伤及选择性损害周围神经髓鞘的介质。GBS 患者急性期血清 TNF-α 质量浓度增高，且增高的程度与病变的严重程度相关，当患者康复时血清 TNF-α 质量浓度也恢复正常。

(3)白细胞介素-2(IL-2)是由活化的 T 细胞分泌，能刺激 T 细胞增殖分化，激活 T 细胞合成更多的 IL-2 及 IFN-γ、TNF-α等细胞因子，促发炎症反应。

(4)白细胞介素-12(IL-12)是由活化的单核/巨噬细胞、B细胞等产生，IL-12诱导$CD4^+$T细胞分化为Th1细胞并使其增殖、合成IFN-γ、TNF-α、IL-2等，使促炎细胞因子合成增加；同时IL-12抑制$CD4^+$T细胞分化为Th2细胞而合成IL-4、IL-10，使IL-4、IL-10免疫下调因子合成减少。IL-12在GBS中的致病作用可能是使IFN-γ、TNF-α、IL-2等炎细胞因子合成增加，使IL-4、IL-10免疫下调因子合成减少，最终促使神经脱髓鞘、轴索变性而发病。

(5)白细胞介素-6(IL-6)是由T细胞或非T细胞产生的一种多功能的细胞因子。IL-6的一个主要的生物学功能是促使B细胞增殖、分化并产生抗体。IL-6对正常状态的B细胞无增殖活性，但可促进病毒感染的B细胞增殖，促进抗体产生。IL-6在GBS发病中通过激发B细胞产生致病的抗体而发病。

(6)白细胞介素-18 (IL-18)主要由单核巨噬细胞产生，启动免疫级联反应，使各种炎症细胞、细胞因子及其炎症介质释放，进入周围神经组织中引起一系列免疫病理反应，导致髓鞘脱失。总之，这一类细胞因子(TNF-α、IFN-γ、IL-2、IL-6、IL-12、IL-18等)是促炎因子，与GBS发病及病情加重有关。

(7)白细胞介素-4(IL-4)是由Th_2分泌的一种B细胞生长因子和免疫调节剂，可下调Th_1细胞的活性，在疾病的发展中起免疫调节作用，可抑制GBS的发生。

(8)白细胞介素-10(IL-10)是由Th_2分泌，能抑制Th_1细胞、单核/巨噬细胞合成TNF-a、TNF-γ、IL-2等致炎因子，是一种免疫抑制因子，有助于脱髓鞘的修复，则GBS患者症状减轻。

(9)白细胞介素-13(IL-13)是由活化的Th_2细胞分泌的，具有免疫抑制和免疫调节作用，能抑制单核巨噬细胞产生多种致炎因子和趋化因子，从而具有显著抗炎作用。

(10)干扰素-β(IFN-β)是由成纤维细胞产生，具有抗病毒、抗细胞增殖和免疫调节作用，能减轻组织损伤，有利于疾病的恢复。故细胞因子IL-4、IL-10、IL-13、TGF-β等是抑炎细胞因子，与GBS临床症状缓解有关。

总之，细胞因子在GBS的发病过程中起至关重要的作用，促炎症细胞因子如TNF-α、IFN-γ、IL-2、IL-6、IL-12、IL-18等与GBS发病及病情加重有关，对GBS的发病起促进作用；抑炎症细胞因子IL-4、IL-10、IL-13、TGF-β等可下调炎症反应，有利于机体的恢复。促炎症细胞因子和抑炎症细胞因子两者在人体内的平衡情况影响着GBS的发生、发展和转归。

目前研究较公认的GBS发生是因某些易感基因的人群感染(如空肠弯曲菌)后，经过一段潜伏期，机体产生抗抗原成分(抗空肠弯曲菌)的抗体后发生交叉反应，抗体作用于靶位导致神经组织脱髓鞘和功能改变而致病。李海峰报道IgM型CM1抗体与CJ近期感染有关，CJ感染后可通过CM1样结构发生交叉反应导致神经组织结构和功能的改变。李松岩报道CM1IgG抗体与AMAN及AIDP均相关。该抗体的产生机制可能为病原菌CJ及其脂多糖具有与人类神经节苷脂类似的结构，因而针对细菌的免疫反应产生了自身抗体，抗体攻击神经组织髓鞘，致使髓鞘破坏而引起发病。研究发现，在髓鞘裂解处及神经膜上有IgG、IgM和C_3的沉积物，而血清中补体减少。补体C_3降低提示补体参与免疫过程，该抗原抗体反应同时在补体参与及细胞因子的协同作用下发生GBS。

综上所述，GBS的发病，感染为始动因素，细胞免疫介导、细胞因子网络之间的调节紊乱和体液免疫等共同参与导致免疫功能障碍，促使周围神经髓鞘脱失而发生自身免疫病。

二、临床表现

约半数以上的患者在发病前数天或数周曾有感染史，以上呼吸道及胃肠道感染较为常见，或有其他病毒感染性疾病发生，或有疫苗接种史、手术史等。多以急性或亚急性起病。一年四季均可发病，但以夏秋季(6～10月约占75.4%)为多发；男女均可发病，男女之比1.4∶1.0；任何年龄均可发病，但以30岁以下者最多。国内报道儿童和青少年为GBS发病的两个高峰。

(一)症状与体征

1.运动障碍

首发症状常为双下肢无力，从远端开始逐渐向上发展，四肢呈对称性弛缓性瘫痪，下肢重于上肢，近端重于远端，也有远端重于近端者。轻者尚可行走，重者四肢完全性瘫痪，肌张力低，腱反射减弱或消失，部分患者有轻度肌萎缩。长期卧床可出现失用性肌萎缩。GBS患者呈单相病程，发病4周后肌力开始恢复，一般无复发-缓解。急性重症患者对称性肢体无力，在数天内从下肢上升至躯干、上肢或累及支配肋间及膈肌的神经，导致呼吸肌麻痹，称为Landry上升性麻痹，表现除四肢弛缓性瘫痪外，有呼吸困难、说话声音低、咳嗽无力、缺氧、发绀，严重者可因完全性呼吸肌麻痹，而丧失自主呼吸。

2.脑神经损害

舌咽-迷走神经受损较为常见，表现吞咽困难、饮水呛咳、构音障碍、咽反射减弱或消失等；其次是面神经受损，表现为周围性面瘫；动眼神经也可受累，表现眼球运动受限；三叉神经受累，表现为张口困难及面部感觉减退。总的来说，单发脑神经受损较少，多与脊神经同时受累。

3.感觉障碍

发病后多有肢体感觉异常，如麻木、蚁行感、烧灼感、针刺感及不适感等。客观感觉障碍不明显，或有轻微的手套样、袜套样四肢末端感觉障碍，少数人有位置觉障碍及感觉性共济失调。常有Lasègue征阳性及腓肠肌压痛。

4.自主神经障碍

皮肤潮红或苍白，多汗，四肢末梢发凉，血压升高或降低，心动过速或过缓，尿潴留或尿失禁等。

5.其他

少数患者有精神症状，或有头疼、呕吐、视盘水肿，或一过性下肢病理征，或有脑膜刺激征等。

(二)GBS变异型

1.急性运动轴索型神经病(acute motor axonal neuropathy，AMAN)

免疫损伤主要的靶位是脊髓前根和运动神经纤维的轴索，导致轴索损伤，或免疫复合物结合导致轴索功能阻滞，病变多集中于周围神经近段或末梢，髓鞘相对完整无损，无明显的炎症细胞浸润，多伴有血清抗神经节苷脂GM1、GM1b、GD1a或GalNac-CD1a抗体滴度增高。

AMAN的病因及发病机制不清，目前认为与CJ感染有关。据报道GBS发病前CJ感染率美国为4%、英国为26%、日本为41%、中国为51%或66%。病变以侵犯神经远端为主，临床表现主要为肢体瘫痪，无感觉障碍症状，病情严重者发病后迅速出现四肢瘫痪，伴有呼吸肌受累。早期出现肌萎缩者，预后相对不好。年轻患者神经功能恢复较好。本型流行病学特点是儿童多见，夏秋季多见，农村多见。

2.急性运动感觉性轴索型神经病

急性运动感觉性轴索型神经病(acute motor and sensory axonal neuropathy，AMSAN)也称暴发轴索型GBS。免疫损伤主要的靶位在轴索，但同时波及脊髓前根和背根，以及运动和感觉纤维。临床表现病情大多严重，恢复缓慢，预后较差。患者常有血清抗GM1、GM1b或GD1a抗体滴度增高。此型不常见，占 GBS 的 10%以下。

3.Miller-Fisher 综合征(MFS)

Miller-Fisher 综合征(MFS)简称 Fisher 综合征。此型约占 5%，以急性或亚急性发病。临床表现以眼肌麻痹、共济失调和腱反射消失三联征为特点，无肢体瘫，若伴有肢体肌力减低也极轻微。部分电生理显示受累神经同时存在髓鞘脱失、炎症细胞浸润和轴索传导阻滞，患者常有血清抗 GQ1b 抗体滴度增高。MFS 呈单相性病程，病后2～3 周或数月内大多数患者可自愈。

4.复发型急性炎性脱髓鞘性多发性神经根神经病

复发型急性炎性脱髓鞘性多发性神经根神经病(relapsing type of AIDP)是 AIDP 患者数周致数年后再次复发，5%～9%的 AIDP 患者有 1 次以上的复发。复发后治疗仍有效。但恢复不如第一次完全，有少数复发患者呈慢性波动性进展病程，变成慢性型 GBS。

5.纯感觉型 Guillain-Barré 综合征

表现为四肢对称性感觉障碍和疼痛，感觉性共济失调，伴有肢体无力，电生理检查符合脱髓鞘性周围神经病，病后 5～14 个月肌无力恢复良好。

6.多数脑神经型 Guillain-Barré 综合征

多数脑神经型 Guillain-Barré 综合征是 GBS 伴多数运动性脑神经受累。

7.全自主神经功能不全型 Guillain-Barré 综合征

全自主神经功能不全型 Guillain-Barré 综合征是以急性或亚急性发作的单纯全自主神经系统功能失调综合征，病前有感染史。表现为全身无汗、口干、皮肤干燥、便秘、排尿困难、直立性低血压、勃起功能障碍等，无感觉障碍和瘫痪。病程呈单相性，预后良好。

(三)常与多种疾病伴发

1.心血管功能紊乱

GBS 患者可伴有心律失常，心电图 ST 段改变；血压升高或降低；并发心肌炎、心源性休克等。经追踪观察，随神经功能恢复心电图变化也随之好转。学者们认为是交感神经脱髓鞘或交感神经节的病损所致；还有学者认为是血管活性物质儿茶酚胺和肾上腺素升高所致。因心功能障碍可致心脏骤停，故对重症 GBS 患者要心功能监护。

2.甲状腺功能亢进症

甲状腺功能亢进症与 GBS 两者是伴发还是继发尚不清楚，两者均与自身免疫功能失调有关，故伴发可能性大。

3.流行性出血热

有报道流行性出血热与 GBS 伴发。GBS 是感染后激发免疫反应致周围神经脱髓鞘病；流行性出血热是由汉坦病毒感染的自然疫源性疾病，尚未见 GBS 感染该病毒的报道，有待进一步观察研究。

4.其他

临床报道还有 GBS 与钩端螺旋体病、伤寒、支原体肺炎、流行性腮腺炎、白血病、神经性肌强直、低血钾、多发性肌炎等伴发，都有待临床观察研究。

(四)临床分型

1.轻型

四肢肌力 3 度以上，可独立行走。

2.中型

四肢肌力 3 度以下,不能独立行走。

3.重型

第Ⅸ、Ⅹ对脑神经和其他脑神经麻痹。不能吞咽,同时四肢无力到瘫痪,活动时有轻度呼吸困难,但不需要气管切开行人工呼吸。

4.极重型

在数小时至 2 天,发展到四肢瘫痪,吞咽不能,呼吸机麻痹,必须立即气管切开行人工呼吸,伴有严重心血管功能障碍或暴发型并入此型。

5.再发型

数月(4～6 个月)至 10 多年可有多次再发,轻重如上述症状,应加倍注意,往往比首发重,可由轻型直到极重型症状。

6.慢性型或慢性炎症脱髓鞘多发性神经病

由 2 个月至数月乃至数年缓慢起病,经久不愈,脑神经受损少,四肢肌肉萎缩明显,脑脊液蛋白含量持续增高。

7.变异型

纯运动型 GBS;感觉型 GBS;多脑神经型 GBS;纯自主神经功能不全型 GBS;其他还有 Fisher 综合征、少数 GBS 伴一过性锥体束征和伴小脑共济失调等。

三、辅助检查

(一)脑脊液检查

1.蛋白细胞分离

病初期蛋白含量与细胞数均无明显变化,1 周后蛋白含量开始增高,病后 4～6 周达高峰,最高可达 10 g/L,一般为 1～5 g/L。蛋白含量高低与病情不呈平行关系。在疾病过程中,细胞数多为正常,有少数可轻度增高,表现蛋白-细胞分离现象。

2.免疫球蛋白含量升高

脑脊液中 IgG、IgM、IgA 含量明显升高,可出现寡克隆 IgG 带,阳性率在 70%以上。

(二)血液检查

1.血常规

白细胞计数多数正常,部分患者中等多核白细胞计数增多,或核左移。

2.外周血

T 淋巴细胞亚群异常,急性期患者抑制 T 细胞(Ts)减少,辅助 T 细胞(Th)与 Ts 之比(Th/Ts)升高。

3.血清免疫球蛋白含量升高

血清中 IgG、Ig M、IgA 等含量均明显升高。

(三)电生理检查

1.肌电图

约有 80%的患者神经传导速度减慢,运动神经传导速度减慢更明显,常有神经传导潜伏期延长,F 波的传导速度减慢。当临床症状消失后,神经传导速度仍可减慢,可持续几个月或更长时间。此项检查可预测患者的预后情况。

2.心电图

多数患者的心电图正常，部分患者出现 ST 段降低、T 波低平、窦性心动过速，以及心肌劳损、传导阻滞、心房颤动等表现。

四、诊断与鉴别诊断

(一)诊断

根据如下表现，典型患者诊断并不困难。

(1)进行性肢体力弱，基本对称，少数也可不对称，轻则下肢无力，重则四肢瘫，包括躯体瘫痪、延髓性麻痹、面肌至眼外肌麻痹，最严重的是呼吸机麻痹。

(2)腱反射减弱或消失，尤其是远端常消失。

(3)起病迅速，病情呈进行性加重，常在 1～2 周达高峰，到第 4 周停止发展，稳定，进入恢复期。

(4)感觉障碍主诉较多，客观检查相对较轻，可呈手套样、袜子样感觉异常或无明显感觉障碍，少数有感觉过敏，神经干压痛。

(5)脑神经受损以舌咽神经、迷走神经、面神经多见，其他脑神经也可受损，但视神经、听神经几乎不受累。

(6)可合并自主神经功能障碍，如心动过速、高血压、低血压、血管运动障碍、出汗多，可有一时性排尿困难等。

(7)病前 1～3 周约半数有呼吸道、肠道感染，不明原因发热、水痘、带状疱疹、腮腺炎、支原体、疟疾等，或淋雨受凉、疲劳、创伤、手术等。

(8)发病后 2～4 周进入恢复期，也可迁延至数月才开始恢复。

(9)脑脊液检查，白细胞计数常少于 $10\times10^6/L$，1～2 周蛋白含量增高，呈蛋白-细胞分离现象，如细胞数超过 $10\times10^6/L$，以多核为主，则需排除其他疾病。细胞学分类以淋巴细胞、单核细胞为主，并可出现大量吞噬细胞。

(10)电生理检查，病后可出现神经传导速度明显减慢，F 反应近端神经干传导速度减慢。

(二)鉴别诊断

1.多发性周围神经病

(1)缓慢起病。

(2)感觉神经、运动神经、自主神经同时受累，远端重于近端。

(3)无呼吸肌麻痹。

(4)无神经根刺激征。

(5)脑脊液正常。

(6)多能查到病因，如代谢障碍、营养缺乏、药物中毒，或有重金属及化学药品接触史等。

2.低钾型周期麻痹

(1)急性起病，四肢瘫痪，近端重、远端轻，下肢重、上肢轻。

(2)有反复发作史或家族史，病前常有过饱、过劳、饮酒史。

(3)无脑神经损害，无感觉障碍。

(4)脑脊液正常。

(5)发作时可有血清钾低。

(6)心电图出现Q-T间期延长，ST段下移，T波低平或倒置，可出现宽大的U波或T波、U波融合等低钾样改变。

(7)补钾后症状迅速改善。

3.全身型重症肌无力

(1)四肢无力，晨轻夕重，活动后加重，休息后症状减轻。

(2)无感觉障碍。

(3)常有眼外肌受累，表现上眼睑下垂、复视等。

(4)新斯的明试验或疲劳试验阳性。

(5)肌电图重复刺激波幅减低。

(6)脑脊液正常。

4.急性脊髓炎

(1)先驱症状发热。

(2)急性起病，数小时或数天达高峰。

(3)脊髓横断性损害，有明显的节段性感觉平面，有传导束性感觉障碍，脊髓休克期后应出上单位瘫。

(4)括约肌症状明显。

(5)脑脊液多正常，或有轻度的细胞数和蛋白含量增多。

5.急性脊髓灰质炎

患者常未服或未正规服用脊髓灰质炎疫苗。

(1)起病时常有发热。

(2)急性肢体弛缓性瘫痪，多为节段性，瘫痪肢体多明显不对称。

(3)无感觉障碍，肌萎缩出现较早。

(4)脑脊液蛋白含量和细胞数均增多。

(5)肌电图呈失神经支配现象，运动神经传导速度可正常，或有波幅减低。

6.多发性肌炎

(1)常有发热、皮疹、全身不适等症状。

(2)全身肌肉广泛受累，以近端多见，表现酸疼无力。

(3)无感觉障碍。

(4)血常规白细胞计数增高、血沉快。

(5)血清肌酸激酶、醛缩酶和谷丙氨酸氨基转移酶明显增高。

(6)肌电图示肌源性改变。

(7)病理活检示肌纤维溶解断裂，炎细胞浸润，毛细血管内皮细胞增厚。

7.血卟啉病

(1)急性发作性弛缓性瘫痪。

(2)急性腹痛伴有恶心、呕吐。

(3)有光感性皮肤损害。

(4)尿呈琥珀色，暴露在日光下呈深黄色。

8.肉毒中毒

(1)有进食物史，如食用家制豆腐乳、豆瓣酱后发病，且与同食者一起发病。

(2)有眼肌麻痹、吞咽困难、呼吸肌麻痹、心动过缓等。

(3)肢体瘫痪轻。

(4)感觉无异常。

(5)脑脊液正常。

9.脊髓肿瘤

(1)起病缓慢。

(2)常有单侧神经根痛,后期可双侧持续痛。

(3)早期一般来说病侧肢体无力,后期双侧受损或出现脊髓横断性损害。

(4)腰椎穿刺椎管梗阻。

(5)脊髓 MRI 检查可显示占位性病变。

五、治疗

(一)一般治疗

由于 GBS 病因及发病机制不清,目前尚无特效治疗,但 GBS 的病程自限,如能精心护理及给予恰当的支持治疗,一般预后良好。急性期患者需要及时住院观察病情变化,GBS 最严重和危险的情况是发生呼吸肌麻痹,因此要严密监控患者的自主呼吸;新入院患者病情尚未得到有效控制,尤其需要观察有无呼吸肌麻痹的早期症状,如通过询问患者呼吸是否费力,有无胸闷、气短,能否吞咽及咳嗽等;观察患者的精神状态、面色改变等可了解其呼吸情况。同时:①加强口腔护理,常拍背,有痰要及时吸痰,或体位引流,清除口腔内分泌物,保持呼吸道畅通,预防呼吸道感染。②对重症患者应进行心肺功能监测,发现病情变化及时处置,如呼吸肌麻痹则及时抢救,尽早使用呼吸器,是减少病死率的关键。③有吞咽困难者应尽早鼻饲,防止食物流入气管内而窒息或引起肺部感染。④瘫痪肢体要保持功能位,适当进行康复训练,防止肌肉萎缩,促进瘫痪肢体的功能恢复。⑤定时翻身,受压部位要经常给予按摩,改善局部的血液循环,预防压疮。

(二)呼吸肌麻痹抢救

1.呼吸肌麻痹表现

呼吸肌麻痹表现如下:①患者说话声音低,咳嗽无力;②呼吸困难或矛盾呼吸(当肋间肌麻痹时吸气时腹部下陷)。

2.呼吸肌麻痹的处理

当患者有轻度呼吸肌麻痹时,首先是口腔护理,及时清除口腔内分泌物,湿化呼吸道,用蒸汽吸入或超声雾化,2~4 次/天。每次 20 分钟,可降低痰液黏稠度,有利痰液的排出。对重症 GBS 患者要床边监护,每 2 小时测量呼吸量,当潮气量<1 000 mL 时或患者连续读数字不超过 4 时,说明换气功能不好,患者已血氧不足、二氧化碳潴留,需及时插管行人工呼吸。

3.应用人工呼吸机的指标

(1)患者呼吸浅、频率快、烦躁不安等呼吸困难,四肢末梢轻度发绀有缺氧。

(2)检测二氧化碳分压达 8.0 kPa(60 mmHg)。

(3)氧分压低于 6.5 kPa(50 mmHg)或动脉 pH 在 7.3 及以下时,均提示有缺氧和二氧化碳潴留,要尽快使用人工辅助呼吸纠正缺氧。

4.停用人工呼吸机的指征

(1)患者神经系统症状改善,呼吸功能恢复正常。

(2)平静呼吸时矛盾呼吸基本消失。

(3)肺通气功能维持正常生理需要。

(4)肺部炎症基本控制。

(5)血气分析正常。

(6)间断停用呼吸器无缺氧现象。

(7)已达24小时的正常自主呼吸。

5.气管切开插管的指征

(1)GBS患者发生呼吸肌麻痹。

(2)或伴有舌咽神经、迷走神经受累。

(3)或伴有肺部感染,患者咳嗽无力,呼吸道分泌物排出有困难时,应及时行气管切开,保持呼吸道畅通。气管切开后要严格执行气管切开护理规范。

6.拔管指征

(1)患者有正常的咳嗽反射。

(2)口腔内痰液能自行咯出。

(3)深吸气时无矛盾呼吸。

(4)肺部炎症已控制。

(5)吞咽功能已恢复。

(6)血气分析正常。

(三)静脉注射免疫球蛋白(intravenousimmunoglobulin,IVIG)

(1)免疫球蛋白治疗GBS的机制有多种解释:①通过IgG的Fc段封闭靶细胞Fc受体,阻断抗原刺激和自身免疫反应。②通过IgG的Fab段结合抗原,防止产生自身抗体,或与免疫复合物中抗原结合,更易被巨噬细胞清除。③中和循环中的抗体,可影响T、B细胞的分化及成熟,抑制白细胞免疫反应及炎症细胞因子的产生等。

(2)临床应用指征:①急性进展期不超过2周,且独立行走不足5 m的GBS患者。②使用其他疗法后,病情仍继续恶化者。③对已用IVIG治疗,病情仍继续加重者或GBS复发者。④病程超过4周,可能为慢性炎性脱髓鞘性多发性神经病者。

(3)推荐用量:人免疫球蛋白制剂400 mg/(kg·d),开始速度要慢,40 mL/h,以后逐渐增加至100 mL/h,静脉滴注,5天为1个疗程。该治疗见效快,不需要复杂设备,用药安全,故已推荐为重型GBS患者的一线用药。

(4)不良反应:有发热、头痛、肌痛、恶心、呕吐、皮疹及短暂性肝功能异常等,经减慢滴速或停药即可消失。偶见如变态反应、溶血、肾衰竭等。不良反应发生率在1%~15%,通常低于5%。

(5)禁忌证:免疫球蛋白过敏、高球蛋白血症、先天性IgA缺乏患者。

(四)血浆置换(plasma exchange,PE)**治疗**

血浆置换疗法可清除患者血中的有害物质,特别是髓鞘毒性抗体及致敏的淋巴细胞、抗原-免疫球蛋白的免疫复合物、补体等,从而减轻和避免神经髓鞘的损害,改善和缓解临床症状,并缩短患者从恢复到独立行走的时间,缩短患者使用呼吸机辅助呼吸的时间,能明显降低重症的病死率。每次交换血浆量按40~50mL/kg体重计算或1.0~1.5倍血浆容量计算,血容量恢复主要依靠5%人血清蛋白。从患者静脉抽血后分离血细胞和血浆,弃掉血浆,将洗涤过的血细胞与5%人血清蛋白重新输回患者体内。轻度、中度和重度患者每周应分别做2次、4次和6次。不良反应有血容量减少、心律失常、心肌梗死、血栓、出血、感染及局部血肿等。血浆置换疗法的缺点是价格昂贵及费时等。

严重感染、心律失常、心功能不全和凝血功能异常者禁止使用。

(五)糖皮质激素治疗

目前糖皮质激素对GBS的治疗作用及疗效意见尚不一致,有的学者认为急性期应用糖皮质激素治疗无效,不能缩短病程和改善预后,甚至推迟疾病的康复和增加复发率。也有报道称应用甲泼尼龙治疗轻、中型GBS效果较好,减轻脱髓鞘程度,改善神经传导功能;重型GBS患者肺部感染率较高,还有合并应激性上消化道出血者,不主张应用。临床诊疗指南:规范的临床试验未能证实糖皮质激素治疗GBS的疗效,应用甲泼尼龙冲击治疗GBS也没有发现优于安慰剂对照组。因此,AIDP患者不宜首先推荐应用大剂量糖皮质激素治疗。

糖皮质激素不良反应:①大剂量甲泼尼龙冲击治疗能升高血压,平均动脉压增高1.7～3.6 kPa(12～27 mmHg)。②静脉滴注速度过快可出现心律失常。③有精神症状,如语言增多、欣快等。④其他有上消化道出血、血糖升高、面部潮红、踝部水肿等。

(六)神经营养剂治疗

神经营养药可促进周围损害的神经修复和再生;促进神经功能的恢复。常用有B族维生素、辅酶A、ATP、细胞色素C、肌苷、胞磷胆碱等。

(七)对症治疗

1.呼吸道感染

重型GBS患者易合并呼吸道感染,如有呼吸道感染者,除加强护理及时清除呼吸道分泌物外,还要应用有效足量的抗生素控制呼吸道炎症。

2.心律失常

重型GBS患者出现心律失常,多由机械通气、肺炎、酸碱平衡失调、电解质紊乱、自主神经功能障碍等引起。首先明确引起心律失常的病因,再给予相应的处理。

3.尿潴留、便秘

尿潴留可缓慢加压按摩下腹部排尿。预防便秘应鼓励患者多进食新鲜蔬菜、水果,多饮水,每天早晚按摩腹部,促进肠蠕动以防便秘。

4.心理护理

因突然发病,进展又快,四肢瘫,或不能讲话,患者会很紧张、恐惧、焦虑、悲观,心理负担很大,医护人员要鼓励开导患者,树立信心和勇气,消除不良情绪,配合治疗。

(八)康复治疗

GBS是周围神经脱髓鞘疾病,肌肉出现失神经支配,肌肉萎缩,所以对四肢瘫痪的患者要尽早开始康复治疗,可明显改善神经功能。对肌力在Ⅲ级以上者,鼓励患者要进行主动运动锻炼。肌力在0～Ⅱ级者,支具固定,保持肢体关节功能位,同时做被动运动训练和按摩,其作用是保持和增加关节活动度,防止关节挛缩变形、肌肉萎缩及足下垂,改善局部血液循环,有利于瘫痪肢体的恢复。另外,还要进行日常生活能力的训练,复合动作训练及作业(即职业)训练等。康复治疗的效果与疾病的严重程度、病程、坚持训练等有关。从患者就诊开始,早期治疗的同时就要注意早期康复治疗。康复治疗不是一朝一夕之事,要鼓励患者持之以恒、循序渐进地坚持功能练习。

(王　锐)

第四节 POEMS综合征

POEMS综合征又称Crow-ukase综合征。本病为多系统受累的疾病，临床上以多发性神经炎(Polyneuropathy)、脏器肿大(Organomegaly)、内分泌病(Endocrinopathy)、M蛋白(M protein)、皮肤损害为主要表现，这五大临床表现的每一个外文字头，组合成缩写词，命名为POEMS综合征。因Crow于1956年首先报道骨髓瘤伴发该综合征的临床表现，Fukase于1968年将其作为一个综合征提出来，故又称为Crow-Fukase综合征。

一、病因病理

不完全清楚，目前多认为与浆细胞瘤、自身免疫有关。浆细胞瘤分泌毒性蛋白，对周围神经及垂体和垂体-下丘脑结构产生免疫损害，从而导致周围神经损害、内分泌和皮肤的改变。自身免疫异常，导致浆细胞产生异常免疫球蛋白，从而损害多系统，形成POEMS综合征。

二、临床表现

青壮年男性多见，男女比例为2∶1，起病或急或缓，从发病到典型临床表现出现的时间不一，数月至数年不等，首发临床表现不一，有时不典型，病程的不同时期表现复杂多变，病情进行性加重，主要临床表现可归纳为以下7种。

(一)慢性进行性多发性神经病

见于所有患者，大多为首发症状，表现为从远端开始的肢体对称性逐渐加重的感觉、运动障碍，感觉障碍表现为向心性发展的“手套-袜套”状感觉减退，肌无力下肢较上肢为重，很快出现肌萎缩，腱反射减弱，后期消失，脑神经主要表现为视盘水肿，其支配的肌肉很少瘫痪，自主神经功能障碍主要表现为多汗，个别人在疾病的后期可出现括约肌功能障碍。

(二)脏器肿大

主要表现为肝脾大，一般为轻中度肿大，质地中等硬度，胰腺肿大也十分常见，个别人可出现心脏扩大，一部分患者可出现全身淋巴结肿大。在病后期小部分患者可出现肝硬化，门脉高压，一般不出现脾功能亢进。

(三)皮肤改变

大部分患者在病后30天左右即可出现明显的皮肤发黑，暴露部位明显，乳晕呈黑色，皮肤增厚、粗糙、多毛。也可出现红斑、皮疹、硬皮病样改变。皮肤改变有时可作为首发症状就诊。

(四)内分泌紊乱

明显的改变为雄性激素降低，而雌激素减低不明显，有的患者轻微升高，血催乳素升高，从而出现男性乳房发育，勃起功能障碍，男性女性化，女性乳房增大、溢乳、闭经。胰岛素分泌不足，可导致血糖升高，其中合并糖尿病的人数占总人数的28%。甲状腺功能低下，T_3、T_4降低，约占全部患者的24%。

(五)血中M蛋白阳性

多为IgG，其次为IgA，国外报道可见于一半以上的患者，国内报道不足50%。

(六)水肿

疾病的早期即可出现水肿,中期明显加重,最初眼睑及双下肢出现水肿,腹水、胸腔积液、心包积液几乎见于全部中期患者,积液量中等,有时是患者首次就诊的原因。有的患者出现腹水的同时可出现腹痛。

(七)其他

本病可引起广泛的血管病变,包括大、中、小动脉血管及微血管、静脉等,主要表现为闭塞性血管病,多发生在脑血管、腹腔的静脉,心血管偶可受累,表现为脑梗死、腹腔的静脉血栓形成及心绞痛等。疾病的中后期可出现低热、盗汗、体重下降、消瘦、杵状指等。

三、辅助检查

(一)血常规

示贫血,血沉增快。

(二)尿液检查

可有本周氏蛋白。

(三)血清学检查

血清蛋白电泳可呈现 M 蛋白,但增高不明显。

(四)脑脊液检查

脑脊液压力增高,蛋白轻、中度升高,细胞数正常,个别人可有轻微增加。

(五)内分泌检查

血 T_3、T_4 降低,血雄性激素降低,血催乳素升高,胰岛素降低等。

(六)骨体检查

可见浆细胞增生,或可出现骨髓瘤表现。

(七)肌电图

显示神经源性损害、周围神经传导速度减慢,神经活检为轴索变性及节段性脱髓鞘,间质可见淋巴细胞和浆细胞浸润。

(八)X 线检查

可见骨硬化、溶骨病灶,骨硬化常见,主要累及盆骨、肋骨、股骨、颅骨等。

四、诊断

本病表现复杂,诊断主要依靠症状,Nakaniski 提出 7 个方面的诊断标准。

(1)慢性进行性多发性神经病。

(2)皮肤改变。

(3)全身水肿。

(4)内分泌紊乱。

(5)脏器肿大。

(6)M 蛋白。

(7)视盘水肿、脑脊液蛋白升高。

其他可有低热、多汗,原因如下:①慢性多发性神经病见于所有患者;②M 蛋白是该病的主要原因。所以这两项为必备条件,具备这两项后,如再加上其他一项临床表现即可确诊。

五、鉴别诊断

(一)吉兰-巴雷综合征

该病以肢体对称性的运动障碍，从下肢开始，脑脊液有蛋白-细胞分离现象，但不具内脏肿大、M 蛋白、皮肤改变等多系统的改变。

(二)肝硬化

肝硬化主要表现为肝脾大、腹水、食管静脉曲张等门脉高压表现，可有脾功能亢进，虽可并发周围神经损害，但无 M 蛋白、骨髓瘤或髓外浆细胞瘤、皮肤等多系统表现。

(三)结缔组织病

结缔组织病表现为多脏器多系统损害，可有低热、血沉快、皮肤改变、肌炎等，但同时出现周围神经病变及脏器肿大、水肿者不常见，也不出现 M 蛋白。

六、治疗

本病无特效治疗方法，治疗的远期效果很不理想，病情反复加重。常用的治疗手段如下。

(一)免疫抑制剂

(1)泼尼松 30～80 mg，每天或隔天 1 次口服，病情缓解后减量，改为维持量维持。

(2)环磷酰胺 100～200 mg，每天 1 次。

(3)硫唑嘌呤 100～200 mg，每天 1 次。

泼尼松效果差时，联合环磷酰胺或硫唑嘌呤，如联合使用效果仍差，可加服或改服他莫昔芬，每次10～20 mg，每天 3 次，可提高疗效。

(二)神经营养药物

针对末梢神经炎可使用 B 族维生素口服，维生素 B_1 30 mg，每天 3 次，维生素 B_{12} 500 μg，每天 3 次，也可使用神经生长因子，适量肌内注射。

(三)对症治疗

血糖升高的，可使用胰岛素，根据血糖水平及反应效果适量皮下注射。甲状腺功能低下患者口服甲状腺素片，根据 T_3、T_4 水平调整用量。水肿患者适量使用利尿剂，胸腔积液及腹水多时，穿刺抽水，改善症状。重危患者可应用血浆置换法，除去 M 蛋白。

(四)化疗

对有浆细胞瘤或骨髓瘤的患者，进行有效的化疗，可迅速缓解症状。

七、预后

本病经免疫抑制剂治疗，多数患者症状可暂时缓解，但停药即复发，即使维持用药，病情也反复加重。有报告 5 年生存率 60%，个别患者可存活 10 年以上，对药物反应好的生存期长，说明生存期与药物的反应有关。

(王　锐)

第五节　坐骨神经痛

坐骨神经痛是一种主要表现为沿坐骨神经走行及其分布区，即臀部、大小腿后外侧和足外侧部的阵发性或持续性的疼痛。一般多为单侧。男性多见，尤以成年人为多。坐骨神经痛为周围神经系统常见疾病之一，可由很多原因引起。一般可分为原发性坐骨神经痛和继发性坐骨神经痛。原发性坐骨神经痛即坐骨神经炎，临床较少见。继发性坐骨神经痛多见，可由脊椎病变、椎管内病变、盆腔内病变、骨和关节疾病、糖尿病及臀部药物注射的位置不当等引起。本病常可影响或严重影响工作和学习。

一、病因病理

(一)原发性坐骨神经痛

可能与寒冷、潮湿和其他部位感染，如流感、风湿、扁桃体炎、鼻窦炎等引起神经间质炎有关。

(二)继发性坐骨神经痛

主要是其邻近结构的病变所引起，按其受损部位可分为根性坐骨神经痛和干性坐骨神经痛。

1.根性坐骨神经痛

病变主要在椎管内，最常见的原因是腰椎间盘突出症，其他如腰椎肥大性脊柱炎、腰椎滑脱、腰椎结核、腰骶脊膜神经根炎和马尾或圆锥部位肿瘤等，椎体转移癌也为少见原因。

2.干性坐骨神经痛

病变主要在椎管外坐骨神经的行程上，有腰骶神经丛及坐骨神经干邻近的病变，如骶髂关节炎、子宫附件炎、髋关节炎、腹腔内肿瘤、妊娠子宫、臀部肌内注射部位不当使刺激性药物注射至神经、糖尿病、闭塞性动脉内膜炎和臀部外伤等。

二、诊断

(一)症状

1.疼痛

主要为沿臀部、大腿后面向腘窝部、小腿外侧直至踝部、足底部的放射痛。多呈持续性、阵发性加剧。活动时加重，休息时减轻。为了减轻疼痛，患者常采取特殊体位，站立时身体略向健侧倾斜，用健侧下肢持重，病侧下肢在髋、膝关节处微屈，造成脊椎侧凸，凸向健侧。坐位时将全身重量依靠于健侧坐骨粗隆，患肢屈曲。卧位时向健侧卧，并将患肢屈曲。行走时患肢髋关节处轻度外展外旋，膝关节处稍屈曲，足尖足掌着地而足跟不敢着地。变动体位时，往往不能及时自如地活动。

2.麻木

患肢足背外侧和小腿外侧可能有轻微感觉减退。

3.肢体无力

主要表现在大腿的伸髋、小腿的屈曲，以及足的外翻动作。

（二）体征

1.压迫痛

可能在以下5个区域内找到敏感的压痛点：①脊椎旁点——第4、5腰椎棘突旁3 cm处。②臀中点——坐骨结节与股骨大粗隆之间。③腘窝点——腘窝横线上2～3 cm处。④腓肠肌点——位于小腿后面中央。⑤踝点——外踝后方。

2.牵引痛

牵拉坐骨神经可产生疼痛。通常用直腿抬高试验，即在整个下肢伸直状态下向上抬高患肢，若患者抬高不过70°，则为阳性。

3.反射

跟腱反射减低或消失。膝腱反射正常。

（三）病因诊断

根据坐骨神经痛的特有症状及体征，诊断并不困难。但病因诊断则不易。以下为几种较常见的疾病。

1.腰脊神经根炎

其疼痛常波及股神经，或双下肢。可由腰部外伤、病灶感染、结核病、风湿病及病毒感染引起。

2.腰椎间盘突出

起病突然。常有明显外伤史。疼痛剧烈，卧床后可减轻。相应的椎间隙和椎旁可有压痛、腰椎曲度改变、腰肌痉挛、Lasegue征强阳性。X线片可显示椎间隙变窄。

3.硬膜外恶性肿瘤

疼痛剧烈。往往可找到原发病。X线片可能发现骨质破坏。

4.马尾蜘蛛膜炎

疼痛较轻，进展缓慢。可依靠脊髓碘油造影确诊。

5.马尾良性肿瘤

疼痛剧烈，范围广泛。夜间疼痛加剧。脑脊液有改变。部分患者可出现视盘水肿等颅内压增高的表现。

6.盆腔炎

疼痛较轻，有妇科体征；化验血液白细胞计数增多，血沉加速。

7.妊娠时往往可因盆腔充血或胎儿压迫引起坐骨神经痛

疼痛较轻，体征可能缺如，休息后减轻，分娩后疼痛消失。

8.潮湿或受凉引起坐骨神经痛

体征局限，一般无牵引痛。

9.臀部注射引起坐骨神经痛

疼痛出现在注射后不久，症状可轻可重。检查注射部位可发现错误。

（四）不典型的原发性坐骨神经痛和所有继发性坐骨神经痛

对不典型的原发性坐骨神经痛和所有继发性坐骨神经痛，均应做X线检查，包括腰骶椎、骨盆、骶髂关节、髋关节。需要时，也应详细检查腹腔和盆腔，必要时也可做腰椎穿刺和奎肯施泰特试验。如怀疑蛛网膜下腔梗阻，可做椎管碘油造影。

三、鉴别诊断

类风湿关节炎、结核、肿瘤、脊柱畸形等引起的症状性坐骨神经痛可根据病史、血沉、X线检查或腰穿查脑脊液等与坐骨神经痛做鉴别。

髋关节或骶髂关节疾病,此两者跟腱反射正常,无感觉改变,髋关节或骶髂关节活动时疼痛明显,Patrick征阳性。根据病史及检查即可与坐骨神经痛做鉴别。必要时可予X线检查以明确诊断。

四、并发症

本病病程久者,可并发脊柱侧弯、跛行及患肢肌肉萎缩。

五、治疗

(一)病因治疗

(1)腰椎间盘突出是坐骨神经痛最常见的病因。一般可先进行牵引或推拿治疗,若无效或大块椎间盘突出,产生脊髓或神经根较严重压迫者,则应及时行椎间盘摘除术。

(2)马尾圆锥肿瘤、腹后部或盆腔肿瘤等,应及时手术摘除。

(3)妊娠合并坐骨神经痛,休息后疼痛减轻,不必采取特殊治疗。

(4)邻近组织炎症所致者,可根据不同情况采用抗感染或抗结核治疗。

(二)对症治疗

(1)急性发作期应卧床休息,绝对睡硬板床。

(2)止痛药:可选用索米痛片、阿司匹林、保泰松、抗炎松、吲哚美辛等。

(3)维生素 B_1 100 mg,每天1~2次,肌内注射。维生素 B_{12} 100~250 mg,每天1次,肌内注射。

(4)封闭疗法:1%~2%普鲁卡因,或利多卡因行坐骨神经封闭,可获一定疗效。若在上述溶液中加入醋酸可的松25 mg,可增强疗效。

(5)肾上腺皮质激素:可以减轻炎症反应,在炎症急性期、创伤、蛛网膜粘连等情况下可以使用。一般用泼尼松5~10 mg,每天3次;或醋酸可的松25 mg,肌内注射,每天1次。

(6)理疗:短波透热疗法、离子透入法等,有助于止痛。

(三)其他治疗

针灸、电针、针刀、射频消融、推拿,已被证实有较好的疗效。

(王　锐)

第六节　周围神经肿瘤

周围神经肿瘤的分类目前尚无理想的标准,命名及译名纷乱。本节介绍临床常见的起源于神经外胚叶肿瘤如神经鞘瘤、单发神经纤维瘤、多发神经纤维瘤病、神经源性纤维肉瘤、嗜铬细胞瘤及由多种组织组成的球瘤,非新生性肿瘤损伤性神经瘤及跖神经瘤等。

一、神经鞘瘤

神经鞘瘤又名神经膜瘤、雪旺氏细胞瘤、神经瘤。起源于具施万细胞特征的双基底膜的一种细胞，是发生于周围神经系统，生长缓慢，孤立性生长的良性肿瘤。多见于周围神经及其分支上，以脑神经第Ⅷ对听神经最多见，听神经瘤是颅内肿瘤最多见的一种，约占颅内肿瘤的90%，其次见于脊神经背根，另可见于三叉神经、面神经、舌咽神经、迷走神经、副神经和舌下神经。

肿瘤多为实质性，包膜完整，将载瘤神经纤维推向一旁，不侵犯神经纤维束，切面比较一致，均匀光滑，色灰红，内含较多胶原间质，可见厚壁供血动脉。囊性者内含黄色黏稠液可自行凝固。镜检可见为薄层纤维包膜包裹的典型神经鞘膜细胞，分为两种：安东尼氏A型细胞为梭形细胞，含丰富的嗜伊红细胞浆，界限不清，胞核长形或椭圆形，呈栅栏状排列。安东尼氏B型细胞，细胞较小，胞浆稀疏，碱性染色呈蓝色，界限明显，胞核小，呈圆形。

本病多见于成年人，病情缓慢，可经几年到十几年。随病情进展，肿瘤体积增大，压迫神经纤维束，受累神经支配区出现感觉异常，也可出现运动障碍，腱反射改变。当肿瘤位置表浅时，在体表神经径路上，可扪及梭形肿块，随神经横向活动，压迫肿瘤可产生向肢体远端部放射痛。

本病根据症状体征较易诊断。颅内及椎管内者需进一步检查。治疗以手术切除为原则，效果较好。

二、单发神经纤维瘤

单发神经纤维瘤起源于周围神经鞘膜细胞，是一种生长缓慢的良性肿瘤，多位于皮下、皮内。病理可见瘤体质地略硬，无包膜形成，分界清楚，切面可见漩涡状纤维。镜下见肿瘤由增生的神经鞘膜细胞和成纤维细胞组成。神经轴索穿越其中，并扭曲变形，伴网状纤维，胶原纤维、疏松黏液样基质。部分肿瘤，尤其位于关节附近的可恶变。

治疗宜手术切除，对离断的神经纤维，行对端吻合术。

三、多发神经纤维瘤病

多发神经纤维瘤病也称神经纤维瘤病，或神经纤维瘤，在1882年由Von Recklinghausen正式命名并全面阐述，是一种少见遗传病。临床特点为皮肤大量的牛奶咖啡色斑，以及发生在周围神经的多发性纤维瘤。发病率为4/10万。

约50%患者有家族史，属常染色体显性遗传，同一家族患同病者可有不同表现度。此外散发患者可由基因突变引起。病损基因位于17q11.2带或22q11-q13.1带。发病机制可能由于神经嵴分化异常或神经生长因子生成过多、活性增高，致使神经异常增生肿瘤形成。

肿瘤通常为良性，生长缓慢，有3%～4%发生恶变，瘤体大小不一，形态各异，无明显界限，镜下可见基本由神经鞘膜细胞组成，胞核排列形成栅栏状，也可有来自神经束膜和外膜的中胚层细胞。

发病年龄10～70岁，平均年龄20岁，男性多于女性。本病可累及多个系统、多个器官。早期可见牛奶咖啡色斑，边缘规则、界限清楚、表面光滑，好发于被衣服遮盖部位，躯干、腋窝多见，形状、大小和数目不一。若有6个或6个以上直径超过1.5 cm的牛奶咖啡色斑可确定本病。另皮肤纤维瘤、纤维软瘤沿神经干分布，如珠样结节，甚至丛状神经纤维瘤伴皮肤、皮下组织过度增生，引起表面皮肤或肢体弥漫性肿大，称神经纤维瘤象皮病。有随年龄增长而进展趋势。有

30%～40%患者出现神经系统病变,如椎管内肿瘤、颅内听神经瘤和脑脊膜膨出约30%骨骼异常,可出现脊柱弯曲,四肢长骨弓状畸形等。此外,可见虹膜上粟粒状棕黄色圆形小结节等。

据家族史及各系统的临床表现,辅助检查可诊断。治疗方面,孤立的、生长速度快的和压迫神经的肿瘤均应手术治疗,恢复神经功能。

四、神经纤维肉瘤

神经纤维肉瘤又称恶性神经膜瘤、恶性雪旺氏鞘瘤和神经源性肉瘤。往往由神经纤维瘤病恶变导致,起源于神经鞘膜。

肿瘤呈白色、灰色或紫红色,质硬,切开可见坏死及黏液样物。镜下示瘤细胞呈梭形、多角形,核深染,排列呈栅状或杂乱,原浆丰富,可见瘤巨细胞。

发病年龄在20～50岁,临床特征是存在多年的肿瘤多迅速增长,引起受累神经分布区的感觉、运动、腱反射异常,好发于膝、腹股沟、臀、股和肩胛等处的大神经干。

因手术治疗后易复发及远处或多发转移,故应及早行根治手术,对放射治疗不敏感。

五、嗜铬细胞瘤

嗜铬细胞瘤起源于肾上腺髓质、颈动脉体、交感神经节和颈静脉球组织内的嗜铬颗粒细胞。最多见于肾上腺髓质,称嗜铬细胞瘤。临床可出现高血压及糖尿。起源于颈动脉体的肿瘤称颈动脉体瘤,位于颈部颈动脉窦及其分岔处,体积增大后可产生压迫症状,如相应神经功能缺损、脑血管供血不足等,动脉造影可见瘤内血供丰富。治疗以手术切除为主。

六、损伤性神经瘤

损伤性神经瘤又称假性神经瘤、截肢神经瘤或神经再生疤痕。多发生于神经被切断或碾伤后,由再生的神经轴索形成缠结,并与增生的神经鞘膜细胞、纤维细胞和致密胶原纤维形成肿块。常呈梭形,与周围组织粘连,有压痛,多见于残肢端,是残肢痛原因。疼痛可采用封闭治疗,如疼痛剧烈,可将该瘤松解后埋入临近组织,减少受压,个别患者可切断相应脊神经后根以止痛。

七、跖神经瘤

跖神经瘤又称足底神经瘤、摩顿氏神经瘤,或局限性跖间神经炎,是跖神经趾间分支局限性退行性变伴周围组织增生的结果。病因可与外伤及遭受机械压迫有关,以致影响局部神经及供应血管。多见于中年以上妇女的第3、4趾之间,非真正肿瘤。

治疗以手术切除为原则,术后神经功能不受影响。

八、球瘤

球瘤又名神经血管肿瘤,起源于皮肤真皮层内的神经血管肌球小体的肿瘤,为良性,全身皮肤都可发生。

球瘤引起剧烈的自发性疼痛,压痛明显,界限清楚。肿瘤多位于手足指(趾)甲下,严重时可将指甲挺起。

治疗采用手术切除,可行甲下切除达骨膜,一般无复发。

(王　锐)

第七章

西医治疗运动障碍疾病

第一节　特发性震颤

特发性震颤(ET)又称原发性震颤,是一种常见的运动障碍性疾病,呈常染色体显性遗传,以姿势性和(或)动作性震颤为主要特征,一般双上肢受累但一侧为重。病程多缓慢进展或不进展,呈良性过程,故又称良性震颤。

一、临床表现

(1)特发性震颤在人群中的患病率和发病率报道差别很大,各年龄组均可发病,但发病率随年龄增长而显著增加,发病没有性别差异,近半数患者有阳性家族史。

(2)起病隐袭,常从一侧上肢起病,很快累及对侧,很少累及下肢,大约30%的患者可累及头颈部,双上肢震颤多有不对称。

(3)震颤是唯一的临床表现,以姿势性和动作性震颤为主,震颤频率一般为4～12次/秒,初为间断性,情绪激动、饥饿、疲劳时加重,入睡后消失,但随着病程延长,可以变为持续性。体检除姿势性或动作性震颤外无其他阳性体征,有时可引出受累肢体齿轮感,为震颤所致。

二、辅助检查

本病实验室指标及头部影像学检查无特异表现。

三、诊断与分级

临床发现姿势性或动作性震颤,有阳性家族史,饮酒后减轻,不伴其他神经系统症状和体征,应考虑特发性震颤可能。

(一)诊断

美国运动障碍学会和世界震颤研究组织特发性震颤诊断标准。

1.核心诊断标准

(1)双手及前臂的动作性震颤。

(2)除齿轮现象外,不伴有神经系统其他体征。

(3)或仅有头部震颤,不伴肌张力障碍。

2.次要诊断标准

(1)病程超过 3 年。

(2)有阳性家族史。

(3)饮酒后震颤减轻。

3.排除标准

(1)伴有其他神经系统体征,或在震颤发生前不久有外伤史。

(2)由药物、焦虑、抑郁、甲亢等引起的生理亢进性震颤。

(3)有精神性(心因性)震颤病史。

(4)突然起病或分段进展。

(5)原发性直立性震颤。

(6)仅有位置特异性或目标特异性震颤,包括职业性震颤和原发性书写震颤。

(7)仅有言语、舌、颏或腿部震颤。

(二)分级

美国国立卫生研究院特发性震颤研究小组临床分级。

(1)0 级:无震颤。

(2)1 级:很轻微的震颤(不易发现)。

(3)2 级:易于发现的、幅度低于 2 cm 的、无致残性的震颤。

(4)3 级:明显的、幅度 2～4 cm 的、有部分致残性的震颤。

(5)4 级:严重的、幅度超过 4 cm 的、致残性的震颤。

四、鉴别诊断

(一)帕金森病

根据帕金森病特征性的静止性震颤及肌强直和动作迟缓等其他症状体征可以鉴别。但特发性震颤患者合并帕金森病的发生率显著高于正常人群,常在稳定病程数年至数十年后出现其他震颤外的体征而确诊。

(二)直立性震颤

表现为站立时躯干和下肢的姿势性震颤,坐下或行走时减轻,也可累及上肢。

(三)生理性或全身疾病所致震颤

如甲亢,肾上腺疾病,药物性、中毒性等疾病根据相应病史和辅助检查可除外。

(四)其他神经系统疾病所致震颤

如小脑病变为意向性震颤,伴有共济失调等体征。其他神经系统疾病均不以震颤为唯一症状。

五、治疗

症状轻微,不影响功能活动或社交的可不予治疗。所有治疗措施对头部震颤效果均不佳。

(一)饮酒

多数患者在少量饮酒后震颤可暂时缓解。

（二）β-肾上腺素受体阻滞剂

能减轻震颤幅度但对震颤频率无影响，疗效的个体差异极大。一般采用普萘洛尔 60～90 mg/d，或阿罗洛尔 10～30 mg/d，分次服，最大剂量不超过 30 mg/d。相对禁忌证：心力衰竭，二至三度房室传导阻滞，哮喘，糖尿病有低血糖倾向时。

（三）其他

其他包括苯二氮䓬类、氯氮平、碳酸酐酶抑制剂等，局部注射 A 型肉毒毒素治疗等，可有部分疗效。

（张厚慈）

第二节 肌张力障碍

肌张力障碍是主动肌和拮抗肌收缩不协调或过度收缩引起的以肌张力异常动作和姿势为特征的运动障碍疾病。在锥体外系疾病中较为多见，仅次于帕金森病。根据病因可分为特发性和继发性；按肌张力障碍发生部位可分为局限性、节段性、偏身性和全身性；依起病年龄可分为儿童型、少年型和成年型。

一、病因与发病机制

特发性扭转性肌张力障碍迄今病因不明，可能与遗传有关，可为常染色体显性（30%～40%外显率）、常染色体隐性或 X 连锁隐性遗传，显性遗传的缺损基因 DYT_1 已定位于 9 号常染色体长臂 9q32-34，编码一种 ATP 结合蛋白扭转蛋白 A，有些病例可发生在散发基础上。环境因素如创伤或过劳等可诱发特发性肌张力障碍基因携带者发病，如口-下颌肌张力障碍病前有面部或牙损伤史，一侧肢体过劳可诱发肌张力障碍如书写痉挛、乐器演奏家痉挛、打字员痉挛和运动员肢体痉挛等。

继发性肌张力障碍是纹状体、丘脑、蓝斑、脑干网状结构等病变所致，如肝豆状核变性、核黄疸、神经节苷脂沉积症、苍白球黑质红核色素变性、进行性核上性麻痹、特发性基底节钙化、甲状旁腺功能低下、中毒、脑血管病变、脑外伤、脑炎、药物（左旋多巴、吩噻嗪类、丁酰苯类、甲氧氯普胺）诱发等。

二、病理

特发性扭转痉挛可见非特异性病理改变，包括壳核、丘脑及尾状核小神经元变性，基底节脂质及脂色素增多。继发性扭转痉挛病理学特征随原发病不同而异；痉挛性斜颈、Meige 综合征、书写痉挛和职业性痉挛等局限性肌张力障碍病理上无特异性改变。

三、临床类型与表现

（一）扭转痉挛

扭转痉挛是全身性扭转性肌张力障碍，以四肢、躯干或全身剧烈而不随意的扭转动作和姿势异常为特征。发作时肌张力增高。扭转痉挛中止后肌张力正常或减低，故也称变形性肌张力障碍。按病因可分为特发性和继发性两型。

1.特发性扭转性肌张力障碍

儿童期起病的肌张力障碍,通常有家族史,出生及发育史正常,多为特发性。症状常自一侧或两侧下肢开始,逐渐进展至广泛不自主扭转运动和姿势异常,导致严重功能障碍。

2.继发性扭转性肌张力障碍

成年期起病的肌张力障碍多为散发,可查到病因。症状常自上肢或躯干开始,约20%的患者最终发展为全身性肌张力障碍,一般不发生严重致残。体检可见异常运动、姿势,如手臂过度旋前、屈腕、指伸直、腿伸直和足跖屈内翻,躯干过屈或过伸等,以躯干为轴扭转最具特征性;可出现扮鬼脸、痉挛性斜颈、睑痉挛、口-下颌肌张力障碍等,缺乏其他神经系统体征。

(二)局限性扭转性肌张力障碍

可为特发性扭转性肌张力障碍的某些特点孤立出现,如痉挛性斜颈、睑痉挛、口-下颌肌张力障碍、痉挛性发音困难(声带)和书写痉挛等。有家族史的患者可作为特发性扭转性肌张力障碍顿挫型,无家族史可代表成年发病型的局部表现,但成人发病的局限性肌张力障碍也可有家族性基础。为常染色体显性遗传,与18p31基因(DYT_7)突变有关。

1.痉挛性斜颈

痉挛性斜颈是胸锁乳突肌等颈部肌群阵发性不自主收缩引起颈部向一侧扭转,或阵发性倾斜,是锥体外系器质性疾病之一。少数痉挛性斜颈属精神性(心因性、癔症性)斜颈。

(1)本病可见于任何年龄组,但以中年人最为多见,女性多于男性。早期常为发作性,最终颈部持续地偏向一侧,一旦发病常持续终身,起病18个月内偶有自发缓解。药物治疗常不满意。

(2)起病多缓慢(癔症性斜颈例外),颈部深、浅肌群均可受累,但以一侧胸锁乳突肌和斜方肌受损症状较突出。患肌因痉挛收缩触诊有坚硬感,久之可发生肥大。

(3)一侧胸锁乳突肌受累,头颈偏转向健侧;双侧胸锁乳突肌病变,则头颈前屈;双侧斜方肌病变,则头后仰。症状可因情绪激动而加重,头部得到支持时可减轻,睡眠时消失。

(4)癔症性斜颈常在受精神刺激后突然起病,症状多变,经暗示治疗后可迅速好转。

2.Meige综合征

主要累及眼肌和口、下颌肌肉,表现睑痉挛和口-下颌肌张力障碍,两者都可作为孤立的局限性肌张力障碍出现,为Meige综合征不完全型,如两者合并出现为完全型。

(1)睑痉挛表现:不自主眼睑闭合,痉挛持续数秒至数分钟。多为双眼,少数由单眼起病渐波及双眼,精神紧张、阅读、注视时加重,讲话、唱歌、张口、咀嚼和笑时减轻,睡眠时消失。

(2)口-下颌肌张力障碍表现:不自主张口闭口、撇嘴、咧嘴、噘嘴和缩拢口唇、伸舌扭舌等。严重者可使下颌脱臼、牙齿磨损以至脱落、撕裂牙龈、咬掉舌和下唇、影响发声和吞咽等,讲话、咀嚼可触发痉挛,触摸下颌或压迫颏下部可减轻,睡眠时消失。

3.书写痉挛

执笔书写时手和前臂出现肌张力障碍姿势,表现握笔如握匕首、手臂僵硬、手腕屈曲、肘部不自主地向外弓形抬起、手掌面向侧面等,但做其他动作正常。本病也包括其他职业性痉挛如弹钢琴、打字,以及使用螺丝刀或餐刀等。药物治疗通常无效,让患者学会用另一只手完成这些任务是必要的。

4.手足徐动症

手足徐动症也称指痉症,指以肢体远端为主的缓慢、弯曲、蠕动样不自主运动,极缓慢的手足徐动也可导致姿势异常,需与扭转痉挛鉴别。前者不自主运动主要位于肢体远端,后者主要侵犯颈肌、躯干肌及四肢的近端肌,以躯干为轴的扭转或螺旋样运动是其特征。本病症可见于多种疾病引起的脑损害,如基底节大理石样变性、脑炎、产后窒息、早产、胆红素脑病、肝豆状核变性等。

四、诊断与鉴别诊断

(一)诊断

首先应确定患者是否为肌张力障碍,然后区分是特发性或继发性肌张力障碍。通常,前者的发病年龄较小,可有遗传家族史,除肌张力障碍外,常无其他锥体系或锥体外系受损的症状和体征。从病史的详细询问和体格检查、相关的辅助检查,如脑脊液、血和尿化验、神经影像及电生理学检查中未找到继发性脑和(或)脊髓损害的证据,基因分析有助于确定诊断。而继发性肌张力障碍与之相反,除发病年龄较大外,以局限性肌张力障碍多见,体格检查、辅助检查可发现许多继发的原因及脑、脊髓病理损害证据。常见肌张力障碍疾病临床特征见表 7-1。

表 7-1　常见肌张力障碍疾病临床特征鉴别要点

鉴别要点	扭转痉挛	Miege 综合征	痉挛性斜颈	迟发性运动障碍
发病年龄及性别	儿童,成年男性多见	50 岁以后,女性多于男性	青年、中年	服用氟哌啶醇、氯丙嗪数年后,老年及女性多见
临床特征	面肌、颈肩肌、呼吸肌快速抽动,短促而频繁,具有刻板性	面肌眼睑肌、唇肌、舌肌、颈阔肌强直性痉挛	颈部肌肉的痉挛抽动、偏斜及伸屈	面肌、口肌、体轴肌、肢体肌的强直性痉挛
	紧张时加剧,安静时轻,入睡后消失	用手指触摸下颌减轻,行走、强光、阅读时加重,睡眠时消失	行动时加剧,平卧时减轻,入睡后消失,患肌坚硬肥大	随意运动,情绪紧张、激动时加重,睡眠中消失
	伴秽语者为秽语抽动症			
治疗	地西泮、氯硝西泮 小剂量氟哌啶醇 心理治疗	氟哌啶醇 苯海索、左旋多巴 肉毒毒素局部注射	苯海索、左旋多巴 氟哌啶醇 肉毒毒素局部注射 手术治疗	停服抗精神病药应缓慢 利血平、氟硝西泮、氯氮平

(二)鉴别诊断

(1)面肌痉挛:常为一侧眼睑或面肌的短暂抽动,不伴口-下颌不自主运动,可与睑痉挛或口-下颌肌张力障碍区别。

(2)僵人综合征:需与肌张力障碍区别,前者表现为发作性躯干肌(颈脊旁肌和腹肌)和四肢近端肌僵硬和强直,明显限制患者主动运动,且常伴疼痛,在自然睡眠后肌僵硬完全消失,休息和肌肉放松时肌电图检查均出现持续运动单位电活动,不累及面肌和肢体远端肌。

(3)颈部骨骼肌先天性异常所致先天性斜颈(患者年龄较小,是由颈椎先天缺如或融合、胸锁乳突肌血肿、炎性纤维化所致)、局部疼痛刺激引起的症状性斜颈及癔症性斜颈。需与痉挛性斜颈鉴别。但前组都存在明确原因,同时能检出引致斜颈的异常体征,可资鉴别。

五、治疗

(一)特发性扭转性肌张力障碍

药物治疗可部分改善异常运动。

1.左旋多巴

对一种多巴反应性肌张力障碍有明显的效果,对其他类型的肌张力障碍也有一定的效果。

2.抗胆碱能药

大剂量的苯海索 20 mg 口服,每天 3 次,可控制症状。

3.镇静剂

能有效地缓解扭转痉挛,并能降低肌张力,部分患者有效。地西泮 5~10 mg 或硝西泮 5~7.5 mg,或氯硝西泮 2~4 mg 口服,每天 3 次。

4.多巴胺受体阻滞剂

能有效地控制扭转痉挛和其他多动症状,但不能降低肌张力。氟哌啶醇 2~4 mg 或硫必利 0.1~0.2 g口服,每天 3 次。继发性肌张力障碍者需同时治疗原发病。

(二)局限性肌张力障碍

(1)药物治疗基本同特发性扭转痉挛。

(2)肉毒毒素 A:局部注射是目前可行的最有效疗法,产生数月的疗效,可重复注射。注射部位选择痉挛最严重的肌肉或肌电图显示明显异常放电的肌群,如痉挛性斜颈可选择胸锁乳突肌、颈夹肌、斜方肌等三对肌肉中的四块做多点注射;睑痉挛和口-下颌肌张力障碍分别选择眼裂周围皮下和口轮匝肌多点注射;书写痉挛注射受累肌肉有时会有帮助。剂量应个体化,通常在注射后 1 周开始显效,每疗程不超过8 周,疗效可维持3~6 个月,3~4 个月可以重复注射。每疗程总量为 200 U 左右。其最常见的不良反应为下咽困难、颈部无力和注射点的局部疼痛。

(三)手术治疗

对重症病例和药物治疗无效的患者可采用手术治疗。主要手术方式包括副神经和上颈段神经根切断术,部分病例可缓解症状,但可复发;也可用立体定向丘脑腹外侧核损毁术或丘脑切除术,对偏侧肢体肌张力障碍可能有效。有些患者用苍白球脑深部电刺激术(DBS)有效。

六、预后

约 1/3 的患者最终会发生严重残疾而被限制在轮椅或床上,儿童起病者更可能出现,另 1/3 的患者轻度受累。

(张厚慈)

第三节　迟发性运动障碍

迟发性运动障碍(TD)是长期服用多巴胺能阻滞药物所致的一种累及面、舌、唇、躯干、四肢的不自主运动。迟发性运动障碍是一种特殊而持久的锥体外系反应,主要见于长期服用大剂量抗精神病药物的患者。

一、临床表现

(1)多发生于老年,尤其是女性患者。各种抗精神病药物均可引起,而以氟奋乃静、三氟拉嗪和氟哌啶醇等含氟的精神病药物更常见,多出现在服用抗精神病药物 2 年以上。

(2)不自主、有节律的重复刻板式运动,最早期的症状是舌震颤和流涎,老年人以口部运动具有特征性。表现为口唇及舌重复地、不可控制的运动,如吸吮、转舌、咀嚼、舔舌、噘嘴、鼓腮、歪颈、转颈等。严重时构音不清,吞咽障碍。其他有肢体的不自主摆动,无目的抽动,舞蹈指划动作,手足徐动,扭转等。

二、辅助检查

本病辅助检查无特殊表现。

三、诊断

有服用抗精神病药物史,运动障碍发生于服药过程中或停药后 3 个月内,运动障碍特征为节律性、异常、刻板重复的不自主运动。

四、鉴别诊断

本病需与药源性帕金森综合征、亨廷顿病、肌张力障碍相鉴别。

五、治疗

本病无特效治疗。一旦确诊应及时减量或停用致病的药物,或换用锥体外系不良反应较少的药物。可能有部分疗效的药物有以下几种。

(一)抗组胺药

异丙嗪 25～50 mg,每天 3 次,或每天肌内注射 1 次,连续 2 周。

(二)作用于多巴胺能系统的药物

多巴胺能耗竭剂如丁苯喹嗪、利血平等可有短期效果。可小剂量利血平 0.25 mg,每天 1～3 次。小剂量碳酸锂 0.25 mg,每天 1～3 次,可降低多巴胺受体的敏感性。

(三)作用于乙酰胆碱的药物

抗胆碱药物可加重本病故应停用如苯海索等药物,试用拟胆碱药物如二甲胺乙醇 100～500 mg/d,使用 2 周后运动功能可明显减轻。

(四)作用于 γ-氨基丁酸系统的药物

有人认为用 γ-氨基丁酸增效剂如丙戊酸钠、卡马西平、地西泮等可能有效。

(五)其他

如抗焦虑药物等,可稳定患者情绪,从而达到治疗目的。

(张厚慈)

第八章

西医治疗遗传与变性疾病

第一节　神经皮肤综合征

神经皮肤综合征是指源于外胚层组织的器官发育异常而引起的疾病。病变不仅累及神经系统、皮肤和眼，还可累及中胚层、内胚层的器官如心、肺、骨、肾和胃肠等。临床特点为多系统、多器官受损。目前已报道的有四十余种，多为常染色体显性遗传病，常见的有神经纤维瘤病、斯特奇-韦伯综合征和结节性硬化症。

一、神经纤维瘤病

神经纤维瘤病(neurofibromatosis，NF)是由于基因缺陷导致神经嵴细胞发育异常而引起多系统损害的常染色体显性遗传病，临床上以皮肤牛奶咖啡斑和周围神经多发性神经纤维瘤为特征。

(一)临床表现

1.皮肤症状

(1)几乎所有患者出生时就可见到皮肤牛奶咖啡斑，形状及大小不一，边缘不整，不凸出皮肤，好发于躯干不暴露部位；青春期前有 6 个以上超过 5 mm 的皮肤牛奶咖啡斑(青春期后超过 15 mm)者具有高度的诊断价值，全身和腋窝雀斑也是特征之一。

(2)大而黑的色素沉着常提示簇状神经纤维瘤，如果位于中线提示有脊髓肿瘤。

(3)皮肤纤维瘤和纤维软瘤在儿童期发病，多呈粉红色，主要分布于躯干和面部，也可见于四肢皮肤；数目不定，可达数千；大小不等，多为柑橘到芝麻绿豆般大小，质软；软瘤固定或有蒂，触之柔软而有弹性；浅表皮神经上的神经纤维瘤似可移动的珠样结节，可引起疼痛、压痛、放射痛或感觉异常；丛状神经纤维瘤是神经干及其分支的弥漫性神经纤维瘤，常伴有皮肤和皮下组织的大量增生而引起该区域或肢体弥漫性肥大，称神经纤维瘤性象皮病。

2.神经症状

约 50%的患者有神经系统症状，主要由中枢或周围神经肿瘤压迫引起；其次为胶质细胞增生、血管增生、骨骼畸形所致。

(1)颅内肿瘤：一侧或两侧听神经瘤最常见，视神经、三叉神经及后组脑神经均可发生；尚可合并多发性脑膜瘤、神经胶质瘤、脑室管膜瘤、脑膜膨出及脑积水等，少数患者可有智能减退、记忆障碍及癫痫发作。

(2)椎管内肿瘤：脊髓任何平面均可发生单个或多个神经纤维瘤、脊膜瘤等，尚可合并脊柱畸形、脊髓膨出和脊髓空洞症等。

(3)周围神经肿瘤：全身的周围神经均可受累，以马尾好发，肿瘤沿神经干分布，呈串珠状，一般无明显症状，如突然长大或剧烈疼痛可能为恶变。

3.眼部症状

上睑可见纤维软瘤或丛状神经纤维瘤，眼眶可扪及肿块和突眼搏动，裂隙灯可见虹膜有粟粒状橙黄色圆形小结节，为错构瘤，也称 Lisch 结节，可随年龄增大而增多，为 NFⅠ型所特有。眼底可见灰白色肿瘤，视盘前凸；视神经胶质瘤可致突眼和视力丧失。

4.其他症状

常见的先天性骨发育异常为脊柱侧突、前突、后凸、颅骨不对称、缺损及凹陷等。肿瘤直接压迫也可造成骨骼改变，如听神经瘤引起内听道扩大，脊神经瘤引起椎间孔扩大、骨质破坏，长骨、面骨和胸骨过度生长、肢体长骨骨质增生、骨干弯曲和假关节形成也较常见；肾上腺、心、肺、消化道及纵隔等均可发生肿瘤。

NFⅡ型的主要特征是双侧听神经瘤，并常合并脑膜脊膜瘤、星形细胞瘤及脊索后根神经鞘瘤。

5.实验室检查

X 线片可发现各种骨骼畸形；椎管造影、CT 及 MRI 有助于发现中枢神经系统肿瘤；脑干诱发电位对听神经瘤有较大诊断价值。

(二)诊断

1.美国 NIH 制订的 NFⅠ型诊断标准

诊断标准包括以下几种：①6 个或 6 个以上牛奶咖啡斑，在青春期前最大直径＞5 mm，青春期后＞15 mm；②腋窝和腹股沟区雀斑；③2 个或 2 个以上神经纤维瘤或丛状神经纤维瘤；④视神经胶质瘤；⑤一级亲属中有 NFⅠ型患者；⑥2 个或 2 个以上 Lisch 结节；⑦骨损害。

2.NFⅡ型诊断标准

影像学确诊为双侧听神经瘤，一级亲属患 NFⅡ型伴一侧听神经瘤，或伴发下列肿瘤中的两种：神经纤维瘤、脑脊膜瘤、胶质瘤、施万细胞瘤、青少年后囊下晶状体浑浊。

(三)治疗

目前无特异性治疗，主要为手术治疗。神经纤维瘤为良性肿瘤，生长缓慢，具有自限性，无症状者可随诊观察。肿瘤有包膜，手术切除效果较好。切除肿瘤累及的细小神经或少许硬脊膜内的马尾神经，通常不会造成严重的功能障碍。对重要神经的纤维瘤可行神经鞘瘤剥除术。

对于视神经瘤、听神经瘤等颅内及椎管内肿瘤宜手术切除解除压迫。有癫痫发作可用抗癫药治疗。部分患者可用放射治疗。

二、结节性硬化症

结节性硬化症(tuberous sclerosis，TS)是由于抑癌基因缺陷导致外胚层、中胚层和内胚层细胞生长和分化异常而引起多系统损害的常染色体显性遗传病，临床上以面部皮肤血管纤维瘤、癫痫发作和智能减退为特征。

(一)临床表现

典型表现为面部皮肤血管瘤、癫痫发作和智能减退,多在儿童期发病,男性多于女性。

1.皮肤损害

特征性症状是口鼻三角区皮肤血管瘤,对称蝶性分布,呈淡红色或红褐色,为针尖至蚕豆大小的坚硬蜡样丘疹。90%在4岁前出现,随年龄增长丘疹逐渐增大,青春期后融合成片。皮肤血管瘤可发生在前额,很少累及上唇。85%的患者出生后就有3个以上1 mm长树叶形色素脱失斑,沿躯干、四肢分布。约20%的患者10岁以后可见腰骶区的鲨鱼皮斑,呈灰褐色、粗糙,略高于皮肤,为结缔组织增生所致;还可见牛奶咖啡斑、甲床下纤维瘤和神经纤维瘤等。

结节性硬化症最常见的皮肤症状是色素脱失斑,超过90%的患者出现此症状,这些脱失斑常于患者出生时即已存在,可随着患者年龄增长而增大或增多。面部纤维血管瘤是第二常见的皮肤症状,约75%的患者可出现,皮肤活检显示患者纤维血管瘤含有血管及结缔组织。此外,20%~30%的患者腰部出现鲨鱼皮样斑,年长儿或成人较常见。甲周纤维瘤是一种平滑、坚韧的结节,常出现在指甲边,脚趾比手指常见,常出现于成人。此外还有部分患者在颈部或头部出现突出于皮肤表面的质软、肉色带蒂的皮肤软疣。其他皮肤症状还包括前额斑块等。

2.神经系统损害

(1)癫痫:70%~90%的患者有癫痫发作,可自婴儿痉挛症开始,若伴有皮肤色素脱失可诊断为结节性硬化症;以后转化为全面性、简单部分性和复杂部分性发作,频繁发作者多有违拗、固执和呆滞等性格改变。

(2)智能减退:多呈进行性加重,常伴有情绪不稳、行为幼稚、易冲动和思维紊乱等精神症状,智能减退者几乎都有癫痫发作。

(3)少数患者有颅内压增高和神经系统阳性体征,如单瘫、偏瘫或锥体外系症状等。

3.眼部症状

50%的患者有视网膜和视神经胶质瘤。眼底检查在视盘或附近可见多个虫卵样钙化结节,或在视网膜周边有黄白色环状损害,易误诊为视盘水肿或假性视盘炎。

4.骨骼病变

骨质硬化及囊性变,多指(趾)畸形。

5.内脏损害

肾肿瘤和囊肿最常见,其次为心脏横纹肌瘤、肺癌和甲状腺癌等。

(1)肾损害:结节性硬化症肾脏损害也是导致患者死亡的主要原因,超过80%的患者伴有肾损害,如肾血管肌脂肪瘤(AML)、肾囊肿或肾细胞癌等。肾血管肌脂肪瘤活检其病理特征为厚壁血管、不成熟平滑肌细胞、脂肪组织良性肿瘤,常多个出现在患者两侧肾脏内,且肿瘤大小与数目随患者年龄增长而增大。小的肾血管肌脂肪瘤常无临床症状,但直径>4 cm的肿瘤就容易出现危及生命的大出血。尽管肾癌在结节性硬化症患者和普通人的发病率相近,但TSC患者肾癌的平均发病年龄比普通人群早25年。

(2)肺损害:肺淋巴管平滑肌瘤病(LAM)主要出现在育龄期女性患者,症状可进行性发展且临床预后不良。

6.实验室检查

实验室检查包括以下几种:①头颅平片可见脑内结节性钙化和因巨脑回而导致的巨脑回压迹;②头颅CT可发现侧脑室结节和钙化,皮质和小脑的结节,具有确诊意义;③脑电图可见高幅失律及各种癫痫波;④脑脊液检查正常。肾损害时可有蛋白尿和镜下血尿。基因分析可确定突变类型。

(二)诊断

根据典型的皮肤血管瘤、癫痫发作及智能减退,临床诊断不难。如CT检查发现颅内钙化灶及室管膜下结节,结合常染色体显性遗传家族史,可以确诊。婴儿痉挛和3个以上的色素脱失斑,也可确诊。基因诊断可确定该病的各亚型。若伴有肾脏或其他内脏肿瘤或脑电图检查异常也有助于诊断。

(三)治疗

由于TSC发病机制的阐明,近年来TSC的治疗取得了重要进展。

1.药物治疗

西罗莫司(又称雷帕霉素)可用于结节性硬化症的肾脏血管肌脂瘤脑室管膜下巨细胞星形细胞瘤的治疗,可使瘤体组织变小,控制肿瘤生长。可口服西罗莫司每次1 mg,每天1次。

2.对症治疗

(1)癫痫发作可用拉莫三嗪、托吡酯。

(2)婴儿痉挛首先ACTH或泼尼松龙口服治疗。

3.手术治疗

(1)脑室管膜下巨细胞星形细胞瘤有明显的占位效应或引起梗阻性脑积水,应积极手术切除,减轻压迫症状和脑积水。

(2)药物控制不佳的难治性癫痫,可手术切除含痫性灶的局部脑皮质,或行胼胝体切断术。

(3)面部皮肤血管纤维瘤可整容治疗。

三、斯特奇-韦伯综合征

斯特奇-韦伯综合征是由于基因缺陷导致外胚层和中胚层发育障碍而引起皮肤、眼、神经系统损害的常染色体显性或隐性遗传病,临床上以一侧头面部三叉神经分布区内有不规则血管斑痣、对侧偏瘫、偏身萎缩、青光眼、癫痫发作和智能减退为特征。

(一)临床表现

1.皮肤改变

出生即有的红葡萄酒色扁平血管痣沿三叉神经第一支范围分布,也可波及第二、三支,严重者可蔓延至对侧面部、颈部和躯干,少数可见于口腔黏膜。血管痣边缘清楚,略高出皮肤,压之不褪色。只有当血管痣累及前额和上睑时才会伴发青光眼和神经系统并发症,若只累及三叉神经第二支或第三支,则神经症状少。

2.神经系统症状

在1岁左右出现癫痫发作,发作后可有Todd瘫痪,且抗癫痫药难于控制,随年龄增长常有智能减退,注意力、记忆力下降,言语障碍和行为改变。脑面血管瘤对侧可有偏瘫和偏身萎缩。

3.眼部症状

30%的患者有青光眼和突眼,突眼是由于产前眼内压过高所致;枕叶受损出现同侧偏盲,还可有虹膜缺损、晶状体浑浊、视力减退、视神经萎缩等先天异常。

4.相关检查

相关检查包括以下几种:①2岁后头颅X线片可显示特征性的与脑回外形一致的双轨状钙

化；②CT可见钙化和单侧脑萎缩；③MRI、PET和SPECT可见软脑膜血管瘤；④数字减影血管造影可发现毛细血管和静脉异常，受累半球表面的毛细血管增生，静脉显著减少，上矢状窦发育不良；⑤脑电图显示受累半球脑电波波幅低，α波减少，这与颅内钙化的程度一致；可见痫性波；⑥视野检查可发现同侧偏盲。

（二）诊断

有典型的面部红葡萄酒色扁平血管瘤，加上一个以上的其他症状，如癫痫、青光眼、突眼、对侧偏瘫、偏身萎缩，即可诊断。头颅X线片特征性的与脑回一致的双轨状钙化及CT和MRI显示的脑萎缩和脑膜血管瘤，均有助于诊断。

（三）治疗

1.药物治疗

（1）癫痫发作：可选用卡马西平或丙戊酸钠。

（2）头痛：可选用加巴喷丁。

（3）认知功能障碍：可选用吡拉西坦（脑复康）。

（4）抑郁状态：可选用5-HT再摄取抑制剂。

2.手术治疗

（1）对难治性癫痫可手术切除局部的痫性病灶。

（2）对青光眼和突眼可手术治疗。

（马庆芹）

第二节　遗传性共济失调

遗传性共济失调指一组以慢性进行性脑性共济失调为特征的遗传变性病。临床症状复杂，交错重叠，具有高度的遗传异质性，分类困难。

三大特征：世代相接的遗传背景、共济失调的临床表现、小脑损害为主的病理改变。

遗传性共济失调主要累及小脑及其传导纤维，并常累及脊髓后柱、锥体束、脑桥核、基底节、脑神经核、脊神经节及自主神经系统。

根据主要受累部位分为脊髓型、脊髓小脑型和小脑型。

Harding提出根据发病年龄、临床特征、遗传方式和生化改变的分类方法已被广泛接受（表8-1）。近年来常染色体显性小脑共济失调（autosomal dominant cerebellar ataxia，ADCA）部分亚型的基因已被克隆和测序，弄清了致病基因三核苷酸（CAG）的拷贝数逐代增加的突变是致病原因。因为ADCA的病理改变以小脑、脊髓和脑干变性为主，故又称为脊髓小脑性共济失调（spinocerebellar ataxia，SCA），根据其临床特点和基因定位可分为SCA1-21种亚型。

一、Friedreich型共济失调

（一）概述

1.概念

Friedreich型共济失调是小脑性共济失调的最常见特发性变性疾病，由Friedreich首先报道。

表 8-1 遗传性脊髓小脑性共济失调的分类、遗传方式及特点

病名	遗传方式	染色体定位	三核苷酸重复	起病年龄/岁
早发性共济失调(20 岁前发病)，				
常染色体隐性遗传				
Friedrech 共济失调	AR	9q	GAA(N<42,P>1 700)	13(0～50)
腱反射存在的 Friedrech 共济失调，				
Marinese-Sjögnen 综合征				
晚发性共济失调，常染色体显性小				
脑性共济失调(ADCA)				
伴有眼肌麻痹或锥体外系特征，但无视网膜色素变性(ADCA Ⅰ)				
SCA1	AD	6q	CAG(N<39,P≥40)	30(6～60)
SCA2	AD	12q	CAG(N:14～32,P≥35)	30(0～67)
SCA3(MJD)	AD	14q	CAG(N<42,P≥61)	30(6～70)
SCA4	AD	16q		
SCA8	AD	13q	CTG(N:16～37,P>80)	39(18～65)
伴有眼肌麻痹或锥体外系特征和视网膜色素变性(ADCA Ⅱ)				
SCA7	AD	3q	CAG(N<36,P≥37)	30(0～60)
纯 ADCA(ADCA Ⅲ)				
SCA5	AD	11q		30(10～68)
SCA6	AD	19q	CAG(N<20,P:20～29)	48(24～75)
SCA10	AD	22q	ATTCT(N<22, P:280～4 500)	35(15～45)
齿状核红核苍白球丘脑底核萎缩	AD	12q	CAG(N<36,P≥49)	30(儿童～70)
已知生化异常的共济失调				
线粒体脑肌病	母系遗传		线粒体 DNA 突变	
氨基酸尿症				
肝豆状核变性	AR	13q14	点突变	18(5～50)
植烷酸累积症	AR		植烷酸-CoA-羟化酶基因突变	儿童或青春期
共济失调毛细血管扩张症	AR	11q		

2.发病特点

此型为常染色体隐性遗传，男女均受累，人群患病率为 2/10 万，近亲结婚发病率高，可达5.6%～28%。

3.临床特征

儿童期发病，肢体进行性共济失调，腱反射消失，Babinski 征阳性，伴有发音困难、锥体束征、深感觉异常、脊柱侧突、弓形足和心脏损害等。

(二)病因与发病机制

Friedreich 共济失调(FRDA)是由位于 9 号染色体长臂(9q13-12.1)frataxin 基因非编码区

GAA 三核苷酸重复序列异常扩增所致。95%以上的患者有该基因第 18 号内含子 GAA 点异常扩增，正常人 GAA 重复 42 次以下，患者异常扩增(66～1 700 次)形成异常螺旋结构可抑制基因转录。Friedreich 共济失调的基因产物 frataxin 蛋白主要位于脊髓、骨骼肌、心脏及肝脏等细胞线粒体的内膜，其缺陷可导致线粒体功能障碍而发病。

(三)病理

肉眼脊髓变细，以胸段为著。镜下脊髓后索、脊髓小脑束和皮质脊髓束变性，后根神经节和 Clark 柱神经细胞丢失；周围神经脱髓鞘，胶质增生；脑干、小脑和大脑受累较轻；心脏因心肌肥厚而扩大。

(四)临床表现

1.发病年龄

通常 4～15 岁起病，偶见婴儿和 50 岁以后起病者。

2.主要症状

(1)进展性步态共济失调，步态不稳、步态蹒跚、左右摇晃、易于跌倒。

(2)2 年内出现双上肢共济失调，表现动作笨拙、取物不准和意向性震颤。

(3)早期阶段膝腱反射和踝反射消失，出现小脑性构音障碍或暴发性语言，双上肢反射及部分患者双膝腱反射可保存。

(4)双下肢关节位置觉和振动觉受损，轻触觉、痛温觉通常不受累。

(5)双下肢无力发生较晚，可为上或下运动神经元损害，或两者兼有。

(6)患者在出现症状前 5 年内通常出现伸性跖反射，足内侧肌无力和萎缩导致弓形足伴爪型趾。

3.体格检查

可见水平眼震，垂直性和旋转性眼震较少，双下肢肌无力，肌张力低，跟膝胫试验和闭目难立征阳性，下肢音叉振动觉和关节位置觉减退是早期体征；后期可有 Babinski 征、肌萎缩，偶有括约肌功能障碍。约 25%患者有视神经萎缩，50%有弓形足，75%有上胸段脊柱畸形，85%有心律失常、心脏杂音，10%～20%伴有糖尿病。

4.辅助检查

(1)骨骼 X 片：骨骼畸形。

(2)CT 或 MRI：脊髓变细，小脑和脑干受累较少。

(3)心电图：常有 T 波倒置、心律失常和传导阻滞。

(4)超声心动图：心室肥大、梗阻。

(5)视觉诱发电位：波幅下降。

(6)DNA 分析：FRDA 基因 18 号内含子 GAA 大于 66 次重复。

(五)诊断与鉴别诊断

1.诊断

(1)儿童或少年期起病，逐渐从下肢向上肢发展的进行性共济失调，深感觉障碍如下肢振动觉、位置觉消失，腱反射消失等。

(2)构音障碍，脊柱侧凸，弓形足，MRI 显示脊髓萎缩，心脏损害及 FRDA 基因 GAA 异常扩增。

2.鉴别诊断

不典型患者需与以下几种疾病鉴别。

(1)腓骨肌萎缩症:遗传性周围神经病,可出现弓形足。

(2)多发性硬化:缓解-复发病史和CNS多数病变的体征。

(3)维生素E缺乏:可引起共济失调,应查血清维生素E水平。

(4)共济失调-毛细血管扩张症:儿童期起病小脑性共济失调,特征性结合膜毛细血管扩张。

(六)治疗

无特效治疗,轻症给予支持疗法和功能锻炼,矫形手术如肌腱切断术可纠正足部畸形。较常见的死因为心肌病变。在出现症状5年内不能独立行走,10～20年卧床不起,平均患病期为25年,平均死亡年龄为35岁。

二、脊髓小脑性共济失调(spinocerebellar ataxia,SCA)

(一)概述

1.概念

脊髓小脑性共济失调是遗传性共济失调的主要类型,包括SCA1-29。

2.特点

成年期发病,常染色体显性遗传和共济失调.并以连续数代中发病年龄提前和病情加重(遗传早现)为表现。

3.分类

Harding根据有无眼肌麻痹、锥体外系症状及视网膜色素变性归纳为3组10个亚型,即ADCA Ⅰ型、ADCA Ⅱ型和ADCA Ⅲ型。这为临床患者及家系的基因诊断提供了线索,SCA的发病与种族有关,SCA1-2在意大利、英国多见,中国、德国和葡萄牙以SCA3最为常见。

(二)病因与发病机制

常染色体显性遗传的脊髓小脑性共济失调具有遗传异质性,最具特征性的基因缺陷是扩增的CAG三核苷酸重复编码多聚谷氨酰胺通道,该通道在功能不明蛋白和神经末梢上发现的P/Q型钙通道á1A亚单位上;其他类型突变包括CTG三核苷酸(SCA8)和ATTCT五核苷酸(SCA10)重复序列扩增,这种扩增片断的大小与疾病严重性有关。

SCA是由相应的基因外显子CAG拷贝数异常扩增产生多聚谷氨酰胺所致(SCA8除外)。每一SCA亚型的基因位于不同的染色体,其基因大小及突变部位均不相同。

SCA有共同的突变机制造成SCA各亚型的临床表现雷同。然而,SCA各亚型的临床表现仍有差异,如有的伴有眼肌麻痹,有的伴有视网膜色素变性,提示除多聚谷氨酰胺毒性作用之外,还有其他因素参与发病。

(三)病理

SCA共同的病理改变是小脑、脑干和脊髓变性和萎缩,但各亚型各有特点,如SCA1主要是小脑、脑干的神经元丢失,脊髓小脑束和后索受损,很少累及黑质、基底节及脊髓前角细胞;SCA2以下橄榄核、脑桥、小脑损害为重;SCA3主要损害脑桥和脊髓小脑束;SCA7的特征是视网膜神经细胞变性。

(四)临床表现

SCA是高度遗传异质性疾病,各亚型的症状相似,交替重叠。SCA典型表现是遗传早现现象，表现为同一家系发病年龄逐代提前，症状逐代加重。

1.共同临床表现

(1)发病年龄：30～40岁，也有儿童期及70岁起病者。

(2)病程：隐袭起病，缓慢进展。

(3)主要症状：首发症状多为下肢共济失调，走路摇晃、突然跌倒；继而双手笨拙及意向性震颤，可见眼震、眼球慢扫视运动阳性、发音困难、痴呆和远端肌萎缩。

(4)体格检查：肌张力障碍、腱反射亢进、病理反射阳性、痉挛步态和震颤感觉、本体感觉丧失。

(5)后期表现：起病后10～20年患者不能行走。

2.各亚型表现

除上述共同症状和体征外，各亚型各自的特点构成不同的疾病。

(1)SCA1的眼肌麻痹，尤其上视不能较突出。

(2)SCA2的上肢腱反射减弱或消失，眼球慢扫视运动较明显。

(3)SCA3的肌萎缩、面肌及舌肌纤颤、眼睑退缩形成凸眼。

(4)SCA5病情进展非常缓慢，症状也较轻。

(5)SCA6的早期大腿肌肉痉挛、下视震颤、复视和位置性眩晕。

(6)SCA7的视力减退或丧失，视网膜色素变性，心脏损害较突出。

(7)SCA8常有发音困难。

(8)SCA10的纯小脑征和癫痫发作。

(五)辅助检查

(1)CT或MRI：小脑和脑干萎缩，尤其是小脑萎缩明显，有时脑干萎缩。

(2)脑干诱发电位可异常，肌电图：周围神经损害。

(3)脑脊液：正常。

(4)确诊及区分亚型可用外周血白细胞进行PCR分析，检测相应基因CAG扩增情况，证明SCA的基因缺陷。

(六)诊断与鉴别诊断

1.诊断

根据典型的共性症状，结合MRI检查发现小脑、脑干萎缩，排除其他累及小脑和脑干的变性病即可确诊。虽然各亚型具有特征性症状，但临床上仅根据症状体征确诊为某一亚型仍不准确(SCA7除外)，均应进行基因诊断，用PCR方法可准确判断其亚型及CAG扩增次数。

2.鉴别诊断

与多发性硬化、CJD及感染引起的共济失调鉴别。

(七)治疗

尚无特效治疗，对症治疗可缓解症状。

(1)药物治疗：左旋多巴可缓解强直等锥体外系症状；氯苯胺丁酸可减轻痉挛；金刚烷胺改善共济失调；毒扁豆碱或胞磷胆碱促进乙酰胆碱合成，减轻走路摇晃、眼球震颤等；共济失调伴肌阵挛首选氯硝西泮；试用神经营养药如ATP、辅酶A、肌苷和B族维生素等。

(2)手术治疗：可行视丘毁损术。

(3)物理治疗、康复训练及功能锻炼可能有益。

(马庆芹)

第三节　腓骨肌萎缩症

腓骨肌萎缩症(又称 Charcot-Marie-Tooth 病、遗传性运动感觉性周围神经病)是一组由各种不同的基因重复突变或点突变所致的具有明显遗传异质性的遗传病,临床上以儿童或青少年起病、跨阈步态、足部伸肌和外展肌(腓骨肌、胫骨前肌、𧿹长伸肌、𧿹短伸肌及趾短伸肌)进行性萎缩无力、腱反射减弱和弓形足为特征。

一、临床表现

(一)CMT1 型(脱髓鞘型)

(1)儿童晚期或青春期发病,周围神经对称性、进行性变性导致远端肌萎缩。开始是足和下肢,数月至数年可波及到手肌和前臂肌。腓骨长肌、腓骨短肌、胫骨前肌、𧿹长伸肌、𧿹短伸肌及趾短伸肌等伸肌早期受累,屈肌基本正常,患者不能伸足、扬趾及伸足外翻,故产生马蹄内翻足畸形。患者行走时足下垂,为了克服垂足,强迫髋关节、膝关节过度屈曲,当足落地时先足尖下垂,接着用整个足跖着地,呈跨阈步态,故产生爪形趾、锤状趾。患者常伴有弓形足和脊柱侧弯,仅少数患者先出现手肌和前臂肌肌萎缩,而后出现下肢远端肌萎缩。

(2)体检可见小腿肌肉和大腿的下 1/3 肌肉无力和萎缩,形似鹤腿,若大腿下部肌肉受累也称"倒立的香槟酒瓶"状,屈曲能力减弱或丧失,受累肢体腱反射消失。手肌萎缩,并波及前臂肌肉,变成爪形手。萎缩很少波及肘以上部分或大腿的中上 1/3 部分。深浅感觉减退可从远端开始,呈手套、袜套样分布;伴有自主神经功能障碍和营养代谢障碍,足及小腿因血液循环障碍皮肤发凉,但严重的感觉缺失伴穿透性溃疡罕见。部分患者伴有视神经萎缩、视网膜变性、眼震、眼肌麻痹、突眼、瞳孔不对称、神经性耳聋、共济失调和肢体震颤等。

(3)病程进展缓慢,在很长时期内都很稳定,脑神经通常不受累。部分患者虽然存在基因突变,但无肌无力和肌萎缩,仅有弓形足或神经传导速度减慢,有的甚至完全无临床症状。

(4)肌电图和神经传导速度检测:检查神经传导速度(NCV)对分型至关重要。CMT1 型正中神经运动 NCV 从正常的 50 m/s 减慢至 38 m/s 以下,通常为 15 m/s 至 20 m/s,在临床症状出现以前可检测到运动 NCV 减慢。CMT2 型 NCV 接近正常。肌电图示两型均有运动单位电位波幅下降,有纤颤或束颤电位,远端潜伏期延长,呈神经源性损害。多数患者的感觉电位消失。

(5)诱发电位检测:X 连锁显性遗传患者脑干听觉诱发电位和视觉诱发电位异常,躯体感觉诱发电位的中枢和周围传导速度减慢,说明患者中枢和周围神经传导通路受损。

(6)肌肉及神经活检:肌活检显示为神经源性肌萎缩。神经活检 CMT1 型的周围神经改变主要是脱髓鞘和施万细胞增生形成"洋葱头";CMT2 型主要是轴突变性。神经活检还可排除其他遗传性神经病,如 Refsum 病(可见代谢产物沉积在周围神经)、自身免疫性神经病(可见淋巴细胞浸润和血管炎)。

(7)基因分析:临床上不易对 CMT1 型和 CMT2 型进一步分出各亚型,需用基因分析的方法来确定各亚型。如 CMT1A 可用脉冲电场凝胶电泳法检测 PMP22 基因的重复突变,用 DNA 测序法检测其点突变;CMT1B 可用单链构象多态性(SSCP)法或 DNA 测序法检测*PMP0* 基因的点突变；CMTX 可用 DNA 测序法检测*Cx32* 基因的点突变。

(二)CMT2 型(轴索型)

发病晚，成年开始出现肌萎缩，部位和症状与 1 型相似，但程度较轻，神经传导速度接近正常。

二、诊断与鉴别诊断

(一)临床诊断依据

临床诊断依据包括以下几方面：①儿童期或青春期出现缓慢进展的对称性双下肢无力；②“鹤腿”，垂足、弓形足，可有脊柱侧弯；③腱反射减弱或消失，常伴有感觉障碍；④常有家族史；⑤周围神经运动传导速度减慢，神经活检显示“洋葱头”样改变(1 型)或轴索变性(2 型)及神经源性肌萎缩；⑥基因检测*CMT1A* 基因重复及相应基因的点突变等。

(二)CMT1 型与 CMT2 型的鉴别

(1)发病年龄：1 型 12 岁左右，2 型 25 岁左右。

(2)神经传导速度：1 型明显减慢，2 型正常或接近正常。

(3)基因诊断：1 型中的 CMT1A 为 17 号染色体短臂(17p11.2)1.5Mb 长片段(其中包含*PMP22* 基因)的重复或*PMP22* 基因的点突变；2 型中的 CMT2E 为*NF-L* 基因的点突变。

三、治疗

目前尚无特殊治疗，主要是对症治疗和支持疗法。

(一)药物治疗

1.肌苷

对萎缩的肌肉有营养作用，可口服肌苷 200 mg，3 次/天。

2.维生素 E

可口服维生素 E 100 mg，3 次/天。

3.维生素 B_1

有神经营养作用，可口服维生素 B_1 100 mg，3 次/天。

4.维生素 B_{12}

有促进神经功能恢复的作用，可肌内注射 250～500 μg，每天 1 次。

5.胞磷胆碱

增加乙酰胆碱作用，可提高血浆和脑的胆碱浓度，促进体内卵磷脂的合成，增强乙酰胆碱神经元的作用。可口服每次 200 mg，3 次/天；也可肌内注射 500 mg，每天 1 次；或静脉滴注。

(二)对症治疗

(1)穿矫形鞋引起的足部外侧皮肤破损，要及时进行处理，防止感染。

(2)患者跨阈步态行走以足跖着地，为了维持身体平衡，两脚蹦跳式前行。应给以护膝，防止跌倒外伤及骨折。

(三)支持治疗

优质蛋白质食物、高纤维素食物，多饮水。营养应均衡，能量、蛋白质、钙、维生素 D、矿物质及水果等应合理搭配，食用高蛋白食物如牛奶、鸡蛋、瘦肉、鱼类等；多吃蔬菜、水果、适量脂肪和糖类。可用中药黄芪煎水服用，补中益气。

(四)物理治疗

1.运动训练

对患者的姿势、步态采用主动运动训练。主动运动指通过肌肉主动收缩产生的运动,如活动四肢关节、行走等早期可进行步行速度训练,每次 30 分钟,每天以 2～3 次为宜,每次运动以不感到过度疲劳为度。

对关节挛缩可采用被动运动。被动运动是在疾病早期开始对肌肉进行按摩和关节牵伸,这是防止关节挛缩的一项重要措施,并应教会患儿的家长掌握该项技术,并长期坚持进行。对踝关节的被动牵引尤为重要,每次被动牵伸的活动量、次数应逐渐增加。

踝关节(跟腱)挛缩的治疗,其目的是增加踝关节背屈的活动范围。腓骨肌萎缩症患者均有不同程度的踝关节(跟腱)挛缩,这是由于踝跖屈肌肌群肌肉变性、肌纤维减少、脂肪组织和胶原纤维逐步替代肌肉组织而形成挛缩。疾病早期可采用踝关节背屈被动运动法牵伸跟腱。患者仰卧位,下肢伸展,治疗师立于欲牵伸下肢外侧,上方手握住内外踝固定小腿、下方手握住患者足跟,前臂掌侧抵住足底,使距腓关节在中立位,下方手一方面用拇指和其他手指向远端牵拉足跟,背屈踝关节中的距踝关节;另一方面用前臂向近端运动,并轻轻加力于近侧的跖骨,以牵拉腓肠肌,使踝背伸至最大范围。每次持续 15～30 秒,休息 5 秒,反复进行 30～50 次。若在治疗前先进行热疗(热敷或热水浸泡),可增加软组织的伸展性。由于治疗后被牵伸的软组织反弹,可于牵伸之后以器械持续牵伸,巩固疗效。对于晚期的患者,可于热疗后采用踝关节牵拉器或站立床治疗挛缩的踝关节。

马蹄内翻足的治疗,其目的是增加足外翻的活动范围。由于足部内翻和外翻肌肉萎缩程度的不平衡,外翻的肌肉无力更严重,继而形成了马蹄内翻足。对于早期的腓骨肌萎缩症患者,可采用踝关节外翻被动运动法牵伸足内肌群。患者仰卧位、下肢伸直,治疗师站立或坐位于牵伸下肢的外侧,上方手握住内外踝下方的距骨处,固定胫骨远端,下方手握住足背,跖屈、足外翻牵伸胫骨前肌,使足外翻的踝关节达最大活动范围。如果牵伸胫骨后肌,上方手固定胫骨远端,下方手握住足底背部,背屈、足外翻牵伸胫骨后肌,在肌腱拉力的反方向上调整运动和力量,使足外翻达到最大活动范围。也可用踝关节外翻训练器施行治疗。

2.水疗和关节牵伸

有关节挛缩者可进行水疗和关节牵伸。在 40 ℃左右的水温中浸泡 30 分钟,然后进行关节牵伸。有条件者可进行游泳训练或在温水中进行康复训练。水中康复训练对腓骨肌萎缩症的治疗十分重要,主要是因为水(与陆地上康复训练最大的区别)有浮力,当头部以下全部进入水中后,人体的大部分重量被浮力抵消。因此,在陆地上很难站立和行走的患者,在水中可以独立站立和缓慢行走。只要每天保持一定时间的站立和行走,可以延缓病情的进展。陆地上训练最担心的是摔倒骨折,在水中锻炼就不存在摔伤的问题。但需要有人陪同,并穿救生衣。水中阻力能帮助肌肉锻炼,又能避免过激的快速拉伸动作;水中的静水压作用于胸部、肢体、关节,可缓解疼痛,促进行血液循环和静脉回流,减轻水肿,也有利于呼吸肌的训练。但水疗和游泳训练最大的困难是上下水疗池或游泳池很困难,往往需要人帮助,并要人陪同。有条件的康复医院用起重机将患者吊入和吊出水疗池。

3.矫正器具治疗

对有马蹄内翻的患者可用矫正鞋,每天坚持步行(有时需要保护或辅助)30 分钟。纠正垂足可穿高跟鞋、长筒靴。步行支具可有不同的型号,其主要功能是调动残留肌肉的肌力,弥补肌动力学上的不平衡，从而获得有节奏的步行能力。本病常合并有脊柱畸形，随着步行能力的丧失，脊柱畸形也越严重，因此，需要在早期采取措施，通常使用躯干支持器具使患者保持坐位，并维持腰椎处在伸展力。支具的选择、装卸和训练支具选择必须有利于患者的活动和矫正畸形为目的，否则将加重肌力的不平衡和畸形的发展。支具的装卸一般经训练后可自行完成，但躯干附属装置需他人帮助才能装卸。支具训练是一个重要手段，应坚持间歇、渐进、结合病情的原则。间歇多次以避免疲劳，逐渐增加运动量和运动时间，使肌肉负荷恰当。并根据每个患者自身特点定出计划，一般以每天 3 小时为宜。

4.保暖治疗

患者常有双下肢血液循环差，下肢远端、足部发凉，注意保暖很重要。

5.超短波疗法

在高频电场的作用下，可使病变部位的分子和离子振动而产生热效应，以增强患病局部表层和深层组织血管通透性，改善微循环，增进组织机体的新陈代谢。通常是将电极放在腓骨肌萎缩症患者的双足底，有微热感，每次治疗 10～15 分钟，每天 1 次，15～30 次为 1 个疗程。

6.红外线疗法

红外线以其特定的电磁波，穿透皮肤，直接使皮下组织、肌肉、肌腱、韧带等产生热效应，加速照射局部血液循环，使肌肉松弛、可产生按摩的效果。临床主要是利用红外线灯具或频谱理疗等仪器发出的红外线高温来灸烤肢体局部肌肉挛缩处，可起到松挛解痉的作用。具体操作，可选择肢体局部或各肢体轮流进行，每次 20～30 分钟，每天 1 次，15～30 次为 1 个疗程。灸烤时注意稳定支架，根据患者的感受调整灯具或仪器与皮肤的距离，防止温度过高，灸伤皮肤。

7.电刺激疗法

电刺激支配挛缩肌肉的运动神经。电极间的电场可在神经上产生电流，传送到肌肉细胞膜并引起肌肉收缩。我们可以通过改变电压和频率的变化来对刺激强度进行控制。临床以经皮电针，选用短脉冲电流来刺激腓骨肌、胫前肌、趾伸长肌、趾伸短肌、足底肌等维持人体运动功能的肌肉。每块肌肉治疗 5～10 分钟，30 次为 1 个疗程，可以延缓肌肉萎缩。

另外，还可用电针仪干扰电疗法，以电针刺入上述肌肉，使肌肉产生收缩性活动，以延缓肌肉萎缩。用法为每天 1 次，1 次 30 分钟。30 次为 1 个疗程。

8.超声波疗法

超声波是机械振动波，作用于机体可使组织吸收声能而产生热量，被称为“超声透热疗法”，可对易发生挛缩的腓肠肌进行治疗。临床上常用超声剂量为 0.6～1.5 W/cm^2，每次 6～10 分钟，每天 1 次，10～30 次为 1 个疗程。超声波产生的热将有 79%～82%由血液循环带走，18%～21%由邻近组织的热传导散布，因此，当超声波作用于缺少血液循环的组织时应注意过热，宜采用移动法，以免引起过热而造成组织损害。

9.石蜡疗法

石蜡熔点在 50～56 ℃，具有黏稠性高、可塑性强、延展性大等特点，其透热作用可深达皮下组织 0.2～1.0 cm，且热容量大，导热性小，散热慢，保温时间长，可达 2～8 小时。石蜡疗法后，局部小血管扩张，可以改善血液循环、代谢和缓解肌肉痉挛的作用。使用制成蜡板或蜡饼，裹住需要治疗的部位，外用毛毯保温30～60 分钟，然后把石蜡剥下，每天或隔天 1 次，10～20 次为 1 个疗程，可延缓肌肉萎缩。

(五)心理治疗

由于腓骨肌萎缩症迄今无满意的治疗方法,患儿常陷入自暴自弃的心理环境中,情绪不稳定,因此,医护人员应进行心理疏导,使患者从悲观情绪中解脱出来,坚持康复治疗,提高对生活的信心;同时对焦虑、抑郁症状进行相应的治疗。

(六)手术治疗

踝关节挛缩严重者可手术松解或肌腱移植。对足部畸形和严重的脊柱侧弯者可行手术治疗。

(马庆芹)

第四节　多系统萎缩

多系统萎缩(multiple systematrophy,MSA)是一种少见的散发性、进行性的神经系统变性疾病。起病隐匿,症状多样,表现复杂。主要临床表现为锥体外系、小脑、自主神经和锥体系的损害,并可形成多种组合的临床表现。在生前有时难以与帕金森病或单纯性自主神经功能衰竭(pure autonomic failure,PAF)相鉴别。MSA 的概念于 1969 年首先提出,主要涵盖橄榄脑桥小脑萎缩(olivopontocerebellar atrophy,OPCA),Shy-Drager 综合征(Shy-Drager syndrome,SDS)和纹状体黑质变性(striatonigral degeneration,SND)3 种主要临床病理综合征。1989 年发现少突胶质细胞包涵体(glial cytoplasmic inclusions,GCIs)是 MSA 的共同标志,1998 年发现 GCIs 主要是由 α-突触核蛋白(α-synuclein)构成的,因此认定本病为一种有共同临床病理基础的单一疾病。

一、病因病理

病因仍不明确。病理上发现中枢神经系统多部位进行性的神经元和少突胶质细胞的丢失。脊髓内中间外侧柱的节前细胞丧失,可引起直立性低血压、尿失禁和尿潴留。小脑皮层、脑桥核、下橄榄核的细胞丧失,可引起共济失调。壳核和苍白球的细胞丧失可致帕金森综合征表现。除细胞丧失外,还有严重的髓鞘变性和脱失。过去认为灰质神经元破坏是导致 MSA 的原因,自从发现了 GCIs 以来,目前认为 MSA 更主要的是累及白质,GCIs 是原发病损还是继发的细胞损害标志仍不清楚。少突胶质细胞中存在大量的 GCIs 是 MSA 的标志之一,可用 Gallyas 银染识别,并且是泛素和 α-突触核蛋白染色阳性,可呈戒指状、火焰状和球形。电镜下,GCIs 由直径 20～30 nm 的纤维丝松散聚集,包绕细胞器。另外,部分神经元中也有泛素和 α-突触核蛋白染色阳性的包涵体。

二、临床表现

MSA 多于中年起病,男性多发,常以自主神经功能障碍首发。据报道,美国、英国和法国的发病率各为(1.9～4.9)/10.0 万、(0.9～8.4)/10.0 万、(0.8～2.7)/10.0 万,国内尚无人群的调查报告。MSA 进展较快,发病后平均存活 6～9 年。根据其临床表现,可归纳如下。

(一)自主神经功能障碍

MSA 患者半数以上以自主神经症状起病,最终 97%患者有此类症状。SDS 为主要表现者,直立性低血压是其主要临床表现,即站立 3 分钟内收缩压至少下降 2.7 kPa(20 mmHg)或舒张压至少下降 1.3 kPa(10 mmHg),而心率不增加。患者主诉头晕、眼花、注意力不集中、疲乏、口齿不清、晕厥,严重者只能长期卧床。进食 10～15 分钟后出现低血压也是表现之一,这是静脉容量改变和压力感受反射障碍所致。60%的 MSA 患者可同时有直立性低血压和平卧位高血压>25.3/14.7 kPa(190/110 mmHg)。其他自主神经症状还有尿失禁和尿潴留,出汗减少、勃起功能障碍和射精困难,可有大便失禁。此类患者早期还常有声音嘶哑,睡眠鼾声、喘鸣。晚期患者常可出现周期性呼吸暂停。

(二)帕金森综合征

MSA 中 46%以帕金森综合征起病,最终 91%患者均有此类症状。运动迟缓和强直多见,震颤少见,但帕金森病特征性的搓丸样静止性震颤极少见。部分年轻患者早期对左旋多巴有效,多数患者对其无效。

(三)小脑功能障碍

5%患者以此为首发症状,但最终约有半数患者出现共济失调。主要表现为步态不稳、宽基步态、肢体的共济失调,以及共济失调性言语。

(四)其他

还有半数患者有锥体束受损表现,如腱反射亢进,巴宾斯基征阳性。神经源性和阻塞性的睡眠呼吸暂停也可发生。

MSA 患者的临床表现多样,但仍有规律可循,可以按不同综合征进行区分。在临床上,以帕金森症状为主者称为 MSA-P,以共济失调为主者称为 MSA-C,以直立性低血压为主者可称为 Shy-Drager 综合征。不管何种类型,随疾病发展,各个系统均可累及,最终卧床不起,直至死亡。

三、辅助检查

MSA 患者脑脊液检查正常。肌电图检查,特别是肛周和尿道括约肌的检查可见部分失神经支配。头颅 MRI 可见脑干、小脑有不同程度的萎缩,T_2 加权序列可见脑桥出现"+"字征,以帕金森症样表现的 MSA 患者中,部分可见壳核外侧缘屏状核出现条状高信号。

四、诊断与鉴别诊断

根据缓慢起病,晕厥和直立性低血压、行动缓慢、步态不稳等表现,头颅 MRI 显示脑干小脑萎缩和脑桥"+"字征者,可考虑本病。但是应与脊髓小脑性共济失调、帕金森病、进行性核上性麻痹及 PAF 等相鉴别。临床上,本病强直多、震颤少,对多巴反应差等,可与帕金森病相鉴别。MSA 患者眼球运动上下视不受限,早期不摔倒,有明显的自主神经功能障碍等与进行性核上性麻痹相区别。MSA 患者无明确家族史,中年后起病,常伴头昏、喘鸣等,可与脊髓小脑性共济失调相鉴别。MSA 和 PAF 的鉴别主要依靠临床表现,即随病程延长是否出现中枢神经系统表现。PAF 较为少见,不累及中枢神经系统,仅累及周围的交感和副交感神经,病情进展缓慢,预后较好。

五、治疗

MSA 的病因不明确,其治疗只能是对症处理。对帕金森综合征可给予左旋多巴、多巴胺受体激动剂和抗胆碱能药,但效果不如帕金森病好。对于自主神经功能障碍以缓解症状和提高生活质量为目的。

(一)一般治疗

体位改变要慢,切忌突然坐起或站立。避免诱发血压降低,慎用影响血压药物。多采用交叉双腿、蹲位、压迫腹部、前倾等体位可能会预防直立性低血压的发作。穿束腹紧身裤和弹力袜能增加回心血量。在床上头部和躯干较腿部抬高15°~20°,这种体位可促进肾素释放和刺激压力感受器。增加水和盐分摄入。在进食后低血压者,可少食多餐,饭前喝水或咖啡。

(二)药物治疗

有多种药物可治疗直立性低血压,但没有一种是理想的。

(1)口服类固醇皮质激素氟氢可的松,0.1~0.4 mg/d,可增加水、钠潴留,升高血容量和血压,但应避免过度,防止心力衰竭。对平卧位高血压,要慎用。

(2)米多君(midodrine)是选择性α受体激动剂,2.5 毫克/次,2 次/天开始,逐步增加至10 mg,2~3 次/天。

(3)促红细胞生成素25~50 U/kg体重,皮下注射,3次/周,防治贫血,增加血细胞比容,使收缩压升高。

(4)其他如去氨加压素、麻黄碱、吲哚美辛等效果有限。

(5)对平卧位高血压,应选用短效钙通道阻滞剂、硝酸酯类或可乐定等。应避免平躺时喝水、穿弹力袜,头高位多可避免平卧位高血压。

(6)对排尿功能障碍和性功能障碍,可作相应处理。有睡眠呼吸暂停者,可用夜间正压通气。对吸气性喘鸣可能需行气管切开。

(马庆芹)

第五节 路易体痴呆

路易体痴呆(dementia with Lewy Bodies,DLB)是一种神经系统变性疾病,临床主要表现为波动性认知障碍、帕金森综合征和以视幻觉为突出代表的精神症状。20世纪80年代前,路易体痴呆的患者报道并不多,直至后来细胞免疫组化方法的诞生使之诊出率大幅度提高。目前在老年人神经变性性痴呆中,它的发病率仅次于Alzheimer病。

一、流行病学

一项系统性综述显示,65岁以上老年人中DLB的患病率为3.6%~7.1%,仅次于Alzheimer病和血管性痴呆,男性较女性略多,发病年龄在60~80岁。来自欧洲和日本的研究资料也有相似结果。我国尚无完整流行病学资料。

二、病因与发病机制

路易体痴呆的病因和危险因素尚未明确。本病多为散发,虽然偶有家族性发病,但是并没有明确的遗传倾向。

路易体痴呆的发病机制不明确。病理提示Lewy体中的物质为α-突触核蛋白和泛素等，异常蛋白的沉积可能导致神经元功能紊乱和凋亡。但是，α-突触核蛋白和泛素的沉积机制仍有疑问。其可能发病机制有以下两种假设。

(一)α-突触核蛋白基因突变

α-突触核蛋白是一种由140个氨基酸组成的前突触蛋白，以新皮质、海马、嗅球、纹状体和丘脑含量较高，基因在第4号染色体上。正常情况下α-突触核蛋白二级结构为α螺旋。研究证明，α-突触核蛋白基因突变可导致蛋白折叠错误和排列混乱。纤维状呈凝团状态的α-突触核蛋白积聚物，与其他蛋白质一起形成了某种包涵物，即通常所说的Lewy体。α-突触核蛋白基因有4个外显子，如209位的鸟嘌呤变成了腺嘌呤，即导致氨基酸序列53位的丙氨酸被苏氨酸替代，破坏了蛋白的α螺旋，而易于形成β片层结构，后者参与了蛋白质的自身聚集并形成淀粉样结构。Feany等采用转基因方法在果蝇身上表达野生型和突变型α-突触核蛋白，可观察到发育至成年后，表达突变型基因的果蝇表现出运动功能障碍，脑干多巴胺能神经元丢失，神经元内出现Lewy体等。

(二)*Parkin*基因突变

泛素-蛋白水解酶系统存在于真核细胞的内质网和细胞质内，主要包括泛素和蛋白水解酶两种物质，它们能高效、高选择性地降解细胞内受损伤的蛋白，避免异常蛋白的沉积，因此发挥重要的蛋白质质量控制作用。在此过程中，受损蛋白必须要和泛素结合才能被蛋白水解酶识别，该过程称为泛素化。泛素化需要多种酶的参与，其中有一种酶称为底物识别蛋白(*parkin*蛋白或E3酶)，该酶由*Parkin*基因编码。如果*Parkin*基因突变导致底物识别蛋白功能损害或丧失，则上述变异的α-突触核蛋白不能被泛素化降解而在细胞内聚集，最终引起细胞死亡。

三、病理

1912年，德国病理学家Lewy首先发现路易体。这是一种见于神经元内圆形嗜酸性(HE染色)的包涵体，它们弥漫分布于大脑皮质，并深入边缘系统(海马和杏仁核等)、黑质或脑干其他核团。20世纪80年代通过细胞免疫染色方法发现Lewy体内含有泛素蛋白，以后又用抗α-突触核蛋白抗体进行免疫标记，使诊断率进一步提高。

Lewy体并不为路易体痴呆所特有，帕金森病等神经退行性疾病均可出现；另外路易体痴呆神经元中可能还有以下非特异性变化：神经炎性斑、神经原纤维缠结、局部神经元丢失、微空泡变、突触消失、神经递质枯竭等，这些变化在帕金森病和Alzheimer病也可见到，但分布和严重程度不一，因此可以鉴别。

四、临床表现

路易体痴呆兼具Alzheimer病的认知功能障碍和帕金森病的运动功能障碍，但又有其特点。路易体痴呆的临床表现可归结为3个核心症状(波动性认知障碍、帕金森综合征、视幻觉)。

(一)波动性认知障碍

认知功能损害常表现为执行功能和视空间功能障碍，而近事记忆功能早期受损较轻。视空间功能障碍常表现得比较突出，患者很可能在一个熟悉的环境中迷路，比如在吃饭的间隙去洗手间，出来后可能无法找到回自己餐桌的路。

相对于Alzheimer病渐进性恶化的病程，路易体痴呆的临床表现具有波动性。患者常出现突发而又短暂的认知障碍,可持续几分钟、几小时或几天,之后又戏剧般地恢复。比如一个患者在和别人正常对话,突然就沉默不语,两眼发直,几小时后突然好转。患者本人对此可有特征性的主观描述"忽然什么都不知道了,如同坠入云里雾里",在此期间患者认知功能、定向能力、语言能力、视空间能力、注意力和判断能力都有下降。

(二)视幻觉

50%~80%的患者在疾病早期就有视幻觉。视幻觉的内容活灵活现,但不一定是痛苦恐怖的印象,有时甚至是愉快的幻觉,直至患者乐意接受。早期患者可以分辨出幻觉和实物,比较常见的描述包括在屋子内走动的侏儒和宠物等。视幻觉常在夜间出现。听幻觉、嗅幻觉也可存在,出现听幻觉时患者可能拿着未连线的电话筒畅聊,或者拿着亲友的照片窃窃私语。后期患者无法辨别幻觉,对于旁人否定会表现得很激惹。

(三)帕金森综合征

帕金森综合征主要包括运动迟缓、肌张力增高和静止性震颤。与经典的帕金森病相比,路易体痴呆的静止性震颤常常不太明显。

(四)其他症状

有睡眠障碍、自主神经功能紊乱和性格改变等。快速动眼期睡眠行为障碍被认为是路易体痴呆最早出现的症状。患者在快速动眼期睡眠会出现肢体运动和梦呓。自主神经功能紊乱常见的有直立性低血压、性功能障碍、便秘、尿潴留、多汗、少汗、晕厥、眼干、口干等。自主神经紊乱可能由于脊髓侧角细胞损伤所致。性格改变常见的有攻击性增强、抑郁等。

五、辅助检查

(一)实验室检查

路易体痴呆没有特异性的实验室检查方法,因此检查的目的是鉴别诊断。需要进行的检查有血常规、甲状腺功能、维生素 B_{12} 浓度、梅毒抗体、莱姆病抗体、HIV 抗体检查等。

(二)影像学检查

影像学检查可分为结构影像和功能影像。前者包括 MRI 和 CT,后者包括 SPECT 和 PET。

路易体痴呆在 MRI 和 CT 上没有典型的表现,检查的目的是鉴别其他疾病。MRI 和 CT 可明确皮层萎缩的部位,对于额颞叶痴呆的诊断有一定意义,Alzheimer 病内侧颞叶皮层萎缩的情况较路易体痴呆常见。MRI 和 CT 尚能反映脑白质情况,出现脑白质病变时应注意鉴别血管性痴呆。

SPECT 和 PET 检查手段可分为多巴胺能示踪显像(^{123}I-FP-CIT,^{18}F-dopa)、脑血流灌注显像(^{99m}Tc-HMPAO/^{99m}Tc-ECD/^{123}I-IMP)和脑代谢显像(^{18}F-FDG PET)等,但这些检查尚在研究中,不能临床推广应用。有研究表明,路易体痴呆患者纹状体的多巴胺能活性降低,而 Alzheimer 病没有变化,故有助于鉴别。还有研究表明,路易体痴呆患者枕叶皮层的代谢率比较低,Alzheimer 病正常,故有一定意义。

(三)神经心理学检查

认知功能障碍主要表现在视空间功能障碍。比如,让患者画钟面,虽然钟面上的数字、时针、分针和秒针一应俱全,但是相互间关系完全是混乱的,数字可能集中在一侧钟面,而时针分针长短不成比例;又比如画一幢立体的小屋,虽然各个部件齐全,但是空间关系错误,患者完全不顾及透视关系(图 8-1)。

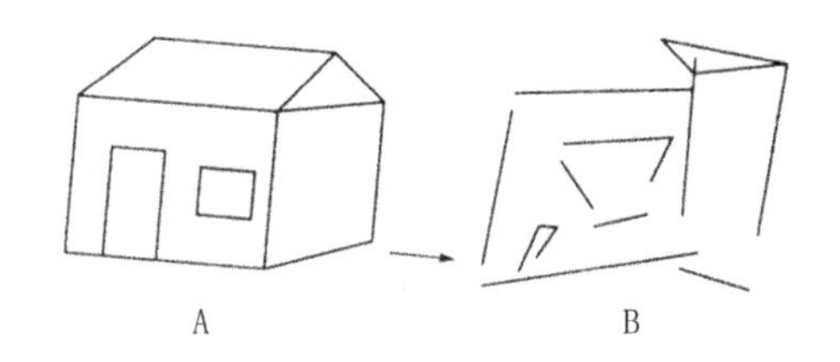

图 8-1　路易体痴呆患者临摹的小屋

A.正确的小屋图形;B.路易体痴呆(DLB)患者临摹的图形

六、诊断

路易体痴呆的诊断比较困难,主要依靠病史,没有特异性的辅助检查手段。而且部分患者兼有 Alzheimer 病或帕金森病,因此很难鉴别。

曾有学者报道了一个国际研究小组根据既往标准修改的诊断标准,该标准的主要内容如下。

(一)很可能 DLB 和可能的 DLB 必须具备的症状

(1)进行性认知功能下降,以致明显影响社会或职业功能。

(2)认知功能以注意、执行功能和视空间功能损害最明显。

(3)疾病早期可以没有记忆损害,但随着病程发展,记忆障碍越来越明显。

(二)3 个核心症状

如果同时具备以下 3 个特点之二则诊断为很可能的 DLB,如只具备一个,则诊断为可能的 DLB。

(1)波动性认知功能障碍,患者的注意和警觉性变化明显。

(2)反复发作的详细成形的视幻觉。

(3)自发的帕金森综合征症状。

(三)提示性症状

具备一个或一个以上的以下症状,并且具有一个或一个以上的核心症状,则诊断为很可能的 DLB;无核心症状,但具备一个或一个以上的以下症状可诊断为可能的 DLB;只有以下提示性症状不能诊断很可能的 DLB。

(1)REM 期睡眠障碍。

(2)对抗神经疾病类药物过度敏感。

(3)SPECT 或 PET 提示基底节多巴胺能活性降低。

(四)支持证据(DLB 患者经常出现,但是不具有诊断特异性的症状)

(1)反复跌倒、晕厥或短暂意识丧失。

(2)自主神经功能紊乱(如直立性低血压、尿失禁)。

(3)其他感官的幻觉、错觉。

(4)系统性妄想。

(5)抑郁。

(6)CT 或 MRI 扫描提示颞叶结构完好。

(7)SPECT/PET 提示枕叶皮质的代谢率降低。

(8)心肌造影提示间碘苄胍(MIBG)摄取降低。

(9)脑电图提示慢波,颞叶出现短阵尖波。

(五)不支持 DLB 诊断的条件

(1)脑卒中的局灶性神经系统体征或神经影像学证据。

(2)检查提示其他可导致类似临床症状的躯体疾病或脑部疾病。

(3)痴呆严重时才出现帕金森综合征的症状。

(六)对症状发生顺序的要求

对于路易体痴呆,痴呆症状一般早于或与帕金森综合征同时出现。对于明确的帕金森病患者合并的痴呆,应诊断为帕金森病痴呆(PDD)。如果需要区别 PDD 和 DLB,则应参照"1 年原则",即帕金森症候出现后 1 年内发生痴呆,可考虑 DLB,而 1 年后出现的痴呆应诊断为 PDD。

该标准的敏感度为 75%,特异度为 79%,因此,路易体痴呆的临床诊断的准确性还不是很高。

七、治疗

路易体痴呆尚无治疗方法,目前的用药主要是对症治疗。路易体痴呆精神行为症状和锥体外系症状比较突出,针对这两类症状的治疗药物,在药理机制上常有矛盾,有时会给治疗带来一定困难。

对于改善认知,目前疗效比较肯定的是胆碱酯酶抑制剂,可作为首选药物,多奈哌齐对改善视幻觉有一定作用,利斯的明对改善淡漠、焦虑、幻觉和错觉有效。当胆碱酯酶抑制剂无效时,可选用新型非典型抗神经疾病药物如阿立哌唑、氯氮平、喹硫平、舍吲哚,这些药物比较安全。选择性 5-HT 受体再摄取抑制剂对改善情绪有一定作用。

经典抗神经疾病药物如氟哌利多醇和硫利达嗪可用于 Alzheimer 病,但禁忌用于路易体痴呆。这类药物会加重运动障碍,导致全身肌张力增高,重者可出现抗精神药物恶性综合征而危及生命。左旋多巴可加重视幻觉,并且对帕金森症状改善不明显,故应当慎用。

八、预后

本病预后不佳。寿命预期为 5~7 年,较 Alzheimer 病短。患者最终死因常为营养不良、肺炎、摔伤、压疮等。

(宗　杰)

第六节　血管性痴呆

血管性痴呆(vascular dementia,VD)是指由脑血管病变引起的认知功能障碍综合征。血管性痴呆是老年期痴呆最常见的类型之一,仅次于阿尔茨海默病。临床上通常表现为波动性病程及阶梯式进展,早期认知功能缺损呈"斑块"状分布。

一、流行病学

65 岁以上人群痴呆患病率约为 5%,血管性痴呆患病率为 2%~3%。随年龄增长,血管性痴呆的发病率呈指数增长。脑梗死后痴呆患病率为 12%~31%。欧美老年期痴呆中血管性痴呆占 20%～30%。目前认为，血管性痴呆是我国老年期痴呆的主要组成部分。

二、危险因素

血管性痴呆的危险因素包括年龄、吸烟、酗酒、文化程度低、高血压病、动脉粥样硬化、糖尿病、心肌梗死、心房颤动、白质损害、脂代谢紊乱、高同型半胱氨酸血症等。负性生活事件、脑卒中家族史、高脂饮食等是血管性痴呆发病相关因素。apoEε4 会增加血管性痴呆的危险性。

高血压病是血管性痴呆最重要的危险因素。有效控制高血压，尤其是收缩压，可明显降低血管性痴呆的发生。年龄是比较明确的危险因素。吸烟及酗酒能增加脑卒中和痴呆的危险性。文化程度与血管性痴呆的发病率成负相关。文化程度越高，血管性痴呆发病率越低。

三、病因

病因包括全身性疾病如动脉粥样硬化、高血压病、低血压、心脏疾病(瓣膜病、心律失常、附壁血栓、黏液瘤等)、血液系统疾病(镰状细胞贫血、血黏度增高、血小板计数增多)及炎性血管病，也可以由颅内病变如腔隙性脑梗死、Binswanger 病、白质疏松、皮质下层状梗死、多发性梗死、出血(外伤性、自发性、蛛网膜淀粉样血管病)、颅内动脉病、炎症性(肉芽肿性动脉炎、巨细胞性动脉炎)、非炎症性(淀粉样血管病、烟雾病)所致。

四、发病机制

(一)分子机制

本病神经递质功能异常。

1.胆碱能通路受损

胆碱能神经元对缺血不耐受。基底前脑胆碱能神经元接受穿通动脉供血，而后者易受高血压影响而发生动脉硬化。缺血性卒中容易损伤胆碱能纤维投射，导致脑内胆碱不足。

2.兴奋性氨基酸的神经毒性作用

细胞内过量谷氨酸受体激活，继发钙超载，导致大量氧自由基产生，造成线粒体与 DNA 损伤。

3.局部脑血流改变

慢性脑内低灌注引起海马 CAI 区锥体细胞凋亡及神经元丧失，导致记忆功能障碍。血管性痴呆与脑缺血关系密切：缺血半暗带细胞内钙超载、兴奋性氨基酸、自由基及缺血后的基因表达、细胞凋亡、迟发性神经元坏死等。

(二)遗传机制

伴皮质下梗死和白质脑病的常染色体显性遗传性脑动脉病缺陷基因*Notch3* 基因定位于 19q12。*apoE* 基因多态性与血管性痴呆关系密切。*apoEε4* 等位基因增加了血管性痴呆的患病危险。

五、病理

血管性痴呆主要病理改变为脑微血管病变，包括脑卒中后严重的筛状变及白质病变。主要累及皮质、海马、丘脑、下丘脑、纹状体、脑白质等，导致纹状体-苍白球-丘脑-皮质通路破坏。

六、临床表现

临床表现与卒中发生的部位、大小及次数有关。

(一)认知功能损害

突然起病,病情呈阶梯性进展。早期表现为斑片状认知功能损害,最后出现全面性认知功能障碍。病变部位不同,引起的认知功能障碍领域不同,可表现为皮质、皮质下或两者兼而有之,或仅表现为某一重要部位的功能缺失。左侧大脑半球(优势半球)病变可能出现失语、失用、失读、失写及失算等症状;右侧大脑半球皮质病变可能有视空间障碍。皮质下神经核团及其传导束病变可能出现强哭强笑等症。有时还可出现幻觉、自言自语、木僵、缄默、淡漠等精神行为学异常。通常首先累及言语回忆和与视空间技能损害有关的执行功能,记忆障碍较轻。因此,血管性痴呆筛查量表不应以记忆障碍作为筛查和评估的主要标准,应改为存在两种以上认知领域损害,可以包括或不包括记忆损害。

(二)精神行为学异常

病程不同阶段出现精神行为学异常,如表情呆滞、强哭、强笑、抑郁、焦虑、情绪不稳和人格改变等。典型的抑郁发作更为常见。

(三)局灶性神经功能缺损症状和体征

多数患者有卒中史或短暂脑缺血发作史,有局灶性神经功能缺损的症状、体征及相应的神经影像学异常。优势半球病变可出现失语、失用、失读、失算等症;大脑右半球皮质病变可出现视空间技能障碍;皮质下神经核团及传导束病变可出现运动、感觉及锥体外系症状,也可出现强哭、强笑等假性延髓性麻痹症状。影像学检查可见多发腔隙性软化灶或大面积脑软化灶,可伴有脑萎缩、脑室扩大及白质脱髓鞘改变。

(四)辅助检查

血液流变学异常、颅内多普勒超声检查可见颅内外动脉狭窄或闭塞。事件相关电位(P300)可辅助判断某些器质性或功能性认知功能障碍。脑电图可见脑血栓形成区域局限性异常。头颅CT或MRI可见新旧不等的脑室旁、半卵圆中心、底节区低密度病灶并存的特点。

七、临床类型

(一)多发梗死性痴呆

多发梗死性痴呆为最常见的类型,常有一次或多次卒中史,病变可累及皮质、皮质下白质及基底节区。当梗死脑组织容量累积为80～150 mL时即可出现痴呆。常有高血压、动脉硬化和反复发作的脑梗死史。典型病程为突然发作、阶梯式进展和波动性认知功能障碍。每次发作遗留不同程度的认知功能损害和精神行为学异常,最终发展为全面性认知功能减退。临床上主要表现为局灶性神经功能缺损症状和体征(如偏瘫、失语、偏盲、假性延髓性麻痹)和突发的认知功能损害。神经影像学可见脑内多发低密度影和脑萎缩。

(二)大面积脑梗死性痴呆

大面积脑梗死性痴呆为单次脑动脉主干闭塞引起的痴呆。大面积脑梗死患者常死于急性期,少数存活者遗留不同程度的认知功能障碍。

(三)关键部位梗死性痴呆

关键部位梗死性痴呆是指与脑高级皮质功能相关的特殊部位梗死所致的痴呆,包括皮质(海马与角回）或皮质下（丘脑、尾状核、壳核及苍白球）。

（四）皮质下血管性痴呆

皮质下血管性痴呆包括多发腔隙性梗死性痴呆、腔隙状态、Binswanger 病、伴皮质下梗死和白质脑病的常染色体显性遗传性脑动脉病、脑淀粉样血管病导致的痴呆，与小血管病变有关。主要表现为皮质下痴呆综合征，即执行功能障碍为主，记忆损害较轻，早期出现精神行为学异常。

（五）分水岭区梗死性痴呆或低灌注性痴呆

分水岭区梗死性痴呆或低灌注性痴呆急性脑血流动力学改变（如心搏骤停、脱水、低血压）后分水岭梗死所致痴呆。

（六）出血性痴呆

出血性痴呆指脑出血及慢性硬膜下血肿造成的痴呆。蛛网膜下腔出血及正常颅内压脑积水导致的痴呆是否包括在内尚有争议。

（七）其他病因引起的痴呆

其他病因引起的痴呆包括原因不明和罕见的脑血管病引起的痴呆，如烟雾病和先天性血管异常等合并的痴呆。

八、诊断标准

美国国立神经系统疾病与卒中研究所和瑞士国际神经科学研究协会（National Institute of Neurological Disorders and Stroke and the Association International epour la Researcheetl Enseigmenten Neurosciences，NINDS-AIREN）诊断标准如下。

（一）临床很可能（probable）血管性痴呆

（1）痴呆符合美国《精神障碍诊断与统计手册》第 4 版（diagnostic and staristical manual of disorders，fourth edition，DSM-Ⅳ）-R 诊断标准：临床主要表现为认知功能明显下降，尤其是自身前后对比。神经心理学检查证实有两个以上认知领域的功能障碍（如记忆、定向、注意、计算、言语、视空间技能及执行功能），其严重程度已干扰日常生活，并经神经心理学测验证实。同时排除意识障碍、神经症、严重失语及脑变性疾病（额颞叶痴呆、路易体痴呆及帕金森痴呆等）或全身性疾病所引起的痴呆。

（2）脑血管疾病的诊断：符合 1995 年全国第四届脑血管病专题会议制定的相关标准。临床表现有脑血管疾病引起的局灶性神经功能缺损症状和体征，如偏瘫、中枢性面舌瘫、感觉障碍、偏盲及言语障碍等，符合头颅 CT 或 MRI 上相应病灶，可有或无卒中史。Hachinski 缺血评分 ≥7 分。影像学检查（头颅 CT 或 MRI）有相应的脑血管病证据，如多发脑梗死、多个腔隙性脑梗死、大血管梗死、重要部位单个梗死（如丘脑、基底前脑）或广泛的脑室周围白质病变。

（3）痴呆与脑血管疾病密切相关：卒中前无认知功能障碍。痴呆发生在脑卒中后的 3 个月内，并持续 3 个月以上。或认知功能障碍突然加重、波动或呈阶梯样逐渐进展。支持血管性痴呆诊断：早期认知功能损害不均匀（斑块状分布）；人格相对完整；病程波动，多次脑卒中史；可呈现步态障碍、假性延髓性麻痹等体征；存在脑血管病的危险因素；Hachinski 缺血量表≥7 分。

（二）可能为（possible）血管性痴呆

（1）符合痴呆诊断。

（2）有脑血管病和局灶性神经系统体征。

（3）痴呆和脑血管病可能有关，但在时间或影像学方面证据不足。

(三)确诊血管性痴呆

(1)临床诊断为很可能或可能的血管性痴呆。

(2)尸检或活检证实不含超过年龄相关的神经元纤维缠结(NFTS)和老年斑(SP)数及其他变性疾病组织学特征。

当血管性痴呆合并其他原因所致的痴呆时,建议用并列诊断,而不用“混合性痴呆”的诊断。

九、鉴别诊断

(一)与阿尔茨海默病相鉴别

阿尔茨海默病患者的认知功能障碍以记忆障碍为主,呈进行性下降。血管性痴呆患者早期表现为斑片状认知功能损害,主要表现为执行功能受损。病程呈波动性进展或阶梯样加重。脑血管病史、神经影像学改变及 Hachinski 缺血量表有助于鉴别血管性痴呆与阿尔茨海默病。评分≥7 分者为血管性痴呆;5～6分者为混合性痴呆;≤4 分者为阿尔茨海默病。

(二)与谵妄相鉴别

谵妄是以意识障碍为特征的急性脑功能障碍综合征。除意识障碍外,还有丰富的视幻觉及听幻觉,症状在短时间(数小时或数天)内出现,并且 1 天中有波动趋势(表 8-2)。

表 8-2 谵妄与痴呆的鉴别诊断

症状	谵妄	痴呆
发病形式	急	不恒定
进展情况	快	缓慢
自诉能力减退	不经常	经常
注意力	佳	差
定向力	完全丧失	选择性失定向
记忆力	完全性记忆障碍	远期比近期好
语言	持续而不连贯	单调或失语
睡眠障碍	有	不定

(三)与正常颅内压性脑积水相鉴别

当血管性痴呆患者出现脑萎缩或脑室扩大时,需要与本病鉴别。后者主要表现为进行性认知功能损害、共济失调步态和尿失禁三大主征。隐匿起病,无明确的脑卒中史,影像学无脑梗死的证据。

(四)与某些精神症状相鉴别

卒中累及额颞叶可能出现某些精神症状,如淡漠、欣快、易激惹,甚至出现幻觉。优势半球顶叶损害可出现 Gerstmann 综合征(失写、失算、左右分辨障碍及手指失认)及体象障碍等,容易误诊为痴呆。但上述症状与脑血管病同时发生,随病情加重而加重,随病情好转而好转,甚至消失。症状单一,持续时间短暂,不能认为是痴呆。

(五)与去皮质状态相鉴别

去皮质状态多由于严重或多次卒中所致双侧大脑半球广泛的损害。患者无思维能力,但保留脑干的生理功能,视、听反射正常。肢体可出现无意识动作。可以进食,但不能理解语言,不能执行简单的命令。而痴呆患者能听懂别人的叙述,执行简单的命令,保留一定的劳动与生活能力。

(六)与各型失语相鉴别

患者不能言语或者不能理解他人的言语,但患者一般能有条不紊地处理自己的日常生活和工作。行为合理,情绪正常。也可以借助某种表情或动作与他人进行简单的信息交流。痴呆患者早期一般无明显言语障碍。有自发言语,也能听懂别人的语言。

(七)与麻痹性痴呆相鉴别

麻痹性痴呆属于三期脑实质性梅毒。主要表现为进行性认知功能损害,常合并有某些神经系统体征如瞳孔异常、腱反射减低及共济失调步态等,有特异性血清学及脑脊液免疫学阳性结果。

(八)与皮质-纹状体-脊髓变性相鉴别

皮质-纹状体-脊髓变性通常表现为迅速进展的痴呆,伴小脑性共济失调、肌阵挛。

(九)与血管性认知功能障碍相鉴别

血管性痴呆传统的诊断标准要求患者有记忆力下降和其他认知领域功能损害,其严重程度达到痴呆标准,该诊断标准具有明显的局限性。首先,血管性痴呆诊断标准是建立在阿尔茨海默病的概念上,但记忆障碍并非是血管性痴呆的典型症状。其次,血管性痴呆的诊断需要认知功能损害程度达到痴呆诊断标准,客观上阻止了识别早期血管性痴呆患者,使其失去有效治疗和防止认知功能损害持续进展的最佳时机。为此,一些学者建议用血管性认知功能障碍(vascular cognitive impairment,VCI)取代血管性痴呆。

血管性认知功能障碍是指由脑血管病引起或与脑血管病及其危险因素密切相关的各种程度的认知功能损害,包括非痴呆血管性认知功能障碍、血管性痴呆和伴有血管因素的阿尔茨海默病即混合性痴呆。血管性认知功能障碍比血管性痴呆所包括的范围更为广泛,包括血管因素引起的所有认知功能障碍。血管危险因素或脑卒中史是诊断血管性认知功能障碍所必需,局灶性神经功能缺损体征,突发性、阶梯样进展的病程特点不是血管性认知功能障碍诊断所必需。Hachinski 缺血量表对血管性认知功能障碍诊断非常有用。血管性认知功能障碍概念的提出为血管病所致认知功能损害的早期预防和干预提供了理论依据。

(十)与混合性痴呆相鉴别

混合性痴呆是指既具有阿尔茨海默病典型的临床表现,同时又具备血管性危险因素的痴呆患者。脑血管性损害和原发退行性变同时存在。至少 1/3 的阿尔茨海默病患者存在血管性损害,而 1/3 的血管性痴呆患者存在阿尔茨海默病样病理学改变。阿尔茨海默病患者的血管性损害促进临床症状的发展,存在 1 次或 2 次腔隙性卒中时,表现出临床症状的风险增加 20 倍。最常见的混合性痴呆类型是具有典型阿尔茨海默病临床特征的患者在卒中后症状突然恶化。这种混合性痴呆类型称为“脑梗死前痴呆”。另一个常见的现象是有“单纯性”阿尔茨海默病症状的痴呆患者存在血管损害,这种“无症状”血管损害只有在神经影像学检查或组织活检时才能发现。目前很可能低估了在临床诊断为阿尔茨海默病的患者中血管损害对痴呆的促成作用。高龄个体中,单纯性阿尔茨海默病并不能在所有患者中出现临床痴呆症状。腔隙性卒中促成了许多阿尔茨海默病患者痴呆的临床表现。血管损害很可能在晚发性阿尔茨海默病患者中起非常重要的作用。为了描述痴呆的不同类型,Kalaria 和 Ballard 提出了一种连续统一体,其中一端是单纯性阿尔茨海默病,另一端是单纯性血管性痴呆,在两者之间出现了不同的组合。单纯性血管性痴呆和单纯性阿尔茨海默病的诊断通常采用各自的标准(NINDS-AIREN 和 NINCDS-ADRDA),而阿尔茨海默病伴 CVD 或混合性痴呆的诊断则有困难。通过询问照料者以确定先前是否存在 MCI 症状有助于识别卒中导致症状加重的早期阿尔茨海默病患者。在某些患者中,缺血评分也可能提供倾向于血管性病因的证据。

十、治疗

血管性痴呆的治疗分为预防性治疗和对症治疗。预防性治疗着眼于血管性危险因素的控制,即卒中的一级和二级预防。对症治疗即三级预防,主要包括痴呆的治疗。

(一)一级预防

一级预防主要是控制血管性痴呆危险因素如高血压病、糖尿病、脂代谢紊乱、肥胖、高盐高脂饮食、高凝状态、脑卒中复发、心脏病、吸烟、睡眠呼吸暂停综合征及高同型半胱氨酸血症等。积极治疗卒中急性期的心律失常、充血性心力衰竭、癫痫及肺部感染有助于血管性痴呆预防。颅内外血管狭窄者进行介入治疗、球囊扩张术、颈动脉支架成形术改善脑血供。有高血压病、脑动脉硬化及卒中史者,定期进行认知功能测查。一旦发现认知功能减退,应积极给予治疗。重点预防卒中复发。低灌注引起者应增加脑灌注,禁用降压治疗。

(二)二级预防

二级预防主要是指脑血管病的处理,包括脑卒中急性期与康复期治疗及脑卒中复发的防治。积极改善脑循环、脑细胞供氧,预防新血栓与再梗死等。脑卒中急性期积极治疗脑卒中,防治各种并发症,改善脑功能,避免缺血脑细胞受到进一步损害。

(三)三级预防

三级预防主要指对认知功能障碍的处理,主要包括胆碱酯酶抑制药、神经营养和神经保护药、N-甲基-D-天冬氨酸(N-methyl-D-aspartate,NMDA)受体拮抗剂、抗氧化药、改善微循环药、益智药、激素替代治疗和抗生素治疗等。目前,血管性痴呆的治疗分为作用于胆碱能及非胆碱能系统两大类。

1.作用于胆碱能的药物

胆碱酯酶抑制剂,如乙酰胆碱酯酶抑制剂(acetylcholinesterase inhibitor,AChEI)已开始用于轻中度血管性痴呆治疗。代表药物有盐酸多奈哌齐、重酒石酸卡巴拉汀和加兰他敏等。

(1)多奈哌齐(安理申):每天 5～10 mg 口服能改善轻中度血管性痴呆和混合性痴呆患者的认知功能。不良反应有恶心、呕吐、腹泻、疲劳和肌肉痉挛;但在继续治疗中会消失。无肝毒性。

(2)重酒石酸卡巴拉汀(艾斯能):为丁酰胆碱酯酶和乙酰胆碱酯酶双重抑制剂。口服吸收好,易通过血-脑屏障,对中枢神经系统的胆碱酯酶具有高度选择性,改善皮质下血管性痴呆患者的注意力、执行功能、日常生活能力和精神行为学异常。

(3)加兰他敏:具有抑制胆碱酯酶和调节烟碱型胆碱受体(nAChR)而增加胆碱能神经传导的双重调节作用。能明显改善血管性痴呆及轻中度阿尔茨海默病伴 CVD 患者的认知功能、整体功能、日常生活活动能力和精神行为学异常。

(4)石杉碱甲:是我国科技人员从植物药千层塔中分离得到的一种选择性、可逆性 AChEI,可选择性降解中枢神经系统的乙酰胆碱,增加神经细胞突触间隙乙酰胆碱浓度,适用于轻中度血管性痴呆患者。

2.非胆碱能药物

(1)脑代谢活化剂:代表药物有吡拉西坦(脑复康)、奥拉西坦、胞磷胆碱、双氢麦角碱、都可喜、脑活素、双氢麦角碱等。吡拉西坦诱导钙内流，改善再记忆过程，还可提高脑葡萄糖利用率和能量储备，促进磷脂吸收及 RNA 与蛋白质合成，具有激活、保护和修复神经细胞的作用。都可喜为阿米三嗪和萝巴新的复方制剂，可加强肺泡气体交换，增加动脉血氧分压和血氧饱和度，有抗缺氧及改善脑代谢和微循环的作用，尚可通过其本身的神经递质作用促进脑组织新陈代谢。双氢麦角碱能改善脑循环，促进脑代谢，直接作用于中枢神经系统多巴胺和 5-羟色胺受体，有增强突触前神经末梢释放递质与刺激突触后受体的作用；改善神经传递功能；抑制 ATP 酶、腺苷酸环化酶的活性，减少 ATP 分解，从而改善细胞能量平衡，使神经元电活动增加。甲氯芬酯（氯酯醒）可抑制体内某些氧化酶，促进神经元氧化还原作用，增加葡萄糖的利用，兴奋中枢神经系统，改善学习和记忆。另外，胞磷胆碱、脑活素、细胞色素 C、ATP、辅酶 A 等也可增强脑代谢。

（2）脑循环促进剂：减少脑血管阻力，增加脑血流量或改善血液黏滞度，提高氧利用度，但不影响正常血压。常用的有麦角衍生物，代表药物双氢麦角碱和尼麦角林，能阻断 α 受体，扩张脑血管，改善脑细胞代谢。

（3）脑血管扩张药：代表药物钙通道阻滞剂尼莫地平，属于二氢吡啶类钙通道阻滞剂，作用于 L 型钙通道，具有良好的扩张血管平滑肌的作用，增加容量依赖性脑血流量，减轻缺血半暗带钙超载。每天口服 90 mg，连续 12 周，可改善卒中后皮质下血管性痴呆的认知功能障碍。对小血管病特别有效，对皮质下血管性痴呆有一定益处。

（4）自由基清除剂：如维生素 E、维生素 C 及银杏叶制剂。早期给予银杏叶制剂可以改善脑血液循环、清除自由基，保护脑细胞，起到改善痴呆症状及延缓痴呆进展的作用。

（5）丙戊茶碱：抑制神经元腺苷重摄取、CAMP 分解酶，还可通过抑制过度活跃的小胶质细胞和降低氧自由基水平而具有神经保护作用，能改善血管性痴呆患者的认知功能和整体功能。

（6）N-甲基-D-天冬氨酸（NMDA）受体阻断剂：代表药物有美金刚，被认为是治疗血管性痴呆最有前途的神经保护剂，能与 AChEI 联合应用。

（7）精神行为学异常的治疗：抗精神障碍药物用量应较成年人低。抑郁状态宜采用毒性较小的药物，如选择性 5-羟色胺再摄取抑制剂和 NE 再摄取抑制剂。还可配合应用情绪稳定剂如丙戊酸钠等。

（宗　杰）

第七节　阿尔茨海默病

阿尔茨海默病（Alzheimer's disease，AD）是一种以认知功能障碍、日常生活能力下降及精神行为异常为特征的神经系统退行性疾病，是老年期痴呆最常见的原因之一。其特征性病理改变为老年斑、神经原纤维缠结和选择性神经元与突触丢失。临床特征为隐袭起病及进行性认知功能损害。记忆障碍突出，可有视空间技能障碍、失语、失算、失用、失认及人格改变等，并导致社交、生活或职业功能损害。病程通常为 4～12 年。绝大多数阿尔茨海默病为散发性，约 5%有家族史。

一、流行病学

阿尔茨海默病发病率随年龄增长而逐步上升。欧美国家 65 岁以上老人阿尔茨海默病患病率为5%～8%，85 岁以上老人患病率为 47%～50%。我国 60 岁以上人群阿尔茨海默病患病率为3%～5%。目前我国约有 500 万痴呆患者，主要是阿尔茨海默病患者。发达国家未来 50 年内阿尔茨海默病的发病率将增加 2 倍。预计到 2025 年全球将有 2 200 万阿尔茨海默病患者，到 2050 年阿尔茨海默病患者将增加到 4 500 万。发达国家阿尔茨海默病已成为仅次于心血管疾病、肿瘤和卒中而位居第 4 位的死亡原因。

二、病因

(一)遗传学因素——基因突变学说

迄今已筛选出 3 个阿尔茨海默病相关致病基因和 1 个易感基因，即第 21 号染色体的淀粉样前体蛋白(β amyloid precursor protein，APP)基因、第 14 号染色体的早老素 1(presenilin1，PS-1)基因、第 1 号染色体的早老素 2(presenilin2，PS-2)基因和第 19 号染色体的载脂蛋白 E(apolipoprotein E，apoE)ε4 等位基因。前三者与早发型家族性阿尔茨海默病有关，apoEε4 等位基因是晚发性家族性阿尔茨海默病的易感基因。

(二)非遗传因素

脑外伤、感染、铝中毒、吸烟、高热量饮食、叶酸不足、受教育水平低下及一级亲属中有唐氏综合征等都会增加阿尔茨海默病患病风险。

三、发病机制

目前针对阿尔茨海默病的病因及发病机制有多种学说，如淀粉样变级联假说、tau 蛋白过度磷酸化学说、神经递质功能障碍学说、自由基损伤学说、钙平衡失调学说等。任何一种学说都不能完全解释阿尔茨海默病所有的临床表现。

(一)淀粉样变级联假说

脑内 β 淀粉样蛋白(β amyloid，Aβ)产生与清除失衡所致神经毒性 Aβ(可溶性 Aβ 寡聚体)聚集和沉积启动阿尔茨海默病病理级联反应，并最终导致 NFT 和神经元丢失。Aβ 的神经毒性作用包括破坏细胞内 Ca^{2+} 稳态、促进自由基的生成、降低 K^+ 通道功能、增加炎症性细胞因子引起的炎症反应，并激活补体系统、增加脑内兴奋性氨基酸(主要是谷氨酸)的含量等。

(二)tau 蛋白过度磷酸化学说

神经原纤维缠结的核心成分为异常磷酸化的 tau 蛋白。阿尔茨海默病脑内细胞信号转导通路失控，引起微管相关蛋白——tau 蛋白过度磷酸化、异常糖基化及泛素蛋白化，使其失去微管结合能力，自身聚集形成神经原纤维缠结。

(三)神经递质功能障碍

脑内神经递质活性下降是重要的病理特征。可累及乙酰胆碱系统(ACh)、兴奋性氨基酸、5-羟色胺、多巴胺和神经肽类等，尤其是基底前脑胆碱能神经元减少，海马突触间隙 ACh 合成、储存和释放减少，谷氨酸的毒性作用增加。

(四)自由基损伤学说

阿尔茨海默病脑内超氧化物歧化酶活性增强，脑葡萄糖-6-磷酸脱氢酶增多，脂质过氧化，造成自由基堆积。后者损伤生物膜，造成细胞内环境紊乱，最终导致细胞凋亡；损伤线粒体造成氧化磷酸化障碍，加剧氧化应激；改变淀粉样蛋白代谢过程。

(五)钙稳态失调学说

阿尔茨海默病患者神经元内质网钙稳态失衡，使神经元对凋亡和神经毒性作用的敏感性增强；改变 APP 剪切过程；导致钙依赖性生理生化反应超常运转，耗竭 ATP，产生自由基，造成氧化损伤。

(六)内分泌失调学说

流行病学研究结果表明，雌激素替代疗法能降低绝经妇女患阿尔茨海默病的危险性，提示雌激素缺乏可能增加阿尔茨海默病发病率。

(七)炎症反应

神经毒性 Aβ 通过与特异性受体如糖基化蛋白终产物受体、清除剂受体和丝氨酸蛋白酶抑制剂酶复合物受体结合，活化胶质细胞。后者分泌补体、细胞因子及氧自由基，启动炎症反应，形成由 Aβ、胶质细胞及补体或细胞因子表达上调等共同构成的一个复杂的炎性损伤网络，促使神经元变性。

四、病理特征

本病的病理特征大体上呈弥散性皮质萎缩，尤以颞叶、顶叶、前额区及海马萎缩明显。脑回变窄，脑沟增宽，脑室扩大。镜下改变包括老年斑(senile plaque，SP)、神经原纤维缠结(neural fibrillar ytangles，NFT)、神经元与突触丢失、反应性星形胶质细胞增生、小胶质细胞活化及血管淀粉样变。老年斑主要存在于新皮质、海马、视丘、杏仁核、尾状核、豆状核、Meynert 基底核与中脑。镜下表现为退变的神经轴突围绕淀粉样物质组成细胞外沉积物，形成直径 50～200 μm 的球形结构。主要成分为 Aβ、早老素 1、早老素 2、α_1 抗糜蛋白酶、apoE 和泛素等。神经原纤维缠结主要成分为神经元胞质中过度磷酸化的 tau 蛋白和泛素的沉积物，以海马和内嗅区皮质最为常见。其他病理特征包括海马锥体细胞颗粒空泡变性，轴索、突触异常断裂和皮质动脉及小动脉淀粉样变等。

五、临床表现

本病通常发生于老年或老年前期，隐匿起病，缓慢进展。以近记忆力减退为首发症状，逐渐累及其他认知领域，并影响日常生活与工作能力。早期对生活丧失主动性，对工作及日常生活缺乏热情。病程中可出现精神行为异常，如幻觉、妄想、焦虑、抑郁、攻击、收藏、偏执、易激惹性、人格改变等。最常见的是偏执性质的妄想，如被窃妄想、认为配偶不忠有意抛弃其的妄想。随痴呆进展，精神症状逐渐消失，而行为学异常进一步加剧，如大小便失禁、不知饥饱等，最终出现运动功能障碍，如肢体僵硬、卧床不起。1996 年国际老年神经疾病学会制定了一个新的疾病现象术语，即“痴呆的行为和精神症状”(the behavioral and psychological symptoms of dementia，BPSD)，来描述痴呆过程中经常出现的知觉、思维内容、心境或行为紊乱综合征。这是精神生物学、心理学和社会因素综合作用的结果。

六、辅助检查

(一)神经影像学检查

头颅MRI:早期表现为内嗅区和海马萎缩。质子磁共振频谱(^{1}H-megnetic resonance spectroscoper,^{1}H-MRS):对阿尔茨海默病早期诊断具有重要意义,表现为扣带回后部皮质肌醇(myo-inositol,mI)升高。额颞顶叶和扣带回后部出现N-乙酰门冬氨酸(N-acetylaspartate,NAA)水平下降。SPECT及PET:SPECT显像发现额颞叶烟碱型AChR缺失及额叶、扣带回、顶叶及枕叶皮质5-HT受体密度下降。PET显像提示此区葡萄糖利用下降。功能性磁共振成像(functional MRI,fMRI):早期阿尔茨海默病患者在接受认知功能检查时相应脑区激活强度下降或激活区范围缩小和远处部位的代偿反应。

(二)脑脊液蛋白质组学

脑脊液存在一些异常蛋白的表达,如apoE、tau蛋白、APP及AChE等。

(三)神经心理学特点

通常表现为多种认知领域功能障碍和精神行为异常,以记忆障碍为突出表现,并且日常生活活动能力受损。临床常用的痴呆筛查量表有简明智能精神状态检查量表(mini-mental state examination,MMSE)、画钟测验和日常生活能力量表等。痴呆诊断常用量表有记忆测查(逻辑记忆量表或听觉词语记忆测验)、注意力测查(数字广度测验)、言语流畅性测验、执行功能测查(stroop色词-干扰测验或威斯康星卡片分类测验)和神经精神科问卷。痴呆严重程度评定量表有临床痴呆评定量表(clinical dementia rating,CDR)和总体衰退量表(global deterioration scale,GDS)。总体功能评估常用临床医师访谈时对病情变化的印象补充量表(CIBIC-Plus)。额叶执行功能检查内容包括启动(词语流畅性测验)、抽象(谚语解释、相似性测验)、反应-抑制和状态转换(交替次序、执行-不执行、运动排序测验、连线测验和威斯康星卡片分类测验)。痴呆鉴别常用量表有Hachinski缺血量表评分(HIS)及汉密尔顿焦虑、抑郁量表。

1.记忆障碍

记忆障碍是阿尔茨海默病典型的首发症状,早期以近记忆力减退为主。随病情进展累及远记忆力。情景记忆障碍是筛选早期阿尔茨海默病的敏感指标。

2.其他认知领域功能障碍

其他认知领域功能障碍表现为定向力、判断与思维、计划与组织能力、熟练运用及社交能力下降。

3.失用

失用包括结构性失用(画立方体)、观念-运动性失用(对姿势的模仿)和失认、视觉性失认(对复杂图形的辨认)、自体部位辨认不能(手指失认)。

4.语言障碍

阿尔茨海默病早期即存在不同程度的语言障碍。核心症状是语义记忆包括语义启动障碍、语义记忆的属性概念和语义/词类范畴特异性损害。阿尔茨海默病患者对特定的词类(功能词、内容词、名词、动词等)表现出认知失常,即词类范畴特异性受损。可表现为找词困难、命名障碍和错语等。

5.精神行为异常

阿尔茨海默病病程中常常出现精神行为异常,如幻觉、妄想、焦虑、易激惹及攻击等。疾病早期往往有较严重的抑郁倾向，随后出现人格障碍、幻觉和妄想，虚构不明显。

6.日常生活活动能力受累

阿尔茨海默病患者由于失语、失用、失认、计算不能，通常不能继续原来的工作，不能继续理财。疾病晚期出现锥体系和锥体外系病变，如肌张力增高、运动迟缓及姿势异常。最终患者可呈强直性或屈曲性四肢瘫痪。

（四）脑电图检查

早期 α 节律丧失及电位降低，常见弥散性慢波，且脑电节律减慢的程度与痴呆严重程度相关。

七、诊断标准

（一）美国《精神障碍诊断与统计手册》第 4 版制定的痴呆诊断标准

（1）多个认知领域功能障碍。①记忆障碍：学习新知识或回忆以前学到的知识的能力受损。②以下认知领域至少有 1 项受损：失语；失用；失认；执行功能损害。

（2）认知功能障碍导致社交或职业功能显著损害，或者较原有水平显著减退。

（3）隐匿起病，认知功能障碍逐渐进展。

（4）同时排除意识障碍、神经症、严重失语及脑变性疾病（额颞叶痴呆、路易体痴呆和帕金森痴呆等）或全身性疾病所引起的痴呆。

（二）阿尔茨海默病临床常用的诊断标准

阿尔茨海默病临床常用的诊断标准有 DSM-Ⅳ-R、ICD-10 和 1984 年 Mckhann 等制定的美国国立神经病学或语言障碍和卒中-老年性痴呆及相关疾病协会研究用诊断标准（NINCDS-ADRDA），将阿尔茨海默病分为肯定、很可能、可能等不同等级。

1.临床很可能阿尔茨海默病

（1）痴呆：老年或老年前期起病，主要表现为记忆障碍和一个以上其他认知领域功能障碍（失语、失用和执行功能损害），造成明显的社会或职业功能障碍。认知功能或非认知功能障碍进行性加重。认知功能损害不是发生在谵妄状态，也不是由于其他引起进行性认知功能障碍的神经系统或全身性疾病所致。

（2）支持诊断：单一认知领域功能如言语（失语症）、运动技能（失用症）、知觉（失认症）的进行性损害；日常生活能力损害或精神行为学异常；家族史，尤其是有神经病理学或实验室证据者；非特异性脑电图改变如慢波活动增多；头颅 CT 示有脑萎缩。

（3）排除性特征：突然起病或卒中后起病。病程早期出现局灶性神经功能缺损体征如偏瘫、感觉缺失、视野缺损、共济失调。起病时或疾病早期出现抽搐发作或步态障碍。

2.临床可能阿尔茨海默病

临床可能阿尔茨海默病有痴呆症状，但没有发现足以引起痴呆的神经、精神或躯体疾病；在起病或病程中出现变异；继发于足以导致痴呆的躯体或脑部疾病，但这些疾病并不是痴呆的病因；在缺乏可识别病因的情况下出现单一的、进行性加重的认知功能障碍。

3.肯定阿尔茨海默病

符合临床很可能痴呆诊断标准，并且有病理结果支持。

根据临床痴呆评定量表、韦氏成人智力量表（全智商）可把痴呆分为轻度、中度和重度痴呆三级。具体标准有以下几点。

(1)轻度痴呆:虽然患者的工作和社会活动有明显障碍,但仍有保持独立生活能力,并且个人卫生情况良好,判断能力几乎完好无损。全智商55～70。

(2)中度痴呆:独立生活能力受到影响(独立生活有潜在危险),对社会和社会交往的判断力有损害,不能独立进行室外活动,需要他人的某些扶持。全智商40～54。

(3)重度痴呆:日常生活严重受影响,随时需要他人照料,即不能维持最低的个人卫生,患者已变得语无伦次或缄默不语,不能做判断或不能解决问题。全智商40以下。

八、鉴别诊断

(一)血管性痴呆

血管性痴呆可突然起病或逐渐发病,病程呈波动性进展或阶梯样恶化。可有多次卒中史,既往有高血压、动脉粥样硬化、糖尿病、心脏疾病、吸烟等血管性危险因素。通常有神经功能缺损症状和体征,影像学上可见多发脑缺血软化灶。每次脑卒中都会加重认知功能障碍。早期记忆功能多正常或仅受轻微影响,但常伴有严重的执行功能障碍,表现为思考、启动、计划和组织功能障碍,抽象思维和情感也受影响;步态异常常见,如步态不稳、拖曳步态或碎步。

(二)Pick病

与Pick病鉴别具有鉴别价值的是临床症状出现的时间顺序。Pick病早期出现人格改变、言语障碍和精神行为学异常,遗忘出现较晚。影像学上以额颞叶萎缩为特征。约1/4的患者脑内存在Pick小体。阿尔茨海默病患者早期出现记忆力、定向力、计算力、视空间技能和执行功能障碍。人格与行为早期相对正常。影像学上表现为广泛性皮质萎缩。

(三)路易体痴呆

路易体痴呆主要表现为波动性持续(1～2天)认知功能障碍、鲜明的视幻觉和帕金森综合征。视空间技能、近事记忆及注意力受损程度较阿尔茨海默病患者严重。以颞叶、海马、扣带回、新皮质、黑质及皮质下区域广泛的路易体为特征性病理改变。病程3～8年。一般对镇静剂异常敏感。

(四)增龄性记忆减退

50岁以上的社区人群约50%存在记忆障碍。此类老年人可有记忆减退的主诉,主要影响记忆的速度与灵活性,但自知力保存,对过去的知识和经验仍保持良好。很少出现计算、命名、判断、思维、语言与视空间技能障碍,且不影响日常生活活动能力。神经心理学测查证实其记忆力正常,无精神行为学异常。

(五)抑郁性神经症

抑郁性神经症是老年期常见的情感障碍性疾病,鉴别如表8-3。

表8-3 真性痴呆与假性痴呆鉴别

鉴别要点	假性痴呆	真性痴呆
起病	较快	较缓慢
认知障碍主诉	详细、具体	不明确
痛苦感	强烈	无
近事记忆与远事记忆	丧失同样严重	近事记忆损害比远事记忆严重
界限性遗忘	有	无

续表

鉴别要点	假性痴呆	真性痴呆
注意力	保存	受损
典型回答	不知道	近似性错误
对能力的丧失	加以夸张	隐瞒
简单任务	没有竭力完成	竭力完成
对认知障碍的补偿	不设法补偿	依靠日记、日历设法补偿
同样困难的任务	完成有明显的障碍	普遍完成差
情感	受累	不稳定，浮浅
社会技能	丧失较早，且突出	早期常能保存
定向力检查	常答“不知道”	定向障碍不常见
行为与认知障碍严重程度	不相称	相称
认知障碍夜间加重	不常见	常见
睡眠障碍	有	不常有
既往精神疾病史	常有	不常有

抑郁性神经症诊断标准(《中国精神疾病分类方案与诊断标准》，第 2 版，CCMD-Ⅱ-R)有以下几点。

1.症状

心境低落每天出现，晨重夜轻，持续 2 周以上，至少有下述症状中的 4 项。①对日常活动丧失兴趣，无愉快感；精力明显减退，无原因的持续疲乏感。②精神运动性迟滞或激越。伴发精神症状如焦虑、易激惹、淡漠、疑病症、强迫症状或情感解体(有情感却泪流满面地说我对家人无感情)。③自我评价过低、自责、内疚感，可达妄想程度。④思维能力下降、意志行为减退、联想困难。⑤反复想死的念头或自杀行为。⑥失眠、早醒、睡眠过多。⑦食欲缺乏，体重明显减轻或性欲下降。⑧性欲减退。

2.严重程度

社会功能受损；给本人造成痛苦和不良后果。

3.排除标准

不符合脑器质性精神障碍、躯体疾病与精神活性物质和非依赖性物质所致精神障碍；可存在某些分裂性症状，但不符合精神分裂症诊断标准。

(六)轻度认知功能损害(mild cognitive impairment，MCI)

过去多认为 MCI 是介于正常老化与痴呆的一种过渡阶段，目前认为 MCI 是一种独立的疾病，患者可有记忆障碍或其他认知领域损害，但不影响日常生活。

(七)帕金森痴呆疾病

帕金森痴呆疾病早期主要表现为帕金森病典型表现，多巴类药物治疗有效。疾病晚期出现痴呆及精神行为学异常(错觉、幻觉、妄想及抑郁等)。帕金森痴呆属于皮质下痴呆，多属于轻中度痴呆。

(八)正常颅内压性脑积水

正常颅内压性脑积水常见于中老年患者，隐匿性起病。临床上表现为痴呆、步态不稳及尿失禁三联征。无头痛、呕吐及视盘水肿等症。腰穿脑脊液压力不高。神经影像学检查有脑室扩大的证据。

(九)亚急性海绵状脑病

亚急性海绵状脑病急性或亚急性起病,迅速出现智能损害,伴肌阵挛,脑电图在慢波背景上出现特征性三相波。

九、治疗

由于本病病因未明,至今尚无有效的治疗方法。目前仍以对症治疗为主。

(一)神经递质治疗药物

1.拟胆碱能药物

拟胆碱能药物主要通过抑制 AChE 活性,阻止 ACh 降解,提高胆碱能神经元功能。有 3 种途径加强胆碱能效应:ACh 前体药物、胆碱酯酶抑制剂(acetylcho1inesterase inhibitor,AChEI)及胆碱能受体激动剂。

(1)补充 ACh 前体:包括胆碱及卵磷脂。动物实验表明,胆碱和卵磷脂能增加脑内 ACh 生成,但在阿尔茨海默病患者身上未得到证实。

(2)胆碱酯酶抑制剂(AChEI)为最常用和最有效的药物。通过抑制乙酰胆碱酯酶而抑制乙酰胆碱降解,增加突触间隙乙酰胆碱浓度。第一代 AChEI 他克林,由于肝脏毒性和胃肠道反应而导致临床应用受限。第二代 AChEI 有盐酸多奈哌齐、重酒石酸卡巴拉丁、石杉碱甲、毒扁豆碱、加兰他敏、美曲磷脂等,具有选择性好、作用时间长等优点,是目前治疗阿尔茨海默病的首选药物。①盐酸多奈哌齐:商品名为安理申、思博海,是治疗轻中度阿尔茨海默病的首选药物。开始服用剂量为 5 mg/d,睡前服用。如无不良反应,4～6 周后剂量增加到 10 mg/d。不良反应主要与胆碱能作用有关,包括恶心、呕吐、腹泻、肌肉痉挛、胃肠不适、头晕等,大多在起始剂量时出现,症状较轻,无肝毒性。②重酒石酸卡巴拉丁:商品名为艾斯能。用于治疗轻中度阿尔茨海默病。选择性抑制皮质和海马 AChE 优势亚型-G1。同时抑制丁酰胆碱酯酶,外周胆碱能不良反应少。开始剂量1.5 mg,每天 2 次或 3 次服用。如能耐受,2 周后增至 6 mg/d。逐渐加量,最大剂量12 mg/d。不良反应包括恶心、呕吐、消化不良和食欲缺乏等,随着治疗的延续,不良反应的发生率降低。③石杉碱甲:商品名为双益平。这是我国学者从石杉科石杉属植物蛇足石杉(千层塔)提取出来的新生物碱,不良反应小,无肝毒性。适用于良性记忆障碍、阿尔茨海默病和脑器质性疾病引起的记忆障碍。0.2～0.4 mg/d,分 2 次口服。④加兰他敏:由石蒜科植物沃氏雪莲花和水仙属植物中提取的生物碱,用于治疗轻中度阿尔茨海默病。推荐剂量为 15～30 mg/d,1 个疗程为 8～10 周。不良反应有恶心、呕吐及腹泻等。缓慢加大剂量可增强加兰他敏的耐受性。1 个疗程为 8～10 周。无肝毒性。⑤美曲磷脂:属于长效 AChEI,不可逆性抑制中枢神经系统乙酰胆碱酯酶。胆碱能不良反应小,主要是胃肠道反应。⑥庚基毒扁豆碱:毒扁豆碱亲脂性衍生物,属长效 AChEI。毒性仅为毒扁豆碱的 1/50,胆碱能不良反应小。推荐剂量40～60 mg/d。

(3)胆碱能受体(烟碱受体或毒蕈碱受体)激动剂:以往研究过的非选择性胆碱能受体激动剂包括毛果芸香碱及槟榔碱等因缺乏疗效或兴奋外周 M 受体而产生不良反应,现已弃用。选择性作用于 M_1 受体的新药正处于临床试验中。

2.N-甲基-D-天冬氨酸(NMDA)受体拮抗剂

此型代表药物有盐酸美金刚,用于中重度阿尔茨海默病治疗。

(二)以 Aβ 为治疗靶标

未来治疗将以 Aβ 为靶点减少脑内 Aβ 聚集和沉积作为药物干预的目标，包括减少 Aβ 产生、加快清除、阻止其聚集，或对抗 Aβ 的毒性和抑制它所引起的免疫炎症反应与凋亡的方法都成为合理的阿尔茨海默病治疗策略。此类药物目前尚处于研究阶段。α 分泌酶激动剂不是首选的分泌酶靶点。APPβ 位点 APP 内切酶(beta site amyloid precursor protein cleavage enzyme，BACE)1 和高度选择性 γ 分泌酶抑制剂可能是较好的靶途径。

1.Aβ 免疫治疗

1999 年动物实验发现，Aβ42 主动免疫阿尔茨海默病小鼠模型能清除脑内斑块，并改善认知功能。Aβ 免疫治疗的可能机制是抗体 FC 段受体介导小胶质细胞吞噬 Aβ 斑块、抗体介导的淀粉样蛋白纤维解聚和外周 Aβ 沉积学说。2001 年轻中度阿尔茨海默病患者 Aβ42 主动免疫Ⅰ期临床试验显示人体较好的耐受性。Ⅱ期临床试验结果提示，Aβ42 主动免疫后患者血清和脑脊液中出现抗 Aβ 抗体。ⅡA 期临床试验部分受试者出现血-脑屏障损伤及中枢神经系统非细菌性炎症。炎症的出现可能与脑血管淀粉样变有关。为了减少不良反应，可采取其他措施将潜在的危险性降到最低，如降低免疫剂量、诱发较为温和的免疫反应、降低免疫原的可能毒性、表位疫苗诱发特异性体液免疫反应，或是使用特异性被动免疫而不激发细胞免疫反应。通过设计由免疫原诱导的 T 细胞免疫反应，就不会直接对 Aβ 发生反应，因此不可能引起传统的 T 细胞介导的自身免疫反应。这种方法比单纯注射完整的 Aβ 片段会产生更多结构一致的 Aβ 抗体，并增强抗体反应。这一假设已经得到 APP 转基因鼠和其他种的动物实验的证实。将 Aβ 的第 16～33 位氨基酸进行部分突变后，也可以提高疫苗的安全性。通过选择性地激活针对 β 淀粉样蛋白的特异性体液免疫反应、改进免疫原等方法，避免免疫过程中所涉及的细胞免疫反应，可能是成功研制阿尔茨海默病疫苗的新方法。另外，人源化 Aβ 抗体的被动免疫治疗可以完全避免针对 Aβ 细胞反应。如有不良反应出现，可以停止给药，治疗药物会迅速从身体内被清除。虽然主动免疫能够改善阿尔茨海默病动物的精神症状，但那毕竟只是仅由淀粉样蛋白沉积引起行为学损伤的模型。Aβ42 免疫不能对神经元纤维缠结有任何影响。神经元纤维缠结与认知功能损伤密切相关。

2.金属螯合剂的治疗

Aβ 积聚在一定程度上依赖于 Cu^{2+}/Zn^{2+} 的参与。活体内螯合这些金属离子可以阻止 Aβ 聚集和沉积。抗生素氯碘羟喹具有 Cu^{2+}/Zn^{2+} 螯合剂的功能，治疗 APP 转基因小鼠数月后 Aβ 沉积大大减少。相关药物已进入Ⅱ期临床试验。

(三)神经干细胞(nerve stem cell，NSC)移植

神经干细胞移植临床应用最关键的问题是如何在损伤部位定向诱导分化为胆碱能神经元。目前，体内外 NSC 的定向诱导分化尚未得到很好的解决，尚处于实验阶段。

(四)Tau 蛋白与阿尔茨海默病治疗

以 Tau 蛋白为位点的药物研究和开发也成为国内、外学者关注的焦点。

(五)非胆碱能药物

长期大剂量脑复康(吡拉西坦)、茴拉西坦或奥拉西坦能促进神经元 ATP 合成，延缓阿尔茨海默病病程进展，改善命名和记忆功能。银杏叶制剂可改善神经元代谢，减缓阿尔茨海默病进展。双氢麦角碱(喜德镇)为 3 种麦角碱双氢衍生物的等量混合物，有较强的 α 受体阻断作用，能改善神经元对葡萄糖的利用。可与多种生物胺受体结合，改善神经递质传递功能。1～2 mg，每天 3 次口服。长期使用非甾体抗炎药物能降低阿尔茨海默病的发病风险。选择性COX-2抑制剂提倡用于阿尔茨海默病治疗。辅酶Q和单胺氧化酶抑制剂司来吉林能减轻神经元细胞膜脂质过氧化导致的线粒体DNA损伤。他汀类药物能够降低阿尔茨海默病的危险性。钙通道阻滞剂尼莫地平可通过调节阿尔茨海默病脑内钙稳态失调而改善学习和记忆功能。神经生长因子和脑源性神经营养因子能够改善学习、记忆功能和促进海马突触重建，减慢残存胆碱能神经元变性，现已成为阿尔茨海默病治疗候选药物之一。

(六)精神行为异常的治疗

一般选择安全系数高、不良反应少的新型抗神经疾病药物，剂量通常为成人的1/4左右。小剂量开始，缓慢加量。常用的抗神经疾病药物有奥氮平(5 mg)、维斯通(1 mg)或思瑞康(50～100 mg)，每晚一次服用，视病情而增减剂量。阿尔茨海默病患者伴发抑郁时首先应加强心理治疗，必要时可考虑给予小剂量抗抑郁药。

十、预后

目前的治疗方法都不能有效遏制阿尔茨海默病进展。即使治疗病情仍会逐渐进展，通常病程为4～12年。患者多死于并发症，如肺部感染、压疮和深静脉血栓形成。加强护理对阿尔茨海默病患者的治疗尤为重要。

(宗　杰)

第九章
西医治疗发作性疾病

第一节 眩 晕

一、概述

(一)眩晕的病理生理学基础

人体维持平衡主要依赖于由前庭系统、视觉、本体感觉组成的平衡三联,前庭系统是维持平衡、感知机体与周围环境相关的主要器官,其末梢部分的3个半规管壶腹嵴及2个囊斑,分别感受直线及角加速度刺激,冲动通过前庭一级神经元Scarpa's神经节传到二级神经元即位于延髓的前庭神经核,再通过前庭脊髓束、网状脊髓束、内侧纵束、小脑和动眼神经诸核,产生姿势调节反射和眼球震颤。大脑前庭的代表区为颞上回听区的后上半部、颞顶交界岛叶的上部。从末梢感受器到大脑前庭中枢的整个神经通路称为前庭或静动系统,将头部加速度运动驱使内淋巴流动机械力转换成控制体位、姿势或眼球运动的神经冲动,故每个前庭毛细胞等于一个小型换能器。本系统病变或受非生理性刺激不能履行运动能转换时则引起眩晕。

视觉、本体觉是平衡三联的组成部分,不仅本身负有传送平衡信息的作用,而且与前庭系统在解剖和生理上有密切联系,此两系统引起眩晕的程度轻、时间短,常被本系统其他症状所掩盖。3种定位感觉之一受损,发出异常冲动可引起眩晕,最常见的是前庭功能紊乱,所输入的信息不代表其真实的空间位置,与另两个平衡感受器输入信息矛盾,平衡皮层下中枢一般认为在脑干,当其综合的空间定位信息与原先印入中枢的信息迥异,又无能自动调节便反映到大脑,大脑则感到自身空间定位失误便产生眩晕。自身运动误认为周围物体运动,或周围物体运动误认为自身运动,随着时间的推移及前庭中枢的代偿,尽管两侧前庭功能仍不对称,这种“不成熟”的信息逐渐被接纳,转变为“熟悉”的信息,则眩晕消失,平衡功能恢复,此即前庭习服的生理基础。

(二)眩晕与平衡功能

1.平衡功能

平衡功能指人体维持静息状态和正常空间活动的能力,各种姿势坐、卧、立、跑、跳及旋转等活动,依赖于视觉、本体觉、前庭系统各不相同感受,经网状结构联结、整合,最后统一完成人体在空间的定位觉,当感受到平衡失调时,将“情报”向中枢神经系统传入经过大脑皮质和皮层下中枢的整合，再由运动系统传出适当的动作，纠正偏差，稳定躯体达到新的平衡。这是一连串复杂的反射过程，可归纳为3个重要环节。

(1)接受与传递信息：平衡信息来自“平衡三联”的基本器官，由视觉得知周围物体的方位，自身与外界物体的关系；本体觉使人时刻了解自身姿势、躯体位置；前庭感受辨别肢体运动方向，判别身体所在空间位置。

(2)效应或反应：躯体重心一旦发生位移，平衡状态立即发生变化，平衡三联立即将变化“情报”传入中枢，由运动系统传出适当的动作，使伸肌、屈肌、内收、外展肌的协调弛张及眼肌反位性移动达新的平衡。

(3)协调与控制：初级中枢在脑干前庭神经核和小脑，高级中枢在颞叶其对末梢反应起调节抑制作用。维持平衡既靠潜意识的协调反射，也靠有意识的协调运动。任何参与平衡末梢感受器病变，中枢与末梢之间的联系破坏，都可造成平衡失调。

2.眩晕与平衡的关系

眩晕是主观症状，平衡失调是客观表现，眩晕可诱发平衡失调，平衡失调又加重眩晕，两者的关系有几种可能性。

(1)眩晕与平衡障碍两者在程度上一致：前庭末梢性病变，例如梅尼埃病急性期，眩晕与平衡障碍的程度相符合，随着病情的好转，眩晕与平衡障碍都恢复，两者的进度相一致。

(2)眩晕轻而平衡障碍重：见于中枢性眩晕，桥小脑角之听神经瘤及脑膜瘤，枕骨大孔区畸形例如颅底凹陷症、Arnold Chiari 畸形平衡功能障碍明显，而眩晕不重。如脊髓小脑变性，走路蹒跚，闭眼无法站立，但眩晕不明显，许多学者总结“病变越接近前庭终器，眩晕越重”。

(3)眩晕重而平衡功能正常：官能症或精神因素为主的疾病往往表现有明显眩晕而平衡功能正常。诊断精神性眩晕应持慎重态度，Brain 曾强调，所有眩晕患者，不论其精神因素多大，应检查前庭功能；所有眩晕患者不论其器质因素有多大，勿忘记精神性反应。

(三)眩晕的分类

为了明确诊断和有效治疗，对眩晕症进行分类，实有必要，几种不同分类法各有一定价值。

1.根据眩晕性质分类

Hojt-Thomas(1980)分为真性和假性眩晕，真性眩晕是由眼、本体觉和前庭系统疾病引起，有明显的外物或自身旋转感，由于受损部位不同又可分为眼性、本体感觉障碍性和前庭性眩晕。眼性眩晕可以是生理现象，也可以是病理性的，例在高桥上俯视脚下急逝的流水，会感自身反向移动及眩晕；在山区仰视蓝天流云觉自身在移动；在列车上可出现眩晕及铁路性眼震，眼震快相与列车前进方向一致，这些都是视觉和视动刺激诱发生理性眩晕，脱离其境症状就消失。眼视动系统疾病，如急性眼肌麻痹因复视而眩晕，遮蔽患眼眩晕可消失。本体感觉障碍引起之眩晕称姿势感觉性眩晕，见于后索病变，如脊髓小脑变性、脊髓痨，有深部感觉障碍和共济失调而引起眩晕。由于视觉和本体觉对位向感受只起辅助作用，故此两系统疾病引起之眩晕都不明显，临床上有视觉和本体觉病变者，其本系统症状远远大于眩晕，即眩晕是第二位乃至第三位的症状，很少以眩晕主诉就医。

假性眩晕多由全身系统性疾病引起，如心、脑血管疾病、贫血、尿毒症、药物中毒、内分泌疾病及神经官能症等，几乎都有轻重不等的头晕症状，患者感“漂漂荡荡”，没有明确转动感，前庭中枢性眩晕也属假性眩晕范畴。

2.根据疾病解剖部位或系统分类

DeWeese分前庭系统性眩晕和非前庭系统性眩晕；Edward将眩晕分为颅内和颅外两大类，这两种分类只说明眩晕起始部位，未述及原因对治疗无帮助。

3.眩晕症之定位、定性分类法

既有解剖部位，又有疾病性质的分类，符合神经耳科学诊断原则，有临床实用价值，分为前庭末梢性眩晕，包括从外耳、中耳、内耳到前庭神经核以下之炎症、缺血、肿瘤等病变；前庭中枢性眩晕，包括前庭核(含神经核)以上至小脑、大脑皮质病变所致眩晕症。

(四)眩晕症治疗原则

1.一般治疗

卧床休息，避免声光刺激。

2.心理治疗

应消除眩晕患者恐惧心理，解除顾虑，告知眩晕并非致命疾病，轻者可痊愈，眩晕重者经代偿后可减轻或消除。

3.病因治疗

根据具体情况施治，梅尼埃病因脱水剂、前庭神经炎用抗病毒治疗、迷路卒中用血管扩张剂等。

4.对症治疗

应掌握原则的合理选择药物，根据病情轻重、药作用强弱、不良反应大小选药，避免多种同类药物同时应用，如氟桂利嗪和尼莫地平同用，可引起药物作用超量，导致头晕、嗜睡。恢复期或慢性期少用地芬尼多等前庭神经镇静剂，有碍前庭功能的代偿，使眩晕及平衡障碍恢复延迟。老年患者应注意全身系统疾病及药物不良反应。

二、几种常见眩晕症

(一)梅尼埃病

1.病因

病因众说纷纭，目前一致认为内淋巴分泌过多或吸收障碍可形成积水，出现吸收与分泌障碍病因不清，将常论的几种学说简述如下。

(1)自主神经功能紊乱及内耳微循环障碍学说：Emlie(1880)早就提出梅尼埃病(Meniere's disease，MD)与血管痉挛有关，Cheathe(1897)认为内耳和眼球循环相似，包含在密闭有一定容量的结构内均为终末动脉，很容易造成区域性微循环障碍，Pansius(1924)观察MD与青光眼患者唇和甲床毛细血管功能障碍。正常状态下交感、副交感神经互相协调维持内耳血管的舒缩功能，若交感神经占优势，小血管痉挛易产生膜迷路积水。Lermoyez(1927)认为用血管痉挛学说解释眩晕频繁发作比用膜迷路破裂和钾离子中毒学说更合理。

(2)免疫性损害学说：Quinke(1893)提出MD症状与血管神经性水肿有关，McCabe(1979)提出该病为自身免疫性疾病，Derebery(1991)认为免疫复合体沉淀在内淋巴囊可产生膜迷路积水，循环免疫复合物(CIC)介导的Ⅲ型变态反应可能是该病的原因；Yoo用Ⅱ型胶原，诱发动物内淋巴积水，称其为自身免疫性耳病，并发现患者抗Ⅱ型胶原抗体明显增高，提出细胞和体液免疫介导的免疫性内淋巴积水约占病因的10%。Andersen(1991)观察人的内淋巴囊(ES)有不同数量白细胞，其对清洁内耳的外来微生物是很重要的，ES有引起免疫反应的细胞基础，其免疫活性紊乱,可导致MD发作。Tomoda认为免疫反应的中间产物,可改变血管通透性引起膜迷路积水。

(3)变态反应:Duke(1923)已认为Ⅰ型变态反应与该病有直接因果关系。由抗原刺激体液免疫系统,产生特异性IgE附着于肥大细胞,机体处于致敏状态,再接触抗原即可发病。据称来自食物变应原占多数,呼吸道变应原次之,此类患者有明显季节性,常伴其他过敏性疾病。

(4)解剖因素:Clemis(1968)提出前庭水管(VA)狭窄是MD的特征之一。Shea(1993)认为VA狭窄及周围骨质气化不良是临床症状出现前就隐匿存在,一旦被病毒感染、外伤、免疫反应等因素触发,即表现出临床症状。Arenberg(1980)病理证明MD者内淋巴囊上皮血管成分减少,吸收上皮蜕变,ES周围组织纤维化,使内淋巴吸收障碍。

(5)精神因素及其他:House等提出该病与精神因素有关,Fowler提出身心紊乱可引发该病;但Grary认为MD本身可以引起情绪不稳定,情绪并不是发病诱因;Power认为机体代谢障碍可能是内淋巴积水的原因,如甲状腺功能低下可产生积水,补充甲状腺素可使症状缓解;颅脑外伤后内耳出血,血块堵塞内淋巴管可形成膜迷路积水,颞骨横行或微型骨折,最容易堵塞内淋巴管而产生积水。中耳炎、耳硬化症,先天性梅毒的患者,可合并膜迷路积水,产生MD症状。

2.发病机制

真正发病机制尚不清楚,目前尚停留在动物试验及理论推测阶段,能被接受学说有以下3种。

(1)内淋巴高压学说:Portmann提出内淋巴高压可引起眩晕及耳聋,后McCabe将人工内淋巴液注入蜗管,出现耳蜗微音电位下降,压力去除后微音电位恢复正常,更进一步证明内淋巴高压引起听力下降。Portmann就根据"高压学说"进行内淋巴囊减压术获得良好效果,此手术沿用至今已有很多类型,Kitahara(2001)在行ES手术时,在囊内外放置大量类固醇可提高疗效。

(2)膜迷路破裂学说:内外淋巴离子浓度各异,内淋巴为高钾,对神经组织有毒害作用;外淋巴离子浓度与脑脊液相似钾低钠高,给神经细胞提供适宜介质环境,膜迷路是内外淋巴之间存在的离子弥散屏障,互不相通。Lawrence(1959)提出"膜破裂及中毒论",Schuknecht对这一理论进行补充认为MD发作与膜迷路破裂有关,用膜迷路破裂学说解释发作性眩晕及波动性耳聋。

(3)钙离子超载学说:Meyer、Zum、Gottesberge(1986)等揭示积水动物模型电化学方面的变化,内淋巴积水后,蜗管之K^+、Na^+、Cl^-均无变化,但内淋巴电位(EP)下降,Ca^{2+}浓度增高10倍以上,提高了蜗管之渗透压,加重内淋巴积水。

3.组织病理学改变

MD组织病理学方面有3个突破性进展:①Meniere(1861)提出内耳病变可诱发眩晕、耳聋、耳鸣;②Hallpike及Cairn(1938)提出MD的病理改变为膜迷路积水,同时发现内淋巴囊周围有纤维性变;③Schuknecht(1962)首先观察到扩张的膜迷路破裂,膜迷路有很强的自愈能力,破裂后可愈合,并以此解释症状的缓解与复发,具体的病理学改变为:膜迷路膨胀,MD最显著病理特点为内淋巴系统扩张,主要变化是下迷路(蜗管及球囊)膨胀,球囊可扩大4～5倍,术前耳道加压时出现眩晕和眼震,即Hennebert征阳性,MD有此症者约占35%;膜迷路破裂可能与症状的缓解或加重有关,Lindsay认为球囊、椭圆囊与3个半规管衔接处是膜迷路最薄弱点易于破裂,如果裂孔小很快愈合,破裂范围广泛,在球囊或前庭膜形成永久性瘘管。

4.临床表现

(1)临床症状:MD临床表现多种多样,对患者威胁最大的是发作性眩晕,其次为耳聋、耳鸣、耳闷。

眩晕：2/3患者以眩晕为首发症状，常在睡梦中发作，起病急，有自身或环境旋转，滚翻、摇摆或颠簸感，剧烈眩晕持续数分或数小时不等，很少超过1～2天。眩晕发作时，常伴有自发眼震及面色苍白、出汗、呕吐等自主神经症状，眩晕发作后多数慢慢恢复，少数患者眩晕瞬间即逝或一觉醒后即愈。发作频率无一定之规律，个别患者可间隔1～5年，一般规律为首次犯病以后犯病次数逐渐增多，达高潮后渐减轻减少发作次数，直到听觉严重损失后眩晕减轻或消失。眩晕的剧烈程度因人而异，同一患者每次犯病的轻重不一，有的患者发作前有耳聋、耳闷、耳鸣加重的先兆，有些与精神、情绪、疲劳有关，有些无任何先兆及诱因。

耳鸣：耳鸣是一主观症状，可以是MD最早期症状，有时比其他症状早几年，而未引起人们重视。Mawson报道80%患者有此症状，病程早期常为嗡嗡声或吹风样属低频性耳鸣，患者常能耐受，后期蝉鸣属高频性耳鸣，诉说整天存在，在安静环境耳鸣加重，患者常不能耐受，但尚能入睡，说明大脑皮质抑制时耳鸣减轻或消失，发病前耳鸣加重，眩晕缓解后耳鸣减轻。可根据耳鸣确定病变侧别，耳鸣的消长反映病变的转归。

耳聋：急性发作时耳聋被眩晕掩盖，早期低频感音神经性耳聋，常呈可逆性的，有明显波动性听力减退者只1/4，虽然患耳听力下降，但又惧怕强声，此种现象表明有重震，听力损失可在1～2年内发病数次后即达60 dB，也可能多次波动后听力仍正常，也可能某次严重发病后达全聋。

内耳闷胀感；以前认为耳聋、耳鸣、眩晕为MD典型三征。1946年后发现1/3的患者有患耳胀满感，常出现于眩晕发作之前，反复发作此症不明显或消失，将其归之于MD的第四征。

自主神经症状：恶心、呕吐、出汗及面色苍白等自主神经症状是MD的客观体征，William认为这是一种诱发症状，是由于前庭神经核与迷走神经核位置较近，前庭神经核受刺激后，兴奋扩散到迷走神经核所致。

(2)体征：MD发作高潮期不敢活动，患者有恶心、呕吐、平衡障碍、自发性眼震，高潮过后患者亦是疲惫不堪，面色苍白，双目紧闭，神情不安。

纯音测听：早期即可逆期为低频(0.25～1 kHz)听力下降，呈上升型听力曲线，多次检查有10～30 dB的波动；中期高频(4～8 kHz)下降，2 kHz听力正常呈“峰”型曲线；后期2 kHz亦下降或高频进一步下降，呈平坦型或下坡型曲线。

重振试验：正常情况下，人耳对声音主观判断的响度随刺激声音强度变化而增减，MD病变在耳蜗，出现声音强度与响度不成比例变化，强度略有增加而响度增加明显，此种现象称重振。通常双耳响度平衡试验阳性，若双耳阈差超过35 dB，患耳接受80 dB纯音刺激时，可被健耳45 dB纯音响度所平衡称重震现象。阻抗测听镫肌反射阈降低，正常人阈上70 dB才出现镫肌反射，有重振者两者差≤60 dB就出现反射，可作为MD诊断根据。

电反应测听：可客观地测出从蜗神经到脑干下丘核的电位，MD病变在耳蜗，用耳蜗电图(EcochG)可测得总和电位(SP)与蜗神经动作电位(AP)幅度的比值，国内多家报道-SP/AP比值≥37%作为耳蜗病变的诊断根据。

甘油试验：此试验有特异性，利用甘油的高渗作用，改变膜迷路的渗透压，促进内耳水分重新吸收，按1.2 g/kg体重计算甘油量加50%生理盐水稀释后服用，为减少胃肠道刺激可加入橙汁、柠檬调味，空腹服用，服前及服后1、2、3小时纯音测听，0.25～1 kHz连续2个频率听阈下降10 dB者、为甘油试验阳性，该试验阳性具有诊断价值，阴性亦不能排除本病，据国内外报道本病阳性率为 50%～60%。

前庭功能检查：发作早期少数患者前庭功能处于激惹状态，可见到向患侧水平眼震，称刺激性眼震；几小时后前庭处于抑制状态，可看到向健侧水平或水平旋转型眼震，称麻痹型眼震，若借助 Frenzel 眼镜或眼震仪，可提高自发眼震的检出率，眼震方向对确定病变侧别有重要价值，患侧半规管功能低下，Stahle(1976)报道 95%冷热反应低下，4%正常，1%敏感。前庭脊髓反射检查，眩晕发作后可原地踏步试验，走直线试验，书写、指鼻及跟膝胫试验及 Romberg 试验，患者均向前庭功能损害侧偏斜。现用静态姿势图定量检查 Romberg 试验，可定量测试晃动轨迹的长度和速度，MD 者晃动的轨迹较正常人长，速度大，重心后移。

5.诊断要点

(1)诊断根据：①典型三联征发作史，即发作性旋转性眩晕，伴耳聋、耳鸣，约 1/3 患者有耳堵塞感号称四联征。多数是三联征同时出现，少数是单以耳聋或眩晕为首发症状，若干年后才出现典型三联征，每次发作时间在 20 分钟以上，至少发作 2 次以上方能确诊为 MD。②听功能检查，纯音测听早期低频下降呈上升型曲线，听力波动以低频为主，波动范围在 10～30 dB 之间；中期高频下降，唯 2 kHz 听力较好，呈“峰形”曲线；晚期呈下坡型曲线或听力全丧失。③重振试验，EcochG 负 SP 占优势，阻抗测听镫肌反射阈<60 dB，均提示病变在耳蜗。空腹服甘油后，低频听阈可降低 10～30 dB；-SP/AP 较服甘油前比值下降 15%为阳性。

(2)鉴别诊断：除 MD 病外，其他内耳疾病和第Ⅷ颅神经病变亦可出现眩晕、耳聋、耳鸣，应在排除其他疾病基础上诊断本病。应除外之疾病：①突发性耳聋；②脑桥小脑角肿瘤；③良性阵发性位置性眩晕；④前庭神经病变；⑤后循环缺血常称椎-基底动脉供血不足；⑥氨基糖甙类药物中毒性眩晕；⑦外伤性眩晕；⑧枕骨大孔区畸形。

6.治疗

因机制不清，MD 病因及对症治疗方法繁多，治疗目的是消除眩晕，保存听力。急性发作期主要痛苦为眩晕及恶心、呕吐，间歇期以耳聋、耳鸣为主，故 MD 治疗分急性发作期及间歇期阐述。

(1)急性发作期治疗。

一般治疗：绝对卧床休息，嘱其躺在舒适体位，闭目，头固定不动，避免声光刺激，耐心解释病情，说明本病为内耳疾病，并非脑血管意外无生命危险，通过治疗可缓解、消除恐惧及焦虑心里。控制食盐和水分的摄取，水分控制在 1 天 1 000～1 500 mL 以下，食盐控制在 1.5 g/d 左右，MD 最原始的治疗方法就是控制水分及食盐的摄取。

前庭神经镇静剂：①安定是 γ-氨基丁酸拮抗剂，主要作用为镇静、安眠，使精神和肌肉松弛，可抑制前庭神经核的活性，减轻外周前庭性眩晕，适用于 MD 患者的恐惧、烦躁心理。安定镇静作用部位在边缘系统海马区和杏仁核；肌松系由于抑制脊髓中间神经元活动，从而减弱多种肌肉反射。口服 2 小时后血药浓度达峰值，半衰期 20～40 小时，缓慢由尿中排泄。每天 5～30 mg，分 3 次口服；呕吐持续不减者可静脉注射 10～20 mg，每隔 3～4 小时注射 1 次，24 小时总量不超过 100 mg，应缓慢静脉注射，防止呼吸抑制。不良反应轻，有嗜睡、乏力、便秘、心悸等，静脉注射可发生血栓性静脉炎，肌内注射刺激性大。青光眼及重症肌无力患者禁用，眩晕症状缓解后即可停用。同类药物中还有艾司唑仑，为新型安定类药物，高效镇静催眠作用，有抗焦虑及弱的骨骼肌松弛和抗胆碱作用，作用温和入睡自然而快，作用时间长，醒后无不适感，每次 1～2 mg，抗眩晕可每次 2～4 mg。②利多卡因静脉滴注能阻滞各种神经冲动，作用于脑干前庭神经核及前庭终器。Gerjot 以 1%利多卡因 1～2 mg/kg 加入 5%葡萄糖 100～200 mL 静脉滴注或缓推，很快使眩晕、恶心、呕吐消失，若症状不缓解可继续应用或加大剂量，既可减轻眩晕使患者安静入睡，也可减轻耳鸣。据一般报道，本品对眩晕、呕吐耳鸣控制良好，有效率可达 80%。24 小时最大量不超过 5 mg/kg，对心动过缓或心肌传导障碍者不能应用。

抗胆碱能制剂：抗胆碱药能阻滞胆碱能受体，使乙酰胆碱不能与受体结合，抑制腺体分泌，适用于眩晕、胃肠自主神经反应严重，恶心、呕吐胃肠症状明显者。还能解除平滑肌痉挛，使血管扩张，改善内耳微循环。①氢溴东莨菪碱：属副交感神经阻滞剂，0.3～0.5 mg 口服、皮注或稀释于 5%葡萄糖溶液 10 mL 静脉注射；②东莨菪碱透皮治疗系统(TTS-S)：东莨菪碱口服或注射半衰期短，需频繁给药，血液药物浓度曲线有“峰谷”现象，很难掌握用量。20 世纪 70 年代后期制成 TTS-S，贴剂疗效快且可持续给药，据观察疗效优于茶苯海明、安慰剂，McCauley(1979)用双盲法比较 TTS-S、茶苯海明、安慰剂，眩晕控制率分别为 84%、68%、41%，TTS-S 明显优于茶苯海明及安慰剂，其对 MD 眩晕控制率达 81.5%。不良反应为口干但较口服及注射本剂轻，TTS-S 对恶心、呕吐严重者尤为实用；③硫酸阿托品：0.5 mg 皮下注射或稀释后静脉滴注，症状消失或缓解后可停药；④山莨菪注射液 10 mg 肌内注射或静脉滴注，症状未完全消失 30～60 分钟后可重复注射 1 次。注意：青光眼患者忌用抗胆碱能药，因该药有扩大瞳孔增高眼压之患。

抗组胺药及其各种合成剂：此类药物对前庭神经元有抑制作用，许多镇静和抗抑郁药物都被证明是抗组胺类药，它们是 H_1、H_2受体阻断剂，H_1受体阻断型抗组胺药尚有抗胆碱能作用，故有止吐功能。氟桂利嗪、桂利嗪、异丙嗪、苯海拉明、吩噻嗪等经典抗组胺剂，都有前庭镇静和止吐作用。临床常用药有以下 4 种。①异丙嗪(非那根)：眩晕发作时口服，能阻断平滑肌、毛细血管内皮、神经组织上的 H_1受体，与组胺起竞争性拮抗作用，抗组胺作用强，兼有中枢镇静和抗胆碱作用，口服后迅速吸收 30～60 分钟血浓度达高峰，有效浓度维持 3～6 小时，大多在肝内代谢破坏，24 小时内主要肾脏排泄。不良反应有口干、嗜睡，静脉注射可使血压下降，成人每次 25 mg 口服每天 2 次，小儿可 12.5 mg 口服；针剂 25 mg 加入 100 mL 生理盐水中静脉滴注，因有刺激性不做皮下注射。②地芬尼多(眩晕停)：主要作用是缓解血管痉挛，在前庭系二级神经元(前庭神经核)上，阻断来自前庭终器的刺激，有轻度抗胆碱作用，减轻眩晕发作。通过抑制化学感受器，发挥止吐作用，控制眩晕有效率达 80%，眩晕消失后即停药。③茶苯海明(晕海宁)：属乙醇胺类 H_1受体阻断剂，抗组胺作用强，尚有较强的中枢抑制和抗胆碱能作用。口服后易吸收，2～3 小时血液浓度达峰值，可维持 4～6 小时，代谢产物由尿中排出，半衰期约 8 小时，眩晕发作时口服 50 mg，每天 3 次，不良反应有口干、嗜睡。④晕动片：主要成分为抗胆碱药，每片含东莨菪碱 0.2 mg，巴比妥钠 0.03 mg，阿托品 0.15 mg。抗胆碱药能阻断胆碱能受体，使神经介质乙酰胆碱不能与受体结合而呈现与拟胆碱药相反的作用，可抑制腺体分泌，松弛胃肠道平滑肌，阻断骨骼肌运动终板内 N-胆碱能受体，使其松弛，对大脑皮质有镇静作用，治疗与预防眩晕有一定效果。不良反应有口干、嗜睡、扩瞳。青光眼患者禁用。

血管扩张剂：内耳微血管障碍是本病原因，故改善微循环，对控制眩晕、耳聋、耳鸣效果良好。①倍他司汀：其结构与磷酸组胺相似，商品名为倍他定，有毛细血管扩张作用，改善脑及内耳循环，可抑制组胺的负反馈调节，产生抗过敏作用，控制内耳性眩晕效果较好。口服：4～8 mg，每天 3 次，1 个月后可停药观察疗效；静脉用倍他司汀氯化钠液 500 mL，含倍他司汀 20 mg，10～15 天为 1 个疗程。不良反应有口干，胃不适，心悸，但很少发生。②氟桂利嗪：是新型选择性 Ca^{2+} 通道阻滞剂，WHO 将其归入第四类钙通道阻滞剂，可阻滞缺氧条件下 Ca^{2+} 跨膜进入胞内，造成细胞死亡。保护脑及迷路血管内皮细胞完整性，减少血小板释放之5-羟色胺及前列腺素对细胞破坏。另可抑制血管收缩降低血管阻力，降低血管通透性减轻膜迷路积水，增加耳蜗内辐射小动脉血流量，改善内耳微循环，对中枢及末梢性眩晕均有疗效，该药由肠道吸收，2～4 小时血浓度达峰值，血中 90%药与血浆蛋白结合，主要代谢器官为肝脏，80%经粪便排除。10 mg 口服，每天 1 次，持续服药 1 个月。③碳酸氢钠($NaHCO_3$)：动物试验证明，中、小动脉痉挛时，静脉滴注 $NaHCO_3$后血管扩张，常用浓度有 4%～7%，7%可按 2 mL/kg 给药；通常用 4%$NaHCO_3$注射液 200～400 mL 静脉滴注。用药机制为药物吸收后中和病变区的酸性代谢产物，释放 CO_2，局部 CO_2分压增加，可扩张毛细血管，改善微循环；提高机体碱储备，促进营养过程正常化。④磷酸组胺：该药静脉注射前作皮试，观察无反应方可静脉滴注，皮试方法：1 mg 磷酸组胺稀释 10 倍，做皮丘试验，红晕不明显方可静脉滴注，1～2 mg 加入 5%葡萄糖注射液 200 mL 中静脉滴注，每分钟 10～20 滴，至患者面部开始潮红为止，每天 1 次，7 次为 1 个疗程。滴注时须定期测心率及血压，皮肤微红、轻度瘙痒为适宜量，若皮肤明显发红、心慌、胸闷，应减量或停药。以后每周用组胺1 mg作皮下注射 1 次。⑤盐酸罂粟碱：对血管平滑肌有松弛作用，使脑血管阻力降低，用于脑血管痉挛及栓塞，能控制 MD 引起的眩晕，每次 30～60 mg 口服每天 3 次；皮下、肌肉及静脉注射量每次 30～60 mg，每天不宜超过 300 mg。⑥5%CO_2混合氧吸入：CO_2吸入使内耳微循环改善，还可影响血管纹中碳酸酐酶，将氢离子吸入蜗管，降低内淋巴 pH，可减轻症状，每次吸入 15 分钟每天 3 次。⑦灯盏花黄酮注射剂：可使内耳微血管扩张，增加血流量降低外周血管阻力，5 mg/mL，用12～20 mg加入 5%葡萄糖注射液静脉滴注，每天 1 次，14 次为 1 个疗程，休息 7 天作第 2 个疗程，病情轻可只作 1 个疗程。

降低血液黏稠度：①川芎嗪有抗血小板聚集作用，对已聚集血小板有解聚作用，抑制平滑肌痉挛，扩张小血管，改善微循环，能通过血-脑屏障，有抗血栓和溶血栓作用。口服 100 mg，每天 3 次；肌内注射 40～80 mg，每天 1～2 次，可静脉滴注 40～80 mg 加入 5%～10%葡萄糖 250～500 mg中，每天 1 次，7～10 次为1 个疗程；②复方丹参制剂能活血化瘀，具有扩张小血管、抑制凝血，促进组织修复作用，实验证明复方丹参针剂能增强缺氧耐受力，使脑及冠状动脉血流量增加，聚集的红细胞有不同程度解聚，降低血液黏稠度，减少纤维蛋白原含量。口服每次 3 片，每天 3 次；肌内注射 2 mL，每天 2 次；以本品 8～16 mL 加入右旋糖酐-40 或 5%葡萄糖液 100～500 mL静脉滴注，每天 1 次，2 周为 1 个疗程。

利尿剂：病理证实 MD 病理改变为膜迷路积水，故可采用利尿剂脱水治疗。依他尼酸、呋塞米对内耳有损害，可引起感音神经性聋，不适用于治疗 MD。常用之利尿剂有以下 3 种。①乙酰唑胺：为常用利尿剂，已有许多医师用其治疗 MD，为碳酸酐酶抑制剂，使肾小球 H^+ 与 Na^+ 交换减慢，水分排泄增快，消除内耳水肿。250 mg 口服，每天 1～2 次，早餐后服药疗效最高，服药后作用可持续 6～8 小时，急性发作疗效较好，长期服用，可同时用氯化钾缓释片 0.5 g 每天 3 次，连服 10 天，也可用 500 mg 乙酰唑胺加入 10%葡萄糖注射液 250 mL 静脉滴注，每天 2 次。动物试验证明静脉注射乙酰唑胺后外淋巴渗透压明显降低，血清渗透压无改变。此药主要用于眩晕发作之急性发作期，不可长期应用。②氢氯噻嗪(双氢克尿塞)：直接作用肾髓袢升支和远曲小管，抑制 Na^+ 的再吸收，促进氯化钠和水分排泄，也增加钾的排泄，口服 1 小时出现利尿作用，2 小时达高峰持续 12 小时；每天量25～75 mg，每天 2～3 次，口服 1 周后停药或减量，长服此药可引起低血钾故应补钾，可同时服氯化钾缓释片 0.5 g，每天 3 次。③50%甘油溶液：口服 50～60 mL 每天2 次，连续服用 7 天，能增加外淋巴渗透压，以减轻膜迷路积水，为减轻甘油对胃肠刺激可加入少许橙汁或柠檬汁调味。

其他辅助治疗:①右旋糖酐-40能降低血液黏稠度,防止凝血,本品输入血管内,能吸附在损伤的血管内膜、红细胞、血小板表面,改变其表面负电荷,根据“同性相斥”原理,起到防止血小板向血管壁贴附,红细胞相斥不易凝聚,阻止血栓形成,能提高血浆胶体渗透压,其平均分子量约4万的多糖体,因分子量较小使组织液进入血管,增加血容量,降低血液黏稠度,有血液稀释作用,在体内停留时间较短,易从尿中排出,有渗透性利尿作用,还可改善耳蜗微循环。用于眩晕早期有一定疗效,250~500 mL/d静脉滴注,10~14次为1个疗程。③三磷腺苷及代谢产物腺苷,可直接使血管平滑肌舒张,降低血压,参与体内脂肪、蛋白、糖核苷酸代谢,并在体内释放能量,供细胞利用。10~20 mg肌内注射或加入右旋糖酐-40静脉滴注每天1次,1~2周为1个疗程。③类固醇治疗,若拟诊与自身免疫或变态反应因素有关的MD,可口服或静脉滴注类固醇,如地塞米松片0.75 mg口服每天3次,1周后递减;或地塞米松5~10 mg静脉滴注,3天后可递减。Ariyasu(1990)观察20例前庭性眩晕患者,10例服类固醇,10例服安慰剂,服类固醇组,9例明显减轻,安慰剂组仅3例缓解,7例改服类固醇后6例缓解,证明类固醇有减轻内淋巴积水作用,其疗效明显优于安慰组。

(2)间歇期的治疗:若无症状无须任何治疗,有平衡障碍、耳聋、耳鸣者,可根据症状特点进行相应治疗,目的是防止眩晕发作及听力进一步下降。

防止眩晕急性发作:生活规律,减少精神、情绪刺激,低盐饮食,每天限定盐在1.5 g以下,建议患者避免CATS(咖啡、酒、烟和紧张),可防止眩晕发作。对耳聋、耳鸣等耳蜗症状的治疗常选用神经营养剂及血管扩张剂,改善内耳微循环,当拟诊内淋巴高压者可加服利尿剂可以按上述方法进行。

(二)良性阵发性位置性眩晕

良性阵发性位置性眩晕(benign paroxysmal positional vertigo,BPPV),是指某一特定头位诱发的短暂性眩晕,Dix和Hallpike(1952)首先描述了BPPV的特征,包括典型病史及临界头位试验方法,向患侧卧出现旋转性眼震,直立头位时有反向眼震;多见于中年患者。本病为自限性疾病,大多于数天至数月后渐愈,故称之为“良性”,但亦有长期不愈,超出3个月者称为顽固性位置性眩晕。本病常为特发性,但也可继发于其他疾病,如头部外伤、病毒性迷路炎、镫骨手术或化脓性中耳炎及内耳供血不足等。Froehling(1991)报道BPPV发病率,每年64/100 000,临床很常见,约占眩晕患者的1/3。

1.病因

病因不详,原发或持发占50%~70%,也可继发于其他疾病

(1)外伤:轻度头颅外伤后如挥鞭样损伤可诱发本病,镫骨手术后亦可有耳石脱落进入半规管,诱发体位性眩晕。

(2)耳部疾病:中耳乳突感染如病毒性迷路炎、化脓性中耳炎,梅尼埃病缓解期,外淋巴瘘等。

(3)内耳供血不足:因动脉硬化、高血压致内耳供血不足,囊斑之胶质膜变薄,耳石脱落进入半规管;老年迷路发生退行性变时,椭圆囊斑之耳石进入半规管常沉积于后半规管壶腹嵴处,若找不出原因则称特发性BPPV。

2.发病机制

特发性BPPV发病有多种学说,多数倾向Schuknecht(1969)提出的嵴顶结石症和Hall(1979)提出的管结石症学说,头位改变时重力作用于耳石牵引壶腹嵴而产生眩晕和眼震。

半规管及嵴顶上存在的物质是耳石还是其他物质尚有不同看法，Welling(1997)及 Parnes (1992)在进行后半规管阻塞时，发现管中飘浮颗粒是嗜碱性的，认为是移位的耳石；Mariarty (1992)观察 566 例颞骨切片，22%嵴顶有嗜碱性颗粒沉积，后半规管较外、前半规管多见，认为其除耳石外，可能还有细胞碎片、迷路微小出血发展为碎片，其中白细胞、吞噬细胞聚积于半规管可形成与移位耳石相同作用。

3.临床表现及诊断

(1)后半规管性 BPPV：发病突然，通常发生于在床上头部突然向一侧活动或作伸颈动作时出现眩晕和眼震，改变头位后眩晕可减轻或消失。在坐位迅速改变至激发头位时，3～6 秒潜伏期后出现旋转性眼震，易疲劳，病程可为数小时或数天，可伴恶心、呕吐，但一般无听力障碍、耳鸣等症状，无中枢神经症状及体征，缓解期可无任何不适。

(2)水平半规管性 BPPV：眩晕发作亦较短暂，常在床上向患侧翻身时发作眩晕及眼震，垂直运动如抬头或弯腰后不引起眩晕。与后半规管性眼震相比，其潜伏期稍短，2～3 秒，持续时间则可能略长。眼震与头转动方向一致，称为向地性变位水平性眼震，而少部分眼震向健侧，即背离地面，称为向天性变位水平性眼震。

4.治疗

虽多数学者认为 BPPV 是自限性疾病，自愈率很高，但自愈时间可达数月或数年，严重者丧失工作能力，应尽早查出患病原因，对原发病进行病因及对症治疗。

(1)药物治疗。①改善内耳微循环常用药：都可喜(甲磺酸阿米三嗪＋萝巴新)能增加动脉血氧分压及血氧饱和度，1 片，每天 2 次，服 1 个月后可停药观察；银杏叶制剂为自由基清除剂，血小板活化因子抑制剂，故可抑制血管壁通透性，抑制血小板聚集，可防止脑组织细胞破坏，增加缺血组织血流量，降低血液黏稠度，银杏叶提取物、金纳多 40～80 mg，每天 3 次，服 1 个月后停药观察，根据眩晕情况决定是否继续服药，最长不超过 2 个月；倍他司汀为组胺类药，可抑制前庭神经核的多突触神经元活动，使血管扩张，改善脑及内耳微循环，且可减少膜迷路之内淋巴量，对控制眩晕效果较好，用量为 6～12 mg，口服每天 3 次，一般口服 1～2 个月为 1 个疗程。②抗眩晕药及抗胆碱能药：可抑制前庭神经减轻眩晕及恶心呕吐等伴发自主神经症状。同梅尼埃病治疗中所述。

(2)耳石症体位治疗：患者闭目坐立，向一侧卧至枕部接触检查床，保持该位置直至眩晕消失后坐起，30 秒后再向另一侧侧卧，两侧交替进行直至眩晕症状消失。此法可由患者自己每 3 小时进行 1 次，患者的症状多在 1～2 天内减轻，通常于 7～14 天内消失。此法系依据嵴顶结石症学说而提出，体位变换的机械力有助于分散、溶解半规管嵴顶处的微粒，使半规管耳石复位，从而加快恢复。

(3)前庭习服治疗：通过前庭体操增强前庭系对抗眩晕的耐力，常用 Cawthore 前庭训练操，疗效可达 80%以上。

(三)前庭神经炎或前庭神经元炎

前庭神经炎又称前庭神经元炎。首先由 Ruttin(1909)报道，为突然眩晕发作而无耳蜗及其他神经系统症状的疾病。Nylen(1924)称此病为前庭神经炎。Dix 及 Hallpike(1952)总结本病临床表现后改名为前庭神经元炎。直到 1981 年 Schuknecht 对 4 名患者进行组织病理学研究，发现前庭神经和外周感受器同时受损，又定名为前庭神经炎，目前两种命名均被沿用。

1.发病机制

前庭神经炎的病因现仍不够明确，可能与病毒感染或病灶感染性疾病有关，80%患者发病时有上感、扁桃体炎、副鼻窦炎史，亦有学者认为与血管因素有关，前庭神经小动脉的循环紊乱可能为本病的另一病因，Magnusson(1993)对24例符合本病患者的观察结果，发现其中6例有小脑动脉梗死，故考虑血管因素亦可能为本病的病因。Matsuo(1989)认为身体其他部位病毒感染后，血-脑屏障受损，病毒直接侵犯前庭神经或神经节而使其受损；或病毒感染后的免疫性神经损害。

2.临床表现

前庭神经炎多发于中年人，无性别差异多见于单侧。表现为突发性眩晕及平衡失调，多为摇摆不稳感，偶有旋转性眩晕，常伴有恶心，呕吐。向健侧自发性眼震，患侧半规管功能低下。通常持续数天后逐渐减轻，3～4周后转为位置性眩晕，6个月后症状全消失。诊断本病需除外梅尼埃病及中枢性眩晕。

3.治疗

发作时可服用或注射前庭神经抑制剂，如地西泮、地芬尼多等；自主神经症状重者服用抗胆碱能制剂东莨菪碱等，同时用血管扩张剂、神经营养剂，用法用量同MD治疗所述。拟诊前庭神经炎者，可用抗病毒制剂，吗啉胍(病毒灵)抗病毒谱较广，100 mg或200 mg，口服，每天3次，至病毒感染症状消除；阿昔洛伟(ACV)对5种疱疹病毒有选择性抑制作用，对细胞毒性小，适用于单纯疱疹病毒感染、带状疱疹、EB病毒感染。口服或静脉滴注均可达抑制病毒的复制，静脉注射后可分布于肾、脑、皮肤、心、肺，大部以原形从肾排泄，静脉滴注5～20 mg/kg，每天3次，5～10天为1个疗程；口服200～600 mg，每天4～6次，7天为1个疗程。静脉滴注过快，或量过大可引起肾功能损伤，故对肾功不全、老年人、婴幼儿及孕妇慎用。恢复期可进行前庭功能训练。

4.预后

以往认为本病预后良好，3～6个月不治可自愈，但Takeda(1995)曾对10例发病后两年有半规管麻痹患者进行随诊，4例恢复6例持续位置性眩晕。Okinaka(1993)对60例患者随访8周～18年，发现起病后1个月仍有漂浮感者占70%，随时间推移百分比下降，1年后为51%，3年后仍有者占33%，5年后占27%，10年后仍残留有主观症状者2人。患者年龄越小，恢复越快、越完全。

(四)颈源性眩晕

本病也称Barre-Lieou综合征，Barre(1926)、Lieou(1928)首先报告颈椎关节病变可引起眩晕，Gray(1956)报告颈椎病、肌肉韧带损伤可引起眩晕，眩晕患者有颈椎病者，并非皆为颈源性眩晕，其发病率各家报道不一，20%～50%，当头突然转动或处于一定头位可诱发出短暂眩晕，数秒至数十分钟不等，常为旋转性眩晕，可伴或不伴耳聋、耳鸣。

1.发病机制

Biesinger提出颈源性眩晕的机制如下。

(1)颈交感神经受刺激：颈关节病可刺激交感神经，使内耳动脉痉挛，可引起眩晕、头痛、耳鸣，切断交感神经可消除眩晕。

(2)颈椎骨质损害：如颈椎退行性改变，骨质增生横突孔压迫椎动脉，炎症、外伤使颈椎节段出现异常活动，称颈椎节段性不稳，Hensinger(1991)提出寰枢关节不稳随年龄增长而加重，是产生颈源性眩晕的重要因素。颈部软组织病变，如颈肌损伤、风湿性颈肌炎、椎间盘突出，使有关肌群痉挛，压迫血管或导致相应关节段不稳。

(3)椎动脉本身病变：动脉粥样硬化性狭窄、畸形等，症状更易发生。

(4)神经反射机制：颈椎1～3节段本体觉功能紊乱，向前庭神经脊髓核发出异常冲动，而诱发眩晕。

2.临床表现及检查

(1)眩晕的形式：可为运动错觉性眩晕，发病年龄多在40岁以上，也可为头昏、晃动、站立不稳、沉浮感等多种感觉，亦可有两种以上的眩晕感同时存在。眩晕反复发作，其发生与头部突然转动有明显关系。一般发作时间短暂，数秒至数分钟不等，亦有持续时间较长者。部分患者有自发性和位置性眼震，为水平型或水平旋转型。出现率高达90%以上，多数呈反复发作性且和头颈活动关系密切。有50%以上伴耳鸣，约1/3病例有渐进性耳聋。部分病例有自发及位置性眼震。

(2)头痛：出现率60%～80%，呈发作性跳痛，多局限于项枕部，重者伴以恶心呕吐、出汗、流涎等自主神经症状，易误诊为偏头痛。

(3)视觉症状：可有视觉先兆，眼前一过性黑朦或闪光，40%病例可有视力减退、复视、一过性视野缺损及不成形幻视。

(4)颈神经根症：约30%病例可有颈神经根压迫症状，上肢串行性麻木或感觉异常，无力持物不自主坠落，枕小或耳大神经压痛；部分病例有颈部活动受限，晨起颈项痛。

(5)意识障碍：发作性意识障碍占25%～30%，常于头颈转动时突发；可伴肢体张力低下，口周麻木、耳鸣、眼前火花、猝倒发作；意识障碍可持续10～15分钟，但少数病例可达2～3小时。

检查：①颈部触诊可发现棘突、横突、棘旁项肌、枕外隆凸下方，肩胛上区有压痛、僵硬感。个别患者在按压某一部位时可出现眩晕及眼震或扪诊颈部时眩晕明显减轻。②颈扭曲试验可呈阳性，但应再作位置试验以排除耳石器病变及良性位置性眼震。有严重颈椎病者应慎用或禁用此法。③其他的激发性眼震电图检查可无异常，或出现头位性眼震，少数可有冷热试验增强。④颈椎X线检查有助于了解颈椎病变。⑤超声多普勒颈椎血流检查，可有血管受压、血流减少征象。⑥脑血管数字减影或磁共振血管造影(MRA)，可清楚观察颈、椎-基底动脉及其分支的走行及血管粗细改变。

3.诊断

眩晕与颈部运动有关，表现出椎-基底动脉供血不全的症状，前庭功能检查、X线检查及超声多普勒检查有异常表现，并排除引起眩晕的其他疾病。

4.治疗

(1)病因治疗主要以颈椎的外科治疗为主，包括颈石膏固定，颈牵引，必要时手术治疗。

(2)理疗、普鲁卡因椎旁注射、按摩等。

(3)嘱患者避免诱发眩晕的头位，进行适当的体育锻炼。睡眠时枕头不能过高或过低，且应使肩上部也着枕。

(4)可适当使用抗眩晕药及钙通道阻滞剂或血管扩张剂，维生素类等药物治疗。

(五)血管性眩晕

血管性眩晕是老年人常见疾病，指前庭系统(核或终器)血液灌注不足而引发眩晕，供血情况取决于血管状态、血液成分及血液灌注压三因素。内耳及前庭神经主要由椎-基底动脉(VBA)供血，常见疾病有：①内听动脉综合征，又称迷路卒中，发病可能有情绪因素，表现为突发严重眩晕、恶心、呕吐，10～20 天后表现为位置性眩晕，伴或不伴耳聋或耳鸣，检查有自发性眼震及平衡障碍。②椎-基底动脉短暂缺血性眩晕（VBTIV）是眩晕门诊中最常见疾病，Caplan（1981）称之为椎-基底动脉供血不足（VBI），Millikam（1955）已清楚将 VBI 定为“无梗死的短暂的脑血液减少所致短暂的不能满足脑代谢所需血运的结果”。1990 年 Toole 才将 VBTIA 与脑血管疾病分开成单独疾病，其原因可能是单一的也可能是多方面的，微栓子致动脉栓塞，血流动力学改变；当侧支循环健全时能维持脑局部供血，一时性血压下降，心排血量减少、体位改变等血流动力学改变，造成脑灌注不足，体位改变时可突然出现眩晕。

1.临床表现

与受累部位、血流量减少程度、个体耐受能力有关。

(1)眩晕与平衡障碍为常见症状，且可长时间内为唯一症状，孤立症状出现率为 10％～62％，作为首发症状约 48％，常于 2～5 分钟内达高峰，持续 30 分钟至数小时。

(2)视觉障碍：视力模糊、水平或垂直复视、黑矇、眼前闪光样发作。

(3)肢体麻木、构音困难（口吃）。

(4)经颅多普勒（TCD）可了解脑血流情况，单光子发射断层扫描（SPECT）测定脑局部血流量，敏感度为 88％。

(5)脑 CT 及 MRI，常显示有腔隙性梗死。根据临床症状及客观检查在排除其他疾病基础上，诊断本病。

2.治疗

(1)治疗原发病：如高血压、糖尿病、高脂血症、心脑综合征等应积极处理。

(2)钙通道阻滞剂：常用药物尼莫地平，口服 20～40 mg，每天 3 次。可选择性阻断病理状态下细胞膜的钙通道，减少平滑肌痉挛，增加脑血管血流量，服 2～3 周后停药观察。

(3)抗血小板聚集剂：病理状态下血小板可相互黏着，聚集形成微栓。①阿司匹林：对血小板凝聚有强大抑制作用，抑制血小板的前列腺素合成酶，减少血小板凝聚，阻止血栓形成，75 mg，口服，每天 1 次。以肠溶片为佳，减少胃黏膜刺激症状，在长期应用治疗期间注意观察脑及内脏出血情况。②双嘧达莫（潘生丁）：可抑制磷酸二酯酶，以阻止环磷酸腺苷（cAMP）的降解，抑制肾上腺素、低浓度凝血酶诱导的血小板凝聚，防止血栓形成。25 mg，口服，每天 3 次，长期服用，可和阿司匹林合用。③阿司匹林和双嘧达莫（潘生丁）缓释剂（阿司潘）的联合应用比单独使用其中一种药物的预防效果更好，且不增加出血等不良反应。常用量为 12.5/100～25/200 mg，口服，每天 2 次服用。④改善脑组织代谢剂。

甲磺酸阿米三嗪＋萝巴新（都可喜）可增加脑组织血氧含量及血氧饱和度，可再建有氧代谢。常用量 1 片，口服，每天 2 次。

复方麦角异碱口服溶液（活血素）是二氢麦角隐亭与咖啡因的合剂，可同时阻断肾上腺素 α_1 和 α_2 受体，改善微循环增加脑血流量，促进脑组织对葡萄糖的摄取，防止血小板及红细胞聚集，口服吸收快半小时达第一高峰，血浆半衰期长达 7.56～18 小时。2～4 mL，饭前或饭后口服，每天 2 次，据临床观察有效率达 80％～90％，不良反应有消化道不适、头痛等。本药应用方便、安全，对心功能不全慎用静脉滴注者尤为适用。服用 15～30 天后可停药观察。

（马庆芹）

第二节 癫　痫

癫痫是一组由不同病因所引起，脑部神经元高度同步化，且常具有自限性的异常放电所导致的综合征，以发作性、短暂性、重复性及通常为刻板性的中枢神经系统功能失常为特征。

一、癫痫部分性发作

（一）概述

1.概念

痫性放电源于一侧大脑半球，向周围正常脑区扩散可扩展为全身性发作。成年期痫性发作最常见的类型是部分性发作。

2.分型

根据发作期间是否伴有意识障碍分为 3 型。

（1）无意识障碍：为单纯部分性发作。

（2）有意识障碍：发作后不能回忆，为复杂部分性发作。

（3）单纯和复杂部分性发作：均可能继发全身性强直-阵挛发作。

（二）病因及发病机制

1.病因

（1）单纯部分性发作：多为症状性癫痫，常见脑器质性损害，以脑外伤、产伤、脑炎、脑瘤和脑血管疾病及其后遗症居多。

（2）复杂部分性发作：多因产伤，或脑炎、脑外伤、肿瘤、脑血管意外、脑动脉硬化、脑血管畸形及脑缺氧等。

2.发病机制

异常神经元突触重建及胶质增生与复杂部分性发作密切相关。颞叶结构的异常放电引起复杂部分性发作，在痫性活动的发生、发展及传播中海马和杏仁核起重要作用。颞叶癫痫与诱发痫性发作的特定结构受损，或海马硬化（AH）相关。

（三）临床表现

1.单纯部分性发作

痫性发作的起始症状提示痫性灶多在对侧脑部，发作时限不超过 1 分钟，无意识障碍。分为四型。

（1）部分运动性发作。①表现：局部肢体抽动，一侧口角、眼睑、手指或足趾多见，或整个一侧面部或一个肢体远端，有时言语中断。②杰克逊癫痫：发作自一处开始后沿大脑皮质运动区分布顺序缓慢移动，如自一侧拇指沿腕部、肘部、肩部扩展。③Todd 瘫痪：病灶在对侧运动区。部分运动性发作后如遗留暂时性（数分钟至数天）局部肢体瘫痪或无力。④部分性癫痫持续状态：癫痫发作持续数小时或数天。

（2）体觉性发作或特殊感觉性发作。

体觉性发作：肢体常麻木感和针刺感，多在口角、舌、手指或足趾发生，病灶在中央后回体感觉区，偶有缓慢扩散犹如杰克逊癫痫。

特殊感觉性发作：①视觉性，视觉如闪光，病灶在枕叶。②听觉性，幻听为嗡嗡声，病灶在颞叶外侧或岛回。③嗅觉性，焦臭味，病灶在额叶眶部、杏仁核或岛回。④眩晕性，眩晕感、飘浮感、下沉感，病灶在岛间或顶叶。特殊感觉性发作可是复杂部分性发作或全面强直-阵挛发作的先兆。

(3)自主神经发作。①年龄：以青少年为主。②临床症状：很少单独出现，以胃肠道症状居多，如烦渴、欲排尿感、出汗、面部及全身皮肤发红、呕吐、腹痛等。③病灶：杏仁核、岛回或扣带回。④EEG：阵发性双侧同步 θ 节律，频率为 4～7 次/秒。

(4)精神性发作。①各种类型遗忘症：如似曾相识、似不相识、快速回顾往事、强迫思维等，病灶多在海马部。②情感异常：如无名恐惧、愤怒、忧郁和欣快等，病灶在扣带回。③错觉：如视物变大或变小，听声变强或变弱，以及感觉本人肢体变化等，病灶在海马部或颞枕部。

精神症状可单独发作，常为复杂部分性发作的先兆，或为继发的全面性强直-阵挛发作的先兆。

2.复杂部分性发作

(1)占成人痫性发作 50%以上：在发作起始精神症状或特殊感觉症状出现，随后意识障碍、自动症和遗忘症，或发作开始即意识障碍，又称精神运动性发作。病灶多在颞叶，故又称颞叶癫痫，或见于额叶、嗅皮质等部位。先兆或始发症状包括单纯部分性发作的各种症状，特别是错觉、幻觉等精神症状及特殊感觉症状。

(2)在先兆之后发生复杂部分性发作：患者做出似有目的的动作，即自动症。自动症是在痫性发作期或发作后意识障碍和遗忘状态下发生的行为，先瞪视不动，然后无意识动作，如机械地重复动作，或出现吮吸、咀嚼、舔唇、清喉、搓手、拂面、解扣、脱衣、摸索衣裳和挪动桌椅等，甚至游走、奔跑、乘车上船，也可自动言语或叫喊、唱歌等。病灶多在颞叶海马部、扣带回、杏仁核、额叶眶部或边缘回等。在觉醒时 EEG 仅 30%呈发作放电。EEG 表现为一侧或两侧颞区慢波，杂有棘波或尖波。

3.全面性强直-阵挛发作

全面性强直-阵挛发作多由单纯或复杂部分性发作继发而来：脑电图可见快速发展为全面性异常。大发作之后可回忆起部分性发作时的情景。

(四)诊断与鉴别诊断

1.诊断

(1)首先确认癫痫是否发作。①详细了解首次发作的时间和情况，仔细排除内科或神经科急性疾病。②除单纯部分性发作外，患者并不能记忆和表述发作时的情景，需向目睹者了解整个发作过程，如发作的环境、时间，发作时姿态、面色、声音，有无肢体抽搐及大致顺序，发作后表现，有无怪异行为和精神失常等。③有多次发作的患者需了解发病后情况、发作形式、相关疾病及事件、可能的触发因素，以及发作的频率下最长间隔、间隙期有无异常等。④了解家族史，怀孕期、分娩期和产后生长发育情况，有否热性惊厥、严重颅脑外伤、脑膜炎、脑炎、寄生虫感染史等。

(2)确定发作类型：依靠病史等确定发作类型及可能属于哪种癫痫综合征。

(3)最后确定病因。①首次发作者，排除内科或神经科疾病，如低血糖、高血糖、高渗状态、低钙血症、低钠血症、高钠血症、肝衰竭、肾衰竭、高血压脑病、脑膜炎、脑炎、脑脓肿和脑瘤等。②排除药物或毒物引起的痫性发作，如异烟肼、茶碱、氨茶碱、哌替啶、阿米替林、多塞平、丙米嗪、氯丙嗪、氟哌啶醇、甲氨蝶呤、环孢素、苯丙胺等。③若先后用两种抗痫药治疗效果不佳，就应再次评估，复查 EEG 和高分辨率 MRI。

2.鉴别诊断

(1)偏头痛：①应与复杂部分性发作持续状态鉴别。②多有头痛发作史和家族史。③主要症状为剧烈偏头痛，无意识障碍。④EEG 正常或仅少数患者出现局灶性慢波，如有尖波常局限于头痛侧颞区。⑤如幻觉则以闪光、暗点、视物模糊为特征。

(2)短暂性脑缺血发作(TIA)：①一过性记忆丧失、幻觉、行为异常和短暂意识丧失等，可与复杂部分性发作混淆。②年龄大、脑动脉硬化及脑电图阴性。

(3)非痫性发作：详细询问病史与屏气发作、遗尿、梦魇、腹痛、低血糖发作等鉴别。

(五)预后

起源于脑结构性病变的部分性癫痫患者，预后与病因是否得到根除有关。这类癫痫对药物治疗有抵抗性，但经 3～5 年治疗后缓解率可达 40%～45%。发作形式仅有一种的患者比多种发作形式预后好，缓解率达 65%以上。复杂部分性发作停药后复发率高，应长期服药。

二、癫痫全面性发作

全面性发作的神经元痫性放电起源于双侧大脑半球，特征是发作时伴有意识障碍或以意识障碍为首发症状。

(一)病因与发病机制

1.与遗传关系密切

150 种以上少见的基因缺陷综合征是以癫痫大发作或肌阵挛发作为临床表现的，其中常染色体显性遗传疾病有 25 种，如结节性硬化和神经纤维瘤病；常染色体隐性遗传疾病约 100 种，如家族性黑矇性痴呆和类球状细胞型脑白质营养不良等，热性惊厥的全身性发作与编码电压门控钠通道 β 亚单位基因的突变有关。良性少年型肌阵挛性癫痫基因定位于 6q21.3。

2.大脑弥漫性损害

弥漫性损害大脑的病因如缺氧性脑病、中毒等。皮层痫性放电病灶的胶质增生、灰质异位、微小胶质细胞瘤或毛细血管瘤改变。电镜下病灶的神经突触间隙电子密度增加，痫灶周围有大量星形细胞，改变了神经元周围的离子浓度，使兴奋易于向周围扩散。

(二)临床表现

1.失神发作

(1)典型失神发作：典型失神发作通常称为小发作。①无先兆和局部症状：突然意识短暂中断，患者停止当时的活动，呼之不应，两眼瞪视不动，状如“愣神”，3～15 秒；可伴有简单的自动性动作，如擦鼻、咀嚼、吞咽等，一般不会跌倒，手中持物可能坠落，事后对发作全无记忆，每天可发作数次至数百次。②EEG：发作时呈双侧对称，3 周/s 棘慢波或多棘慢波，发作间期可有同样的或较短的阵发活动，背景波形正常。

(2)不典型失神发作：①意识障碍发生及休止，较典型者缓慢，肌张力改变较明显。②EEG，较慢而不规则的棘慢波或尖慢波，背景活动异常。

2.肌阵挛发作

(1)多为遗传性疾病。

(2)某一肌肉或肌群呈突然短暂的快速收缩，颜面或肢体肌肉突然短暂跳动，单个出现，或有规律地反复发生。发作时间短，间隔时间长，一般不伴意识障碍，清晨欲觉醒或刚入睡时发作较频繁。

(3)EEG 多为棘慢波或尖慢波。

3.阵挛性发作

(1)年龄：仅见于婴幼儿。

(2)表现：全身重复性阵挛性抽搐。

(3)EEG：快活动、慢波及不规则棘慢波。

4.强直性发作

(1)年龄：儿童及少年期多见。

(2)表现：睡眠中较多发作，全身肌肉强烈的强直性肌痉挛，使头、眼和肢体固定在特殊位置，伴有颜面青紫、呼吸暂停和瞳孔散大；躯干强直性发作造成角弓反张，伴短暂意识丧失，一般不跌倒，持续 30 秒至 1 分钟以上，发作后立即清醒。

(3)常伴自主神经症状：面色苍白、潮红、瞳孔扩大等。

(4)EEG：低电位 10 周/秒波，振幅逐渐增高。

5.全面性强直-阵挛发作(GTCS)

GTCS 是最常见的发作类型之一，也称大发作，特征是意识丧失和全身对称性抽搐。发作分为三期。

(1)强直期。①意识和肌肉：突然意识丧失，跌倒在地，全身骨骼肌呈持续性收缩。②五官表现：上睑抬起，眼球上窜，喉部痉挛，发出叫声；口先强张，而后突闭，或咬破舌尖。③抽搐：颈部和躯干先屈曲而后反张，上肢先上举后旋再变为内收前旋，下肢自屈曲转变为强烈伸直。④持续 10～20 秒后，在肢端出现细微的震颤。

(2)阵挛期。①震颤：幅度增大并延及全身成为间歇性痉挛，即进入阵挛期。②每次痉挛都继有短促的肌张力松弛，阵挛频率由快变慢，松弛期逐渐延长，本期持续 0.5～1 分钟。③最后一次强烈阵挛后，抽搐突然终止，所有肌肉松弛。

(3)惊厥后期。①牙和二便：阵挛期以后尚有短暂的强直痉挛，造成牙关紧闭和大小便失禁。②意识：呼吸首先恢复，心率、血压、瞳孔等恢复正常，肌张力松弛，意识逐渐苏醒。③自发作开始至意识恢复历时 5～10 秒。④清醒后，常头昏、头痛、全身酸痛和疲乏无力，对抽搐全无记忆。⑤或发作后进入昏睡，个别在完全清醒前有自动症或暴怒、惊恐等情感反应。

强直期和阵挛期可见自主神经征象，如心率加快，血压升高，汗液、唾液和支气管分泌物增多，瞳孔扩大等。呼吸暂时中断，皮肤自苍白转为发绀，瞳孔散大，对光及深、浅反射消失，病理反射阳性。

强直期逐渐增强的弥漫性 10 周/秒波；阵挛期逐渐变慢的弥漫性慢波，附有间歇发作的成群棘波；惊厥后期呈低平记录。

6.无张力性发作

(1)肌肉张力：①部分或全身肌肉张力突然降低，造成颈垂、张口、肢体下垂或躯干失张力而跌倒，持续 1～3 秒。②短暂意识丧失或不明显的意识障碍，发作后立即清醒和站起。

(2)EEG：多棘-慢波或低电位快活动。

(三)诊断与鉴别诊断

1.诊断

(1)GTCS 的诊断依据。①发作史及其表现,关键是发作时有无意识丧失性。②间接证据:舌咬伤和尿失禁,或发生跌伤及醒后头痛、肌痛也有参考意义。

(2)失神发作:①特征性脑电表现。②结合相应的临床表现。

2.鉴别诊断

(1)晕厥。①意识瞬时丧失:脑血流灌注短暂性全面降低,缺氧所致。②多有明显诱因:如久站、剧痛、见血、情绪激动和严寒等,胸内压力急剧增高,如咳嗽、抽泣、大笑、用力、憋气、排便、解尿等诱发。③发作先兆:常有恶心、头晕、无力、震颤、腹部沉重感或眼前发黑等,与癫痫发作相比,摔倒时较缓慢。④自主神经症状:面色苍白、出汗,有时脉搏不规则,或伴有抽动、尿失禁。⑤四肢强直阵挛性抽搐:少数发生,多发生于意识丧失 10 秒以后,持续时间短,强度较弱,与痫性发作不同。⑥脑电图和心电图监测:帮助鉴别。

(2)低血糖症。①血糖水平:发作低于 2 mmol/L 时,可产生局部癫痫样抽搐或四肢强直发作,伴有意识丧失。②病因:胰岛 β 细胞瘤或长期服用降糖药的 2 型糖尿病患者。③既往病史:有助于确诊。

(3)发作性睡病。①鉴别:因意识丧失和摔倒,易误诊为癫痫。②突然发作的不可抑制的睡眠、睡眠瘫痪、入睡前幻觉及摔倒症等四联症。

(4)基底型偏头痛。①鉴别:因有意识障碍与失神发作鉴别;但发生缓慢,程度较轻,意识丧失前常有梦样感觉。②偏头痛:双侧,多伴眩晕、共济失调、双眼视物模糊或眼球运动障碍。③脑电图:可有枕区棘波。

(5)假性癫痫发作(表 9-1)。①又称癔症性发作:多在情绪波动后发生,可有运动、感觉、自动症、意识模糊等类癫痫发作症状。②症状有戏剧性:表现双眼上翻、手足抽搐和过度换气,伴有短暂精神和情绪异常,无自伤和尿失禁。③特点:强烈的自我表现,精神刺激后发生,发作中哭叫、出汗和闭眼等,暗示治疗可终止发作。④脑电监测:有鉴别意义。

表 9-1 癫痫性发作与假癫痫发作的鉴别

鉴别要点	癫痫发作	假癫痫发作
发作场合和特点	任何情况下,突然及刻板式发作	有精神诱因及有人在场时,发作形式多样
眼位	上睑抬起,眼球上蹿或转向一侧	眼睑紧闭,眼球乱动
面色	发绀	苍白或发红
瞳孔	散大,对光反射消失	正常,对光反射存在
摔伤,舌咬伤,尿失禁	可有	无
Babinski 征	常为阳性	阴性
对抗被动运动	无	有
持续时间及终止方式	1～2 分钟,自行停止	可长达数小时,需安慰及暗示治疗

国外报道,假性发作患者中 10%左右可患有癫痫,癫痫伴有假性发作者为 10%～20%。

(四)治疗

癫痫是可治性疾病,大多数预后较好。在最初 5 年内 70%～80%缓解,其中 50%可完全停药。精确定位癫痫源，合理选择手术治疗可望使约 80％难治性癫痫病患者彻底治愈。

1.药物治疗的一般原则

(1)明确癫痫诊断，确定发作类型：①及时服用抗癫痫药物(AEDs)控制发作。②首次发作者在调查病因之前，不宜过早用药，应等到下次发作再决定是否用药。③根据所用 AEDs 的不良反应，确定用药时间和预后。用药前说明治疗癫痫的长期性、药物毒不良反应及生活中注意事项。

(2)病因治疗：病因明确者如调整低血糖、低血钙等代谢紊乱，手术治疗颅内占位性病变，术后残余病灶使继续发作者，需药物治疗。

(3)根据发作类型选择 AEDs：根据发作类型选择 AEDs，详见表 9-2。

表 9-2　根据癫痫的发作类型推荐选择的抗癫痫药物

发作类型	一线 AEDs	二线或辅助 AEDs
①单纯及复杂部分性发作、部分性发作继发 CTCS	卡马西平、丙戊酸钠、苯妥英钠、苯巴比妥、扑痫酮	氯巴占、氯硝西泮
②GTCS	卡马西平、苯巴比妥、丙戊酸钠、苯妥英钠、扑痫酮	乙酰唑胺、奥沙西泮、氯硝西泮
特发性大发作合并失神发作	首选丙戊酸钠，其次为苯妥英钠或苯巴比妥	
继发性或性质不明的 GTCS	卡马西平、苯妥英钠或苯巴比妥	
③失神发作	丙戊酸钠、乙琥胺	乙酰唑胺、氯硝西泮、三甲双酮
④强直性发作	卡马西平、苯巴比妥、苯妥英钠	奥沙西泮、氯硝西泮、丙戊酸钠
⑤失张力性和非典型失神发作	奥沙西泮、氯硝西泮、丙戊酸钠	乙酰唑胺、卡马西平、苯妥英钠、苯巴比妥/扑痫酮
⑥肌阵挛性发作	丙戊酸钠、乙琥胺、氯硝西泮	乙酰唑胺、奥沙西泮、硝西泮、苯妥英钠
⑦婴儿痉挛症	促肾上腺皮质激素(ACTH)、泼尼松、氯硝西泮	
⑧有中央-颞部或枕部棘波的良性儿童期癫痫	卡马西平或丙戊酸钠	
⑨Lennox-Gastaut 综合征	首选丙戊酸钠，次选氯硝西泮	

(4)常用剂量和不良反应：常用剂量和不良反应，详见表 9-3。①药物监测：药物疗效受药物吸收、分布及代谢的影响，用药应采取个体化原则。儿童需按体重(kg)计算药量，婴幼儿由于代谢较快，用量应比年长儿童相对较大。多数 AEDs 血药浓度与药效相关性明显高于剂量与药效相关性，因此，测定血药浓度，即应进行药物监测(TDM)，检测苯妥英钠、卡马西平、苯巴比妥及乙琥胺血药水平，可提高用药的有效性和安全性。②不良反应：所有 AEDs 都有，最常见剂量相关性不良反应，通常于用药初始或增量时发生，与血药浓度有关；多数为短暂性的，缓慢减量可明显减少。进食时服药可减少恶心反应。③特异反应：与剂量无关，难以预测。严重的特异反应如皮疹、粒细胞缺乏症、血小板缺乏、再生障碍性贫血和肝衰竭等可威胁生命。约 1/4 的癫痫转氨酶轻度增高，但并不发展为肝炎或肝衰竭。

(5)坚持单药治疗原则：提倡小剂量开始的单药治疗，缓慢增量至能最大限度地控制发作而无不良反应或反应很轻的最低有效剂量。单药治疗癫痫约 80％有效，切勿滥用多种药物。

表 9-3 抗痫药的剂量和不良反应

药物	成人剂量/(kg/d)		儿童剂量 [mg(kg·d)]	不良反应(剂量有关)	特异反应
	起始	维持			
苯妥英钠(PHT)	200	300～500	4～12	胃肠道症状,毛发增多,齿龈增生,面容粗糙,小脑征,复视,精神症状	骨髓、肝、心损害,皮疹
卡马西平(CBZ)	200	600～2 000	10～40	胃肠道症状,小脑征,复视,嗜睡,精神症状	骨髓与肝损害,皮疹
苯巴比妥(PB)		60～300	2～6	嗜睡,小脑征,复视,认知与行为异常	甚少见
扑米酮(PMD)	60	750～1 500	10～25	同苯巴比妥	同苯巴比妥
丙戊酸盐(VPA)	500	1 000～3 000	10～70	肥胖,震颤,毛发减少,踝肿胀,嗜睡,肝功能异常	骨髓与肝损害,胰腺炎
乙琥胺(ESM)	500	750～1 500	10～75	胃肠道症状,嗜睡,小脑症状,精神异常	少见,骨髓损害
加巴喷丁(GBP)	300	1 200～3 600		胃肠道症状,头晕,体重增加,步态不稳,动作增多	
拉莫三嗪(LTG)	25	100～500		头晕,嗜睡,恶心,神经症状(与卡马西平合用时出现)	儿童多见
非尔氨酯(FBM)	400	1 800～3 600	15	头晕,镇静,体重增加,视野缩小,精神异常(少见)	较多见,骨髓与肝损害
托吡酯(TPM)	25	200～400		震颤,头痛,头晕,小脑征,肾结石,胃肠道症状,体重减轻,认知或精神症状	

(6)联合治疗。①原则:30%以上患者需联合治疗。一种药物不能控制发作或出现不良反应,则需换用第 2 种 AEDs,如合用乙琥胺和丙戊酸钠治疗失神或肌阵挛发作,或其一加用苯二氮䓬类可有效。②注意:化学结构相同的药物,如苯巴比妥和扑痫酮、氯硝西泮和地西泮等不宜联合使用。合用两种或多种 AEDs 常使药效降低,易致慢性中毒而使发作加频。传统 AEDs 都经肝脏代谢,通过竞争可能抑制另一种药的代谢。

(7)长期坚持:AEDs 控制发作后,必须坚持长期服用,除非严重不良反应出现,不宜随意减量或停药,以免诱发癫痫持续状态。

(8)增减药物、停药及换药原则。①增减药物:增药可适当地快,但必须逐一增加,减药一定要慢,以利于确切评估疗效和不良反应。②停药:遵循缓慢和逐渐减量原则,完全控制发作 4～5 年后,根据情况逐渐减量,减量 1 年左右时间内无发作者方可停药,一般需要半年甚至一年才能完全停用,以免停药所致的发作。③换药:应在第 1 种药逐渐减量时逐渐增加第 2 种药的剂量至控制发作,并应监控血药浓度。

2.传统 AEDs

药物相互作用复杂,均经肝代谢,多数血浆蛋白结合率高,肝脏或全身疾病时,应注意调整剂量。

(1)苯妥英钠(PHT):PHT 对 GTCS 和部分性发作有效,加重失神和肌阵挛发作。胃肠道吸收慢,半清除期长,达到稳态后成人可日服 1 次,儿童日服 2 次。因治疗量与中毒量接近,不适于新生儿和婴儿。不良反应为剂量相关的神经毒性反应,如皮疹、齿龈增厚、毛发增生和面容粗糙，干扰叶酸代谢可发生巨红细胞性贫血，建议同时服用叶酸。

(2)苯巴比妥(PB)：适应证同苯妥英钠。小儿癫痫的首选药物，对GTCS疗效好，或用于单纯及复杂部分性发作，对少数失神发作或肌阵挛发作也有效，预防热性惊厥。价格低廉，可致儿童兴奋多动和认知障碍，应尽量少用。

(3)卡马西平(CBZ)：适应证同苯妥英钠，是单纯及复杂部分性发作的首选药物，对复杂部分性发作疗效优于其他AEDs。治疗3～4周后半清除期降低一半以上，需增加剂量维持疗效。与其他药物呈复杂而难以预料的交互作用，20%患者白细胞减少至4×10^9/L以下，个别可短暂降至2×10^9/L以下。

(4)丙戊酸钠(VPA)：广谱抗癫痫药。良好控制失神发作和GTCS，胃肠道吸收快，抑制肝的氧化、结合、环氧化功能，与血浆蛋白结合力高，与其他AEDs有复杂的交互作用。半衰期短，联合治疗时半清除期为8～9小时。因有引起致死性肝病的危险，2岁以下婴儿有内科疾病时禁用此药治疗。也用于单纯部分性发作、复杂部分性发作及部分性发作继发GTCS；GTCS合并失神小发作的首选药物。

(5)扑痫酮(PMD)：适应证是GTCS，对单纯及复杂部分性发作有效。经肝代谢成为具抗痫作用的苯巴比妥和苯乙基丙二酰胺。

(6)乙琥胺(ESM)：ESM仅用于单纯失神发作和肌阵挛。吸收快，约25%以原型由肾排泄，与其他AEDs很少相互作用，几乎不与血浆蛋白结合。

3.新型AEDs

多经肾排泄，肾功能损害应调整剂量；血浆蛋白结合率低，药物间相互作用少。

(1)加巴喷丁(GBP)：GBP不经肝代谢，以原型由肾排泄。治疗部分性发作和GTCS。

(2)拉莫三嗪(LTG)：起始剂量应小，经6～8周逐渐增加剂量。对部分性发作、GTCS和Lennov-Gastaut综合征有效。胃肠道吸收完全，经肝代谢。

(3)非尔氨酯(FBM)：单药治疗部分性发作和Lennox-Gastaut综合征。胃肠道吸收好，90%以原型经肾排泄。可发生再生障碍性贫血和肝毒性，其他AEDs无效时才考虑试用。

(4)氨己烯酸(VGB)：用于部分性发作、继发GTCS和Tennox-Gastcnlut综合征，对婴儿痉挛症有效，也可用作单药治疗。经胃肠道吸收，主要经肾脏排泄。不可逆性抑制GABA转氨酶，增强GABA能神经元作用。有精神病史的患者不宜应用。

(5)托吡酯(TPM)：TPM亦称妥泰。天然单糖基右旋果糖硫代物，可作为丙戊酸的替代药物。对难治性部分性发作、继发GTCS、Lennox-Gastaut综合征和婴儿痉挛症等有效。远期疗效好，无明显耐受性，大剂量也可用作单药治疗。卡马西平和苯妥英钠可降低托吡酯麻药浓度，托吡酯也可降低口服避孕药的疗效及增加苯妥英钠的血药浓度。

4.AEDS的药代动力学

(1)血药浓度：药物口服吸收后分布于血浆和各种组织内。多数AEDs部分地与血浆蛋白相结合，仅游离部分透过血-脑屏障发挥作用。常规所测血药浓度是血浆内总浓度，当血浆蛋白或蛋白结合部位异常增多或减少时，虽药物血浆总浓度不变，其游离部分却异常减少或增多，出现药物作用与血药浓度的预期相矛盾的现象。

(2)药物半清除期：药物半清除期反映药物通过代谢或排泄而清除的速度；稳态是指药物吸收和清除阈达到平衡的状态，只有在达到稳态时测得的血药浓度才可靠，而一种药物达到稳态的时间大致相当于其5个半清除期的时间。为了减少AEDs血浓度的过大波动，应以短于稳态时的药物半清除期1/3～1/2的间隔服用。半清除期为24小时或更长时间的AEDs,每天服用1次即可维持治疗血药浓度,于睡前服可避免药物达峰浓度时的镇静作用。

5.手术治疗

(1)考虑手术治疗基本条件。①长时间正规单药治疗,或先后用两种AEDs达到最大耐受剂量,或经一次正规、联合治疗仍不见效者。②难治性癫痫指复杂部分性发作患者用各种AEDs治疗难以控制发作,血药浓度在正常范围之内,并治疗2年以上,每月仍有4次以上发作者。③难治性部分性发作者最适宜手术治疗。

(2)最理想的适应证:最理想的适应证始自大脑皮质的癫痫放电。手术切除后不会产生严重神经功能缺损。

(3)常用的手术方法。①前颞叶切除术:难治性复杂部分性癫痫的经典手术。②颞叶以外的脑皮质切除术:局灶性癫痫治疗的基本方法。③癫痫病灶切除术。④胼胝体部分切除术。⑤大脑半球切除术。⑥多处软脑膜下横切术:适于致痫灶位于脑重要功能皮质区的部分性发作。如角回及缘上回、中央前后回、优势半球Broca区、Wernicke区等,不能行皮质切除术时选用。

(五)预后

典型失神发作预后最好,药物治疗2年儿童期失神通常发作停止,青年期失神癫痫易发展成全身性发作,治疗需更长时间;原发性全身性癫痫控制较好;5～10岁起病者有自发缓解倾向,易被AEDs控制;外伤性癫痫预后较好;无明显脑损伤的大发作预后较好,缓解率85%～90%;有器质性脑损伤及/或神经系统体征的大发作预后差;发病较早、病程较长、发作频繁及伴有精神症状者预后差;无脑损伤的肌阵挛性癫痫预后尚可,伴有脑部病变者难以控制。

三、癫痫持续状态

(一)概述

1.概念

癫痫持续状态指一次癫痫发作持续30分钟以上,或连续多次发作,发作间期意识或神经功能未恢复至通常水平称癫痫状态。

2.特点

一般指全面强直-阵挛发作持续状态。神经科常见急诊,致残率和病死率高。任何类型癫痫均可出现癫痫持续状态。

(二)病因与病理生理

1.常见原因和诱因

(1)常见原因:停药不当和不规范的AEDs治疗。

(2)常见诱因:感染、精神因素、过度疲劳、孕产和饮酒等。

(3)年龄不同,病因有异。①婴儿、儿童期:感染、产伤、先天畸形为主。②青壮年:多见于脑外伤、颅内占位。③老年:脑卒中、脑肿瘤和变性疾病等。

2.病理生理

(1)持续或反复惊厥发作引起大脑耗氧和耗糖量急剧增加,使神经元内ATP减少,导致离子泵功能障碍,钾离子游离到细胞外,钙离子进入细胞内超载。兴奋性氨基酸及神经毒性产物(如花生四烯酸、前列腺素等)大量增加,导致神经元和轴突水肿死亡。

(2)低血糖、缺氧使脑损害出现不可逆;脑血流自动调节功能失调,脑缺血加重,相继出现代谢性并发症，如高热、代谢性酸中毒、休克、低血糖、高血钾、蛋白尿等，甚至因心、肝、肺、肾多脏器衰竭而死亡。

(三)分类与治疗

1.惊厥性全身性癫痫持续状态

(1)临床表现：①最常见，主要是 GTCS 引起，其次为强直性、阵挛性、肌阵挛性等。②特征，全身性抽搐一次接一次发生，始终意识不清，不及时控制可多脏器损害，危及生命。

(2)对症处理：①保持呼吸道通畅，面罩或鼻导管吸氧，必要时气管切开。②监护心电、血压、呼吸，定时血气、血化学分析。③查找诱发原因并治疗。④防止舌咬伤，牙关紧闭者应放置牙垫。⑤防止坠床，放置床档。⑥应及时处理常伴有的脑水肿、感染、高热等。防治脑水肿：20%甘露醇快速静脉滴注，或地塞米松 10～20 mg 静脉滴注。预防或控制感染：应用抗生素。物理降温高热。纠正代谢紊乱，如发作引起的低血糖、低血钠、低血钙。纠正酸中毒，维持水及电解质平衡，营养支持治疗。

(3)药物治疗：快速控制发作是治疗的关键，可酌情选用以下几种药物。①安定(地西泮)：地西泮静脉推注对成人或儿童各型持续状态均为最有效的首选药物。成人剂量通常为 10～30 mg。单次最大剂量不超过 20 mg，儿童用量为 0.3～0.5 mg/kg，5 岁以上儿童 5～10 mg，5 岁以下每岁 1 mg 可控制发作。以每分钟 3～5 mg 速度静脉注射。15 分钟后如复发可重复给药，或用 100～200 mg 地西泮溶于 5%葡萄糖或氯化钠溶液中，于 12 小时内缓慢静脉滴注。地西泮偶可抑制呼吸，则需停止注射。②苯妥英钠：迅速通过血-脑屏障，脑中很快达到有效浓度，无呼吸抑制，不减低觉醒水平，对 GTCS 持续状态尤为有效。成人剂量 15～18 mg/kg，儿童 18 mg/kg，溶于氯化钠溶液中静脉注射，静脉注射速度不超过 50 mg/min。但起效慢，约 80%患者 20～30 分钟内停止发作，作用时间长(半清除期 10～15 小时)，可致血压下降及心律失常，需密切监控，有心功能不全、心律失常、冠心病及高龄者宜慎用和不用。③异戊巴比妥钠。④10%水合氯醛：成人 25～30 mL 加等量植物油保留灌肠。⑤副醛：8～10 mL 肌内注射或 15～30 mL 用植物油稀释保留灌肠。因引起剧咳，有呼吸疾病者勿用。⑥利多卡因：用于地西泮静脉注射无效者。2～4 mg/kg 加入 10%葡萄糖内，以 50 mg/h 速度静脉滴注，有效或复发时均可重复应用。心脏传导阻滞及心动过缓者慎用。⑦氯硝西泮(氯硝安定)：药效是地西泮的 5 倍，半清除期 22～32 小时，成人首次剂量 3 mg 静脉注射，数分钟奏效，对各型癫痫状态疗效俱佳，以后每天 5～10 mg，静脉滴注。注意对呼吸及心脏抑制较强。⑧其他：上述方法均无效者，可用硫喷妥钠静脉注射或乙醚吸入麻醉控制发作。

(4)维持治疗：控制癫痫发作后，立即使用长效 AEDs，苯巴比妥 0.1～0.2 g 转肌内注射，每 8 小时1 次，维持疗效。同时鼻饲卡马西平或苯妥英钠，待口服药达到稳态血浓度后逐渐停用苯巴比妥。

2.非惊厥性全身性癫痫持续状态

(1)临床表现：主要为失神发作持续状态，发作持续可达数小时，表现意识障碍、失语、精神错乱等。

(2)快速控制发作：首选地西泮静脉注射，继之口服丙戊酸钠或乙琥胺，或二者合用。

(3)预后较好：一般不导致死亡，治疗不及时可留智能障碍等后遗症。

3.复杂部分性发作持续状态

(1)临床表现:复杂部分性发作持续状态的恢复时间较失神发作要慢;部分患者出现发作后浮肿或记忆减退,记忆缺损可能成为永久性损害。

(2)快速控制发作:用地西泮或苯妥英钠静脉注射控制发作,继之以苯巴比妥肌内注射、口服苯妥英钠维持疗效。

4.单纯部分性发作持续状态(又称 Kojewnikow 癫痫)

(1)临床表现:此型较难控制,由单纯部分性发作持续状态可扩展为继发性全身性发作,发作终止后可遗留发作部位 Todd 麻痹。

(2)快速控制发作:首选苯妥英钠以较大负荷剂量(20 mg/kg)静脉滴注,然后再用常规剂量,可辅以苯巴比妥或卡马西平口服。

(马庆芹)

第十章

西医治疗感染性疾病

第一节　结核性脑膜炎

结核性脑膜炎(tuberculous meningitis,TBM)是由结核分枝杆菌侵入蛛网膜下腔引起的软脑膜、蛛网膜非化脓性慢性炎症病变。在肺外结核中有5%～15%的患者累及神经系统,其中又以结核性脑膜炎最为常见,约占神经系统结核的70%。TBM的临床表现主要有低热、头痛、呕吐、脑膜刺激征。TBM在任何年龄均可发病,多见于青少年。艾滋病患者、营养不良者、接触结核传染源者、神经疾病患者、酒精中毒者是患病的高危人群。自20世纪60年代推广卡介苗接种后,该病的发病率显著降低。近年来,因结核杆菌的基因突变、抗结核药物研制相对滞后等,结核病的发病率及死亡率逐渐升高。

一、病因与发病机制

TBM是由结核分枝杆菌感染所致。结核分枝杆菌可分为四型:人型、牛型、鸟型、鼠型。前两型对人类有致病能力,其他两型致病者甚少。结核菌的90%的原发感染灶发生于肺部。当机体防御功能发生障碍时,或结核菌数量多,毒力大,不能被机体控制其生长繁殖时,则可通过淋巴系统、血流播散进入脑膜、脑实质等部位。

TBM的发病通常有以下两个途径。

(一)原发性扩散

结核菌由肺部、泌尿系统、消化道等原发结核灶随血流播散到脑膜及软脑膜下,形成结核结节。在机体免疫力降低等因素诱发下,病灶破裂,蔓延到软脑膜、蛛网膜及脑室,形成粟粒性结核或结核瘤病灶,最终导致TBM。

(二)继发性扩散

结核菌从颅骨或脊椎骨的结核病灶直接进入颅内或椎管内。

TBM的早期引起脑室管膜炎、脉络丛炎,导致脑脊液分泌增多,可并发交通性脑积水;结核性动脉内膜炎或全动脉炎可发展成类纤维性坏死或完全干酪样化,导致血栓形成,发生脑梗死而偏瘫。

二、临床表现

该病可发生于任何年龄，约 80%的患者在 40 岁以前发病，儿童约占全部患者的 20%。TBM 的临床表现与年龄有关，年龄越小者早期症状越不典型。儿童可以呈急性发病，发热、头痛、呕吐明显，酷似化脓性脑膜炎；艾滋病患者或特发性 $CD4^+$ 细胞减少者合并 TBM 时无反应或呈低反应的改变，临床症状很不典型；老年 TBM 患者的头痛及呕吐症状、颅内高压征和脑脊液改变不典型，但结核性动脉内膜炎引起脑梗死的较多。一般起病隐匿，症状轻重不一，早期表现多为所谓的“结核中毒症状”，随病情进展，脑膜刺激征及脑实质受损症状明显。

(一)症状与体征

1.结核中毒症状

患者出现低热或高热，头痛，盗汗，食欲缺乏，全身倦怠无力，精神萎靡不振，情绪淡漠或激动不安等。

2.颅内高压征和脑膜刺激征

发热、头痛、呕吐及脑膜刺激征是 TBM 早期常见的临床表现，常持续 1～2 周。早期由于脑膜、脉络丛和室管膜炎症反应，脑脊液生成增多，蛛网膜颗粒吸收下降，形成交通性脑积水，颅内压轻度至中度升高；晚期蛛网膜、脉络丛和室管膜粘连，脑脊液循环不畅，形成完全或不完全梗阻性脑积水，颅内压明显升高，出现头痛、呕吐、视盘水肿，脉搏和呼吸减慢，血压升高。神经系统检查有颈强直，克尼格征呈阳性、布鲁津斯基征呈阳性，但婴儿和老人的脑膜刺激征可不明显；颅内压明显升高者可出现视盘水肿、意识障碍，甚至发生脑疝。

3.脑实质损害症状

该症状常在发病 4～8 周出现，脑实质炎症或血管炎可引起脑梗死；结核瘤、结核结节等可致抽搐、瘫痪、精神障碍及意识障碍等。偏瘫多为结核性动脉炎使动脉管腔狭窄、闭塞而引起的脑梗死所致；四肢瘫可能由基底部浓稠的渗出物广泛地浸润了中脑的动脉，引起缺血、双侧大脑中动脉或双侧颈内动脉梗死所致。不自主运动常由丘脑下部或纹状体血管炎症所致，但较少见。急性期可表现出轻度谵妄状态，定向力减退，甚至出现妄想、幻觉、焦虑、木僵状态，严重者可能深昏迷。晚期可有智力减退、行为异常。部分患者临床好转后，尚可遗留情感不稳、发作性抑郁等。

4.脑神经损害症状

20.0%～31.3%的 TBM 患者因渗出物刺激、挤压、粘连等而有脑神经损害，在单侧或双侧视神经、动眼神经、展神经多见，引起复视、斜视、眼睑下垂、眼外肌麻痹、一侧瞳孔散大、视力障碍等；也可引起面神经瘫痪、吞咽及构音障碍等。

(二)临床分期

1.前驱期

多在发病后 1～2 周。患者开始常有低热、盗汗、头痛、恶心、呕吐、情绪不稳、便秘、体质量下降等。儿童患者常有性格的改变，例如，以往活泼愉快的儿童，变得精神萎靡、易怒、好哭、睡眠不安。

2.脑膜炎期

多在发病后 2～4 周。颅内压增高使头痛加重，呕吐变为喷射状，部分患者有恶寒、高热、严重头痛，意识障碍轻，可见脑神经麻痹，脑膜刺激征与颈项强直明显，深反射活跃。克尼格征与布鲁津斯基征呈阳性，嗜睡与烦躁不安相交替，可有癫痫发作。婴儿可能前囟饱满或膨隆，眼底检查可发现脉络膜上的血管附近有圆形或长圆形灰白色、外围黄色的结核结节及视盘水肿。随病程进展，颅内压增高日渐严重，脑脊液循环、吸收有障碍而发生脑积水。脑血管炎症所致的脑梗死累及大脑动脉，导致偏瘫及失语等。

3.晚期

多在发病后 4 周以上。以上症状加重，脑功能障碍日渐严重，昏迷加重，可有较频繁的去大脑强直或去皮质强直性发作，大小便失禁，常有弛张高热，呼吸不规则或潮式呼吸，血压下降，四肢肌肉松弛，反射消失，严重者可因呼吸中枢及血管运动中枢麻痹而死亡。

（三）临床分型

1.浆液型

该类型即浆液型结核性脑膜炎，是由邻近结核病灶引起的，但未发展成具有明显症状的原发性自限性脑膜反应。主要病变是脑白质水肿。可出现轻度头痛、嗜睡和脑膜刺激征，脑脊液淋巴细胞数轻度升高，蛋白含量正常或稍高，糖含量正常。有时脑脊液完全正常。呈自限性病程，一般1 个月左右即自然恢复。该型只见于儿童。

2.颅底脑膜炎型

该类型局限于颅底，常有脑神经损害，部分患者呈慢性硬脑膜炎表现。

3.脑膜脑炎型

早期未及时抗结核治疗，患者出现脑实质损害，出现精神症状、意识障碍、颅内压增高、肢体瘫痪等。

三、辅助检查

（一）血液检查

1.血常规

血常规检查大多正常，部分患者在发病初期白细胞轻度至中度增加，中性粒细胞增多，血沉加快。

2.血液电解质

部分患者伴有血管升压素异常分泌综合征，可出现低钠血症和低氯血症。

（二）免疫检查

约半数患者的皮肤结核菌素试验结果为阳性。小儿患者的阳性率可达 93%，但小儿 TBM 晚期、使用激素后则多数呈阴性；晚期患者往往揭示病情严重，机体免疫反应受到抑制，预后不良。该试验呈阴性不能排除结核。为 TBM 患者做卡介苗皮肤试验(皮内注射 0.1 mL 冻干的卡介苗新鲜液)，24～48 小时出现的硬丘疹直径超过 5 mm 为阳性，其阳性率可达 85%。

（三）脑脊液检查

1.常规检查

(1)性状：疾病早期脑脊液不一定有明显改变，当病程进展时脑脊液压力升高，可达 3.92 kPa(400 mmH_2O)，晚期可因炎症粘连、椎管梗阻而压力偏低，甚至出现“干性穿刺”；脑脊液外观为无色、透明，或呈毛玻璃样的浑浊，静置 24 小时后约 65%出现白色网状薄膜。后期有的脑脊液可呈黄变，偶有因渗血或出血而呈橙黄色。

(2)细胞数：脑脊液的白细胞数呈轻度到中度升高[$(50\sim500)\times10^6/L$]，以淋巴细胞为主。

2.生化检查

(1)蛋白质：脑脊液蛋白含量中度升高，通常达 1～5 g/L，晚期患者有椎管阻塞，脑脊液蛋白含量可高达 10～15 g/L，脑脊液呈黄色，一般病情越重，脑脊液蛋白含量越高。

(2)葡萄糖：脑脊液中葡萄糖含量多明显降低，常在 1.65 mmol/L 以下。在抽取脑脊液前 1 小时，采血的同时测定血糖，脑脊液中的葡萄糖含量为血糖含量的 1/2～2/3(脑脊液中葡萄糖含量正常值为 45～60 mmol/dL)，如果 TBM 患者经过治疗后脑脊液糖含量仍低于 1.1 mmol/L，提示预后不良。

(3)氯化物：正常脑脊液中的氯化物含量 120～130 mmol/L，较血氯水平高，为血中的 1.2～1.3 倍。脑脊液中的氯化物容易受到血氯含量波动的影响，氯化物含量降低常见于结核性脑膜炎、细菌性脑膜炎等，在 TBM 患者的脑脊液中最为明显。

值得注意的是，TBM 患者的脑脊液的常规和生化改变与机体的免疫反应性有关，对机体无免疫反应或低反应者，往往 TBM 的病理改变明显，而脑脊液的改变并不明显，例如，艾滋病患者伴 TBM 时即可如此。

3.脑脊液涂片检查细菌

常用脑脊液 5 mL 以 3 000 转/分离心 30 分钟，沉淀，涂片，找结核杆菌。方法简便、可靠，但敏感性较差，镜检阳性率较低(20%～30%)，薄膜涂片反复检查阳性率稍高(57.9%～64.6%)。

4.脑脊液结核菌培养

脑脊液结核菌培养是诊断结核感染的金标准，但耗时长且阳性率低(10%左右)。结核菌涂片加培养阳性率可达 80%，但需 2～5 周；涂片加培养，再加豚鼠接种的阳性率为80%～90%。

5.脑脊液酶联免疫吸附试验

可检测脑脊液中的结核菌可溶性抗原和抗体，敏感性和特异性较强，但病程早期阳性率仅为 16.7%；酶联免疫吸附试验(enzyme linked immunosorbent assay，ELISA)测定中性粒细胞集落因子的阳性率可达 90%左右；如用抗生物素蛋白-生物素复合 ELISA(avidin-biotin complex-ELISA，ABC-ELISA)测定脑脊液的抗结核抗体，阳性率可达 70%～80%。随着病程延长，阳性率增加，也存在假阳性的可能。

6.脑脊液聚合酶链反应(PCR)检查

早期诊断率高达 80%，应用针对结核菌 DNA 的特异性探针可检测出痰和脑脊液中的小量结核菌，用分子探针可在 1 小时查出结核菌。该法操作方便，敏感性高，但特异性不强，假阳性率高。

7.脑脊液腺中苷脱氨酶的检测

TBM 患者脑脊液中的脑脊液腺中苷脱氨酶显著增加，一般超过 10 U/L，提示细胞介导的免疫反应升高，区别于其他性质的感染。

8.脑脊液中的免疫球蛋白测定

TBM 患者脑脊液中的免疫球蛋白含量多升高，一般以 IgG、IgA 含量升高为主，IgM 含量也可升高。病毒性脑膜炎患者的脑脊液中仅 IgG 含量升高，化脓性脑膜炎患者的脑脊液中 IgG 及 IgM 含量升高，故有助于与其他几种脑膜炎区别。

9.脑脊液淋巴细胞转化试验

该方法即^{3}H标记胸腺嘧啶放射自显影法。在结核菌素精制蛋白衍化物的刺激下，淋巴细胞的转化率明显升高，具有特异性，有早期诊断意义。

10.脑脊液乳酸测定

正常人脑脊液乳酸的浓度为10～20 mg/dL，TBM患者的正常人脑脊液乳酸明显升高，抗结核治疗数周后才降至正常值。此项测定有助于TBM的鉴别诊断。

11.脑脊液色氨酸试验

阳性率可达95%～100%。取脑脊液2～3 mL，加5 mL浓盐酸及2滴2%的甲醛溶液，混匀后静置4～5分钟，再慢慢沿管壁加入1 mL 0.06%的亚硝酸钠溶液1 mL，静置2～3分钟，如两液接触面出现紫色环则为阳性。

12.脑脊液溴化试验

该试验即测定血清与脑脊液中溴化物的比值。正常比值为3∶1，患者患有结核性脑膜炎时该比值明显下降，接近1∶1。

13.脑脊液荧光素钠试验

用10%荧光素钠溶液以0.3 mL/kg肌内注射，2小时后采集脑脊液标本，在自然光线下与标准液比色，如含量>0.000 03%为阳性，阳性率较高。

(四)影像学检查

1.X线检查

胸部X线检查如发现肺活动性结核病灶，有助于该病的诊断。头颅X线片可见颅内高压的现象，有时可见蝶鞍附近的基底部和侧裂处有细小的散在性钙化灶。

2.脑血管造影

其特征性改变为脑底部中小动脉狭窄或闭塞。血管狭窄与闭塞的好发部位为颈内动脉虹吸部和大脑前动脉、大脑中动脉的近端，还可出现继发性侧支循环建立。脑血管造影的异常率占半数以上。

3.CT检查

CT检查可发现脑膜钙化、脑膜强化、脑梗死、脑积水、软化灶、脑实质粟粒性结节和结核瘤、脑室扩大、脑池改变及脑脓肿等改变。

4.MRI检查

MRI检查可显示脑膜强化，有结节状强化物，脑室扩大、积水，视交叉池及环池信号异常；脑梗死主要发生在大脑中动脉皮质区与基底节；结核瘤呈大小不等的圆形信号，T_2WI上中心部钙化，呈低信号，中心部为干酪样改变，呈较低信号，其包膜呈低信号，周围水肿呈高信号，T_1WI显示低信号或略低信号。

(五)脑电图检查

TBM患者的脑电图异常率为11%～73%。成人TBM患者早期的脑电图多为轻度慢波化，小儿TMB患者的脑电图可显示高波幅慢波，严重者显示特异性、广泛性的0.5～3.0 c/s的慢波。治疗后症状好转，脑电图也有改善，且脑电图一般先于临床症状改善。

四、诊断与鉴别诊断

(一)诊断

根据结核病史或接触史，呈亚急性或慢性起病，常有发热、头痛、呕吐、颈项强直和脑膜刺激征，脑脊液的淋巴细胞数增多，糖含量降低；颅脑CT或MRI有脑膜强化，就要考虑到TBM的可能性。脑脊液的抗酸杆菌涂片、结核杆菌培养和PCR检测有助于TBM的诊断。

(二)鉴别诊断

需要区别 TBM 与下列疾病。

1.新型隐球菌性脑膜炎

该病呈亚急性或慢性起病,脑脊液改变与 TBM 类似。该病患者的颅内高压特别明显,脑神经损害出现比 TBM 晚,脑脊液糖含量降低特别明显。临床表现及脑脊液改变酷似 TBM,但该病起病更缓,病程长,精神症状比结核性脑膜炎重,尤其是视力下降最为常见。该病多无结核中毒症状,脑脊液涂片墨汁染色可找到隐球菌。临床上可与 TBM 并存,应予注意。

2.化脓性脑膜炎

重症 TBM 的临床表现与化脓性脑膜炎相似,脑脊液细胞数>1 000×10^6/L,需要与化脓性脑膜炎区别。脑脊液乳酸含量>300 mg/L,有助于化脓性脑膜炎的诊断;反复腰椎穿刺、细菌培养、治疗试验可进一步明确诊断。

3.病毒性脑膜炎

该病发病急,早期脑膜刺激征明显,高热者可伴意识障碍,1/3 的患者首发症状为精神症状。脑脊液无色透明,无薄膜形成,糖及氯化物含量正常。虽然 TBM 早期或轻型患者脑脊液改变与病毒性脑膜炎相似,但病毒性脑膜炎患者 4 周左右明显好转或痊愈,病程较 TBM 短,可资鉴别。

4.脑膜癌

该病患者的脑脊液可以出现细胞数及蛋白含量升高、糖含量降低,因此该病容易与 TBM 混淆。但多数患者颅内高压的症状明显,以头痛、呕吐、视盘水肿为主要表现,病程进行性加重,脑脊液细胞检查可发现肿瘤细胞,颅脑 CT/MRI 检查或脑膜活检有助于明确诊断。

五、治疗

TBM 的抗结核治疗应遵循早期、适量、联合、全程和规范治疗的原则,并积极处理颅内高压、脑水肿、脑积水等并发症。

(一)一般对症处理

患者应严格卧床休息。对患者要精心护理,加强营养支持疗法,注意水电解质平衡;意识障碍或瘫痪患者注意变换体位,防止肺部感染及压疮的发生。

(二)抗结核治疗

治疗原则是早期、适量、联合、全程和规范用药。遵循治疗原则进行治疗是提高疗效、防止复发和减少后遗症的关键。只要患者的临床症状、体征及辅助检查高度提示 TBM,即使抗酸染色结果为阴性也应立即开始抗结核治疗。选择容易通过血-脑屏障、血-脑脊液屏障的药物及杀菌作用强、毒性低的药物联合应用。在症状、体征消失后,仍应维持用药 1.5～2.0 年。

常用抗结核药物:主要的一线抗结核药物的用量、用药途径及用药时间见表 10-1。

表 10-1 主要的一线抗结核药物的用法

药物	儿童日用量	成人日用量	用药途径	用药时间
异烟肼	10～20 mg/kg	600 mg,1 次	静脉注射或口服	1～2 年
利福平	10～20 mg/kg	450～600 mg,1 次	口服	6～12 个月
吡嗪酰胺	20～30 mg/kg	500 mg,3 次	口服	2～3 个月

续表

药物	儿童日用量	成人日用量	用药途径	用药时间
乙胺丁醇	15～20 mg/kg	750 mg,1 次	口服	2～3 个月
链霉素	20～30 mg/kg	750 mg,1 次	肌内注射	3～6 个月

1.异烟肼

异烟肼可抑制结核杆菌 DNA 合成，破坏菌体内酶活性，干扰分枝菌酸的合成，对细胞内、外的结核杆菌均有杀灭作用，易通过血-脑屏障，为首选药。主要不良反应有周围神经病、肝损害、精神异常和癫痫发作。为了预防发生周围神经病，用药期间加用维生素 B_6。

2.利福平

其杀菌作用与异烟肼相似，较链霉素强。该药主要在肝脏代谢，经胆汁排泄。该药与细菌的 RNA 聚合酶结合，干扰 mRNA 的合成，对细胞内、外的结核菌均有杀灭作用，其不能透过正常的脑膜，只部分通过炎症性脑膜，是治疗结核性脑膜炎的常用药物。该药的药效维持 6～12 个月。该药与异烟肼合用时，对肝脏有较大的毒性作用，故在服药期间要注意肝功能，有损害迹象应减少剂量。利福喷汀是一种长效的利福平衍生物，不良反应较利福平少，成人每次口服 600 mg，每天 1 次。

3.吡嗪酰胺

该药为烟酰胺的衍生物，具有抑菌和杀菌作用，对吞噬细胞内的结核菌杀灭作用较强，作用机制是干扰细菌内的脱氢酶，使细菌利用氧有障碍。酸性环境有利于该药发挥杀菌作用，pH 5.5 时，该药的杀菌作用最强。该药与异烟肼或利福平合用，可防止耐药性的产生，并可增强疗效。该药能够自由通过正常和炎症性脑膜，是治疗 TBM 的重要抗结核药物，与其他抗结核药无交叉耐药性，主要用于对其他抗结核药产生耐药的患者。常见不良反应有肝损害，关节炎(高尿酸所致，表现为肿胀、强直、活动受限)，眼和皮肤黄染等。

4.乙胺丁醇

乙胺丁醇是一种有效的口服抗结核药，通过与结核菌内的二价锌离子络合，干扰多胺和金属离子的功能，影响戊糖代谢和脱氧核糖核酸、核苷酸的合成，抑制结核杆菌的生长，经肾脏排泄，杀菌作用较吡嗪酰胺强。该药对生长繁殖状态的结核杆菌有杀灭作用，对静止状态的细菌几乎无影响。其在治疗中的主要作用是防止结核杆菌产生抗药性。该药不宜单独使用，应与其他抗结核药合用。主要不良反应有视神经损害、末梢神经炎、变态反应等。

5.链霉素

链霉素为氨基糖苷类抗生素，仅对吞噬细胞外的结核菌有杀灭作用，为半效杀菌药。该药主要通过干扰氨酰基-tRNA 和核蛋白体 30S 亚单位结合，抑制 70S 复合物的形成，抑制肽链延长、蛋白质合成，致细菌死亡。该药虽不易透过血-脑屏障，但易透过炎症性脑膜，故适用于 TBM 的急性炎症反应时期。用药期间密切观察链霉素的毒性反应(第Ⅷ对脑神经损害如耳聋、眩晕、共济失调，肾脏损害)，一旦发现，及时停药。

抗结核治疗选用药物的注意事项包括以下几项：①药物的抗结核作用是杀菌还是抑菌作用；②作用于细胞内还是细胞外；③能否通过血-脑屏障；④对神经系统及肝肾的毒性反应；⑤治疗 TBM 的配伍。

药物配伍常用方案：以往的标准结核化疗方案是在 12～18 个月的疗程中每天用药。而目前多主张采用两阶段疗法(强化阶段和巩固阶段)和短程疗法(6～9 个月)。

世界卫生组织建议应至少选择 3 种抗结核药物联合治疗，常用异烟肼、利福平和吡嗪酰胺，对耐药菌株需加用第 4 种药，如链霉素或乙胺丁醇。对利福平不耐药菌株，总疗程 9 个月已足够；对利福平耐药菌株需连续治疗 18～24 个月。目前常选用的方案有 4HRZS/14HRE(即在强化阶段 4 个月联用异烟肼、利福平、吡嗪酰胺及链霉素，在巩固阶段 14 个月联用异烟肼、利福平及乙胺丁醇)，病情严重尤其是伴有全身血行结核时可选用 6HRZS/18HRE(即在强化阶段 6 个月联用异烟肼、利福平、吡嗪酰胺及链霉素，在巩固阶段18 个月联用异烟肼、利福平及乙胺丁醇)进行化疗。异烟肼快速代谢型的成年患者 1 天剂量可加至 900～1 200 mg，但应注意保肝治疗，防止肝损害，并同时给予维生素 B_6 以预防该药导致的周围神经病。因为乙胺丁醇有对视神经的毒性作用，所以对儿童患者尽量不用乙胺丁醇。因为链霉素对听神经有影响，对孕妇应尽量不选用链霉素。因抗结核药物常有肝、肾功能损害，用药期间应定期复查肝、肾功能。

近年来，国内外关于耐药结核菌的报道逐年增加，贫困、健康水平低下、不合理的抗结核治疗、疾病监测和公共卫生监督力度的削弱是导致结核菌耐药产生的主要原因。目前全世界有2/3的结核病患者处于发生耐多药结核病的危险之中。如病程提示有原发耐药或通过治疗发生继发耐药时，应及时改用其他抗结核药物。世界卫生组织耐多药结核病治疗指南规定：根据既往用药史及耐药性测定结果，最好选用 4～5 种药物，至少选用 3 种从未用过的药物，如卷曲霉素、氟喹诺酮类药(如左氧氟沙星)、帕司烟肼、利福喷汀、卡那霉素。可在有效的抗结核治疗基础上，加用各种免疫抑制剂(如干扰素、白细胞介素-2)进行治疗，以提高疗效。

(三)辅助治疗

1.糖皮质激素

在有效的抗结核治疗中，肾上腺皮质激素具有抗炎、抗中毒、抗纤维化、抗过敏及减轻脑水肿的作用，与抗结核药物合用可提高对 TBM 的疗效和改善预后。对于脑水肿引起颅内压增高、伴局灶性神经体征和蛛网膜下腔阻塞的重症 TBM 患者，随机双盲临床试验的结果显示，诊断明确的 TBM 患者，在抗结核药物联合应用的治疗过程中宜早期合用肾上腺皮质激素药物，以小剂量、短疗程、递减的方法使用。静脉滴注地塞米松，成人剂量为 10～20 mg/d，情况好转后改为口服泼尼松，30～60 mg/d，临床症状和脑脊液检查明显好转，病情稳定时开始减量，一般每周减量 1 次，每次减量 2.5～5.0 mg，治疗 6～8 周，总疗程不宜超过 3 个月。

2.维生素 B_6

为减轻异烟肼的毒性反应，一般加用维生素 B_6，30～90 mg/d，口服，或 100～200 mg/d，静脉滴注。

3.降低脑水肿和控制抽搐

颅内压增高者应及早应用甘露醇、呋塞米或甘油果糖治疗，以免发生脑疝；抽搐者，可用地西泮、苯妥英钠等抗癫痫药。

4.鞘内注射

重症患者在全身用药时可加用鞘内注射以提高疗效。多采用小剂量的异烟肼与地塞米松联合应用。药物鞘内注射的方法：50～100 mg 异烟肼，5～10 mg 地塞米松，1 次注入，2～3 次/周。待病情好转，脑脊液正常，则逐渐停用。为减少蛛网膜粘连，可用 4 000 U 糜蛋白酶、1 500 U 透明质酸酶鞘内注射。但脑脊液压力较高者慎用。抗结核药物的鞘内注射有加重脑和脊髓的蛛网膜炎的可能性，不宜常规应用，应从严掌握。

(四)后遗症的治疗

蛛网膜粘连可导致脑积水，可行脑脊液分流术。脑神经麻痹、肢体瘫痪者，可针灸、理疗，加强肢体功能锻炼。

(马庆芹)

第二节　急性细菌性脑膜炎

急性细菌性脑膜炎引起脑膜、脊髓膜和脑脊液化脓性炎性改变，又称急性化脓性脑膜炎。流感嗜血杆菌、肺炎链球菌、脑膜炎双球菌、脑膜炎奈瑟菌为常见的引起急性细菌性脑膜炎的细菌。

一、临床表现

(一)一般症状和体征

该病呈急性或暴发性发病，病前常有上呼吸道感染、肺炎和中耳炎等其他系统感染。患者的症状、体征可因具体情况表现不同，成人多见发热、剧烈头痛、恶心、呕吐、畏光、颈强直、克尼格征和布鲁津斯基征等，严重时出现不同程度的意识障碍，如嗜睡、精神错乱、昏迷。患者出现脑膜炎症状前，如患有其他较严重的感染性疾病，并已使用抗生素，但所用抗生素剂量不足或对抗生素不敏感，患者可能只以亚急性起病的意识水平下降为脑膜炎的唯一症状。

婴幼儿和老年人患细菌性脑膜炎时脑膜刺激征可表现不明显或完全缺如。婴幼儿临床只表现发热、易激惹、昏睡和喂养不良等非特异性感染症状，老年人可因其他系统疾病掩盖脑膜炎的临床表现，须高度警惕，需腰椎穿刺方可确诊。

脑膜炎双球菌感染可出现暴发型脑膜脑炎，脑部微血管先痉挛后扩张，大量血液积聚，炎性细胞渗出，导致严重的脑水肿和颅内压增高。暴发型脑膜炎的病情进展极为迅速，患者于发病数小时内死亡。华-佛综合征发生于10％～20％的患者，表现为融合成片的皮肤瘀斑、休克及肾上腺皮质出血，多合并弥散性血管内凝血(disseminated intravascular coagulation，DIC)。皮肤瘀斑首先见于手掌和脚掌，可能是免疫复合体沉积的结果。

(二)非脑膜炎体征

紫癜和瘀斑被认为是脑膜炎双球菌感染疾病的典型体征。发现心脏杂音，应考虑心内膜炎的可能，应进一步检查。非脑膜炎体征还有面部感染。

(三)神经系统并发症

细菌性脑膜炎病程中可出现局限性神经系统症状和体征。

1.神经麻痹

炎性渗出物在颅底积聚和药物毒性反应可造成多数颅神经麻痹，造成前庭耳蜗损害，多见于展神经和面神经。

2.脑皮质血管炎性改变和闭塞

该症状表现为轻偏瘫、失语和偏盲，可于病程早期或晚期脑膜炎性病变过程结束时发生。

3.癫痫发作

局限和全身性发作皆可见。局限性脑损伤、发热、低血糖、电解质紊乱、脑水肿和药物的神经毒性，均可能为其原因。癫痫发作在疾病后期脑膜炎已被控制的情况下出现，则意味着患者存有继发性并发症。

4.急性脑水肿

细菌性脑膜炎可出现脑水肿和颅内压增高，严重时可导致脑疝。对颅内压增高必须积极处理，如给予高渗脱水剂、抬高头部、过度换气，必要时脑室外引流。

5.其他

脑血栓形成和颅内静脉窦血栓形成，硬膜下积脓和硬膜下积液，脑脓肿形成甚至破裂。长期的后遗症除神经系统功能异常外，10%～20%的患者还可出现精神和行为障碍及认知功能障碍。少数儿童患者有发育障碍。

二、诊断要点

(一)诊断

根据患者呈急性或暴发性发病，表现出高热、寒战、头痛、呕吐、皮肤出现瘀点或瘀斑等全身性感染中毒症状，颈强直，出现克尼格征，可伴动眼神经、展神经和面神经麻痹，严重患者出现嗜睡、昏迷等不同程度的意识障碍，脑脊液培养发现致病菌方能确诊。

(二)辅助检查

1.外周血常规

白细胞计数增多和核左移，红细胞沉降率升高。

2.血培养

血培养应作为常规检查，常见病原菌感染阳性率可达 75%，若在使用抗生素 2 小时内腰椎穿刺，脑脊液培养不受影响。

3.腰椎穿刺和脑脊液检查

这两项检查可判断严重程度、预后及观察疗效。腰椎穿刺对细菌性脑膜炎几乎无禁忌证，相对禁忌证包括严重颅内压增高、意识障碍等。典型脑脊液为脓性或浑浊外观，细胞数为(1 000～10 000)$\times 10^6$/L，早期中性粒细胞占 85%～95%，后期以淋巴细胞及浆细胞为主；蛋白含量升高，可达1～5 g/L，糖含量降低，氯化物也常降低，致病菌培养呈阳性，革兰染色阳性率达60%～90%，有些患者早期脑脊液的离心沉淀物可发现大量细菌，特别是流感杆菌和肺炎链球菌。

4.头颅 CT 或 MRI 等影像学检查

早期可与其他疾病区别，后期可发现脑积水(多为交通性)、静脉窦血栓形成、硬膜下积液或积脓、脑脓肿等。

三、治疗

(一)一般处理

一般处理包括降温、控制癫痫发作、维持水及电解质平衡等。低钠可加重脑水肿。出现 DIC 应及时给予肝素化治疗。采取血化验和培养，保留输液通路，头颅 CT 检查排除颅内占位病变，立即行诊断性腰椎穿刺。当脑脊液检查的结果支持化脓性脑膜炎的诊断时，应立即转入感染科或内科，并立即开始适当的抗生素治疗，等待血培养化验结果才开始治疗是不恰当的。

(二)抗生素选择

表 10-2 中的治疗方案可供临床医师选择,具体方案应由感染科医师决定。

表 10-2 细菌性脑膜炎治疗的抗生素选择

人群	常见致病菌	首选方案	备选方案
新生儿(<1 个月)	B 或 D 组链球菌、肠杆菌科、李斯特菌	氨苄西林+庆大霉素	氨苄西林+头孢噻肟或头孢曲松
婴儿(1~3 个月)	肺炎链球菌、脑膜炎球菌、流感杆菌	氨苄西林+头孢噻肟或头孢曲松+地塞米松	氯霉素+庆大霉素
婴儿(>3 个月),儿童(<7 岁)	肺炎链球菌、脑膜炎球菌、流感杆菌	头孢噻肟或头孢曲松+地塞米松+万古霉素	氯霉素+万古霉素或用头孢吡肟替代头孢噻肟
儿童(7~17 岁)和成人	肺炎链球菌、脑膜炎球菌、李斯特菌、肠杆菌科	头孢噻肟或头孢曲松+氨苄西林+万古霉素	青霉素过敏者用氯霉素+复方新诺明
儿童(7~17 岁)和成人	肺炎链球菌(抗药发生率高)	万古霉素+第三代头孢菌素+利福平	氯霉素
人类免疫缺陷病毒感染者	梅毒、李斯特菌、隐球菌、结核杆菌	病原不清时进行抗隐球菌治疗	
有外伤或做过神经外科手术者	金黄色葡萄球菌、革兰阴性菌、肺炎链球菌	万古霉素+头孢他啶(对假单胞菌属细菌+用鞘内庆大霉素),甲硝唑	万古霉素+美罗培南

(三)脑室内用药

脑室内使用抗生素的利弊尚未肯定,一般情况下不推荐使用。某些特殊情况下,如脑室外引流或脑积水时,药代动力学及药物分布改变,可考虑脑室内给药。表 10-3 供参考。

表 10-3 脑室内应用抗生素的剂量

抗生素	指征	每天剂量
万古霉素	对苯甲异噁唑青霉素抗药	5~20 mg
庆大霉素	革兰阴性菌严重感染	2~8 mg(典型剂量为 8 mg/d)
氨基丁卡霉素	对庆大霉素抗药	5~50 mg(典型剂量为 12 mg/d)

(四)类固醇皮质激素的应用

为预防神经系统后遗症,可在应用抗生素前或同时应用类固醇激素治疗。在小儿流感杆菌脑膜炎治疗前可给予地塞米松,0.15 mg/kg,1 次/6 小时,共 4 天,或 0.4 mg/kg,1 次/12 小时,共 2 天。

(马庆芹)

第三节　新型隐球菌性脑膜炎

新型隐球菌性脑膜炎是由新型隐球菌感染所致，是中枢神经系统最常见的真菌感染。该病的发病率虽很低，但病情重，病死率高，且临床表现与结核性脑膜炎颇为相似，常易误诊。

隐球菌是条件致病菌，接触鸽子排泄物是发生新型隐球菌病的主要原因，但只有当宿主免疫力低下时才会致病。该病常见于全身性免疫缺陷性疾病、慢性衰竭性疾病，如获得性免疫缺陷综合征(AIDS)、淋巴肉瘤、网状细胞肉瘤、白血病、霍奇金淋巴瘤、多发性骨髓瘤、结节病、结核病、糖尿病、肾病及红斑狼疮。

一、临床表现

该病通常起病隐袭，多呈亚急性或慢性起病，急性起病仅占10%，进展缓慢，多见于30～60岁的人，男性患者较多。鸽子饲养者的患病率较一般人群高数倍。5%～10%的AIDS患者可发生隐球菌性脑膜炎。几乎所有的该病患者均有肺部感染，但由于症状短暂、轻微，临床易被忽略。

该病典型的表现为间歇性头痛、呕吐及不规则低热，常见脑膜刺激征，如颈强直及克尼格征，可见意识障碍、癫痫发作及精神障碍等。发热仅见于半数患者，头痛可为持续性或进行性加重，大多数患者可出现颅内压增高、视盘水肿和小脑受累的症状及体征。由于脑底部蛛网膜下腔渗出明显，蛛网膜粘连常引起多数颅神经受损，可因脑室系统梗阻而出现脑积水。少数患者以精神症状(如烦躁不安、人格改变、记忆减退及意识模糊)为主，大脑、小脑或脑干的较大肉芽肿偶尔引起偏瘫、失语和共济失调等局灶性神经体征，少见的症状有视力模糊、眼球后疼痛、复视和畏光等。约15%的患者无脑膜炎症状、体征。

新型隐球菌感染也可引起遍及全脑的隐球菌结节，大至肉眼可见，小至显微镜下方可查见，炎性反应较轻。隐球菌结节聚积于视神经，可引起视神经萎缩，较大的隐球菌结节可出现颅内占位病变症状，隐球菌结节偶见于脑室内、脊髓、脊髓硬膜外或硬膜下等。

该病通常呈进行性加重，平均病程为6个月，偶见几年内病情反复缓解和加重者。该病预后不良，无并发症的新型隐球菌性脑膜炎病死率为40%，未经抗真菌治疗的患者病死率高达87%，但极个别患者也可自愈。

二、诊断要点

(一)诊断

根据患者隐袭起病，呈慢性病程，具有真菌感染的条件；以间歇性头痛、呕吐及不规则低热等发病，出现脑膜刺激征，颅内压增高，出现精神障碍、意识障碍、癫痫发作、脑神经损害和局灶性神经体征；脑脊液的压力升高，淋巴细胞数升高，蛋白含量升高，糖含量降低，脑脊液墨汁染色检出隐球菌，可确诊。

(二)辅助检查

1.脑脊液检查

脑脊液压力升高[>1.96 kPa(200 mmH_2O)],淋巴细胞升高[(10～500)×10^6/L],蛋白含量升高,糖含量降低。

2.脑脊液隐球菌检查

脑脊液中检出隐球菌是确诊的关键,脑脊液经离心沉淀后,将沉渣涂片,以印度墨汁染色,隐球菌检出率为30%～50%。Sabouraud琼脂培养基培养或动物接种发现隐球菌也具有确诊价值。

3.影像学检查

头颅CT或MRI检查可发现脑膜炎和脑膜脑炎的各种原发和继发的影像学表现,较特征的是见到扩张的Virchow-Robin腔、凝胶状假性囊肿和脉络丛肉芽肿;非特异性表现有弥漫性脑水肿、弥漫性脑膜强化、脑实质低密度灶、交通性或梗阻性脑积水、脑实质或室管膜钙化等多种。偶可见到脑实质内低密度病灶,有增强现象,是隐球菌性肉芽肿的表现。25%～50%的隐球菌性脑膜炎患者的头颅CT无任何变化。

三、治疗

(一)抗真菌治疗

1.单独两性霉素B(amphotericin B,AmB)治疗

两性霉素B目前仍是治疗中枢神经系统隐球菌感染最有效的药物。两性霉素B无口服制剂,只能静脉给药,也可经小脑延髓池、侧脑室或椎管内给药或经Ommaya储液囊做侧脑室或鞘内注射。

单独应用时多从小剂量开始,突然给予大剂量或有效剂量可使病情恶化。成人开始用药,一般每天静脉给药0.30～0.75 mg/kg,逐渐增加至每天1.0～1.5 mg/kg,按患者寒战、发热和恶心的反应大小决定增长的量和速度。当达到支持剂量时,因该药的半衰期较长,可改为隔天给药1次。其间应按临床反应和有无毒副作用,特别是肾的毒性反应来调节剂量。血清肌酐升高至221 μmol/L(2.5 mg/dL)时应减量或停药,直至肝功能改善。治疗1个疗程的用药总剂量远比每次用药的单剂量大小重要,前者是治疗成败的决定因素。治疗中枢神经系统感染,成人用药总剂量为2～3 g。两性霉素的毒副作用较多。该药的不良反应多且严重,常见的是肾脏毒性、低血钾和血栓形成性静脉炎,此外还有高热、寒战、头痛、呕吐、血压下降、氮质血症等,偶可出现心律失常、惊厥、血尿素氮水平升高、白细胞或血小板计数减少等。使用阿司匹林、抗组胺药物,输血和暂时降低给药剂量,是控制不良反应的有效手段。

2.合并用药

两性霉素B[从0.3 mg/(kg·d)开始,逐渐增量,总剂量为2～3 g]与口服氟胞嘧啶[100 mg/(kg·d)]合并使用是较理想的治疗方案,比单纯使用一种药物的治疗有效率和改善率高,复发患者也较少,减少不良反应。疗效观察要依赖脑脊液的改变,合并治疗2～4周,当脑脊液转变为正常后,可改为用氟康唑治疗,剂量为400～800 mg/d[10 mg/(kg·d),口服或静脉滴注],疗程为1～3个月。若同时服用苯妥英钠,应检测肝功能。

(二)手术治疗

脑和脊髓肉芽肿压迫脑室系统,导致梗阻性脑积水和颅内压增高,药物治疗常难奏效,可行

骨片减压术，对脑积水者可行侧脑室穿刺引流术或侧脑室分流减压术。

（三）对症及全身支持疗法

对颅内压增高者可用脱水剂（如20%甘露醇、甘油果糖和呋塞米）降颅内压治疗，预防脑疝，保护视神经。因病程长，病情重，机体慢性消耗很大，故须注意患者的全身营养，防治肺部感染及泌尿系统感染等，应注意水、电解质平衡，进行全面护理。

（马庆芹）

第四节　单纯疱疹病毒性脑炎

神经系统病毒感染性疾病的临床分类较多，依据发病及病情进展速度可分为急性和慢性病毒感染，根据病原学中病毒核酸的特点可分为 DNA 病毒感染和 RNA 病毒感染两大类，具有代表性的人类常见的神经系统病毒有单纯疱疹病毒、巨细胞病毒、柯萨奇病毒等。单纯疱疹病毒性脑炎（herpes simplex virus encephalitis，HSE）也称急性出血坏死性脑炎，是由Ⅰ型单纯疱疹病毒（HSV-Ⅰ）感染引起的急性脑部炎症，是最常见的一种非流行性中枢神经系统感染性疾病，是成年人群中散发性、致命性脑炎的最常见病因。病毒通常潜伏于三叉神经半月节内，当机体免疫功能降低时，潜伏的病毒再激活，沿轴突入脑而发生脑炎。病变主要侵犯颞叶内侧面、扣带回、海马回、岛叶和额叶眶面。

一、诊断

（一）临床表现

无明显季节性和地区性，无性别差异。

（1）急性起病，部分患者可有口唇疱疹病史。

（2）前驱症状有卡他症状、咳嗽等上呼吸道感染症状及头痛、高热等，体温可达 40 ℃。

（3）神经系统症状多种多样，常有人格改变、记忆力下降、定向力障碍、幻觉或妄想等精神症状。重症患者可有不同程度的意识障碍，如嗜睡、昏睡、昏迷，且意识障碍多呈进行性加重。

（4）局灶性神经功能受损症状多呈两侧明显不对称，如偏瘫、偏盲、眼肌麻痹。常有不同形式的癫痫发作，严重者呈癫痫持续状态，全身强直阵挛性发作；也可有扭转、手足徐动或舞蹈样多动等多种形式的锥体外系表现。肌张力升高，腱反射亢进，可有轻度的脑膜刺激征，重者还可表现为去脑强直发作或去皮质状态。

（5）出现脑膜刺激征，重症者可见去大脑强直。

（6）颅内压增高，甚至脑疝形成。

（二）辅助检查

（1）血中白细胞和中性粒细胞增多，血沉加快。

（2）脑脊液压力升高、细胞数增加，最多可达 $1\ 000\times10^{6}/L$，淋巴细胞和单核细胞占优势；蛋白含量轻度至中度升高，一般低于 1.5 g/L；糖和氯化物一般正常。

（3）脑组织活检或脑脊液中检出单纯疱疹病毒颗粒或抗原，或者血清、脑脊液中抗体滴度有4倍以上升高，可确诊该病。

(4)脑电图早期即出现异常，有与病灶部位一致的异常波，如呈弥漫性高波幅慢波。最有诊断价值的为左右不对称、以颞叶为中心的周期 2～3 Hz 的同步性放电。

(5)影像学改变：CT 多在起病后 6～7 天显示颞叶、额叶边界不清的低密度区，有占位效应，其中可有不规则的高密度点、片状出血影，增强后可见不规则线状影。MRI 早期在 T_2 加权像上可见颞叶和额叶底面周围边界清楚的高信号区。

(三)诊断依据

(1)急性起病，有发热、脑膜刺激征、脑实质局灶性损害症状。

(2)以意识障碍、精神紊乱等颞叶综合征为主。

(3)脑脊液变化特点有压力升高、细胞数轻度至中度增加，最多可达 $1\ 000\times10^6$/L，以淋巴细胞和单核细胞占优势；蛋白含量轻度至中度升高，一般低于 1.5 g/L；糖和氯化物一般正常。脑电图出现以颞叶为中心的、左右不对称、2～3 Hz 周期同步性弥漫性高波幅慢波，最有诊断价值。头颅 CT 扫描可在颞叶、额叶出现边界不清的低密度区，有占位效应，其中可有不规则的高密度点、片状出血影，增强后可见不规则线状影。MRI 扫描早期在 T_2 加权像上可见颞叶和额叶底面周围边界清楚的高信号区。

(4)确诊需做血和脑脊液的病毒学及免疫学检查。

二、鉴别诊断

(一)结核性脑膜炎

该病亚急性起病，中毒症状重，脑膜刺激症状明显。有特异性脑脊液改变：外观无色透明或浑浊呈毛玻璃状，放置数小时后可见白色纤维薄膜形成，直接涂片，可找到结核杆菌。脑脊液压力正常或升高，细胞数增至$(11\sim500)\times10^6$/L，以淋巴细胞为主，糖和氯化物含量降低，氯化物低于 109.2 mmol/L，葡萄糖低于 2.2 mmol/L，蛋白含量中度升高，抗结核治疗有效。

(二)化脓性脑膜炎

该病起病急，感染症状重，多好发于婴幼儿、儿童和老年人。常有颅内压增高、脑膜刺激症状、脑实质受累表现。血常规显示白细胞增多，中性粒细胞增多。脑电图表现为弥漫性慢波。脑脊液白细胞增多，常在$(1.0\sim10)\times10^9$/L，蛋白含量升高，糖和氯化物含量降低。脑脊液细菌培养和细菌涂片可检出病原菌。

(三)新型隐球菌性脑膜炎

该病以头痛剧烈、视力下降为主要临床表现，无低热、盗汗等结核毒血症状。脑脊液墨汁染色呈阳性和真菌培养可资鉴别。

(四)其他病毒引起的中枢神经系统感染

例如，巨细胞病毒性脑炎，亚急性或慢性起病，出现意识模糊、记忆力减退、情感障碍、头痛等症状和体征，血清、脑脊液的病毒学和免疫学检查可明确具体的病毒类型。

三、治疗

(一)治疗原则

及早、足量、足程应用抗病毒治疗，抑制炎症，降低颅内压，积极地对症和全身支持治疗，防止并发症等。

(二)治疗方案

(1)抗病毒治疗:应选用广谱、高效、低毒的药物。常选用阿昔洛韦,30 mg/(kg·d),分3次静脉滴注,连用14~21天;或选用更昔洛韦,5~10 mg/(kg·d),静脉滴注,连用10~14天。当临床表现提示单纯疱疹病毒性脑炎时,即应给予阿昔洛韦治疗,不必等待病毒学结果而延误治疗。

(2)免疫治疗:能控制炎症反应和减轻水肿,可早期、大量和短程给予糖皮质激素,临床上多用地塞米松10~20 mg/d,每天1次,静脉滴注,连用10~14天,而后改为口服泼尼松30~50 mg,晨起服1次,病情稳定后每3天减5~10 mg,直至停止。病情严重时可采用甲泼尼龙冲击疗法,用量为每次500~1 000 mg,静脉滴注,每天1次,连续3天,而后改为泼尼松,每次30~50 mg,口服,每天上午1次,以后3~5天减5~10 mg,直至停止。还可选用干扰素或转移因子等。

(3)针对高热、抽搐、精神错乱、躁动不安、颅内压增高等症状可分别给予降温、抗癫痫、镇静和脱水降颅内压等相应处理。

(4)应注意保持营养、水电解质平衡、呼吸道通畅等全身支持治疗,并防治各种并发症。

(5)恢复期可采用理疗、按摩、针灸等促进肢体功能恢复。

(马庆芹)

第五节 脑蛛网膜炎

脑蛛网膜炎又称浆液性脑膜炎、局灶性粘连性蛛网膜炎,是脑的蛛网膜发生炎症,慢性者可粘连或形成囊肿,可引起脑组织损害及脑脊液循环障碍。

现代医学认为,该病多数继发于急性或慢性软脑膜感染,以结核最为常见,颅脑外伤、蛛网膜下腔异物刺激、颅外感染也可引起该病。蛛网膜急慢性炎症性损害为其病理基础。

一、病因

(一)特发性蛛网膜炎

部分患者的病因尚不明确。

(二)继发性蛛网膜炎

该类型既可继发于颅内疾病,又可继发于颅外的疾病。颅内见于蛛网膜下腔出血、急性或慢性脑膜感染、颅脑外伤、脑寄生虫病等;颅外分为局灶性和全身性感染,前者如中耳炎、鼻炎、鼻窦炎、乳突炎、龋齿、咽喉部感染;后者如结核、流行性感冒、梅毒、流行性腮腺炎、风湿热、伤寒、百日咳、白喉、败血症、疟疾,其中以结核、流行性感冒常见。

(三)医源性蛛网膜炎

该类型为诊疗操作过程所引起的蛛网膜炎,诊疗操作如脑室或髓鞘内药物注射、脑池造影检查、颅脑手术及介入治疗。

二、病理

蛛网膜呈弥漫性或局限性增厚,常与硬脑膜、软脑膜、脑组织、脑神经发生粘连。有的形成囊肿，其中含脑脊液。脑蛛网膜炎粘连可以影响脑脊液循环及吸收，从而引起脑室扩大，形成脑积水。显微镜下见大量的炎性细胞浸润，网状结构层呈现纤维增殖型变化。脑部病变部位主要侵犯大脑半球凸面、脑底部、小脑半球凸面及脑桥小脑脚。

三、临床表现

任何年龄均可发病，以中年多见。大多数患者以慢性或亚急性起病，小部分急性发病。根据起病的形式和病变部位不同，临床表现可以分为以下五型。

(一)急性弥漫型

该型主要为急性脑膜炎综合征的表现，但程度较轻，局灶性神经系统体征不明显。症状在数天或数周内可改善，或呈波动性发病。

(二)慢性弥漫型

该型慢性起病，除脑膜炎综合征的表现外，常伴有颅内压增高和脑神经损害的症状。

(三)半球凸面型

该型常有局限性癫痫、单瘫、偏瘫、失语、感觉障碍、精神及行为异常，临床表现与脑肿瘤相似。此外，还可伴有颅内压增高的症状。

(四)幕上脑底型

病变主要累及视交叉与第二脑室底部。视交叉损害表现为头痛、视力减退或失明、视野缺损。视神经检查可见一侧或两侧视力下降，单侧或双颞侧偏盲，中心暗点、旁中心暗点或向心性周边视野缩小，眼底可见视盘水肿或视神经萎缩。第三脑室底部损害表现为烦渴、尿崩、肥胖、嗜睡、糖代谢异常等。

(五)颅后窝型

病变堵塞第四脑室出口可造成阻塞性脑积水，常表现为颅内高压症、眼球震颤、共济失调及展神经麻痹。病变累及脑桥小脑脚常出现第Ⅴ、Ⅵ、Ⅶ、Ⅷ对脑神经损害及小脑体征等。

四、辅助检查

(一)实验室检查

压力正常或升高，细胞数及蛋白含量轻度升高，多数患者的脑脊液完全正常。

(二)影像学检查

CT 和 MRI 显示颅底部脑池闭塞及脑室扩大。脑 MRI 在 T_2 加权像上可见脑表面局部脑脊液贮积与囊肿形成。

(三)放射性核素脑显像

放射性核素脑池扫描可见核素在脑池及蛛网膜颗粒内淤积，吸收延迟。

五、诊断

根据发病前有蛛网膜下腔出血、头部外伤、颅内或颅外感染来诊断。根据脑室内介入治疗史、起病的形式、症状缓解与复发的特点，结合脑 CT 或 MRI 影像学改变，可以诊断。从病因方面，在排除继发性和医源性的蛛网膜炎外，应考虑特发性的可能。

六、治疗

(一)病因治疗

对已明确的细菌或结核菌感染者必须应用抗生素或抗结核药物治疗。

(二)抗感染治疗

对弥漫性蛛网膜炎患者可应用肾上腺皮质激素治疗,如地塞米松 5～10 mg/d,静脉滴注,连用 7～14 天。

(三)抗粘连治疗

解除粘连可用 5 mg 糜蛋白酶或 5～10 mg 胰蛋白酶,肌内注射,每天 1 次。对严重粘连的患者可髓鞘内注射糜蛋白酶或地塞米松,每周 1 次。药物治疗无效者可根据病情进行蛛网膜粘连松解术。

(四)对颅内高压的处理

对有颅内高压者应给予高渗性脱水剂,如 20%甘露醇、甘油果糖。经药物治疗无效、脑积水进行性加重或颅内压增高而致脑疝形成的早期患者,可施行脑脊液分流术。

(五)手术治疗

对造成明显压迫症状的蛛网膜囊肿,可考虑手术摘除。

(马庆芹)

第六节　流行性脑脊髓膜炎

流行性脑脊髓膜炎简称流行性脑膜炎或“流脑”,是由脑膜炎双球菌引起的急性化脓性脑脊髓膜炎,具有发病急、变化多、传播快、流行广、危害大、死亡率高等特点。该病在临床上以突起发热、头痛、呕吐、皮肤黏膜有瘀点、脑膜刺激征阳性及脑脊液呈化脓性改变为主要特征。严重者可出现感染性中毒性休克及脑实质损害,并危及生命。脑膜炎的主要病变部位在软脑膜和蛛网膜,表现为脑膜血管充血、出现炎症、水肿,可引起颅内压增高。暴发型脑膜脑炎病变主要在脑实质,引起脑组织充血、坏死、出血及水肿,颅内压显著升高,严重者发生脑疝而死亡。

流行病学调查表明,该病遍布于世界各国,呈散发或大、小流行,儿童发病率高。世界各大洲年发病率在 1/10 万～10/10 万,全世界年新发流脑患者 30 万～35 万人,病死率为 5%～10%。从流脑的发病趋势看,发展中国家的发病率高于发达国家,非洲撒哈拉以南的地区有“流脑流行带”之称,在流行年度发病率可高达 400/10 万～800/10 万。我国发病率低于 1/10 万,病死率在 6%以下,呈周期性流行,一般3～5 年为小流行,7～10 年为大流行。近年来,由于我国流动人口的增加,城镇发病年龄组发生变化,流行年发病人群在向高龄组转移。

一、病因与发病机制

(一)病因

脑膜炎双球菌自鼻咽部侵入人体后,其发展过程取决于人体与病菌之间的相互作用。如果人体健康且免疫力正常,则可迅速将病菌消灭或成为带菌者;如果机体缺乏特异性杀菌抗体,或者病菌的毒力强，病菌则从鼻咽部侵入血流形成菌血症或败血症，随血液循环再侵入脑脊髓膜，形成化脓性脑脊髓膜炎。目前认为先天性或获得性IgM缺乏或减少，补体C_3或C_3～C_9缺乏易引起发病，甚至是反复发作或呈暴发型。此外，有人认为特异性IgA增多及其与病菌形成的免疫复合物也是引起发病的因素。

脑膜炎双球菌属奈瑟菌属，为革兰染色阴性双球菌。菌体呈肾形或豆形，多成对排列，或4个相连。该菌对营养的要求较高，用血液琼脂或巧克力培养基，在35～37 ℃、含5%～10% CO_2、pH 7.4～7.6的环境中易生长，低于32 ℃或高于41 ℃不能生长。传代16～18小时，该菌生长旺盛，抗原性最强。该菌含自溶酶，如不及时接种易溶解死亡。该菌对外界环境的抵抗力弱，不耐热，温度高于56 ℃，环境干燥，该菌极易死亡。该菌对寒冷有一定的耐受力，对一般消毒剂敏感。该菌在漂白粉、乳酸中1分钟死亡，被紫外线照射15分钟死亡。

该菌的荚膜多糖是分群的依据，分为A、B、C、D、X、Y、Z、29E、W135、H、I、K、L 13个菌群。此外，尚有部分菌株不能被上述菌群抗血清所凝集，被称为未定群，在带菌者分离的脑膜炎双球菌中占20%～50%，一般无致病能力。根据细菌壁脂蛋白多糖成分的不同，还可以进一步分成不同的血清亚群。其中以A、B、C群常见，A、B、C群占90%以上。C群的致病力最强，B群次之，A群最弱。国内调查显示，流行期间A群带菌率与流脑发病呈平行关系，是主要流行菌株。但近年来流脑流行菌群的变迁研究结果显示，我国流脑患者及健康人群携带的菌株中，C群流脑菌株的比例呈上升趋势，流脑流行菌群正在发生从A群到C群的变化，C群流脑在我国已经逐渐成为流行的优势菌群。

（二）发病机制

脑膜炎双球菌从鼻咽部进入人体后，如人体健康或有免疫力，大多数情况下只在鼻咽部生长繁殖，而无临床症状（带菌状态）。部分人可出现上呼吸道轻度炎症，出现流涕、咽痛、咳嗽等症状，而获得免疫力。如人体免疫力低下、一时性下降或脑膜炎双球菌毒力强，脑膜炎双球菌可经鼻咽部黏膜进入毛细血管和小动脉，侵入血液循环。部分感染者表现为暂时性菌血症，出现皮肤黏膜出血点。仅极少数患者由于缺乏特异性抗体，脑膜炎双球菌通过自身荚膜多糖所具有的抗吞噬屏障作用避免自身被宿主清除，发展为败血症并出现迁徙性病灶。

引起脑膜炎和暴发型脑膜炎的物质主要是细菌释放的内毒素和肽聚糖。内毒素导致血管内皮细胞、巨噬细胞、星形细胞和胶质细胞损伤，使其产生大量的细胞因子、血管脂类和自由基等炎症介质，使血-脑屏障的通透性升高，引起脑膜的炎症反应。同时，这些炎症介质可引起脑血管循环障碍，导致脑血管痉挛、缺血及出血。内毒素还可以引起休克和弥散性血管内凝血。皮肤、内脏广泛出血可造成多器官衰竭。严重脑水肿时，脑组织向小脑幕及枕骨大孔突出，形成脑疝，患者出现昏迷加深、瞳孔变化及呼吸衰竭。

二、临床表现

该病可发生于任何年龄，5岁以下儿童容易罹患，2岁左右的婴幼儿患病率比较高，但近年来青年人发病的也不少见，因此，应高度警惕，加强防范。发病季节一般从冬末春初开始，4月份达到高峰，5月下旬逐步减少，冬春季节为流行高峰期。该病呈急性或暴发性发病，病前常有上呼吸道感染史，潜伏期多为2～3天。临床上病情常复杂多变，轻重不一。

(一)症状与体征

1.症状

有发热、头痛、肌肉酸痛、食欲缺乏、精神萎靡等毒血症症状。幼儿哭啼吵闹、烦躁不安等。重者有剧烈头痛、恶心、喷射样呕吐等高颅内压征,意识障碍表现为谵妄、昏迷等。

2.体征

主要表现有脑膜刺激征,如颈项强直,角弓反张,克尼格征和布鲁津斯基征呈阳性。

(二)临床分型与分期

根据临床表现分为普通型、暴发型、轻型和慢性败血症型。

1.普通型

约占90%。病程经过分为四期。

(1)前驱期:大多数患者可无任何症状,部分患者有低热、咽喉疼痛、鼻咽黏膜充血、分泌物增多及咳嗽,少数患者常在唇周及其他部位出现单纯疱疹。此期采取鼻咽拭子做培养可以发现脑膜炎双球菌阳性,前驱期可持续1～2天。

(2)败血症期:患者常无明显的前驱症状,突然出现寒战、高热,伴头痛、肌肉酸痛、食欲减退及精神萎靡等毒血症症状;幼儿则有哭啼吵闹、烦躁不安、皮肤感觉过敏及惊厥等。半数以上患者的皮肤黏膜可见瘀点或瘀斑,严重者瘀点或瘀斑成片,散在于全身皮肤。危重患者的瘀斑迅速扩大,中央坏死或形成大疱,多数患者于1～2天发展到脑膜炎期。

(3)脑膜炎期:症状多与败血症期的症状同时出现,除持续高热和毒血症症状外,以中枢神经系统症状为主;大多数患者于发病后24小时左右出现脑膜刺激征,如颈后疼痛、颈项强直、角弓反张、克尼格征和布鲁津斯基征呈阳性,1天或2天后患者进入昏迷状态。在此期患者出现持续高热,头痛剧烈,呕吐频繁,皮肤感觉过敏,还会出现畏光、狂躁、惊厥、昏迷等。

婴幼儿发病常不典型,出现高热、拒乳、烦躁及哭啼不安,脑膜刺激征可缺如,但惊厥、腹泻及咳嗽较成人多见,由于颅内压增高,可有前囟突出,但有时往往因呕吐频繁、高热失水而反见前囟下陷,给临床诊断带来一定困难,应加以鉴别。多数患者通常在2～5天进入恢复期。

(4)恢复期:经治疗,体温逐渐降至正常,皮疹开始消退,症状逐渐好转,神经系统检查正常。约10%的患者出现口唇疱疹,患者一般在1～3周痊愈。

2.暴发型

少数患者起病急骤,病情凶险,如没有被及时抢救,常于24小时之内死亡。病死率高达50%,婴幼儿患者的病死率可达80%。

(1)休克型:该型多见于儿童。患儿突起高热,头痛,呕吐,精神极度萎靡。常在短期内全身出现广泛瘀点、瘀斑,而且迅速融合成大片,皮下出血,或继以大片坏死。面色苍灰,唇周及指端发绀,四肢厥冷,皮肤呈花纹样,脉搏细速,血压明显下降。脑膜刺激征大都缺如,易并发弥散性血管内凝血。脑脊液大多清亮,细胞数正常或轻度增加,血及瘀点培养常为阳性。若不及时抢救患者多在24小时内死亡。

(2)脑膜脑炎型:也多见于儿童。除具有严重的中毒症状外,患者频繁惊厥,迅速陷入昏迷;有阳性锥体束征及两侧反射不等;血压持续升高,部分患者出现脑疝,如小脑扁桃体疝入枕骨大孔内,压迫延髓,此时患者昏迷加深,瞳孔先缩小,很快散大;双侧肌张力升高或强直,上肢多内旋,下肢伸展,呈去大脑强直状态;呼吸不规则,快慢深浅不匀,或为抽泣样,或为点头样,或为潮式,此类呼吸常提示呼吸有突然停止的可能。

(3)混合型:是该病最严重的一型,病死率常高达80%,兼有两种暴发型的临床表现,常同时或先后出现。

3.轻型

多发生于流行性脑脊髓膜炎流行后期,起病较缓,病变轻微,临床表现为低热、轻微头痛及咽痛等上呼吸道症状,皮肤可有少数细小出血点和脑膜刺激征,脑脊液多无明显变化,咽拭子培养可有病原菌。

4.慢性败血症型

该型不多见,多发于成人,病程迁延数周或数月。临床表现为间歇性发热,反复出现寒战、高热,皮肤有瘀点、瘀斑。少数患者脾大。关节疼痛也多见,发热时关节疼痛加重呈游走性。也可发生化脓性脑膜炎、心内膜炎或肾炎,导致病情恶化。

三、辅助检查

(一)血常规

白细胞总数明显升高,一般在20×10^9/L左右,高者可达40×10^9/L或以上。以中性粒细胞增多为主,有时高达90%,核左移,有时出现类白血病反应。并发弥散性血管内凝血者血小板减少。

(二)脑脊液检查

脑脊液检查是诊断流脑的重要依据。对颅内压增高的患者,腰椎穿刺时要慎重,穿刺时不宜将针芯全部拔出,而应缓慢放出少量脑脊液做检查。穿刺后患者应平卧6~8小时,以防引起脑疝。必要时先给予脱水剂。

脑脊液在病程初期可见压力升高、外观仍清亮,稍后则浑浊似脓样。细胞数、蛋白含量和葡萄糖含量尚无变化。白细胞计数常达$1\ 000\times10^6$/L,以中性粒细胞为主。在典型的脑膜炎期,脑脊液的压力明显升高,外观呈浑浊米汤样或脓样,白细胞计数常明显升高,绝大多数为中性粒细胞。蛋白含量显著升高,葡萄糖含量明显降低,有时甚或测不出,氯化物含量降低。如临床上表现为脑膜炎而病程早期脑脊液检查正常,则应于12~24小时后再复查脑脊液,以免漏诊。

(三)细菌学检查

1.涂片检查

涂片检查包括皮肤瘀点和脑脊液沉淀涂片检查。做皮肤瘀点检查时,用针尖刺破瘀点上的皮肤,挤出少量血液和组织液涂于载玻片上,革兰染色后镜检,阳性率为60%~80%。此法简便易行,是早期诊断的重要方法之一;脑脊液沉淀涂片染色,有脑膜炎症状的患者阳性率为50%,无症状患者阳性率<25%。

2.细菌培养

抽取患者的5 mL静脉血进行血培养、皮肤瘀点刺出液或脑脊液培养,阳性率约为30%。应在使用抗菌药物前进行检测,出现阳性结果,可确诊。还可以进行分群鉴定,应同时做药物敏感试验。

(四)血清免疫学检查

1.抗原测定

测定细菌抗原的免疫学试验主要有对流免疫电泳、乳胶凝集试验、金黄色葡萄球菌A蛋白协同凝集试验、酶联免疫吸附试验或免疫荧光法、反向被动血凝试验等,其用以检测血液、脑脊液或尿液中的荚膜多糖抗原。一般在病程1～3天可出现阳性。此法较细菌培养阳性率高，方法简便、快速、敏感、特异性强，有助于早期诊断。

2.抗体测定

测定抗体的免疫学试验有间接血凝试验、杀菌抗体试验及放射免疫分析法检测，阳性率约为70%。固相放射免疫分析法(SPRIA)可定量检测A群脑膜炎双球菌特异性抗体，阳性率高达90%，明显高于其他方法，但因抗体升高较晚，故不能将该抗体数作为早期诊断指标。

(五)其他实验室检查

1.奈瑟菌属鉴定

用专有酶进行快速鉴定，鉴定奈瑟菌属细菌的时间已由48小时缩短到4小时，这是比较快速的一种鉴定方法。

2.放射免疫分析法(radio immunoassay，RIA)检测脑脊液微球蛋白

此项检测更敏感，早期脑脊液检查结果正常时此项检测结果即可升高，恢复期可正常，故有助于早期诊断、鉴别诊断、病情检测及预后判断。

3.核酸检测

应用PCR检测患者急性期的血清或脑脊液中脑膜炎双球菌的DNA特异片段是更敏感的方法，而且不受早期抗生素治疗的影响。常规PCR的特异性为95%，敏感性为100%，可用于可疑性流脑患者的快速诊断，但仍有许多局限性；而荧光定量PCR更具有常规PCR无法比拟的优点。

(六)影像学检查

1.颅脑CT扫描

早期或轻型脑膜炎的CT检查结果可无异常表现。若持续感染，CT平扫可显示基底池、纵裂池和蛛网膜下腔密度轻度升高，原因是脑膜血管增生，炎症渗出。脑室变小、蛛网膜下腔消失，可能是脑皮质充血和白质水肿引起弥漫性脑肿胀。由于脑膜血管充血和血-脑屏障破坏，脑膜和脑皮质在静脉注射造影剂后可以有异常的带状或脑回样强化。CT检查还有助于发现化脓性脑膜炎的并发症和后遗症。

2.颅脑MRI扫描

颅脑MRI扫描对脑膜炎的早期非常敏感。早期炎症表现为病灶边界不清、范围较大的T_1WI低信号、T_2WI高信号，同时可见斑片状不均匀轻度强化。脑膜炎早期表面的炎症波及脑膜，局部脑膜有强化；后期呈T_1WI稍高信号，T_2WI稍低信号。

(七)脑电图检查

脑电图检查以弥漫性或局限性异常慢波化背景活动为特征。少数患者的脑电图有棘波、棘慢综合波。某些患者的脑电图正常。

四、诊断与鉴别诊断

(一)诊断

(1)该病在冬春季节流行，多见于儿童，大流行时在成人中也不少见。

(2)突起高热、头痛、呕吐，皮肤黏膜有瘀点、瘀斑(在病程中增多并迅速扩大)，脑膜刺激征呈阳性。患者迅速出现脑实质损害或感染性休克临床症状提示暴发型，应引起重视。

(3)周围血常规中白细胞计数明显升高，脑脊液检查及细菌学检查呈阳性即可确诊。免疫学

检查阳性率较高，有利于早期诊断。

（二）鉴别诊断

1.流行性乙型脑炎

该病在夏、秋季流行，发病多集中于7月、8月、9月。患者有蚊虫叮咬史，起病后脑实质损害严重，惊厥、昏迷较多见，皮肤一般无瘀点。脑脊液早期清亮，晚期微浑浊，细胞数一般为$(100\sim500)\times10^6/L$，很少超过$1\,000\times10^6/L$，中性多核细胞占多数，后淋巴细胞占多数；蛋白含量稍增加，糖含量正常或略高，氯化物含量正常。确诊有赖于双份血清补体结合试验、血凝抑制试验等及从脑组织中分离病毒。

2.虚性脑膜炎

某些急性严重感染患者（如患有伤寒、大叶性肺炎及其他细菌所致的败血症）有显著毒血症时，可产生神经系统症状及脑膜刺激征，脑脊液除压力升高外，一般无其他变化。

3.病毒性脑膜炎

多种病毒可引起脑膜炎，患者多于2周内恢复。脑脊液的外观正常，白细胞计数一般小于$1\,000\times10^6/L$，淋巴细胞为90%～100%。糖及氯化物含量正常，蛋白含量稍增加。涂片及细菌培养检查未发现细菌。外周血白细胞计数不高。

4.中毒性痢疾

该病发病急。患者一开始即有高热，抽搐发生得较早，有些患者有脓血便。如患者无大便，对其可用生理盐水灌肠后，留粪便标本镜检，可发现脓细胞。

5.结核性脑膜炎

患者多有结核史。检查可能发现肺部结核病灶。该病起病缓慢，伴有低热、盗汗、消瘦等症状，无瘀点和疱疹。结核菌素试验呈阳性，脑脊液的细胞数为数十至数百个，以淋巴细胞为主。脑脊液在试管内放置12～24小时有薄膜形成，把薄膜和脑脊液沉淀涂片，抗酸染色，可检出结核杆菌。

6.其他化脓性脑膜炎

患者脑以外的部位可同时存在化脓性病灶或出血点。脑脊液浑浊或为脓性，白细胞计数一般超过$2\,000\times10^6/L$，有大量脓细胞，涂片或细菌培养检查可发现致病菌。确切的诊断有赖于脑脊液、血液细菌学和免疫学检查。

7.流行性腮腺炎脑膜脑炎

该病患者多有接触腮腺炎患者的病史。该病多发生在冬、春季节，注意检查腮腺是否肿胀。临床上有先发生脑膜脑炎后出现腮腺肿大者，如腮腺肿胀不明显，可做血和尿淀粉酶测定。

五、治疗

流行性脑脊髓膜炎的西医治疗以用大剂量磺胺嘧啶、青霉素、头孢菌素类、氯霉素等抗菌治疗为主，并注意抗休克、纠正血压、纠正酸中毒、减轻脑水肿、止痉等对症治疗。

（一）一般治疗

必须强调早期诊断，就地住院，隔离治疗。保持病室环境安静，室内空气流通，患者要卧床休息，饮食以热量高、富于营养的流质或半流质为宜。对昏迷不能进食的患者，可适当静脉输入液体，注意纠正水、电解质及酸碱平衡紊乱，使每天尿量保持在1 000 mL以上。对昏迷者应加强口腔和皮肤黏膜的清洁护理，防止压疮、呼吸道感染、泌尿系统感染及角膜溃疡发生。密切观察患者的血压、脉搏、体温、意识、瞳孔、呼吸等的变化。

(二)抗生素治疗

一旦高度怀疑脑膜炎双球菌感染,应在30分钟内给予抗生素治疗,做到早期足量应用抗生素,对病情严重者可联合应用两种以上抗菌药物。

1.青霉素

青霉素在脑脊液中的浓度为血液浓度的10%～30%。大剂量静脉滴注使脑脊液内的青霉素迅速达到有效杀菌浓度。维持时间长达4小时。迄今未发现耐青霉素菌株。青霉素剂量:儿童每天(20～40)×10^4 U/kg,成人每天20×10^4 U/kg,分次静脉滴注,可用每次(320～400)×10^4 U,静脉滴注,每8小时1次;疗程为5～7天。对青霉素不宜行鞘内注射,因可引起发热、肌肉颤搐、惊厥、脑膜刺激征、呼吸困难、循环衰竭等严重不良反应。

2.磺胺药

磺胺嘧啶易透过血-脑屏障,在脑脊液中的浓度较高,是治疗普通型的常用药物。但该药对败血症期患者疗效欠佳,有较大的不良反应,一般用于对青霉素过敏者、轻症患者或流行期间大面积治疗。常用量为成人6～8 g/d,儿童75～100 mg/(kg·d),分4次口服,首次剂量加倍。由于原药在偏酸性的尿液中易析出结晶,可损伤肾小管,引起结晶尿、血尿、腰痛、少尿、尿闭,甚至尿毒症,故应用时给予等量碳酸氢钠及足量水分(使成人每天尿量保持在1 200 mL以上)。注意血尿、粒细胞减少、药物疹及其他毒性反应的发生。对病情较重或频繁呕吐,不能口服药物的患者,可用20%磺胺嘧啶钠注射液50 mg/kg,稀释后静脉滴注或静脉推注,病情好转后改为口服。疗程为5～7天。也可选用磺胺甲基嘧啶、磺胺二甲基嘧啶或磺胺甲噁唑,疗程为5～7天,对重症患者可适当延长。停药以临床症状消失为指标,不必重复腰椎穿刺。如菌株对磺胺药敏感,患者于用药后1～2天体温下降,神志转为清醒,脑膜刺激征于2～3天减轻而逐渐消失。若用药后一般情况及脑膜刺激征在1～2天无好转或加重,可能为耐磺胺药菌株引起的,改用其他抗生素,必要时重复腰椎穿刺,再次进行脑脊液常规培养,做药物敏感试验。近年来,脑膜炎双球菌耐磺胺药菌株不断增加,故提倡改青霉素为首选药物。

3.氯霉素

氯霉素易透过血-脑屏障,在脑脊液中的浓度为血液浓度的30%～50%,适用于青霉素过敏和不宜用磺胺药的患者,或病情危重需要用两种抗菌药物及原因未明的化脓性脑膜炎患者。脑膜炎双球菌对其非常敏感。剂量为成人2～3 g/d,儿童40～50 mg/(kg·d),分次口服或肌内注射,疗程为5～7天。重症患者可联合应用青霉素、氯霉素。使用氯霉素应密切注意其不良反应,尤其是对骨髓的抑制。新生儿、老人慎用氯霉素。

4.氨苄西林

氨苄西林对脑膜炎双球菌、流感嗜血杆菌和肺炎链球菌均有较强的抗菌作用,故适用于病原菌尚未明确的5岁以下的流脑患儿。肌内注射,每天按体质量50～100 mg/kg,分4次给药;静脉滴注或静脉注射,每天按体质量100～200 mg/kg,分2～4次给药,疗程为5～7天。该药的不良反应与青霉素相仿,变态反应较常见,大剂量氨苄西林静脉给药可发生抽搐等神经系统毒性症状,应予以注意。

5.第三代头孢菌素

此类药物对脑膜炎双球菌的抗菌活性强,易透过血-脑屏障,不良反应少,适用于病情危重、又不能使用青霉素或氯霉素的患者。①头孢曲松钠(首选):抗菌活性强,对青霉素过敏或耐药的重症患者可选用。成人和 12 岁以上儿童 2～4 g/d,12 岁以下的儿童 75～100 mg/(kg・d),分 1～2 次静脉滴注或静脉注射,疗程为 5～7 天。②头孢噻肟钠:常用量为成人 2～6 g/d,儿童 50～100 mg/(kg・d),分 2～3 次静脉滴注或静脉注射。成人严重感染者每 6～8 小时用 2～3 g,1 天最高剂量不超过 12 g,疗程为 5～7 天。

(三)控制脑水肿

给头部降温以防治脑水肿。及时控制、减轻脑水肿的关键是早期发现颅内压增高,及时脱水治疗,防止脑疝。

1.甘露醇

125 mL 20%的甘露醇,静脉滴注,4～6 次/天。对于有脑疝先兆者,用 250 mL 甘露醇快速静脉滴注或静脉推注,可同时交替合用呋塞米,每次 20～40 mg,直到颅内高压症状好转。

2.甘油果糖

250 mL 10%的甘油果糖,1～每天 2 次,静脉滴注。

3.七叶皂苷钠

将 20～25 mg 七叶皂苷钠加入 250 mL 5%葡萄糖注射液中,静脉滴注,每天 1 次。七叶皂苷钠有抗感染、抗渗出、增加静脉张力、降低水肿及改善微循环的作用。在用药过程中,应注意循环血容量的补充,可使患者保持轻度脱水状态。为减轻毒血症,降低颅内压,加强脱水疗效,可同时应用糖皮质激素。

4.人血清蛋白

每次 5～10 g,1～每天 2 次,静脉滴注。

(四)呼吸衰竭治疗

给患者吸氧、吸痰,给予洛贝林、尼可刹米、二甲弗林、哌甲酯等呼吸中枢兴奋剂。患者呼吸停止时应立即行气管插管或气管切开术,进行间歇正压呼吸。

(五)抗休克治疗

休克患者的变化十分迅速。抗休克治疗必须抢时间,抓关键,全力以赴地采用各种措施,力求改善微循环功能,恢复正常代谢。如患者面色青灰,皮肤湿冷,有花斑,发绀,眼底动脉痉挛,血压下降,呈休克状态,可应用微循环改善剂。大量反复应用有颜面潮红、躁动不安、心率增快、尿潴留等不良反应。

1.补充血容量

只有及时补足血容量,改善微循环和每搏排出量,才能力争在短时期内改善微循环,逆转休克。静脉快速滴注右旋糖酐-40,每天 500～1 000 mL。然后根据休克纠正程度、血压、尿量、中心静脉压等,加用平衡液、葡萄糖氯化钠注射液。可根据先盐后糖、先快后慢原则,见尿补钾,适时补充血浆、清蛋白等胶体溶液。

2.扩容改善微循环

(1)山莨菪碱:每次 10～20 mg,静脉注射;儿童每次 0.5～1.0 mg/kg,每 15～30 分钟注射 1 次。直至血压上升、面色红润、四肢转暖、眼底动脉痉挛缓解后,可延长至 0.5～1.0 小时注射 1 次;待血压稳定,病情好转后改为 1～4 小时注射 1 次。

(2)东莨菪碱:成人每次用量为 1 mg,儿童为每次 0.01～0.02 mg/kg,静脉注射,10～30 分钟注射 1 次,减量方法同上。

(3)阿托品:每次 0.03～0.05 mg/kg,以 0.9%氯化钠注射液稀释静脉注射,每 10～30 分钟注射1次,减量方法同上。

在经上述处理后,如休克仍未纠正,可应用血管活性药物,一般首选多巴胺,剂量为每分钟2～6 μg/kg,根据血压情况调整速度和浓度。还可用酚妥拉明(每次5～10 mg)或酚苄明(每次0.5～1.0 mg/kg),加入液体内,缓慢静脉滴注。

应用上述药物后,若动脉痉挛有所缓解,而血压仍有波动或不稳定,可给予20～30 mg间羟胺,静脉滴注或与多巴胺联合应用。

3.抗凝治疗

经积极的抗休克治疗,病情未见好转,临床疑有弥散性血管内凝血,皮肤黏膜出血点即使未见增加,也应考虑有弥散性血管内凝血存在,应做有关凝血及纤溶的检查,并开始肝素治疗;若皮肤瘀点不断增多,且有融合成瘀斑的趋势,不论有无休克,均可应用肝素治疗,剂量每次为0.5～1 mg/kg,静脉推注或加于100 mL 5%的葡萄糖注射液内缓慢静脉滴注,以后每4～6小时可重复1次,一般1～2次即可。用肝素时应做试管法凝血时间测定,使凝血时间控制在正常时间的2倍左右(15～30分钟)。用肝素后可输新鲜血液以补充被消耗的凝血因子。如果有继发纤溶征象,可把4～6 g 6-氨基己酸加入100 mL 10%的葡萄糖注射液内,静脉滴注,或把0.1～0.2 g氨甲苯酸加入10%的葡萄糖注射液内,静脉滴注或静脉注射。若患者出现低凝消耗伴纤溶亢进,则应输新鲜全血、血浆、维生素K等,以补充被消耗的凝血因子。

(六)糖皮质激素

糖皮质激素有抗炎、抗过敏、抗休克、减轻脑水肿、降颅内压等作用,对重症流脑患者可大剂量、短疗程、冲击应用。该类药可增强心肌收缩力,解除细菌内毒素造成的血管痉挛,从而减轻外周血管阻力,稳定细胞的溶酶体膜和减轻毒血症,并可抑制血小板凝集,对感染中毒性休克合并弥散性血管内凝血者也有一定作用。常用量:地塞米松,成人10～20 mg,儿童按0.2～0.5 mg/(kg·d),分1～2次静脉滴注;氢化可的松100～500 mg/d,静脉滴注。病情控制后迅速减量停药。用药不得超过3天。

(七)对症治疗

1.镇静止痛

高热、头痛明显者,可用解热镇痛药,如阿司匹林或吲哚美辛。对癫痫发作者给予地西泮、氯硝西泮、苯妥英钠、卡马西平及丙戊酸钠等。

2.纠正酸中毒

感染中毒性休克往往伴有严重酸中毒,如不及时纠正,可使病情恶化和加重,可用5%的碳酸氢钠注射液(儿童每次3 mL/kg;成人轻症200～500 mL/d,危重者可用500～800 mL/d)静脉滴注。也可先给总量的1/3～1/2,以后根据病情及实验室检查结果酌情补充。

3.强心药物

对心功能不全或心力衰竭者应及时给予洋地黄类强心药物,如把0.2～0.4 mg毛花苷C加入20 mL 0.9%的氯化钠注射液中,缓慢静脉注射。

(马庆芹)

第十一章

中医治疗神经内科疾病

第一节　短暂性脑缺血发作

短暂性脑缺血发作(transient icehemic attack,TIA)是颈动脉或椎-基底动脉系统发生短暂性血液供应不足,引起局灶性脑缺血,从而导致突发的、短暂的、可逆性的神经功能障碍。是以相应供血区局限性和短暂性神经功能缺失为特点的一种脑血管病。发作持续数分钟,通常在30分钟内完全缓解,超过2小时常遗留轻微神经功能缺损表现,或CT及MRI检查显示脑组织缺血征象。TIA好发于34～65岁人群,65岁以上患者占25.3%,男性多于女性。发病突然,多在体位改变、活动过度、颈部突然转动或屈伸等情况下发病。发病无先兆,有一过性的神经系统定位体征,一般无意识障碍,历时5～20分钟,可反复发作,但一般在24小时内完全缓解,无后遗症。

本病属于中医“眩晕”“小中风”等范畴。

一、病因病机

(一)肝阳偏亢

患者素体阴虚,水不涵木,复因情志所伤,肝阳偏亢,上扰于头目则为眩晕;或夹痰夹瘀,横窜经络,出现偏瘫、语言不利。

(二)痰浊内生

嗜酒及肥甘,饱饥劳倦,伤于脾胃,以致水谷不化,反而聚湿生痰,致使清阳不升,浊阴不降,发为本病。

(三)瘀血停滞

患者素体气血亏虚,运行不畅,以致瘀血停滞;或脉络空虚,风邪乘虚入中经络,气血痹阻,肌肉筋脉失于濡养。

本病位于经络,其主要病机是气虚血瘀,气虚为本,血瘀为标。血瘀是TIA发生发展的核心,更有痰浊与瘀血互结而致病者。此外,肝阳亦有夹痰、夹瘀而上扰者临床宜细审之。

二、临床表现

TIA好发于50～70岁,男性多于女性。起病突然,迅速出现局限性神经功能或视网膜功能障碍，常于5分钟左右达到高峰，持续时间短，恢复快，不留后遗症状，症状和体征应在4小时内完全消失；可反复发作，其临床表现虽因缺血脑组织的部位和范围不同而多样化，但就个体而言，每次发作的症状相对较恒定；常有高血压、糖尿病、心脏病和高脂血症病史。根据受累血管不同，临床上可分为颈内动脉系统TIA和椎-基底动脉系统TIA。

(一)颈内动脉系统 TIA

最常见的症状为单瘫、偏瘫、偏身感觉障碍、失语、单眼视力障碍等，亦可出现同向性偏盲等。

主要表现为单眼突然出现一过性黑矇，或视力丧失，或白色闪烁，或视野缺损、复视等症状，持续数分钟可消失；对侧肢体轻度偏瘫或偏身感觉异常。若大脑优势半球受损则出现一过性的失语、失用、失读或失写，或同时伴有面肌、舌肌无力；偶可发生同侧偏盲。其中单眼突然出现一过性黑矇是颈内动脉分支眼动脉缺血的特征性症状。短暂的精神症状和意识障碍偶亦可见。

(二)椎-基底动脉系统 TIA

少见，发作较频繁，持续时间较长。主要为脑干、小脑、枕叶、颞叶及脊髓近端缺血，出现相应的神经缺损症状。

由于椎-基底动脉所供应的脑干、丘脑、小脑和大脑枕部结构复杂，故缺血所致的症状复杂多样，最常见的症状为一过性眩晕、眼震、站立或步态不稳。多数不伴有耳鸣，为脑干前庭系缺血表现；少数可伴耳鸣，系内听动脉缺血致内耳受累。本病的特征性症状如下。

1.跌倒发作

患者转头或仰头时，下肢突然失去张力而跌倒，无意识丧失，常可很快自行站起，系下部脑干网状结构缺血，肌张力降低所致。

2.短暂性全面性遗忘症(transient global amnesia，TGA)

发作时出现短时间记忆丧失，患者对此有自知力，持续数分钟至数十分钟，谈话、书写和计算能力保持，系大脑后动脉颞支有自知力，持续数分钟至数十分钟，谈话、书写和计算能力保持，系大脑后动脉颞支缺血，常累及边缘系统的颞叶海马、海马旁回和穹隆所致。

3.双眼视力障碍发作

可有复视、偏盲或双目失明。

另外，临床可能出现的症状还有吞咽障碍、构音不清、共济失调、意识障碍，伴或不伴瞳孔缩小；一侧或双侧面、口周麻木或交叉性感觉障碍。交叉性瘫痪是一侧脑干缺血的典型表现，可因脑干缺血的部位不同而出现不同的综合征，表现为一侧动眼神经、外展神经和(或)面神经麻痹，对侧肢体瘫痪。

三、实验室检查

TIA无特定的实验室阳性指标，临床为明确其病因，常结合以下检查。

(一)EEG、CT、MRI、SPECT 及 PET 检查

头颅CT或MRI检查多正常，部分病例可见脑内有小的梗死灶或缺血灶，可见腔隙性梗死灶；弥散加权MRI检查可见片状缺血区；SPECT可有局部血流量下降；PET可见局限性氧与糖代谢障碍。

(二)DSA/MRA 或彩色经颅多普勒(TCD)检查

可见血管狭窄、动脉粥样硬化斑。TCD微栓子检测适合发作频繁的TIA患者。

(三)心脏 B 超、心电图及超声心动图检查

可以发现动脉粥样硬化、心脏瓣膜病变及心肌病变。

(四)血常规、血脂及血液流变学检查

可以确定 TIA 的发生与血液成分及血液流变学有无关系。

(五)颈椎 X 线检查

除外颈椎病变对椎动脉的影响。

(六)神经心理学检查

可能发现轻微的脑功能损害。

四、诊断与鉴别诊断

(一)诊断

由于 TIA 呈发作性,且每次发作时临床症状持续时间较短,绝大多数 TIA 患者就诊时症状已消失,故其诊断多依靠病史。有典型临床表现而又能排除其他疾病时,诊断即可确立,但要进一步明确病因。

1.诊断要点

(1)多数在 50 岁以上发病。

(2)有高血压、高脂血症、糖尿病、脑动脉粥样硬化、较严重的心脏病病史及吸烟等不良嗜好者。

(3)突然发作的局灶性神经功能缺失,持续数分钟,或达数小时,但在 24 小时内完全恢复。

(4)患者的局灶性神经功能缺失症状常按一定的血管支配区刻板地反复出现。

(5)发作间歇期无神经系统定位体征。

2.症状

近年来,TIA 的临床诊断有不同程度的扩大化倾向,已引起国内外的关注。《美国国立神经疾病与卒中研究所脑血管病分类(第3 版)》中提出:TIA 的临床表现最常见的是运动障碍,对只出现一部分或一侧面部感觉障碍、视觉丧失或失语发作病例,诊断 TIA 须慎重;有些症状如麻木、头晕较常见,但不一定是 TIA,并明确提出不属 TIA 特征的症状:①不伴后循环(椎-基底动脉系统)障碍及其他体征的意识丧失;②强直性和(或)阵挛性痉挛;③躯体多处持续、进展性症状;④闪光暗点。

(二)鉴别诊断

1.局灶性癫痫

特别是单纯部分发作,常表现为持续数秒至数分钟的肢体抽搐从躯体的一处开始,并向周围扩展,尤其是无张力性癫病发作与 TIA 猝倒发作相似。较可靠的鉴别方法是进行 24 小时脑电图监测,如有局限性癫痫放电则可确诊为癫痫。CT 或 MRI 检查可发现脑内局灶性病变。

2.梅尼埃病

发作性眩晕、恶心、呕吐,与椎-基底动脉系统 TIA 相似,但每次发作持续时间多超过 4 小时,可达 3～4 天,伴有耳鸣、耳阻塞感、听力减退等症状,除眼球震颤外,无其他神经系统定位体征,发病年龄多见于 50 岁以下。

3.阿-斯(Adams-Stokes)综合征

严重心律失常如室上性心动过速、室性心动过速、心房扑动、多源性室性早搏、病态窦房结综

合征等，可因阵发性全脑供血不足，出现头昏、晕倒和意识丧失，但常无神经系统局灶性症状和体征，心电图、超声心动图和X线检查常有异常发现。

4.发作性睡病

可发生猝倒，但多见于年轻人，有明显的不可抗的睡眠发作，而罕见局限性神经功能缺失，易于鉴别。

5.其他颅内病变

肿瘤、脓肿、慢性硬膜下血肿、脑内寄生虫等亦可出现类TIA发作的症状，原发或继发性自主神经功能不全亦可因血压或心律的急剧变化出现短暂性全脑供血不足，继而出现发作性意识障碍，应注意排除。

五、治疗

TIA发作可自行缓解，其治疗目的在于消除病因，预防再发或减少复发，保护脑组织、防治TIA后的再灌注损伤。无论何种因素所致的TIA，都应被视为完全性卒中的重要危险因素，尤其是短时间内反复多次发作者。积极应用抗血小板聚集剂和血管扩张剂的同时，针对病因治疗，如降血压、降血脂、控制糖尿病、抗心律失常等。中医药辨证论治对本病有一定的疗效，如活血化瘀药物能降低血黏度，改善脑供血，部分药物能抗动脉粥样硬化，具有对因治疗的作用，远期疗效较好，可配合使用。

（一）辨证论治

1.肝肾阴虚，风阳上扰证

症状：头晕目眩，甚则欲仆，目胀耳鸣，心中烦热，多梦健忘，肢体麻木，或猝然半身不遂，言语謇涩，但瞬时即过，舌质红，苔薄白或少苔，脉弦或细数。

治法：平肝息风，育阴潜阳。

方药：镇肝息风汤加减。头痛目胀，加夏枯草、菊花；言语謇涩，加远志、石菖蒲；腰膝酸软，舌红，脉细数，加熟地黄、山茱萸、何首乌；面红目赤，口苦烦躁，加龙胆草、夏枯草。

2.气虚血瘀，脉络瘀阻证

症状：头晕目眩，动则加剧，言语謇涩，或一侧肢体软弱无力，渐觉不遂，偶有肢体掣动，口角流涎，舌质暗淡，或有瘀点，苔白，脉沉细无力或涩。

治法：补气养血，活血通络。

方药：补阳还五汤加减。若上肢不遂者，加桂枝、桑枝；下肢不遂，加续断、牛膝；言语不利，加远志、石菖蒲。

3.痰瘀互结，阻滞脉络证

症状：头晕目眩，头重如蒙，肢体麻木，胸脘痞闷，舌质暗，苔白腻或黄厚腻，脉滑数或涩。

治法：豁痰化瘀，通经活络。

方药：黄连温胆汤合桃红四物汤加减。痰浊较甚者，加胆南星；胸脘痞闷，加厚朴、枳实。

（二）中药制剂

丹红注射液、脑心通胶囊、稳心颗粒、谷红注射液、龙生蛭胶囊、中风回春胶囊、人参再造丸、华佗再造丸、银杏叶片、脉络宁注射液、芪归通络口服液、血栓通注射液、参麦注射液等。

（王　敏）

第二节　脑血栓形成

脑血栓形成是脑梗死的临床常见类型之一。脑梗死又称缺血性脑卒中，约占全部脑卒中的80%。是指由于脑部血液供应障碍，缺血、缺氧引起的局限性脑组织的缺血性坏死或脑软化。以半身不遂、口眼㖞斜、语言不利为临床特征。脑梗死的临床常见类型有脑血栓形成、脑栓塞和腔隙性梗死等。

脑梗死与中医中风病相类似，归属于“中风”范畴。脑栓塞、脑血栓形成和腔隙性梗死分属脑梗死的不同类型，但中医学的病因病机、辨证论治基本相同，现重点阐述脑血栓形成的诊治等，脑栓塞和腔隙性梗死等疾病可与之互参。

脑血栓形成是脑梗死中最常见的类型，通常指脑动脉的主干或其皮质支因动脉粥样硬化及各类动脉炎等血管病变，导致血管的管腔狭窄或闭塞，并进而发生血栓形成，造成脑局部供血区血流中断，脑组织缺血、缺氧，软化坏死，出现相应的神经系统症状和体征。

一、病因病机

中风病，多因素体禀赋不足，年老正衰，肝肾不足，阳亢化风，或劳倦内伤导致气血内虚、血脉不畅；或因嗜饮酒浆，过食肥甘，损伤脾胃，内生湿浊，进而化热，阻滞经脉，复加情志不遂、气候剧烈变化等诱因，以致脏腑功能失调，气血逆乱，风夹痰瘀，扰于脑窍，窜犯经络发为中风。

(一)肝阳偏亢，风火上扰

平素肝旺易怒，或肝肾阴虚、肝阳偏亢，复因情志相激，肝失条达，气机不畅，气郁化火，更助阳亢化风，风火相煽，冲逆犯脑，发生中风。

(二)风痰瘀血，痹阻脉络

年老体衰或劳倦内伤，致使脏腑功能失调，内生痰浊瘀血，适逢肝风上窜之势；或外风引动内风，皆使风夹痰瘀，窜犯经络，留滞于虚损之脑脉，则成中风。

(三)痰热腑实，浊毒内生

饮食不节，嗜好膏粱厚味及烟酒之类，易致脾胃受伤，运化失司，痰热互结，腑气壅结，内生浊毒，夹风阳之邪，上扰清窍，神机失灵而见㖞僻不遂。

(四)气虚血瘀，脉络不畅

平素体弱，或久病伤正，正气亏虚，无力行血，血行不畅，瘀滞脑络，则成中风。

总之，本病以正虚为本。主要有肝肾阴虚、气血不足等；邪实为标，以风火痰浊瘀血为主。病位主要在脑，可涉及肝、脾、肾等。

二、临床表现

(一)一般特点

由动脉粥样硬化所致脑血栓形成者以中、老年人多见，尤其见于有高血压、糖尿病、心脏病病史者；由动脉炎所致者以中青年多见。常在安静或休息状态下发病，约25%病例发病前有肢体无力及麻木、眩晕等前驱症状。神经系统局灶性症状及体征多在发病后10小时或1～2天达到高峰。多数患者意识清楚或仅轻度意识障碍；严重病例可有意识障碍，形成脑疝，甚至死亡。神经系统定位体征因脑血管闭塞的部位及梗死的范围不同而表现各异。

(二)临床类型

1.根据症状和体征的演进过程分类

(1)完全性卒中：完全性卒中指发病后神经系统功能缺失症状较重，常于数小时内(6小时)达到高峰。病情一般较严重，伴癫痫发作，甚至昏迷，或出现病灶侧颞叶钩回病。多为颈内动脉或大脑中动脉主干等较大动脉闭塞所致，约占30%。

(2)进展性卒中：进展性卒中指发病后神经功能缺失症状在48小时内逐渐进展或呈阶梯式加重，可持续6小时至数天，直至患者完全偏瘫或意识障碍。

(3)缓慢进展性卒中：起病后1～2周症状仍逐渐加重，常与全身或局部因素所致的脑灌流减少，侧支循环代偿不良，血栓向近心端逐渐扩展等有关。此型应与颅内占位性病变如肿瘤或硬膜下血肿相鉴别。

(4)可逆性缺血性神经功能缺失：后神经缺失症状较轻，常持续24小时以上，可于3周内恢复，不留后遗症。多数发生于大脑半球卵圆中心。

2.根据梗死的特点分类

(1)大面积脑梗死：大面积脑梗死通常是颈内动脉主干、大脑中动脉主干或皮层支的完全性卒中，患者表现为病灶对侧完全性偏瘫、偏身感觉障碍及向病灶对侧的凝视麻痹，可有头痛和意识障碍，并呈进行性加重。

(2)分水岭脑梗死：分水岭脑梗死是指相邻血管供血区之间分水岭区或边缘带的局部缺血。一般认为，分水岭脑梗死多由于血流动力学障碍所致；典型者发生于颈内动脉严重狭窄或闭塞伴全身血压降低时，亦可由心源性或动脉源性栓塞引起。临床发病，多无意识障碍，症状较轻，恢复较快。结合CT检查可分为皮质前型、皮质后型及皮质下型。

(3)出血性脑梗死：出血性脑梗死是由于脑梗死供血区内动脉坏死后血液漏出而继发出血，常发生于大面积脑梗死之后。

(4)多发性脑梗死：多发性脑梗死是指两个或两个以上不同供血系统的脑血管闭塞引起的梗死，多由反复发作的脑梗死造成。

(三)不同动脉闭塞的症状和体征

1.颈内动脉闭塞

可出现病灶侧单眼一过性黑矇，偶可为永久性视力障碍(因眼动脉缺血所致)，或病灶侧出现Horner征这一特征性病变；颈动脉搏动减弱，听诊可闻及颈部收缩期血管杂音。常见症状有对侧偏瘫、偏身感觉障碍和偏盲等(大脑中动脉或大脑中、前动脉缺血)；主侧半球受累可有失语症，非主侧半球受累有体象障碍现象；亦可出现晕厥发作或痴呆。

2.大脑中动脉闭塞

大脑中动脉闭塞是血栓性梗死的主要血管，发病率最高，占血栓性脑梗死的70%～80%。

(1)主干闭塞：主干闭塞以三偏症状为特征，病灶对侧中枢性面舌瘫及偏瘫，偏身感觉障碍和同向偏盲或象限盲；上下肢瘫痪程度基本相等；可有不同程度的意识障碍；主侧半球受累可出现失语症，非主侧半球受累可见体象障碍，亦可出现晕厥发作或痴呆。

(2)皮层支闭塞：上分支闭塞时可出现病灶对侧偏瘫和感觉缺失，面部及上肢重于下肢，Broca失语(主侧半球)和体象障碍(非主侧半球)；下分支闭塞时常出现Wernicke失语、行为障碍和命名性失语等，并无偏瘫。

(3)深穿支闭塞：对侧中枢性上下肢均等性偏瘫，可伴有面舌瘫；对侧偏身感觉障碍，有时可伴有对侧同向性偏盲；主侧半球病变可出现皮质下失语。

3.大脑前动脉闭塞

(1)主干闭塞：主干闭塞发生于前交通动脉之前，因对侧代偿可无任何症状；发生于前交通动脉之后可有对侧中枢性面舌瘫及偏瘫，以面舌瘫及下肢瘫为重，可伴轻度感觉障碍；尿潴留或尿急(旁中央小叶受损)；精神障碍可见淡漠、反应迟钝、欣快、始动障碍和缄默等(额极与胼胝体受累)，常有强握与吮吸反射(额叶病变)；主侧半球病变可见上肢失用，Broca 失语则较少见。

(2)皮质支闭塞：对侧下肢远端为主的中枢性瘫，可伴感觉障碍；对侧肢体短暂性共济失调、强握反射及精神症状。

(3)深穿支闭塞：对侧中枢性面舌瘫及上肢近端轻瘫。

4.大脑后动脉闭塞

大脑后动脉闭塞临床上较少见。如闭塞部位在发出交通动脉以前，可不出现症状。若丘脑膝状体动脉闭塞时，可见丘脑综合征：对侧感觉障碍，以深感觉为主，有自发性疼痛、感觉过度、轻偏瘫，共济失调和不自主运动，可有舞蹈、手足徐动症和震颤等锥体外系症状；大脑后动脉阻塞引起枕叶梗死时，可出现对侧同向偏盲，瞳孔反应保持，视神经无萎缩；优势半球胼胝体部的损害可引起失读症。

5.椎-基底动脉闭塞

梗死灶在脑干、小脑、丘脑、枕叶及颞顶枕交界处。基底动脉主干闭塞常引起广泛性脑桥梗死，可突发眩晕、呕吐、共济失调，迅速出现昏迷、面部与四肢瘫痪、去脑强直、眼球固定、瞳孔缩小、高热、肺水肿、消化道出血，甚至呼吸及循环衰竭而死亡。椎-基底动脉的分支闭塞，可导致脑干或小脑不同水平的梗死，表现为各种病名的综合征。体征的共同特点是下列之一：①交叉性瘫痪；②双侧运动和(或)感觉功能缺失；③眼的协同运动障碍；④小脑功能的缺失不伴同侧长束征；⑤孤立的偏盲或同侧盲。另可伴失语、失认、构音障碍等。常见的综合征有以下几种。

(1)基底动脉尖综合征：由 Caplan 首先报道。基底动脉尖端分出两对动脉即小脑上动脉和大脑后动脉，其分支供应中脑、丘脑、小脑仁部、颞叶内侧及枕叶。可出现以中脑病损为主要表现的一组临床综合征，多因动脉粥样硬化性脑血栓形成、心源性或动脉源性栓塞引起。临床表现如下。①眼球运动及瞳孔异常：一侧或双侧动眼神经部分或完全麻痹，眼球上视不能(上丘受累)，瞳孔对光反射迟钝而调节反射存在，类似 Argyll-Robertson 瞳孔(顶盖前区病损)。②意识障碍：一过性、持续数天或反复发作[中脑和(或)丘脑网状激活系统受累]。③对侧偏盲或皮质盲。④严重记忆障碍(颞叶内侧常受累)。存在卒中危险因素的中老年人，突然发生一过性意识障碍，虽无明显运动、感觉障碍，但有瞳孔改变、动眼神经麻痹、垂直注视障碍，应想到该综合征；如有皮质盲或偏盲、严重记忆障碍则更支持；CT 及 MRI 见中脑、双侧丘脑、枕叶、额叶病灶即可确诊。

(2)中脑支闭塞出现 Weber 综合征、Benedit 综合征，脑桥支闭塞出现 Millard-Gubler 综合征(展神经、面神经麻痹，对侧肢体瘫痪)、Foville 综合征(同侧凝视麻痹、周围性面瘫，对侧偏瘫)。

(3)小脑后下动脉或椎动脉闭塞综合征：小脑后下动脉或椎动脉闭塞综合征或称延髓背外侧综合征是脑干梗死中最常见的类型。主要表现：①眩晕、呕吐、眼球震颤(前庭神经核)；②交叉性感觉障碍(三叉神经脊束核及对侧交叉的脊髓丘脑束受损)；③同侧 Horner 征(交感神经下行纤维受损)；④吞咽困难和声音嘶哑(舌咽、迷走神经受损)；⑤同侧小脑性共济失调(绳状体或小脑受损)。由于小脑后下动脉的解剖变异较多,使临床症状复杂化,有不典型的临床表现。

(4)双侧脑桥基底部梗死出现闭锁综合征:患者四肢瘫痪,意识清楚,不能讲话和吞咽,仅能以目示意。

(5)小脑梗死:由小脑上动脉、小脑后下动脉、小脑前下动脉等闭塞所致。常有眩晕恶心、呕吐、眼球震颤、共济失调、站立不稳。可有颅内压增高症状。

三、实验室检查

(一)CT 检查

多数脑梗死病例于发病后 24 小时内 CT 检查示密度变化,24～48 小时后逐渐显示与闭塞血管供血区一致的低密度梗死灶,如梗死灶体积较大则可有占位效应。如病灶较小或脑干、小脑梗死则 CT 检查可不显示。

(二)MRI 检查

脑梗死数小时内,病灶区即有 MRI 信号改变,与 CT 相比,MRI 具有显示病灶早的特点,能早期发现大面积脑梗死,清晰显示小病灶及后颅凹的梗死灶,病灶检出率 95%。功能性 MRI 如弥散加权 MRI 可在缺血早期发现病变,发病后半小时可显示长 T_1、长 T_2 梗死灶。增强 MRI 检查平扫更为敏感。

(三)血管造影

DSA 或 MRA 造影显示血管狭窄和闭塞的部位,可显示动脉炎、Moyamoya 病、动脉瘤和血管畸形等。

(四)脑脊液检查

通常情况下,脑脊液压力、常规及生化检查正常,大面积脑梗死时压力可有增高,出血性脑梗死时脑脊液中可见红细胞。如已经确诊为脑梗死,则不必进行脑脊液检查。

(五)其他

彩色经颅多普勒超声检查(TCD)可发现颈动脉及颈内动脉的狭窄,动脉粥样硬化斑或血栓形成。虽然 SPECT 能早期显示脑梗死的部位、程度和局部脑血流改变,PET 能显示脑梗死灶的局部脑血流、氧代谢及葡萄糖代谢,并检测缺血半暗带及对远隔部位代谢的影响,但由于费用昂贵,难以在脑梗死诊断中广泛应用。

四、诊断与鉴别诊断

(一)诊断要点

(1)起病较急,多发病于静息状态下。

(2)多见于有高血压病、动脉粥样硬化、糖尿病及心脏病病史的中老年人。

(3)一般无头痛、呕吐、昏迷等全脑症状。

(4)有颈内动脉系统和(或)椎-基底动脉系统的体征和症状,这些症状与体征可在发病后数小时至数天内逐渐加重。

(5)头颅 CT、MRI 检查可发现梗死灶,排除脑出血和炎症性疾病等。

(二)鉴别诊断

1.脑出血

临床上,脑梗死主要应与脑出血进行鉴别。比较而言,脑出血起病更急,常有头痛、呕吐等颅内压增高症状及不同程度的意识障碍,血压增高明显,典型者不难鉴别。但大面积梗死与脑出血,以及轻型脑出血与一般脑梗死的临床症状相似,鉴别困难,往往需要行 CT 等检查才能鉴别。

2.脑梗死

起病急骤,一般临床症状常较轻,常有心脏病史,特别是有心房纤颤、感染性心内膜炎、心肌梗死或其他易产生栓子的疾病时可考虑脑栓塞。

3.颅内占位病变

某些硬膜下血肿、颅内肿瘤、脑脓肿等发病也较快,可出现偏瘫等症状,类似梗死症状,应注意有无高颅内压的症状及体征,CT 及 MRI 检查可鉴别。

五、治疗

(一)治疗总体思路

脑血栓形成具有起病急、病变进展快、神经病损不可逆的特点,急性期及早实施正确的治疗方案,可显著提高临床疗效。目前多采用中西医结合综合治疗,具体的治疗原则如下。

(1)早期治疗,尽早发现,及时就诊,迅速处理,力争早期溶栓治疗。

(2)基于脑梗死后的缺血瀑布及再灌注损伤的病理改变进行综合脑保护。

(3)根据个体特点制订综合治疗方案。中医学的辨证论治在体现个体化治疗方面显示了一定的优势,故应采用中西医结合药物治疗与其他疗法并举的多元化治疗措施。有条件者可组建由多学科医师参与的脑卒中病房,将急救、治疗和康复结合为一体,使个体化治疗更具特点。

(4)整体化观念。治疗脑血栓形成要考虑脑与心脏及其他器官功能的相互影响,如脑心综合征、多脏器衰竭等。对于重症病例要积极防治并发症,采取对症支持疗法。

(5)对卒中的危险因素应及时给予预防性干预措施,最终达到挽救生命、降低病残率及预防复发的目的。

(6)后遗症期治疗。中医药综合治疗方法如针刺、推拿等康复方法有助于神经功能的恢复。

(二)辨证论治

1.肝阳上亢证

症状:平素头晕头痛,耳鸣目眩,突然发生口眼㖞斜,舌强语謇,或手足重滞,甚则半身不遂,或伴麻木等症,舌质红,苔黄,脉弦。

病机:肝阳暴亢,风火上扰。

治法:平肝潜阳,活血通络。

方药:天麻钩藤饮加减。夹有痰浊、胸闷、恶心、苔腻者,加陈胆星、郁金;头痛较重者,加羚羊角、夏枯草以清肝息风;腿足重滞者,加杜仲、桑寄生以补益肝肾。

2.风痰瘀血,痹阻脉络证

症状:肌肤不仁,手足麻木。突发口眼㖞斜,语言不利,口角流涎,舌强语謇,甚则兼见手足拘挛,关节酸痛,恶寒发热。舌苔薄白,脉浮数。

病机:风痰瘀血,痹阻脉络。

治法:祛风化痰通络。

方药：真方白丸子加减。语言不清者加葛根、石菖蒲、远志；痰瘀交阻，舌暗紫有痕，脉细涩者，可酌加丹参、桃仁、红花、地龙、赤芍等活血化瘀。

3.痰热腑实，风痰上扰证

症状：半身不遂，舌强语謇或不语，口眼㖞斜，偏身麻木，口黏痰多，腹胀便秘头晕目眩，舌红苔黄腻或黄厚燥，脉弦滑。

病机：痰热腑实，风痰上扰心神。

治法：通腑泄热，化痰理气。

方药：星蒌承气汤加减。热证明显者加黄芩、栀子；津亏者加生地、麦冬；不语者加郁金、石菖蒲。

4.气虚血瘀证

症状：肢体不遂，软弱无力，形体肥胖，气短声低，面色萎黄，舌质淡暗或有瘀斑，苔薄或厚，脉细弱或沉弱。

病机：气虚血滞，瘀血阻络。

治法：益气养血，化瘀通络。

方药：补阳还五汤加减。本方益气养血、化瘀通络，适用于气虚血滞而无风阳痰热表现之半身不遂、口眼㖞斜，或语言謇涩之证。药用黄芪补气以养血；桃仁、红花、赤芍、当归尾、川芎养血活血，化瘀通经；地龙、牛膝引血下行，通络。血虚甚，加枸杞、首乌藤以补血；肢冷，阳失温煦，加桂枝以温经通脉；腰膝酸软，加川续断、桑寄生、杜仲，以壮筋骨、强腰膝；阴虚，加生地黄、玄参；瘀热，加丹皮、赤芍。

5.阴虚风动证

症状：突然发生口眼㖞斜，舌强语謇，半身不遂；平素头痛头晕，耳鸣目眩，腰膝腿软；舌红，苔黄，脉弦细而数或弦滑。

病机：肾阴虚损，肝风内动。

治法：滋阴潜阳，镇肝息风。

方药：镇肝息风汤加减。若面红口干、舌红少苔者，加生地黄、熟地黄、首乌藤、枸杞子；头目眩晕者，加珍珠母、夏枯草；心中热甚者，加生石膏；痰多者加胆南星；大便不实者，加龟板、代赭石、赤石脂。

6.脉络空虚，风邪入中证

症状：手足麻木，肌肤不仁或突然口眼㖞斜，语言不利，口角流涎，甚则半身不遂；兼见恶寒发热，肢体拘急，关节酸痛；舌苔薄白，脉浮弦或弦细。

病机：脉络空虚，风邪入中。

治法：祛风通络，养血和营。

方药：大秦艽汤加减。若仅见口眼㖞斜而无半身不遂等症者，可用牵正散加荆芥、防风、白芷；兼表热者，加金银花、连翘、薄荷；必要时，加红花以活血化瘀。

7.痰热内闭清窍证

症状：突然昏仆，口噤目张，气粗息高，或两手握固，或躁扰不宁，口眼㖞斜，半身不遂，昏不知人，颜面潮红，大便干结；舌红，苔黄腻，脉弦滑数。

病机：痰热内闭，上扰清窍。

治法：清热化痰，醒神开窍。

方药：首先灌服（或鼻饲）至宝丹或安宫牛黄丸以辛凉开窍，加牛膝、竹沥、天竺黄、石菖蒲，继以羊角汤加减。若风火激荡较剧，去柴胡、薄荷，加牛膝、竹沥、天竺黄、石菖蒲，必要时送服猴枣散；便结，加大黄。

8.痰湿壅闭心神证

症状：突然昏仆，不省人事，牙关紧闭，口噤不开；痰涎壅盛，静而不烦，四肢欠温；舌淡，苔白滑而腻，脉沉。

病机：痰湿壅闭，上扰心神。

治法：辛温开窍，豁痰息风。

方药：急用苏合香丸灌服，继用涤痰汤加减。若痰涎壅盛，加蛇胆、陈皮末、皂角刺；风盛，加大麻、钩藤、僵蚕。

9.元气败脱，心神涣散证

症状：突然昏仆，不省人事，目合口开，鼻鼾息微，手撒肢冷，汗多不止，二便自遗，肢体软瘫；舌萎，脉微欲绝。

病机：元气败脱，心神涣散。

治法：益气回阳，救阴固脱。

方药：立即用大剂参附汤合生脉散加减。若汗出不止者，加黄芪、龙骨、牡蛎、山茱萸；阳回后，如见面赤足冷，虚烦不安，脉极弱、浮大无根，乃真阴亏损、虚阳浮越之象，可用地黄饮子以峻补真阴，且温肾扶阳。

（三）辨病、辨证结合治疗

根据缺血性中风中医学临床实际和现代医学研究成果，结合早期大量基础与临床研究成果，提出气阴两虚是缺血性中风的病理本质，是致瘀血，或痰瘀、热瘀、风痰、风火及痰蒙、热闭等标实之本，相应提出气阴两虚、瘀血阻络是缺血性中风的基本病机和证型，构建了相应的辨证论治方案、治疗思路、方法、方药等。主要辨病辨证相结合的治疗方法如下。

基本证型：气阴两虚、瘀血阻络。

症状：以半身不遂为主症，或有言语謇涩，口舌㖞斜，偏身麻木，神志清楚或恍惚；少苔或薄苔，舌质淡暗或舌有紫斑、舌质嫩、舌质少津，脉细弱等。

治法：养阴，益气，活血。

方药：养阴益气活血方（养阴通脑颗粒）随证加减。基本处方组成：生地黄、石斛、黄芪、葛根、水蛭、川芎。

随证加减：兼风痰，宜祛风化痰，加天南星、半夏等或真方白丸子加减；兼风火上扰，宜平肝潜阳，加天麻、钩藤、羚羊角等；兼痰热腑实，宜通腑、化痰，加大黄、虎杖、瓜蒌等；兼痰湿蒙神，宜辛温开窍、豁痰，急配用苏合香丸；兼痰热内闭，宜清热化痰、开窍，急配用安宫牛黄丸或清开灵注射液等；兼热毒，宜清热解毒，加黄芩、黄连等；兼肾虚，宜补肾，加巴戟天、川续断等；兼湿，宜利湿，加茯苓、泽泻等。

（四）中药制剂

（1）丹红注射液：静脉滴注，每次 10～60 mL，加入 5％葡萄糖注射液 100～500 mL稀释后缓慢滴注，每天 1～2 次。用于中风病血瘀诸证。

（2）脑心通胶囊：一次 2～4 粒，每天 3 次。口服。功效：益气活血，化瘀通络。用于气虚血滞、脉络瘀阻所致的中风中经络，症见半身不遂、肢体麻木、口眼㖞斜、舌强语謇等。

(3)中风回春胶囊:一次4～6片,每天3次,口服。功效:活血化瘀,舒筋通络。适用于中风,阿尔茨海默病,高脂血症,冠心病。

(4)谷红注射液:一次10～20 mL,用5%或10%葡萄糖注射液或氯化钠注射液250～500 mL稀释,静脉滴注,一天1次。10～15天为1个疗程。适应证为脑血管疾病如脑供血不足、脑血栓、脑栓塞及脑出血恢复期。

(5)人参再造丸:每次1丸,每天2次。具有温阳补气、滋阴养血、疏风豁痰、活血化瘀之效,用于风痰瘀血痹阻经络引起的中风偏瘫、语言不利、口眼㖞斜。

(6)华佗再造丸:一次4～8 g,每天2～3次;重症一次8～16 g;口服。

功效:活血化瘀,化痰通络,行气止痛。用于痰瘀阻络之中风恢复期和后遗期,症见半身不遂、拘挛麻木、口眼㖞斜、言语不清。

此外,临证时还可选用龙生蛭胶囊、清开灵注射液、醒脑静脉注射液、脉络宁注射液、稳心颗粒、参麦注射液等。

(五)针灸疗法

1.针灸疗法

具体取穴及针刺手法视病情选定,常用穴位有以下几组。①上肢瘫痪:大枢、肩井、曲池、手三里、外关、合谷、三间、尺泽、曲泽、内关、大陵等。②下肢瘫痪:环跳、风门、伏兔、阳陵泉、足三里、悬钟、昆仑、丘墟、三阴交、委中、曲泉、商丘等。③语言謇涩:廉泉、哑门、通里、三阴交、太溪,舌强加金津、玉液。

2.推拿疗法

主要适用于中风病各期半身不遂的重症。用推、拿、㨰、按、擦、捻、搓,取穴常用风池、肩髃、大井、手三里、合谷、环跳、阳陵泉、委中、承山等,以患侧为主。

(王　敏)

第三节　腔隙性脑梗死

腔隙性脑梗死是长期高血压引起脑深部白质及脑干穿通动脉病变和闭塞,导致的缺血性梗死,缺血、坏死和液化脑组织由吞噬细胞移走形成腔隙,故称为腔隙性梗死。这种梗死多发生在脑的深部,尤其是基底节区、丘脑和脑桥。梗死灶较小,直径一般不超过1.5 cm。约占急性缺血性脑卒中的20%,是脑梗死的一种常见类型,好发于70～80岁的老年人,8%左右发生于50岁以下。尸检发生率为6%～11%。

一、病因病机

根据中医学理论,本病的发病机制乃元气亏虚,肝肾阴阳失调。以肝肾阴亏、肝阳上亢、肝风内动为本,以风、火、痰、瘀为标。《医林改错》云:“元气亏,经络自然空虚,有空虚之隙,难免其气向一边归并。”《医学衷中参西录》云:“气血虚者,其经络多瘀滞……以化其瘀滞则偏枯、痿废自易愈也。”腔隙性脑梗死的临床所见,大多有病程较长的高血压、糖尿病、高血脂等病史,且年龄偏大。患者年迈,肾元已亏,水不涵木,木少滋荣,易出现肝阳偏亢,虚风内动。正气亏虚,气不行血，脑脉失养，终致气虚血瘀，脑窍失润。在肝肾阴阳失调的基础上，若因情志不调，往往急性发病，可以表现为肝阳化风，若因饮食失宜，伤及脾运，或肝阳化火炼液为痰，还可表现为风痰阻络、上蒙清窍的证候。

二、临床表现

本病大多呈急性或亚急性起病，出现偏瘫等局灶体征。也有少数临床无局灶体征者，或者仅表现为头痛、头晕。

腔隙性脑梗死的临床表现决定于腔隙的独特位置，由此可将其临床症状归纳为 20 多种类型。①纯运动性轻偏瘫；②纯感觉性卒中或 TIA；③共济失调性轻偏瘫；④构音障碍-手笨拙综合征；⑤合并运动性失语的轻偏瘫；⑥面部幸免的轻偏瘫；⑦中脑丘脑综合征；⑧丘脑性痴呆；⑨合并水平凝视麻痹的轻偏瘫；⑩合并动眼神经瘫的交叉轻偏瘫；⑪合并展神经瘫的交叉轻偏瘫；⑫合并神经错乱的轻偏瘫；⑬合并动眼神经瘫的交叉小脑共济失调；⑭感觉运动性卒中（丘脑内囊综合征）；⑮半身投掷动作；⑯基底动脉下部分支综合征；⑰延髓外侧综合征；⑱桥延外侧综合征；⑲记忆丧失综合征；⑳闭锁综合征（双侧轻偏瘫）；㉑其他，包括一侧下肢无力，易于跌倒，纯构音障碍，急性丘脑张力障碍。临床上较为常见的有以下 5 型。

（一）纯运动性轻障碍

纯运动性轻障碍为腔隙综合征中最常见类型，占 60%左右。表现为一侧的轻偏瘫，而不伴有失语、感觉障碍或视野缺损。病灶多在对侧放射冠、内囊、脑桥或延脑。

（二）纯感觉性障碍

纯感觉性障碍也是常见腔隙性脑梗死类型。表现为一侧面部与肢体有麻木、牵拉、发热、针刺与沉重感，无偏瘫、偏盲或失语等。多为主观感觉异常，检查时极少有客观感觉缺失体征。感觉在正中线无交叉，病灶多在对侧丘脑腹中间核。

（三）构音障碍-手笨拙综合征

构音障碍-手笨拙综合征表现为严重的构音障碍。可伴有吞咽困难、中枢性面瘫、舌瘫与锥体束征，病灶对侧偏身共济失调。上肢重于下肢，无力与笨拙，手的精细运动欠准确，指鼻实验不稳。病灶在脑桥基底部上、中 1/3 交界或内囊膝部及前肢。

（四）共济失调性轻偏瘫

共济失调性轻偏瘫表现为共济失调和无力，下肢重于上肢，伴有锥体束征。共济失调不能完全用无力来解释。多为对侧放射冠汇集至内囊处，或在脑桥基底部皮质脑桥通路受损所致。

（五）感觉、运动性障碍

感觉、运动性障碍表现为感觉障碍比瘫痪重，无意识障碍及失语。病灶位于丘脑腹后外侧核及内囊后肢。

三、实验室检查

（一）CT 检查

可见深穿支供血区单个或多个直径 2～15 mm 的病灶，呈圆形、卵圆形、长方形或楔形腔隙性阴影，边界清晰，无占位效应，增强时可见轻度斑片状强化。以基底节、皮质下白质和内囊多见，其次为丘脑及脑干，阳性率为 60%～96%。CT 检查对腔隙性梗死的发现率与病灶的部位、大小及检查的时间有关。CT 检查可发现直径 2 mm 以上，体积 0.1 mL 以上的腔隙病灶，但由于伪影的干扰使脑干的腔隙病灶不易检出。CT 检查最好在发病 7 天内进行。腔隙性梗死发病 10 天内的检出率通常为 79%,3 个月内检出率 92%,7 个月内检出率 69%。

(二)MRI 检查

显示腔隙病灶呈 T_1 信号或低信号,T_2 高信号,T_2 加权像阳性率几乎可达 100%。与 CT 检查相比,可清晰显示脑干病灶;可对病灶进行准确定位,并能区分陈旧性腔隙系由于腔隙性梗死或颅内小出血所致,是最有效的检查方法。

(三)其他

脑电图、脑脊液检查及脑血管造影无肯定的阳性发现。PET 和 SPECT 检查通常在早期即可发现脑组织的缺血变化。颈动脉多普勒超声检查可发现颈动脉粥样硬化斑块。

四、诊断与鉴别诊断

(一)诊断要点

目前,国内外尚无统一的诊断标准,以下标准可资参考。

(1)中年以后发病,有长期高血压病史。

(2)临床表现符合腔隙综合征之一。

(3)CT 或 MRI 等影像学检查可证实存在与神经功能缺失一致的病灶。

(4)EEG、腰椎穿刺等检查均无肯定的阳性发现。

(5)预后良好,多数患者可于短期内恢复。

(二)鉴别诊断

腔隙综合征的病因除梗死之外,还包括小量脑出血、感染、囊虫病、Moyamoya 脑脓肿、颅外段颈动脉闭塞、脑桥出血、脱髓鞘病和转移瘤等,故在临床诊断中应注意鉴别非梗死性腔隙病变。

五、治疗

(一)治疗总体思路

目前尚无有效的治疗方法。由于腔隙性梗死大多发生在终末支,没有侧支循环,故治疗主要在于预防疾病的复发,必要时可针对病因及症状做出相应处理。急性期应避免溶栓、过度脱水、降血压过猛等不适当的治疗;恢复期要控制好血压,防止复发。中医学可采用益气养阴、活血化瘀类中药,因其作用综合而和缓,对神经功能康复颇有益处,可参考脑血栓形成进行辨治。

(二)辨证治疗

根据本病的临床表现,中医学辨证时大多分为风痰阻络、气虚血瘀、痰(湿)瘀痹阻、风火上扰 4 型。

1.风痰阻络

临床表现:头昏头重,甚者头重如裹,肢沉乏力、麻木,舌强语謇,舌质淡红、苔薄腻,脉弦滑。

治法:养血息风,化痰通络。

方剂及组成:大秦艽汤加减。秦艽、羌活、独活、赤芍、当归、防风、生地黄、细辛、全蝎、胆南星、炙僵蚕、乌梢蛇、地龙、茯苓、白芷等。

2.气虚血瘀

临床表现:半身酸软乏力,头昏头痛,语言謇涩,小便频,偶有心悸、胸闷痛,舌质暗紫、苔薄白,脉细涩。

治法:益气,活血,通络。

方剂及组成:补阳还五汤加减。黄芪、当归、赤芍、地龙、丹参、川芎、石菖蒲、太子参、桃仁、红花、罗布麻叶等。

3.痰瘀痹阻

临床表现:头昏沉重或头痛,语謇肢麻或行走不利,舌暗苔腻,脉滑。

治法:活血祛瘀,化痰通络。

方剂及组成:血府逐瘀汤合温胆汤加减。当归、桃仁、红花、枳壳、赤芍、柴胡、牛膝、陈皮、半夏、茯苓、炙僵蚕、丹参、水蛭、远志、石菖蒲、泽兰等。

4.风火上扰

临床表现:头目眩晕或头痛,肢麻或步态不稳或肢抖,目胀耳鸣,心烦失眠,舌质红、苔薄黄,脉弦数。

治法:疏风散邪,清热降火。

方剂及组成:天麻钩藤饮加减。天麻、川芎、石决明、栀子、牛膝、葛根、桑寄生、夜交藤、炙僵蚕、胆南星、续断、益母草、制首乌、制黄精等。

(三)验方精选

1.天蝎蜈蚣汤

天麻 15 g,全蝎 12 g,蜈蚣 3 条,丹参 30 g,赤芍 15 g,川芎15 g,胆南星 9 g,石菖蒲 15 g,远志 15 g,地龙 15 g,炙黄芪 30 g,川牛膝 15 g,鸡血藤 15 g,千年健 15 g,伸筋草 15 g,甘草 30 g。若兼有冠心病见胸闷心悸诸症,加瓜蒌 30 g、檀香 12 g、砂仁 9 g、太子参 15 g。兼糖尿病见消瘦、口干、舌红加生石膏 30 g、白芍15 g、葛根 15 g、黄连 6 g。兼高血压见眩晕、耳鸣,加罗布麻 15 g、夏枯草 15 g、钩藤15 g、生石决明30 g。兼高脂血症加生山楂30 g、绞股蓝 15 g、决明子 30 g 等。上述药物每天 1 剂,15 天为1 个疗程。

2.复元益气活血汤

黄芪 20～30 g,党参、淫羊藿、红花、陈皮、蒲黄各 10 g,水蛭10～15 g,全蝎 6 g,川芎、赤芍、补骨脂各 15 g,山楂 25 g。每天1 剂,用水煎取 250 mL,分 2 次温服,15 天为 1 个疗程。

3.养阴和瘀方

虎杖 20 g,炮甲片 10 g,丹参 15 g,川芎 12 g,枸杞子 15 g,首乌 12 g,生地黄 10 g,制黄精 20 g。水煎服,每天 1 剂,14 天为1 个疗程。

4.祛瘀通络方

乳香 10 g,没药 10 g,胆南星 10 g,当归 24 g,丹参 15 g,黄芪40 g,法半夏 12 g,茯苓 20 g。水煎服,每天 1 剂,30 天为 1 个疗程。

(四)选用中药制剂治疗

如脑心通胶囊、中风回春胶囊、丹红注射液、龙生蛭胶囊、华佗再造丸、复方血栓通胶囊、通心络胶囊、谷红注射液、脉络宁注射液、血栓通注射液、稳心颗粒、人参再造丸、参麦注射液等。

(李明芬)

第四节 偏 头 痛

血管性头痛是指头部血管舒缩功能障碍及大脑皮层功能失调，或某些体液物质暂时性改变所引起的临床综合征。以发作性的头部剧痛、胀痛或搏动性痛为特点。典型病例发作前可有眼前闪光，一过性暗点或偏盲，每次发作多为一侧开始，可始终限于一侧，也可扩散到对侧而累及整个头部，常伴有恶心、呕吐或其他自主神经功能紊乱的各种症状。包括偏头痛、丛集性头痛、高血压性头痛、脑血管性疾病（如蛛网膜下腔出血、脑出血、动静脉畸形、颞动脉炎等）、非偏头痛型血管性头痛。在此主要论述临床比较常见的偏头痛。偏头痛是一种常见病、多发病，多起于青春期。全球有10%～15%的人患有偏头痛。我国成年人偏头痛的患病率达7.7%～18.7%，其中女性患者比男性患者多3～4倍。

中医学对偏头痛未设专篇论述，散见于头痛的相关内容。本病相当于中医“头风”“脑风”“偏头痛”“偏头风”“厥头痛”。《素问・风论》载：“风气循风府而上，则为脑风”“新沐中风，则为首风”，首先提出脑风、首风之名。《素问・五脏生成》还有“头痛巅疾，下虚上实，过在足少阴巨阳，甚则入肾”。张仲景在《伤寒论》六经条文里列有太阳病、阳明病、少阳病、厥阴病头痛，并在厥阴病中指出：“干呕吐涎沫，头痛者，吴茱萸汤主之。”的治法。《济生方・头痛论治》认为头痛是因为血气俱虚，风寒暑湿之邪伤于阳经，伏留不去，乃为厥头痛。《东垣十书》则将头痛分为内伤头痛和外感头痛，根据症状和病因的不同还有伤寒头痛、湿热头痛、偏头痛、真头痛、气虚头痛、血虚头痛、气血俱虚头痛、厥逆头痛等；还在《内经》《伤寒论》的基础上加以发挥，补充了太阴头痛和少阴头痛，这样便成为头痛分经用药的开始。朱丹溪认为头痛多因痰与火，《丹溪心法・头痛》言：“头痛多主于痰，痛甚者火多，有可吐者，可下者。”“头痛须用川芎，如不愈各加引经药。太阳川芎。阳明白芷。少阳柴胡。太阴苍术。少阴细辛。厥阴吴茱萸。如肥人头痛，是湿痰，宜半夏、苍术。如瘦人，是热，宜酒制黄芩、防风。”《曾济方・头痛附论》曰：“若人气血俱虚，风邪伤于阳经，入于脑中，则令人头痛也。又有手三阴之脉受风寒伏留而不去者名厥头痛。”张景岳则云：“辨证头痛应先审久暂，次辨表里，据脉证虚实而治”。可见中医对于偏头痛早有认识，不仅在病因病机、临床表现有系统的论述，在治疗方面也积累了丰富的经验。

一、病因病机

盖头为“诸阳之会”“清阳之府”，又为髓海所在，三阳经脉均上循于头面，足厥阴肝经与督脉会于巅顶，五脏六腑之精气，皆上注于头，故凡脏腑经络之病变均可直接或间接影响头邪而发生头痛。本病以内伤为主，内伤诸疾，导致气血逆乱，瘀阻经络，脑失所养，或感受外邪、外伤等因素，导致脑神受扰，均可引起头痛。

（一）情志失调

郁怒忧思，伤及肝木；或肝气郁结，气郁化火，肝阳独亢，上扰清空而引起头痛。

（二）久病体虚

患病日久，体质虚弱，或失血之后，气血耗伤，不能上荣于脑髓脉络；或素体阴虚，肝失涵养，肝气有余，阳亢于上，扰及头目发为头痛。

(三)饮食不节

嗜食肥甘厚味，或饥饱失常，伤及脾胃，运化不健，痰湿内生，上蒙清阳，发生头痛。

(四)摄生不当

起居失常，烦劳太过，或房事不节，损伤精气，髓海不足，脑失所养而致头痛。

(五)感受外邪

感受风寒湿热等外邪，侵袭经络，上犯巅顶而为头痛。

(六)外伤跌仆

脑髓受伤，瘀阻络道，清窍不利，亦可导致头痛。

可见引起本病的病因病机复杂，但主要是肝脾肾的功能失调和风、火、痰、瘀阻络所致。而外感、饮食、情志、劳倦等因素常能诱发本病。其病位主要在脑，涉及肝、脾、肾。以虚症多见但也有虚中夹实者，如痰浊、瘀血等，当权衡主次。

二、临床表现

(一)症状与体征

1.症状

(1)先兆症状：常发生于头痛发作前半小时左右，多数先兆是由颈内动脉系统缺血或椎基底动脉系统缺血引起。最常见的是视觉症状，如眼前出现闪光点或光谱环，光点或色彩可成线条状移动或不断扩大，继而不规则地缩小。此外，尚可见视野缺损、畏光、双侧瞳孔不等大、瞳孔散大，光反应消失及自主神经功能紊乱症。亦可发生程度不等的感觉和运动异常及高级皮质功能障碍。如感觉麻木、刺痛、感受减退或缺失，偏瘫、运动感觉障碍及出现烦躁、恐惧、易激惹等情绪改变或多种意识障碍。

(2)头痛：反复发作性搏动性头痛是偏头痛的特征表现。头痛为一侧者占多数，约为 2/3，另外 1/3 可为双侧性。疼痛亦可在一侧反复发作后转为另一侧。额颞部、眼庭部较枕部多见，亦可发展为全头痛。这种与脉搏搏动一致的跳痛，可因声光刺激、咳嗽、腹肌用力而加重，也可因压迫患侧颈动脉、颞动脉使之减轻。头痛可持续数小时至 2～3 天不等，其发生频度差别更大，有人一生中仅发生 1～2 次，亦有少数患者可天天发作，呈偏头痛持续状态。约 60%的患者每周发作不超过 1 次。有些患者发作很规律常在月经来潮前后或每年的特定季节发病。

2.体征

一般无明显神经系统阳性体征。

(二)临床类型

偏头痛可分为以下几种临床类型。

1.不伴先兆的偏头痛(普通型偏头痛)

普通型偏头痛最为常见。发作性一侧中度到重度搏动性头痛，伴恶心、呕吐或畏光和畏声。体力活动后往往使头痛加剧。通常在发作开始时仅为轻到中度的钝痛或不适感，几分钟至几小时后达到严重的搏动性痛或跳痛。若 90%的发作与月经周期密切相关称为月经期偏头痛。出现上述发作至少 5 次，除外颅内外各种器质性疾病后方可做出诊断。

2.伴有先兆的偏头痛(典型偏头痛)

发病年龄可从 6～40 岁，但以青春期至 20 岁居多。50～60 岁后能自行缓解。发作呈复发性，每月约 1～4 次，有的患者1 年才发作 1 次，有的则每月发作 15～16 次。可分为先兆和头痛

2 期。

(1)先兆期：可见一些视觉症状和感觉症状，如畏光，眼前闪光或火花、感觉异常、偏身麻木等。大多持续 5～20 分钟。

(2)头痛期：常在先兆开始消退时出现。疼痛多始于一侧眶上、眶后部或额颞区，逐渐加重而扩展至半侧头部，甚至整个头部及颈部。头痛为搏动性，呈跳痛或钻凿样痛，程度逐渐发展成持续性剧痛。不少患者伴有自主神经功能紊乱症状。每次发作大多持续 1～3 天，大部分病例每次发作均在同一侧，也有左右侧交替发作者。

3.眼肌麻痹型偏头痛和偏瘫型偏头痛

偏瘫型偏头痛极少见。有固定于一侧的头痛发作史在 1 次较剧烈头痛发作后或头痛已开始减轻时，出现头痛同侧的眼肌麻痹，以动眼神经麻痹的上睑下垂最多见。神经影像学检查排除颅内(包括鞍旁)器质性病损。

4.儿童期良性发作型眩晕(偏头痛等位发作)

发作过程及周期性都极像偏头痛，虽有偏头痛家族史但儿童本人无头痛。表现为多次、短暂的晕厥发作，也可出现发作性平衡失调、焦虑，伴有眼球震颤或呕吐。间隙期一切正常。部分儿童后可转为偏头痛。

5.视网膜型偏头痛

本型特点为：反复发作的单眼暗点或视觉缺失并伴有头痛。这种视觉障碍持续时间短于 1 小时，可完全恢复，发作后眼科检查正常。

6.基底动脉型偏头痛

女孩或年轻女性多见，发作与月经期有关，为突然发作的短暂视觉障碍、眩晕、步态共济失调、发音困难、肢体感觉异常和伴有呕吐的枕部搏动性头痛。有偏头痛家族史。

7.腹型偏头痛

腹型偏头痛是一种少见情况，临床表现为周期性上腹部疼痛，伴有呕吐，但很少或甚至没有头痛，发作持续数小时或长达 48 小时。可被误诊为阑尾炎、胰腺炎或肠胃炎。

三、实验室检查

偏头痛主要依靠病史和临床症状进行诊断，现尚没有特异性的辅助检查。因 95%的病例不能提供有助于诊断头痛的资料。但对头痛疑为颅内病变者需进行辅助检查。

(一)脑血流图

偏头痛患者的发作期和间歇期脑血流图的主要变化是两侧波幅不对称，一侧偏高或一侧偏低。

(二)经颅多普勒超声扫描(TCD)

发作间歇期，TCD 不能鉴别典型和普通型偏头痛。仅能提供一些血流动力学改变的基础依据，如血流速度增快，双侧流速不对称、出现血管杂音和血流速度不稳定等；偏头痛发作期，普通偏头痛患者平均降流速(V_m)下降，血嘈杂音减弱消失。

(三)脑电图检查

一般认为，偏头痛患者无论是在发作期或间歇期，脑电图异常的发生率皆比正常对照组高。但是偏头痛患者的脑电图改变不具有特异性，因为它可有正常波形，普遍性慢波、棘波放电、局灶性棘波、尖波以及对过度通气及闪光刺激有异常反应等各种波形。小儿偏头痛脑电图可出现棘波、阵发性慢波、快波波动及弥漫性慢波。

(四)头颅 CT 检查

临床发现偏头痛患者头颅 CT 扫描多为正常，偶有显示局灶性梗死或水肿的现象。偏头痛患者 CT 检查不作为常规，当有神经系统检查异常或疑有颅内占位病变时才做该项检查。

(五)脑血管造影检查

当偏头痛患者有以下情况存在时，建议行脑血管造影检查：①发作时合并神经缺失体征如偏瘫、眼肌麻痹等；②颅内有血管杂音；③头痛发作剧烈且长期位于一侧；④颅骨平片有异常；⑤抗偏头痛治疗无效；⑥无阳性偏头痛家族史。

四、诊断与鉴别诊断

(一)诊断要点

偏头痛的诊断主要依靠详细询问病史及尽可能地排除其他疾病。

(1)以发作性搏动性头痛为主，也可呈胀痛。

(2)以一侧头痛为主，也可为全头痛。

(3)为间歇性反复发作，起止较突然。间歇期如常人，病程较长。

(4)常于青春期起病，女性居多。

(5)有或无视觉性、感觉性、运动性和精神性等先兆或伴随症状，但多数伴有恶心、呕吐等明显的自主神经症状。

(6)有或无偏头痛家族史。

(7)某些饮食、月经、情绪波动和过劳等因素可诱发；压迫颈总动脉、颞浅动脉、眶上动脉或短时休息和睡眠可减轻发作。

(二)鉴别诊断

偏头痛常与下列疾病作鉴别。

1.紧张性头痛

其致病原因为精神因素造成自主神经功能紊乱，而使血管收缩，组织缺血，致痛物质释放及持续性肌肉收缩。其特点为持续性钝痛，患者常述为头部“紧箍感”，多位于颞顶部或枕部。除头痛外常伴有睡眠障碍、情绪焦虑等症状。抗偏头痛治疗效果差，应用抗抑郁剂及安定类药物效果良好。

2.头痛性癫痫

偏头痛有周期发作性，多有家族史，应与头痛性癫痫鉴别。两者发作时均以头痛为主，可伴有恶心、呕吐等胃肠道症状，但癫痫发作先兆短暂仅数秒钟，且头痛多为双侧且持续半小时至1小时，而偏头痛视觉先兆时间长可数分至数十分钟，头痛常为一侧搏动性头痛，可持续 4～72 小时。头痛性癫痫发作时脑电图主要为阵发性高波幅的 4～7 波/秒的 θ 波节律，或棘波、尖波、棘慢综合波等，常双侧对称出现、间歇期正常；偏头痛发作期可有局限慢波，偶有发作波。

3.颅内压增高性头痛

头痛是颅内压增高症的主要症状。早期头痛较轻，呈持续性钝痛，以额部为主，清晨起床时明显，活动后减轻，这可能与平卧时颈静脉回流差有关。随着颅内压不断增高，头痛呈进行性加重咳嗽、喷嚏、大便等使颅内压增高活动可加重头痛，可伴有恶心呕吐症状，后期可出现视盘水肿等，这些有助于与偏头痛鉴别。

4.高血压性头痛

严重高血压可伴头痛,头痛多为全头痛,以胀痛为主,常位于额及枕部,低头或屏气用力可使头痛加重,血压控制后头痛多随之缓解。

5.颞动脉炎

头痛为主要症状,常位于颞皮肤表浅部位及眼眶周围,亦可能扩散至额、枕部,是一种烧灼样的强烈持续性搏动性痛,这种特点为其他血管性头痛中所没有的;患者颞动脉触痛明显颞动脉可有条索样改变,除此患者可有发热、血沉增快、全身无力和游走性多发肌内痛等。动脉活检可做最后确诊。

6.短暂性脑缺血发作(TIA)

应与偏瘫性或基底型偏头痛鉴别。TIA是由于颈内动脉系统或椎基底动脉系统一过性缺血造成的短暂性脑功能障碍,可反复发作,头痛发生率约29.9%,TIA多发生于中年以上者,常有高血压、动脉粥样硬化、糖尿病、高脂血症、高黏血症和颈椎病等病史,1次发作不超过24小时,发作后不留任何神经症状和体征,压迫颈总动脉或转动颈部有时可诱发症状。

7.Tolosa-Hunt综合征

与眼肌麻痹型偏头痛相鉴别。前者多在中年发病,发病前多有感染诱因,如上呼吸道感染、面部等感染灶,头痛以眼球后钻痛为主,眼肌麻痹以全部眼内、外肌麻痹常见。视神经亦常受累,持续时间长,影像学或脑血管造影有异常发现,对激素治疗反应较好。后者多在儿童或青少年起病,通常以普通偏头痛发病,多在1次剧烈头痛时或头痛消失后发生眼肌麻痹,以动眼神经受累最多,持续时间短,多为可逆性,颈动脉造影等常无异常发现。

五、治疗

(一)治疗原则

急性发作期多由风邪、肝阳、痰浊和血瘀诱发,以疏风、降火或潜阳、化痰和祛瘀为主。缓解期应着重健脾、养肝和补肾以防复发。根据疼痛的部位不同,可在辨证的基础上选用引经药治疗。

(二)辨证论治

1.辨虚实

本病大多由脏腑功能失调所致,一般起病缓慢,病程较长,多表现为隐痛、空痛、昏痛,痛势悠悠,时作时止,遇劳则剧,多为虚证,或本虚标实证。或因外感而发病,一般痛势较剧,多表现为掣痛、跳痛、灼痛、胀痛、重痛和痛无休止,多属实证。

2.辨部位

太阳经头痛,多在头后部,下连于颈项;阳明经头痛,多在前额部及眉棱等处;少阳经头痛,多在头之两侧,并连及耳部;厥阴经头痛,多在巅顶部位,或连于目系。

3.辨性质

痛势剧烈,或遇热或激动时头痛加重者为肝火头痛;跳痛或痛而头颤,伴眩晕者为肝阳头痛;头脑空痛伴耳鸣、腰膝酸软者为肾虚头痛;痛势绵绵,心悸面白,遇劳加重者为血虚头痛。瘀血头痛,则多见刺痛、钝痛和固定痛,或头部外伤史及久痛不愈史;痰浊头痛,则常兼见恶心呕吐痰涎。

(三)分型论治

本病临床分为六型进行辨证。

1.肝阳上亢

主症:头痛胀痛或跳痛,以额颞部疼痛多见,或眩晕,情绪不畅,或正值月经期头痛加重,或心烦易怒,夜寐不安,口干口苦,舌质红,苔黄,脉弦或弦细数。

治法:平肝潜阳。

方药:天麻钩藤饮加减。天麻 12 g,石决明(先煎)30 g,钩藤(后下)9 g,栀子 12 g,刺蒺藜 12 g,川牛膝 12 g,川芎6 g,黄芩 9 g,当归 12 g。每天 1 剂,水煎服。

随症加减:兼有面红目赤者加龙胆草;心烦不眠,加炒酸枣仁、柏子仁和磁石;便秘者加生何首乌、决明子。

2.风火上扰

主症:头痛而胀,甚则头痛如裂,或跳痛,面红目赤,口苦口干,急躁易怒,失眠多梦,舌红苔黄,脉弦数。

治法:平肝息风泻火。

方药:龙胆泻肝汤加减。龙胆草 6 g,生地黄12 g,黄芩 9 g,栀子 12 g,泽泻12 g,车前子 15 g,柴胡 6 g,羚羊角(分冲)2 g,钩藤(后下)9 g。每天 1 剂,水煎服。

随症加减:头晕目眩者,加菊花、天麻和磁石;阴虚口干明显者加麦冬、玄参;大便干者加生大黄。

3.瘀血阻络

主症:痛有定处,头痛如刺,经久不愈,面色晦暗,舌质暗红或紫暗,或舌上有瘀斑、瘀点,苍薄白,脉涩或弦。

治法:活血祛瘀。

方药:血府逐瘀汤加减。当归 12 g,生地黄12 g,桃仁 12 g,红花 8 g,赤芍 9 g,川芎 6 g,丹参 12 g。每天 1 剂,水煎服。

随症加减:头痛严重者可加蜈蚣、全蝎;健忘失眠者加石菖蒲、远志;血虚者加阿胶、制何首乌、熟地黄;气虚者加黄芪。

4.痰浊阻窍

主症:头痛头胀,头沉重,头晕胸闷伴恶心呕吐痰涎,肢重体倦,纳呆,舌苔白腻,脉弦滑。

治法:化痰开窍,降逆止痛

方药:半夏白术天麻汤加减。法半夏 12 g,天麻12 g,白术 8 g,胆南星 9 g,石菖蒲 12 g,远志 12 g,地龙 12 g。每天 1 剂,水煎服。

随症加减:胸脘痞闷,纳呆呕恶者,加藿香、厚朴和佩兰;兼有瘀血者加川芎、当归;有风痰者加制白附子。

5.气血亏虚

主症:头痛,痛势绵绵,时发时止,遇劳痛甚,神疲体倦,面白无华,舌淡苔白,脉沉细而弱。

治法:益气补血。

方药:四物汤加减。当归 9 g,熟地黄 12 g,白芍 9 g,天麻 12 g,川芎 6 g,党参 8 g,白术 8 g,黄芪 12 g,刺蒺藜9 g,白芷 6 g,升麻 6 g,甘草 4.5 g。每天 1 剂,水煎服。

随症加减:血虚重者,加何首乌、阿胶;心悸失眠者加炒枣仁、柏子仁;畏风怕冷加党参、细辛、防风。

6.肾精亏虚

主症:头痛头晕,腰膝酸软,神疲乏力,遗精带下,耳鸣失眠,舌红少苔,脉细无力。

治法:养阴补肾。

方药:大补元煎加减。熟地黄 15 g,山茱萸12 g,山药 12 g,天麻 12 g,枸杞子 9 g,甘草 9 g,人参 10 g,当归 12 g,黄芪 12 g,杜仲 10 g。每天 1 剂,水煎服。

随症加减:如病情好转,亦可常服杞菊地黄丸补肾阴潜肝阳。若头痛而畏寒,面白,四肢不温,舌淡,脉沉细而缓,属肾阳不足,可用右归丸温补肾阳,填补精血。若兼有外感寒邪,侵犯少阴经脉,可用麻黄附子细辛汤。

(宋祖琪)

第五节　高血压脑病

高血压是中老年人常见病之一。虽然缺血性或出血性卒中是其常见并发症,但是高血压脑病也不鲜见。人们往往能在此病患者身上发现迅速变化的神经系统症状与体征,如轻度偏瘫、单侧感觉障碍等,患者血压经常升高(舒张压 14.66～18.66 kPa),往往有3～4 级高血压性视网膜病变,脑脊液压力常高于 26.6 kPa,其蛋白含量通常超过 600 mg/L。其发生是由于大脑内多处小动脉痉挛或者由于大脑某处血管的自律性调节功能障碍,而使附近的血-脑屏障发生渗漏所致。

一、病因病机

中医认为高血压脑病属于“头痛”“眩晕”“中风”和“痫证”范畴,主要由于机体阴阳失调,阴虚于下,阳亢于上,风扰火壅,脑络不和,气血不利,神机运转不灵所致。中医学防治本病,积累了丰富的经验,尤其是在恢复期,对于预防发作,巩固疗效,具有可靠的方法。本病在临床上可分为急性期和恢复期。急性期主要是指起病急骤,病情在短时间内明显加重,如经及时合理治疗,一般在 3 天至 1 周明显好转;恢复期即指急性期过后的一段时期,此时病情相对稳定,症状相对较轻,病情趋于恢复,时间长短因人而异。急性期主要分为肝阳上亢、脑络气壅,气火上逆、脑络血壅,脑络弛缓、津水外渗,毒滞脑络、脑神受损四个证型;恢复期主要分为肝肾阴虚、脑络不和,痰瘀互结、脑络结滞两个证型。病机属性总以内生诸邪,邪实壅盛为标,肝脾肾亏虚,尤以肝肾阴虚为本。治疗上,前者重在祛邪,后者重在扶正,并兼顾通络、利络、护络等。本病属本虚标实,上盛下虚。本虚为肝肾亏损,气血不足;标实为风、火、痰、瘀横窜经络,蒙蔽清窍;上实为气血。

高血压脑病病机复杂,临床表现纷繁多样,所涉及的中医学病症也很多。近年来,由于高血压脑病发病率明显下降,临床报道资料有所减少,有淡化对本病研究的倾向。回顾对本病的研究认识结合我们的经验,就本病的辨证施治需注意的几个关键问题摘要如下。

(一)重视未病先防

高血压脑病大多是因病而病,即是在一些原发病症的基础上,遇到某些诱因而发病。涉及的原发病症如头痛、眩晕、心悸、水肿、癃闭等虽然因病程较长,不易根治,但引起本病的诱发因素如情绪激动、寒冷刺激、严重失眠、恣意停服药物及手术创伤等是可以预防的。目前,引起本病的一些原发病症明显减少，只要重视上述诱发因素，做到未病先防，杜绝诱因，本病的发病率将会进一步下降。

（二）重视既病防变

高血压脑病一旦发病，若不及时救治，往往骤变为中风、痫病而使病情进一步恶化。因此，对于确诊的患者，应临危果断，紧急采用中西医救治措施，不可仅执一端，延误救治时机。

（三）急性期重视“水浊”“浊毒”

长期以来，中医学临床对于“水浊”这一病理因素缺乏重视，尤其是对其在本病乃至头痛、眩晕、中风等疾病发病中的地位认识不够。高血压脑病虽然由多种原发病遇多种诱因而发，但一旦发病，标志着脑络受损，脑络或结滞、或弛缓、或破溢，皆可影响血液正常运行而引起血液外渗为水或瘀血直接化水，水邪既生，蓄积增多，淀为水浊，浊蕴日久，又酿成毒。因而，急性期的首要治疗原则是针对“水浊”“浊毒”治疗，及时投以利水解毒药物，方可切中病机，以期疗效。

（四）处理好气火、痰瘀与水浊、浊毒的关系

高血压脑病的主要基础病理因素是气火、痰浊、瘀血，为害机制分别是肝阳上亢、气火升动、血气上逆，或窜扰脉络，或痰浊结络，或瘀血滞络。这些基础病理因素一旦在某些诱因作用下，便贻害有加，众邪互结，脑络受损，络损生水，水淀为浊，浊酿成毒。因而在高血压脑病的急性期虽然强调加强对“水浊”“浊毒”的治疗，但病情一旦缓解，尤其是进入恢复期后，应在祛邪上，重点针对气火、痰浊、瘀血进行治疗。待病情明显缓解后，方可调理肝脾肾，杜绝邪生之源。

二、临床表现

（一）动脉压升高

通常在高血压的基础上突然出现血压急剧升高，舒张压往往升至 16.0 kPa（120 mmHg）以上，平均动脉压常为 20.0～26.7 kPa（150～200 mmHg）。但在妊娠毒血症造成的子痫患者及急性肾小球肾炎的儿童，脑病发作时血压可不很高，收缩压可不高于 24.0 kPa（180 mmHg），舒张压可不高于 14.7 kPa（110 mmHg）。一般来说，新近起病的高血压患者脑病发作时的血压水平常比慢性高血压患者脑病发作时血压低。

（二）头痛

头痛常为高血压脑病的早期症状，部位可限于后枕部，也可为全头性。多出现于早晨，在情绪紧张、咳嗽、用力时加重，严重者可伴有恶心、呕吐。头痛多与血压升高及颅内压增高有关，故常与舒张压和视乳盘水肿相平行。用降血压药和降颅内压药后头痛可缓解。

（三）癫痫发作

癫痫发作是相当常见的症状之一，10.5％～41％的患者均有癫痫发作，这是由于脑的缺血及缺氧所致。发作时神志丧失、肢体抽搐、瞳孔散大、两眼上翻、口吐白沫、呼吸停止、皮肤发绀，并可有舌头咬破及大小便失禁等。肢体抽搐多为全身性，少数患者表现为局限性。历时 1～2 分钟后，抽搐停止，进入昏睡状态有的可反复发作，断断续续，最后发展为癫痫持续状态，有些患者由于抽搐诱发心力衰竭而死亡。

（四）意识障碍

意识障碍可表现为嗜睡、昏睡及昏迷，精神错乱亦时有发生，表现为强笑、定向力障碍、判断力障碍、冲动行为。昏迷是本病的严重表现，但大多数患者以烦躁为主，如有昏迷，其程度不深。

(五)眼底改变

视乳盘水肿,伴渗出和出血、动脉变细、动静脉交叉压迫症及视网膜变性,患者可有视物不清、黑矇等现象。

(六)其他脑功能障碍

有些患者可出现暂时性的失语、偏瘫、偏身麻木、听力障碍等病理反射。经及时降低血压,这些症状可完全消失。

三、实验室检查

脑脊液压力大多增高(已明确诊断者禁做),偶尔为正常。脑脊液蛋白质可轻微增高,这是由于脑膜和蛛网膜的通透性增高造成的。脑脊液细胞数正常,极少数患者有少量红细胞或白细胞。脑电图检查示弥漫性慢波活动,其间有散在痫性放电。但异常脑电图对本病的诊断无特异性价值。头颅 CT 及 MRI 检查可见因脑水肿所致的弥漫性白质密度降低和异常信号改变。

四、诊断与鉴别诊断

(一)诊断要点

高血压脑病具有特殊的表现,一般诊断不困难。当具备以下条件时,应考虑是高血压脑病。

(1)有原发或继发性高血压病史,过度疲劳、精神紧张、情绪激动等常为其诱发因素。

(2)突然出现显著迅速的血压升高,尤以舒张压升高为主[>16.0 kPa(120 mmHg)]。

(3)临床上,出现以颅内压增高和局限性脑组织损害为主的神经系统的异常表现,如剧烈头痛、呕吐、抽搐、偏瘫、失语和意识障碍等,这些为高血压脑病综合征,一般在血压显著升高后12~48 小时发生。

(4)眼底显示 3~4 级高血压视网膜病变,头颅 CT 或 MRI 检查显示特征性顶枕叶水肿。

(5)患者经用速效降压药后,症状和体征随着血压下降,一般在数小时内消失,不遗留任何的脑损害后遗症。若不消失或病情继续恶化或出现新的神经系统体征,应考虑其他疾病可能。应与蛛网膜下腔出血、脑血栓形成、高血压危象等相鉴别。

(二)鉴别诊断

1.高血压脑病与蛛网膜下腔出血鉴别

高血压脑病是脑的小动脉自动调节功能失调,脑血流量过度增加,导致脑水肿和颅内压增高所引起的一系列临床表现,主要有剧烈头痛、喷射性呕吐、神志障碍、视神经盘水肿等,而固定性神经体征少见或者短暂存在。脑出血往往由长期血压升高并发脑的小动脉硬化,在某种因素诱发下血压骤升而引起,且因出血量较大,患者可有严重脑水肿和颅内压升高,表现出严重头痛、昏迷等与高血压脑病相似的特征;但脑出血或蛛网膜下腔出血患者往往脑损伤程度更严重,故常迅速发生深昏迷,病情进展迅速,常在数分钟至数十分钟达到高峰,而且脑出血患者有明确的固定性神经体征如偏盲、偏身感觉障碍、偏瘫、失语等蛛网膜下腔出血者有明显的脑膜刺激征,两者脑脊液检查都有脑脊液压力升高,脑脊液呈现血性,CT 检查可发现脑实质内(脑出血)及蛛网膜下腔内(蛛网膜下腔出血或脑出血破入蛛网膜下腔)有高密度区,这些在高血压脑病患者中均不多见,可资鉴别。

2.高血压脑病与脑血栓形成鉴别

高血压脑病是在原有高血压基础上,血压进一步突然升高,小动脉自动调节功能失调,脑小动脉被动或强制性扩张，导致脑血流量骤增而引起脑水肿和颅内压增高所引起的一种特殊临床现象。其发病前常有血压突然升高，患者先有头痛、恶心、呕吐、烦躁不安等症状，其症状特点主要为脑水肿和颅内压增高的临床表现，因而头痛剧烈，可发生喷射性呕吐，可有严重意识障碍(如昏迷)；而实质性脑损害所造成的视力、视野、躯体感觉运动障碍则少见，即使有亦较短暂，体格检查血压严重升高，心动过缓，脉搏有力，眼底检查有视盘严重水肿，脑脊液压力显著升高，其中所含蛋白增加。脑血栓形成或脑栓塞起病前常无任何前驱症状，脑血栓形成常在平静中起病；而脑栓塞则起病急骤，由于脑血栓形成和脑栓塞部位一般比较局限，所以多不至于引起严重的脑水肿和颅内压增高，因此，头痛多不严重，昏迷少见，血压可不高或轻、中度升高，有明确的固定性神经体征，如视力障碍或视野缺损、眼球运动障碍、失语或言语不清，特定躯体感觉运动障碍等，脑电图有局灶性脑实质损坏改变，CT 检查可发现局部脑梗死灶。

3.高血压脑病与高血压危象鉴别

高血压危象是一种临床综合征，主要是由于交感神经功能亢进、儿茶酚胺分泌过多引起小动脉短暂而强烈痉挛，外周血管阻力骤然升高，导致短期内血压急剧上升。临床上，主要表现为血压的突然升高，以收缩压升高为主，同时伴有头痛、眩晕、烦躁、面色苍白、口干、心悸、耳鸣、多汗、恶心、呕吐、视力模糊或暂时失明、尿频、尿急等症状。严重者可出现心绞痛、脑水肿或肾功能障碍。上述症状一般持续时间较短。高血压危象可发生于任何类型的高血压，收缩压大多超过26.7 kPa(200 mmHg)，舒张压也大多超过17.3 kPa(130 mmHg)。高血压脑病呈急性起病，发展迅速，在原有高血压的基础上，血压进一步升高。一般舒张压高于 16.0 kPa(120 mmHg)，平均动脉收缩压为 20.0～26.7 kPa(150～200 mmHg)，或者血压突然升高的幅度收缩压大于7.1 kPa(53 mmHg)，舒张压大于 4.0 kPa(30 mmHg)，即可发生高血压脑病。头痛是早期的突出症状，常为全头痛，或以前额部、后枕部为主，清晨明显，咳嗽及用力时加剧，头痛有渐重趋势，伴恶心、呕吐、失眠等。癫痫发作是高血压脑病的常见症状，全身性抽搐或局限性抽搐，可反复多次发作，甚至形成癫痫持续状态。因抽搐而致脑缺氧进而加重脑水肿，致使颅内压进一步升高，达到一定压力时，形成脑疝致死。意识障碍也较常见，轻者嗜睡，重则昏迷。同时亦可伴躁动不安、定向障碍、谵妄等精神症状。

五、治疗

首先辨虚实：高血压脑病有虚有实。实者多见四肢阵阵抽搐，或持续抽搐，常伴有壮热，谵语，神昏；甚至呈角弓反张，苔黄燥，脉弦数；虚者，其抽搐呈手足蠕动，神疲或朦胧，舌红少津，脉虚细。

其次审病机：大怒或邪热内炽，引动肝风，导致肝阳暴涨，而见抽搐、神昏；若久病劳伤、大汗、亡血，致使气阴亏损，而致筋脉失养，则可发生虚风内动。辨明不同的病机，对正确地指导辨证十分重要。治疗此病不能以血压高就用降压药单一治法，必须整体治疗，以防并发症(如卒中、厥心痛、真心痛、肾病之类)早期出现。

(一)辨证论治

1.阴虚阳亢

临床表现：头晕目眩，心烦善怒，口干，咽干，胸中烦热，胸闷，失眠多梦，腰酸软，心中不快，汗出，恶心，舌红少津，苔薄黄，脉多虚弦而数。

治法：育阴潜阳，镇逆平冲。

方剂:育阴平逆汤。

组成:生地黄 15 g,麦冬 15 g,黄精 20 g,沉香 10 g,羚羊角 5 g,玳瑁 10 g,决明子 20 g,莱菔子 20 g,车前子 20 g,玄参 20 g,白芍 20 g。

方中生地、麦冬、黄精、白芍滋阴潜阳;羚羊角、玳瑁、决明子平肝潜阳;沉香、莱菔子理气降逆;车前子、玄参清肝明目。若气血两虚,头痛绵绵不休,心悸怔忡,失眠者,治宜气血双补,可在上方基础上加熟地黄、何首乌、阿胶等,或用人参养营汤加减;若兼气虚,症见神疲乏力,气短懒言者,加人参、黄芪、白术,或用人参养营汤以益气养血;若肝血不足,症见心烦不寐,多梦者,宜加酸枣仁、珍珠母。

2.风阳上冒

临床表现:头晕头胀,目胀,头围如带束紧感,肢麻,手震颤,睡卧口角流涎,颜面苍红,步履踏地如在地毯上行,时有烘热状,舌赤,苔白,脉多见虚弦或沉弦无力。

治法:滋阴敛阳,息风降逆。

方剂:息风敛阳汤。

组成:熟地黄 20 g,砂仁 15 g,白蒺藜 10 g,羚羊角 5 g,天麻15 g,钩藤 20 g,怀牛膝 20 g,龟甲 20 g,麦冬 20 g,白芍 20 g,女贞子 20 g。

方中熟地、砂仁养血滋阴;白蒺藜、羚羊角、天麻、钩藤平肝潜阳;麦冬、白芍滋阴潜阳;女贞子、龟板清肝明目;怀牛膝引血下行。若肝火亢盛,症见头痛剧烈,口苦目赤,小便短黄,大便秘结,脉弦数者,治当清肝泻火,可酌加龙胆草、大黄之类;若阳化风动,症见头痛而目眩甚,肢体麻痹震颤者,治宜镇肝潜阳息风,可酌加牡蛎、珍珠母、龟板、鳖甲、地龙等。

3.痰瘀阻络

临床表现:头痛头晕,两目肉轮青暗,胸闷恶心,颈部强,肩背不适,肢体沉重,言语前清后涩,善忘,性情易激动,心区时刺痛,尿有频意,舌赤有瘀斑,苔白,脉多弦涩之象。

治法:活血化瘀,化痰通络。

方剂:化痰通络汤加减。

组成:半夏 15 g,茯苓 15 g,白术 10 g,胆南星 5 g,天竺黄15 g,天麻 10 g,香附 15 g,丹参 15 g,大黄 5 g。

方中半夏、茯苓、白术健脾燥湿;胆南星、天竺黄清热化痰;天麻平肝息风;香附疏肝理气;丹参活血化瘀;大黄通腑泄热。若眩晕甚者,可酌加全蝎、钩藤、菊花以平肝息风;若瘀血明显者,可加桃仁、红花、赤芍以活血化瘀;若烦躁不安,舌苔黄腻,脉滑数者,可加黄芩、栀子以清热泻火。

4.命门衰弱

临床表现:头晕,耳鸣,乏力,畏寒背冷,喜呵欠伸腰,易卧喜睡,四肢欠温,尿频,夜尿多,纳呆,恶心,痰多,颜面白黄不光泽,喜暖,舌体肥胖有齿痕,苔薄白,脉多沉弦无力。

治法:益火之源,温阳消阴。

方剂:右归丸。

组成:熟地 20 g,怀山药 20 g,山萸肉 15 g,杜仲 10 g,枸杞子20 g,菟丝子 15 g,肉桂 20 g,附子 10 g,鹿角胶 20 g,当归 15 g,可用丸剂,亦可作煎剂。

方中附子、肉桂、鹿角胶培补肾中之元阳;熟地、怀山药、枸杞子、山萸肉补肾填精;当归益气养血;菟丝子、杜仲益肾壮腰。若胸脘痞闷,纳呆者,加红枣健脾益气。若兼见神疲乏力,少气,脉细弱无力,为气虚血瘀,治宜益气活血化瘀,可酌加黄芪、党参等补气以助血行;若头痛剧烈,可酌加虫类搜风通络之品，如僵蚕、蜈蚣、全蝎、地龙等。

（二）验方精选

（1）芒硝 250 g，放入温洗米水中，用盆盛，泡双脚。

（2）全蝎 3 g，白芷 15 g，辣椒蔸 3 个。水煎服，每天 1 剂。

（3）白蒺藜、青葙子、青木香、川牛膝、桑寄生各 10 g。水煎服。适用于肝肾阴虚型。

（4）杞菊地黄汤加减：主症为口燥咽干，两目干涩，视物模糊，肢麻，或见手足心热，颧红盗汗，舌红少苔，脉细数或弦细。治法为滋补肝肾、平肝潜阳。方药组成：天麻 15～30 g，钩藤（后下）15～30 g，杜仲15～30 g，川牛膝 15 g，生地黄 15 g，山茱萸 10 g，黄芩 10 g，苦丁茶 30 g，生地黄 15 g，白芍 15 g。

（三）中成药

（1）龙胆泻肝丸：6 g/次，3 次/天，口服。

（2）杞菊地黄丸：口服，每次 2 丸。适用于肝肾阴虚，阴虚阳亢者。

（3）心脑静：口服，每次 4 g，日服 2 次，适用于肝阳上亢者。

（4）血平片：口服，每次 3 片，日服 3 次，适用于肝阳上亢者。

（5）牛黄清心丸：每次 1～2 丸，每天 3～4 次。适用于风火痰热证。

（6）华佗再造丸、大活络丸：每次 1 丸，每天 3 次。适用于气虚血瘀证。

（7）六味地黄丸：每次 1 丸，每天 2～3 次，滋补肾阴，适用于阴虚阳亢型。

（8）脑立清胶囊：每次 3 粒，每天 3 次。清肝泻火，镇肝潜阳降逆。适用于肝火上炎型。

（四）单味或复方注射剂

（1）清开灵注射液 40 mL 加入 5%葡萄糖注射液 250～500 mL，静脉滴注，每天 1 次。适用于痰热内闭证。

（2）醒脑静脉注射射液 20 mL 加入 5%葡萄糖注射液250 mL，静脉滴注，每天 1 次。适用于高热神昏证。

（3）川芎嗪注射液，主要成分为磷酸川芎嗪。本品具有抗血小板聚集的作用，并对已聚集的血小板有解聚作用。还可扩张小动脉，改善微循环和增加脑血流量。用于缺血性脑血管疾病。静脉滴注，每次 50～100 mg，缓慢滴注，宜在 3～4 小时滴完，每天 1 次，10～15 天为 1 个疗程。

（五）针灸疗法

（1）体针疗法：取足三里、曲池、内庭、足临泣、太冲、肝俞、肾俞、合谷、风池、三阴交等穴，或单刺头维穴，用泻法。或十宣放血。

（2）耳针：可选取降压沟、高血压点治疗。

（宋祖琪）

第十二章

中西医结合治疗神经内科疾病

第一节 脑 梗 死

脑梗死又称缺血性脑卒中，是指由于脑组织局部动脉血液供应障碍或血流突然完全中断，停止供血、供氧而引起该供血区的脑组织坏死、软化。约占脑血管病发病率的75%。

脑梗死多见于50～70岁患有动脉硬化者，男性略多于女性。常于睡眠中或安静状态下发病。临床可表现为头晕、头痛、偏瘫、失语、感觉障碍等，严重者可出现昏迷和脑疝。

本病相当于中医"中风""风痱""喑痱"等病证。

一、病因病机

(一)西医病因

1.血管病变

最常见的是动脉粥样硬化及在此基础上发生的血栓形成，其次是高血压病伴发的脑小动脉硬化。其他还有血管发育异常、动脉炎及动脉壁创伤后的血管闭塞。

2.血液成分改变

病变血管处内膜粗糙，使血液成分中血小板易于附着积聚及释放更多的5-羟色胺等化学物质；血液成分中脂蛋白、胆固醇、纤维蛋白原等含量增加，可使血液黏度增高，红细胞表面负荷降低，而使血液速度减慢。血液病如白血病、真性红细胞增多症、严重贫血等均可使血栓易于形成。

3.血流改变

血压的改变是影响脑局部血流量的重要因素。当平均动脉压低于9.3 kPa(70 mmHg)和高于24.0 kPa(180 mmHg)时，在血管本身存在病变的基础上，自动调节功能失效，局部脑组织的血供即发生障碍。

4.其他

导致脑梗死的另一类重要原因是由于异常的物体(固体、液体、气体)沿血液循环进入脑动脉，造成血流阻塞，而产生脑梗死。栓子的来源可分为心源性的、非心源性的及来源不明的三大类。

高血压病、心脏病、高脂血症、短暂性脑缺血发作、高血糖、超重、吸烟、饮酒、钠盐负荷高、钙摄入不足、阳性家族史等诱发因素等,均可增加脑梗死的危险性。

(二)病理病机

1.西医病理

现代医学认为引起脑梗死的根本原因是供应脑部血液的颅外或颅内动脉中发生闭塞性病变而未能获得及时、充分的侧支循环的血液供应,使局部脑组织的代谢需要与可能得到的血液供应之间发生超过一定限度的供不应求所致。而脑梗死造成脑细胞凋亡的主要机制是代谢性细胞酸中毒、细胞内钙离子超载、兴奋性氨基酸毒性作用、磷脂代谢障碍和自由基损伤。脑动脉闭塞6小时以内脑组织改变不明显,缺血区周围环绕有缺血半暗带。当缺血在8～48小时,缺血最重的中心部位发生软化即梗死,脑组织肿胀、变软,灰白质界限不清,若病变范围大,脑组织高度肿胀时可向对侧移位,甚则形成脑疝。

2.中医病因病机

中医认为脑梗死的发生有内因、外因两方面。内因是其发病的基础,主要是由于年老体衰,心、肝、肾三脏阴阳失调,气血、津液、精髓生成不足。外因是其诱发因素,主要为情志所伤,如忧思恼怒,思虑过度,五志过极;或饮食不节,嗜食肥甘;或房事劳累等诱因。两者相互影响,同时为患。本病的发病机制为年老体衰,肝肾阴虚,水不涵木,肝阳偏亢,化火生风,风性激荡,上犯于脑;痰阻于内,阳气不得宣泄,郁而生热,痰热互结,浊邪上犯,正气不足,气血运行不畅,痰阻窍络,脑用失灵。本病发生以正气内虚为本,包括阴阳、气血虚衰,尤以阴虚、气虚为主。在风、火、痰、气、血瘀的影响下相互作用而发病。

二、诊断要点

(一)临床表现

1.病史

年龄多在50岁以上,伴有高血压病、动脉硬化者多见。多在安静情况下发病。

2.症状

表现为头昏、偏瘫、头痛、失语、偏身感觉障碍,部分患者可出现偏盲和意识障碍。

3.体征

早期患侧肢体肌张力减低,恢复期多增高,肌力下降,腱反射活跃或减低,病理征阳性。患侧肢体痛觉减退,出现共济失调征。优势半球梗死者可见构音障碍,严重者可有神志变化及括约肌功能改变。

根据梗死部位不同,临床表现及体征亦不同。

(1)颈内动脉:对侧肢体偏瘫、偏身感觉障碍,优势半球病变时失语。

(2)大脑中动脉:对侧肢体偏瘫、偏身感觉障碍和同向性偏盲,优势半球受累可出现失语。梗死面积大症状严重者可致颅内压增高,昏迷甚至死亡。

(3)大脑前动脉:出现对侧下肢活动及感觉障碍。因旁中央小叶受累,排尿不易控制。若双侧大脑前动脉闭塞,则出现淡漠、欣快等精神症状。

(4)大脑后动脉:梗死时出现对侧同向性偏盲和一过性视力障碍。

(5)椎基底动脉系统:主要表现为眩晕、共济失调、构音障碍、吞咽困难、眼震,甚至出现闭锁综合征。

(6)小脑后下动脉:表现为突然眩晕、恶心、呕吐、眼震、吞咽困难、霍纳综合征及交叉性的感觉及运动障碍。

4.检验与检查

(1)头颅CT检查:一般发病48小时以上可显示病灶区低密度改变,若病灶面积大可见周围环形水肿带。

(2)头颅MRI检查:急性期T_1WI为高信号与正常信号之间,T_2WI为轻微低信号改变。亚急性期T_1WI和T_2WI均为高信号改变,显示有特异性。

(3)脑电图检查:提示病灶部位异常脑电图改变。

(4)经颅多普勒超声(TCD)检查:可显示大脑各血管的血流速度、波形,提示血管阻塞或狭窄情况。

(5)正电子发射断层扫描(PET)检查:提示梗死血管部位的血流减少、减慢,耗氧量增加情况。

(6)血小板聚集功能测定:发现脑梗死患者血小板最大聚集率和解聚型出现率分别高于和低于对照组。

(7)血流动力学检查:脑梗死患者血黏度均有增高改变。

(二)诊断

1.诊断标准

(1)脑血栓形成:①常于安静状态下发病。②大多数发病时无明显头痛和呕吐。③发病较缓慢,多逐渐进展或呈阶段性进展,多与脑动脉粥样硬化有关,也可见于动脉炎、血液病等。④一般发病后1～2天内意识清楚或轻度障碍。⑤有颈内动脉系统和(或)椎-基底动脉系统的症状和体征。⑥应作CT或MRI检查。⑦腰穿脑脊液一般不应含血。

(2)脑栓塞:①多为急骤起病。②多数无前驱症状。③一般意识清楚或有短暂意识障碍。④有颈内动脉系统和(或)椎-基底动脉系统的症状和体征。⑤腰穿脑脊液一般不应含血,若有红细胞可考虑出血性脑梗死。⑥栓子的来源可为心源性或非心源性的,也可同时伴有其他脏器、皮肤、黏膜等的栓塞症状。

(3)腔隙性脑梗死:①发病多由于高血压动脉硬化引起,呈急性或亚急性起病。②多无意识障碍。③应进行CT或MRI检查,以明确诊断。④临床表现都不严重。较常见的为纯感觉性卒中、纯运动性轻偏瘫、共济失调性轻偏瘫、构音不全-手笨拙综合征或纯感觉运动性卒中等。⑤腰穿脑脊液无红细胞。

2.分类与分期

(1)分型法分类。①脑血栓形成:主要为动脉粥样硬化性脑血栓形成,部分为各类动脉炎或其他原因引起的脑血栓形成。②脑栓塞性脑梗死:主要为心源性脑栓塞,部分为动脉源性或其他原因引起的脑栓塞。③腔隙性脑梗死:主要由高血压及其伴发的小动脉透明变性或动脉源性栓塞引起。④分水岭脑梗死:相邻血管供应区之间的边缘带局部缺血性损害。⑤出血性脑梗死:主要是由于动脉闭塞后,在梗死的基础上梗死灶内血管壁坏变,血液漏出而继发出血。⑥多发性脑梗死:是指不同或同一供血系统的两个或两个以上脑血管闭塞引起的梗死。

(2)根据病程长短分期。①超早期:发病在1～6小时之内。②急性期:发病在8～48小时内。③恢复期:发病在48小时后。④后遗症期:发病半年以后。

(3)根据发病的程度分型。①完全型:起病6小时内病情即达高峰,常为完全性偏瘫,病情多较重,甚至昏迷。②进展型:局限性脑缺血症状逐渐加重,呈阶梯式加重,可持续6小时至数天。

③缓慢进展型:起病2周后症状仍进展,常与全身或局部因素所致的脑灌流减少,侧支循环代偿不良,血栓向近心端逐渐扩展有关。④可逆性脑缺血发作:神经症状多在24～72小时才恢复,最长可持续3周,不留后遗症。

(三)常见并发症

梗死面积大时可出现消化道出血、泌尿系统感染、长期卧床者可出现坠积性肺炎、压疮。

三、治疗

(一)临床评价

超早期积极采用溶栓或降纤治疗,对挽救缺血半暗带,减轻脑细胞死亡有重要意义,而中药静脉制剂,如复方丹参注射液、云南灯盏花注射液、脉络宁注射液、葛根素注射液及三七总苷注射液等问世,为中医药治疗急性期脑血管疾病提供了新的治疗手段,取得了可喜的疗效。对脑梗死恢复期伴有后遗症的患者配合中医药内治、针灸、按摩治疗等可起到较为理想的效果。

(二)急症处理

1.西医措施

(1)一般治疗:卧床休息。加强皮肤、口腔、呼吸道及排便护理,防止各种并发症,注意水、电解质平衡。

(2)药物治疗。溶栓治疗:只在时间窗内(6小时以内)应用。但若为进展型卒中,可适当延长至8～12小时。应严格掌握适应证(目前仍有争议)。①尿激酶:2～10万U加入生理盐水500 mL中静脉滴注,每天1次,连用5～10天。缺点为易致脑出血。②链激酶:50万U溶于100 mL等渗葡萄糖水或生理盐水中;30分钟静脉滴注完毕,连用3天。缺点为易致脑出血。③组织型纤维蛋白溶酶原激活剂(t-PA):10～100 mg加入5%葡萄糖注射液500 mL中静脉滴注,30～120分钟滴毕,连用5～10天。缺点为价格昂贵。

(3)降纤治疗。适于发病72小时以内者,注意监测出凝血时间及纤维蛋白原。①东菱精纯抗栓酶(巴曲酶):第1天用10 Bu,加入生理盐水500 mL中静脉滴注,第3、5天各用5 Bu,方法同前。②降纤酶(兆科降纤酶、克塞灵、蕲蛇酶):兆科降纤酶、克塞灵剂量和用法同上;蕲蛇酶0.75 U加入生理盐水250 mL中静脉滴注,每天1次,连用10～14天,使用前需作皮试。

(4)抗凝治疗。①低分子肝素(法安明、速避凝、海普宁、博璞青):4 000 μg脐周皮下注射,每12小时一次,连用10天。

注意观察血小板及纤维蛋白原等凝血指标。腔梗阻者禁用。

(5)脑保护剂。主张超早期开始进行联合治疗,常用药物如下。①盐酸氟桂利嗪:每次5 mg,每晚1次,口服。②尼莫地平:每次20 mg,每天3次,口服。③尼莫地平(尼莫同)注射液:每次10 mg加入生理盐水500 mL中避光静脉滴注,6小时以上滴完。每天1次,连用5～10天。

2.中医措施

(1)醒脑静脉注射射液:每次20～30 mL,加入5%葡萄糖注射液250 mL中静脉滴注。适用于大面积脑梗死。

(2)清开灵注射液:每次20～40 mL,加入5%葡萄糖注射液250 mL内静脉滴注。适用于伴发热者。

(3)安宫牛黄丸:每次0.5～1丸,温水化开,灌服或鼻饲,每天2次,醒后即停服。适用于大面积脑梗死神志模糊者。

(三)中医治疗

1.辨证论治

本病辨治应以虚实为纲。虚者即肝肾阴虚,气血亏虚,实者为肝风、痰湿(热)、瘀血等。因本病多虚实夹杂,故治疗应扶正祛邪兼顾,应明辨两者的主次而有所侧重。通常予平肝息风、活血化瘀、化痰通络及补益气血、滋补肝肾等法。

(1)风痰阻络。

证候:半身不遂,口舌歪斜,言语謇涩或不语,偏身麻木,头晕目眩。舌质暗,苔白腻,脉弦滑。

治法:息风化痰通络。

方药:涤痰汤合血府逐瘀汤加减。天麻 12 g,钩藤(后下)30 g,半夏 9 g,陈皮 6 g,川芎 9 g,地龙 9 g,桃仁 9 g,红花 9 g。

随症加减:若风痰蕴而化热,热象明显,症见口苦、苔黄者,加黄芩 9 g、炒栀子 6 g 清肝泄热;痰瘀内阻,症见偏身麻木重者,加鸡血藤 30 g、木瓜 9 g 活血通络。

(2)痰热腑实。

证候:半身不遂,言语謇涩,偏身麻木,口舌歪斜,头晕目眩,咯痰或多,腹胀便秘。舌质暗红,苔黄或黄腻,脉弦滑。

治法:化痰通腑。

方药:星蒌承气汤加减。生大黄(后下)9 g,芒硝(冲服)6～9 g,全瓜蒌 30 g,胆南星 9 g,丹参 15 g,天竺黄 9 g。

随症加减:痰热明显者,加黄芩 6 g、天竺黄 9、栀子 9 g 清热化痰;年老体弱津亏,症见大便干结者,去芒硝,加生地黄 15 g、麦冬 9 g、玄参 12 g 养阴生津;瘀血内阻,症见麻木,舌有瘀点者,加川芎 12 g、地龙 12 g 活血通络;痰热上蒙清窍,症见神昏者,加石菖蒲 9 g、郁金 9 g 化痰开窍。

(3)气虚血瘀。

证候:半身不遂,口舌歪斜,言语謇涩或不语,偏身麻木,口角流涎,气短乏力,自汗出,手足肿胀。舌质淡紫,苔薄白,脉细涩或细缓。

治法:益气活血,通经活络。

方药:补阳还五汤加减。炙黄芪 15～60 g,红花 9 g,桃仁 9 g,川芎 12 g,当归 9 g,赤芍药 15 g,桂枝6 g,地龙 12 g。

随症加减:若痰阻舌窍,症见言语不利者,加用九节菖蒲 6 g、郁金 9 g 化痰开窍;便结者,加火麻仁 9 g、生地黄12 g润肠通便;肝肾亏虚,症见肢体瘫软无力,加牛膝 15 g、杜仲 12 g 补肾强腰;上肢偏废重者,加桑枝30 g、羌活 9 g;下肢偏废重者,加牛膝 15 g、桑寄生 15 g。

(4)阴虚风动。

证候:半身不遂,舌强言謇或不语,口舌歪斜,头痛眩晕,耳鸣目眩,口苦咽干,心烦易怒,尿赤便干,舌质红或红绛,少苔或无苔,脉细弦或细弦数。

治法:滋阴潜阳,息风通络。

方药:镇肝息风汤加减。天麻 12 g,钩藤(后下)30 g,生龙骨(先煎)15 g,生牡蛎(先煎)30 g,白芍15 g,玄参 12 g,麦冬 12 g,丹参 15 g。

随症加减:若夹有痰热,症见口苦、苔黄腻者,加天竺黄 15 g、胆南星 15 g 清化痰热;心火内扰,症见心烦失眠者,加莲子心 6 g、珍珠母(先煎)30 g 清心安神;肝风上扰清窍,症见头痛较重者,加夏枯草 10 g、石决明(先煎)15 g 以增平肝息风之力。

2.辨病治疗

(1)银杏叶提取物:适用于各型脑梗死。每次2片(80 mg),每天3次,口服。

(2)利脑心胶囊:适用于各种脑梗死合并心肌缺血者。每次2粒;每天3次,口服。

(3)华佗再造丸:适用于本病气虚血滞,脉络瘀阻证。每次8 g,每天3次,口服。

(4)中风回春丸:适用于本病恢复期及后遗症期,每次1.8 g,每天3次,口服。

(5)步长脑心通:适用于本病瘀血阻络证。每次2~3粒,每天3次,口服。

(6)复方丹参注射液(心血丹):适用于本病瘀血阻络证。每次250 mL静脉滴注,每天1次。

(7)脉络宁注射液:适用于本病气虚瘀阻证。每次40~60 mL静脉滴注,每天1次。

(8)三七总苷注射液:适用于各型脑梗死。每次300~500 mg加入生理盐水250 mL中静脉滴注,每天1次。

(9)灯盏细辛注射液:适用于本病气虚血滞,脉络瘀阻证。每次20~30 mL加入生理盐水250 mL中静脉滴注,每天1次。

(10)血府逐瘀口服液:适用于本病瘀血阻络证。每次10 mL,每天2次。

3.针灸治疗

(1)体针:对中经络者,取百会、四神聪、风池、风府。弛缓性偏瘫配双侧曲池、合谷、外关、后溪、环跳、阳陵泉、足三里、绝谷、解溪等阳经穴位为主;痉挛性偏瘫配双侧曲泽、尺泽、间使、内关、大陵、太渊、神门、曲泉、阴谷、阳陵泉、三阴交、太溪、太冲等阴经穴位为主。每天1次,留针20分钟,10次为1个疗程。口眼㖞斜取患侧地仓、颊车;失语取金津、玉液、廉泉。足外翻取筑宾、昆仑、解溪、照海。

(2)耳针:可选用肾上腺、神门、肾、胆、脾、心、脑点及瘫痪部位的相应穴位。吞咽困难加口、耳迷根、咽喉,口眼㖞斜者选用面颊区、眼、口、皮质下等。每天1次。

(3)头针:多取健侧相应区域,如运动区、感觉区、足运动区。语言不利者加语言区。一般先刺健侧,后刺患侧,每天1次,一次20分钟。多在昏迷清醒及病情稳定后才选用这种治疗方法。

(四)西医治疗

1.一般治疗

注意水、电解质平衡。若起病72小时后仍不能进食,应予鼻饲流汁饮食。

2.药物治疗

(1)抗血小板聚集剂。①肠溶阿司匹林:每晚75~300 mg,顿服。②双嘧达莫(潘生丁):每次25~50 mg,每天3次,口服。③盐酸噻氯匹定(抵克力得片):每次250 mg,每天1次,进餐时服。④氯吡格雷(波立维):每次75 mg,每天1次,口服。

(2)脑细胞活化剂。①三磷腺苷(三磷酸腺苷,ATP):每次40 mg,加入5%葡萄糖注射液或生理盐水250 mL中静脉滴注,每天1次。②胞磷胆碱(胞二磷胆碱):每次0.5 g~1 g,加入5%葡萄糖注射液或生理盐水250 mL中静脉滴注,每天1次。③血活素:每次20 mg,加入5%葡萄糖注射液或生理盐水250 mL中静脉滴注,每天1次。④吡拉西坦(脑复康):每次取注射液250 mL(4~8 g)静脉滴注,每天1~2次。

(3)脱水剂。大面积脑梗死出现神志改变时需尽早使用;若神志改变不明显,而肢体偏瘫较重时也当应用。①20%甘露醇:每次125~250 mL静脉滴注(20~30分钟内滴完),根据病情每6~12小时一次,或每天1次。肾功能不正常者慎用。②呋塞米(速尿):每次20~40 mg静脉推注,每8~12小时一次。③复方甘油果糖注射液:每次250~500 mL静脉滴注,每天1~2次,酌情使用。滴速不宜过快，以防溶血。

(4)降压药物：急性期慎用或不用降压药；当血压高于 26.7/16.0 kPa(200/120 mmHg)时可考虑使用，但一般不宜降压过快，可逐渐缓降至平时水平。

3.其他治疗

(1)高压氧舱疗法，用 2 个大气压的高压氧舱治疗 1.5～2 小时，每天 1 次，10 次为 1 个疗程。

(2)紫外线照射充氧自血回输疗法：每次 200～400 mL，10～12 次为 1 个疗程。

4.外科手术治疗

可做血栓摘除术，动脉内膜切除术，颈、椎动脉内支架成形术等。

(李东晓)

第二节 帕金森病

帕金森病(PD)又称震颤麻痹，是中老年较常见的中枢神经系统变性疾病。临床表现以运动减少、肌张力增高、震颤和体位不稳为主。多在 40 岁以后发病，60 岁以上人群患病率达 1%。

本病相当于中医"颤证""颤病"等病证。

一、病因病机

(一)西医病因

对 PD 病因，过去单一地认为与多巴胺神经系统受损有关，近年渐认为很可能是由于多因性的、相对选择性的系统的神经结构的病变所致。

1.年龄因素

PD 的患病与年龄相关，60 岁以上老人可有多巴胺(DA)、去甲肾上腺素(NE)等神经递质减少，酶类代谢异常，黑质和蓝斑中色素神经细胞脱失，而 PD 患者约 80%多巴胺神经元死亡，Lewy 小体较正常老人增多且广泛分布。

2.遗传因素

流行病学调查发现，有阳性家族史或有某种素质的人易患本病，同卵或异卵双生子的同患率较高。PD 的遗传类型认为是常染色体显性遗传。近年日本学者提出 PD 与潜在神经毒代谢有关，设想 PD 患者可能存在 N-甲基化酶或单胺氧化酶等代谢基因的异常。

3.神经毒学说

近年研究发现 1-甲基-1、1-甲基-3、6-四氢吡啶(MPTP)物质是 PD 发病的重要因素。MPTP 经氧化后成为对黑质细胞有特异性毒性的 MPP^+ 根，在胶质细胞内短期或长期蓄留后，作用于黑质细胞的线粒体，使自由基过度生成，导致神经元死亡。

4.感染因素

PD 患者的脑脊液中疱疹 Ⅰ 型病毒抗体效价增高，血清中发现抗人交感神经节的细胞抗体，认为 PD 可能与某些病毒感染有关。

5.免疫因素

PD 患者细胞免疫功能低下，而体液免疫改变不明显。

因此认为PD的病因是中毒、感染、免疫紊乱和非生物因素所致的亚临床损害，当这些损害发生在某些易感染素质的人时则可促进PD的发生。此外，去甲肾上腺素、5-羟色胺、γ-氨基丁酸(gABA)、乙酰胆碱等也参与了发病过程。

(二)病理病机

1.西医病理

病理发现：黑质致密区中含黑色素的神经元严重缺失，残余细胞发生变性，细胞质中出现玻璃体同心形包涵体——Lewy小体。类似变化也见于蓝斑、迷走神经背核、下丘脑、中缝核、交感神经节。影响脑部多巴胺能神经通路纤维变性，导致居于纹状体上神经末梢处多巴胺(DA)不足或丧失，乙酰胆碱(Ach)含量相对增加，使纹状体中这一对神经递质的平衡破坏，而出现PD的症状。黑质-纹状体、中脑皮质边缘及下丘脑弓状核垂体漏斗系统的DA神经元广泛而严重的变性及PD的特征，此系统DA功能丧失分别导致运动、精神、内分泌障碍。

2.中医病因病机

(1)年老体衰：中年以后阴气自半，肝肾自虚，兼加劳顿、色欲之消耗，而致阴精虚少、形体衰败，出现筋脉失濡，肌肉拘挛，发为震颤、僵直。肝木本虚，肝失疏泄，气机不畅，气滞血瘀，更加重病情。

(2)情志因素：五志过极化火，木火太盛，克伐脾土，脾为四肢之本，故见四肢摇动；木火上冲则见头摇。若木火克土而脾虚，水液运化失司，导致痰湿内生，阻滞经络发为颤证。

(3)劳倦、思虑过度，或饮食不调，导致心脾受损，以致气血不足，不能荣养四肢，血虚风动，出现震颤。

(4)久病及肾：高年多病重叠，致使肝肾交亏，精血俱耗，出现筋脉不舒，拘急时作。总之，PD的主要的病理基础是肝肾阴虚、气血不足，在此基础上形成风、痰、火、瘀等病理改变，内外相互影响，导致本病出现复杂的兼夹之证。中医认为其病位在肝、肾、心、脾。肝肾不足，心脾两虚是本，风、痰、火、瘀是标。标本相互影响，从而出现震颤、僵直、行动徐缓等症状。

二、诊断要点

(一)临床表现

1.病史

临床发病年龄一般在50～60岁，男性多于女性。初起表现不明显。

2.症状

(1)运动减少：随意运动减少，始动困难和动作缓慢。语声单调、低沉。进食、饮水呛咳。偶然于起身时全身不动，呈“冻结”发作。

(2)震颤：典型震颤为静止性震颤，多自一侧上肢开始，可以波及四肢、下颌、唇、舌和颈部。每秒4～6次，波幅不定，精神紧张时加剧。

(3)强直：多自一侧上肢近端开始，逐渐蔓延至远端、对侧及全身。面肌强直使表情和瞬目动作减少，造成“面具脸”。行走时上肢协同摆动动作消失。

(4)体位不稳：行走时步距缩短，结合屈曲体态，出现碎步、前冲的慌张步态。晚期姿态反射进一步失常，故易倾跌。

(5)其他症状。①自主神经功能紊乱：出现唾液分泌增加，汗分泌增加或减少，大小便排泄困难，直立性低血压；②精神症状：忧郁和痴呆。

3.体征

四肢肌张力呈齿轮样或铅管样增高，联带运动减少，面具脸，前冲步态，路标手或搓丸样动作，自主神经系统功能紊乱的体征。

4.检验与检查

（1）脑脊液检查：少数患者脑脊液中蛋白质计数轻度升高，偶有白细胞数轻度增多，多巴胺代谢产物高香草酸及5-HT代谢产物5-HLAA含量减低。

（2）脑电图：主要为广泛性至中度异常，呈弥漫性慢波活动。

（3）CT检查：部分患者显示不同程度的脑萎缩，表现为蛛网膜下腔增宽，脑沟加深，脑室扩大。

（4）正电子发射型计算机断层扫描（PET）：可见壳核内D1及D2受体与11C-dopa、18F-dopa结合力减低。

5.诊断标准

源于1984年10月全国锥体外系疾病讨论会制定的“帕金森病及帕金森综合征”中帕金森病的诊断标准。诊断原发性帕金森病主要依靠临床观察，要考虑以下几点。

（1）至少要具备4个典型症状和体征（静止性震颤、少动、僵直和位置性反射障碍）中的2个。

（2）是否存在不支持诊断原发性帕金森病的不典型症状和体征，如锥体束征、失用性步态障碍、小脑症状、意向性震颤、凝视麻痹、严重的自主神经功能障碍、明显的痴呆伴有轻度锥体外系症状。

（3）脑脊液中高香草酸减少，对确诊早期帕金森病和与特发性震颤、药物性帕金森综合征与帕金森病的鉴别是有帮助的。一般而言，特发性震颤有时与早期原发性帕金森病很难鉴别，前者多表现为手和头部位置性和动作性震颤而无少动和肌张力增高。

6.临床分型

WHO推荐的分类标准I CD-NA将PD分为5个亚型：①典型型；②少年型；③震颤型；④姿势不稳步态障碍型；⑤半身型。

1984年10月全国锥体外系疾病讨论会制定的“帕金森病及帕金森综合征的分类”中将帕金森病从3个方面分类。

（1）按病程分型。①良性型：病程较长，平均可达12年，运动症状波动和精神症状出现较迟；②恶性型：病程较短，平均可达4年，运动症状波动和精神症状出现较早。

（2）按症状分型：①震颤型；②少动和强直型；③震颤或少动和强直型伴痴呆；④震颤或少动和强直型不伴痴呆。

（3）按遗传分型：①家族性帕金森病；②少年型帕金森病。

（二）常见并发症

罹患10年以上者，多因支气管肺炎而死亡。

三、治疗

（一）临床评价

帕金森病属于变性疾病，传统西医疗法多着眼于阻止乙酰胆碱释放，促进多巴胺释放及补充左旋多巴以求得纹状体系统中乙酰胆碱和多巴胺的平衡，早期能获得可靠的疗效。但长期使用可产生不同程度的不良反应，尤其是左旋多巴类制剂可产生新的运动障碍、剂末与开关现象。中医学运用中药及针灸治疗，重在补肾养肝、益气养血、化瘀通络，临床证实不仅可改善症状，而且有助于减少西药的剂量和不良反应。

（二）中医治疗

1.辨证论治

（1）气血两虚。

证候：神呆懒言，面色㿠白，肢体震颤，颈项僵直；或肢体拘痉，活动减少，步态不稳，气短乏力，皮脂外溢，舌质暗淡，苔薄白或白腻，脉细无力。

治法：益气养血，息风通络。

方药：八珍汤合天麻钩藤饮加减。党参 12 g，当归 15 g，熟地黄 15 g，黄芪 15 g，白术 9 g，茯苓 15 g，天麻 9 g，钩藤（后下）15 g，牛膝 9 g，全蝎 6 g，丹参 15 g。

随症加减：纳呆者，加炒谷麦芽各 15 g、白豆蔻（后下）6 g 醒脾健胃；便秘者，加瓜蒌仁 9 g、枳壳 9 g 润肠通便。

（2）肝肾阴虚。

证候：表情呆板，肢体震颤幅度颇大，动作迟缓，肢体拘痉，活动笨拙，头晕目眩，耳鸣健忘，急躁易怒，面赤多汗，腰膝酸软，舌瘦质红，舌苔少，脉细数。

治法：补肾养阴，柔肝息风。

方药：大定风珠加减。生地黄 15 g，石斛 12 g，杭白芍 15 g，肉苁蓉 9 g，川续断 15 g，炙龟甲（先煎）30 g，炙鳖甲（先煎）30 g，钩藤（后下）30 g，五味子 6 g，麦冬 9 g。

随症加减：震颤严重者，加珍珠母（先煎）30 g、天麻 9 g 镇肝息风；肢体拘痉甚者，加地龙9 g、全蝎 6 g 通络止痉；阴虚火旺甚者，加知母 9 g、黄檗 6 g 滋阴降火。

（3）风痰阻络。

证候：肢体震颤，四肢拘痉，动作不利，伴胸胁满闷，痰盛流涎，舌胖质淡，舌苔白腻，脉濡或弦滑。

治法：行气化痰，息风通络。

方药：导痰汤加减。法半夏 9 g，制南星 9 g，枳实 6 g，茯苓 15 g，陈皮 9 g，天麻 9 g，钩藤（后下）30 g，僵蚕 9 g，大贝母 9 g，天竺黄 9 g。

随症加减：震颤甚者，加生龙牡（均先煎）各 30 g、地龙 9 g 镇肝息风；痰热便秘者，加大黄（后下）6 g、玄参 9 g 清热通腑。

（4）血瘀风动。

证候：表情呆板，面色灰暗，肢体僵直，屈伸不利，震颤，伴肩背疼痛，言语謇涩，舌紫暗或有瘀斑，脉弦涩。

治法：活血化瘀，息风通络。

方药：补阳还五汤加味。黄芪 30 g，桃仁 9 g，红花 9 g，当归 15 g，赤芍 9 g，川牛膝 9 g，怀牛膝 9 g，地龙 9 g，钩藤（后下）15 g，川芎 9 g，全蝎 3 g。

随症加减：言语不利，加石菖蒲 9 g、郁金 9 g 开窍利音；痰多者，加茯苓 15 g、制半夏 9 g、陈皮 6 g 健脾化痰；兼有痰热者，加竹沥水（兑冲）20 mL、胆南星 9 g 清化痰热。

2.辨病治疗

（1）六味地黄丸：用于肾阴不足者。浓缩丸，每次 8 粒，每天 3 次，口服。

（2）全天麻胶囊：用于阴虚风动所致行动迟缓和震颤者。每次 2 粒，每天 3 次，口服。

3.针灸治疗

(1)体针：主穴取悬颅、风池、风府、曲池、合谷、足三里、三阴交、太冲、丰隆。用平补平泻法，每天1次，留针30分钟。

(2)头针：主穴取舞蹈震颤控制区、运动区。一侧病变针对侧，两侧病变取双侧。手法：快速捻转，配合提插，留针30分钟，每天1次。

(三)西医治疗

1.药物治疗

(1)乙酰胆碱受体阻断药。①盐酸苯海索(安坦)：从每天1 mg开始，逐日递增至维持量每天4～6 mg，分2～3次口服。老人慎用。②丙环定(开马君)：每天3～6 mg分2～3次口服。影响认知能力，可致尿潴留。老年人慎用。

(2)多巴胺释放促进剂。金刚烷胺：每天100 mg分2～3次口服，可延缓本病的进展，也可减少左旋多巴制剂的不良反应。

(3)补充多巴胺制剂。①复方苄丝肼(美多巴)：为左旋多巴与苄丝肼(4∶1)的混合剂，从每天0.125 g开始渐增，维持量为每天0.25～0.5 g，分2～3次口服。②复方左旋多巴(息宁)：为左旋多巴与卡比多巴(4∶1)混合剂的控释剂。从每天0.125 g开始渐增，维持量为每天0.25～0.5 g，分2～3次口服。

当患者服用复方左旋多巴类药物出现耐受而用量过大或增量过快时，可出现症状波动。①剂末现象：每次药物的作用时间逐渐缩短，表现为症状规律性地波动。可采用息宁控释片或合并多巴胺激动剂治疗。②开关现象：每天多次突然波动于严重运动减少和缓解而伴有异动症两种状态之间，可改用激动剂或试行移植疗法。

(4)减少多巴胺破坏制剂：司来吉兰(丙炔苯丙胺)每天5～10 mg分2～3次口服，用于其他药物无效者。

(5)多巴胺受体激动剂。①溴隐亭甲磺酸盐(溴隐亭)：为DA受体直接激动剂，一般从1.25～2.5 mg每晚1次开始渐增，维持量7.5～15 mg，最高剂量每天30 mg，与食物同服，以减少胃肠道不良反应，孕妇禁用。用于DA治疗有运动波动或不能用足量者。②培高利特甲磺酸盐(协良行)：最初两天剂量为每天0.05 mg，在以后的12天内，每隔2天每天加0.1～0.15 mg，分3次口服。③吡贝地尔(泰舒达)单用每天150～250 mg，分3～5次服用；与多巴胺疗法合用每天100～150 mg分2～3次服用。禁用于循环衰竭患者、急性心肌梗死患者及对本品过敏者。

2.手术治疗

手术的目的在于试图减轻PD的症状，手术部位是症状对侧的丘脑腹外侧核、苍白球或其传出纤维，目前多采取立体定向的方法，但同药物替代疗法一样存有一定的局限性。近年来脑组织移植手术的研究受到了关注。

(李东晓)

第三节　周期性麻痹

周期性麻痹是一组与钾离子代谢有关的代谢性肌病。以反复发作骨骼肌弛缓性无力或瘫痪为主要临床表现。发病突然，持续数小时至数周后恢复。发作间歇期完全正常。

发作时大多伴有血钾降低，也可见血钾增高或正常者，在我国有家族史者不常见。依据发病时血钾的浓度，可分为低血钾、高血钾和正常血钾性三类。以低血钾性周期性麻痹最常见。伴发甲状腺功能亢进、肾衰竭和代谢性疾病等的发作性麻痹称为继发性周期性瘫痪。有遗传史者称为家族性遗传性周期性麻痹。

根据发病特点和临床表现，本病主要与中医“痿证”等病证相关。

一、病因病机

(一)西医病因

关于本病的发病原因目前尚不清楚，可能与钾离子代谢异常及遗传因素等有关。

(二)病理病机

1.西医病理

(1)钾离子代谢异常：普遍认为周期性麻痹是一种与钾离子代谢障碍有关的疾病。低钾性周期性麻痹发作时，肌细胞内 K^+ 增多，细胞外液 K^+ 减少，使细胞内外 K^+ 浓度差过大，致使细胞膜电位过度极化，膜电位下降，而引起肌无力或瘫痪；高钾性周期性麻痹发作时，K^+ 自细胞内到细胞外，而 Na^+ 代偿性进入肌细胞内，使细胞膜电位较间歇期低于正常的电位进一步降低。

(2)遗传因素：本组疾病除罕见的正常血钾性周期性麻痹尚未确定外，其余两者均为常染色体显性遗传性疾病。低血钾性周期性麻痹多为散发性，高血钾性周期性麻痹外显率高。

(3)其他学说：发生低血钾性周期性麻痹的可能因素如下。①胰岛素、肾上腺皮质激素分泌增加；②肌纤维膜的离子通透性异常；③间脑病变。高血钾性周期性麻痹可能与肌细胞膜电位降低，膜对钠的通透性增加及肌细胞内钾、钠转换能力的缺陷有关。

2.中医病因病机

(1)脾胃虚弱：脾为后天之本，主四肢肌肉，由于饮食不节，或过度劳累损伤脾胃，脾胃功能失调，致使津液及水谷精微来源不足，筋脉肌肉失养，以致肢体痿弱无力。

(2)肝肾不足：肾主骨，肝主筋。肾为先天之本，素体肾虚，致肾阴阳俱虚，阳不化气，致气血不足，筋脉失养，出现四肢瘫软无力。肝肾同源，肾阴不足，致肝血不足，血不养筋，亦可造成肢体酸软无力等症。

(3)外感湿邪：久居潮湿之地，或淋雨受凉，寒湿浸淫筋脉肌肤，致气血运行不畅，筋脉弛缓，肢体痿软不用；若感受湿热，或寒湿化热，湿热下注，经脉不利，也可致肢体痿弱无力。

二、诊断要点

(一)临床表现

1.病史

发病前常有疲劳、受凉、剧烈运动、精神刺激、酗酒、饱餐或饥饿等情况。

2.症状

反复发作性四肢软瘫，近端重于远端，下肢重于上肢，可以从下肢逐步累及上肢，严重者可引起呼吸肌麻痹。

3.体征

肌张力降低，腱反射减低或消失，无感觉障碍，严重时可出现心动过速、室性早搏。

4.检验与检查

(1)血液检查。①血钾:低血钾性周期性麻痹在发作期血清钾明显降低,<3.5 mmol/L,间歇期正常。高血钾性周期性麻痹发作期血清钾增高,>5.5 mmol/L。②血 T_3、T_4 检查:继发于甲亢者,血 T_3、T_4 增高,T_3>3.0 nmol/L,T_4>169 nmol/L。

(2)电生理检查。①心电图:低血钾性周期性麻痹表现为 P-R 间期和 Q-T 间期延长,QRS 波群增宽,ST 段降低,T 波低平或倒置,出现高大 U 波。高血钾性周期性麻痹表现为 T 波高尖。②肌电图:低血钾性周期性麻痹对电刺激反应降低或消失。静息膜电位低于正常。高血钾性周期性麻痹在发作时可出现肌强直或肌强直样放电。在发作高峰时呈电静息状态。

(3)影像学检查:肌肉 CT 显示少数患者发病多年后主要受累的肢带肌群发生缓慢进行性肌病,可出现肌肉萎缩,肌肉组织逐渐被结缔组织和脂肪取代,肌肉在扫描时可出现散在的低密度区。

5.诊断试验

必须在心电图监护下结合肌电图检查进行。

(1)药物诱发试验。有助于诊断低血钾性周期性麻痹。事前应取得患者及其家属的同意,并做好应付一切可能发生的意外(如呼吸肌麻痹、心律失常)的准备。方法:于 1 小时内静脉滴注葡萄糖注射液 100 g 及胰岛素 20 U。通常在滴注后 1 小时出现低血钾。在瘫痪发生前,可见到快速感应电刺激引起的肌肉动作电位幅度的节律性波动,继而潜伏期延长,动作电位间期增宽,波幅降低,甚至反应消失。瘫痪出现后应立即予氯化钾加入生理盐水中静脉滴注(每小时不超过 1 g),并同时予以口服以中止发作。

(2)钾负荷试验:即内服 4~5 g 氯化钾(成人量)以观察可否诱发肌无力。如为高血钾性周期性麻痹,服后 30~90 分钟内会出现肌无力,数分钟至 1 小时达高峰,持续 20 分钟至 1 天。如为低血钾性周期性麻痹,肌无力会有改善。若为正常血钾性周期性麻痹,肌无力会加重,但血钾正常。

(3)运动诱发试验:让患者蹬自行车,车上加有 400~750 kg 的阻力,持续蹬 30~60 分钟,停车后 30 分钟如诱发肌无力伴血钾升高,可诊断为高血钾性周期性麻痹。

(4)冷水诱发试验:将前臂浸于 11~13 ℃水中,如为高血钾性周期性麻痹患者,20~30 分钟可以诱发肌无力,停止浸冷水 10 分钟后可恢复。

6.分型诊断

(1)低血钾性周期性麻痹:此型在国内最常见,属常染色体显性遗传。在我国以散发病例为多,男性多于女性,多在 20~40 岁发病,发作时血清 K^+ 降低。随着年龄增长发作次数减少,程度减轻。多于清晨或夜间熟睡中突然发现肢体瘫痪,常自腰背部和双侧髋部开始,向下肢远端蔓延,也可发展到上肢。近端重于远端,下肢重于上肢,数小时至 1~2 天内发展到高峰。常伴有肌肉酸痛、重胀、麻木、针刺样或蚁走样感觉,有的患者可有激动、恐惧、口渴、出汗、关节疼痛等前驱症状。颈部以上肌肉通常不受影响。瘫痪发作时,肌张力降低,腱反射降低或消失,极严重的患者可发生呼吸肌麻痹和(或)严重的心律失常而危及生命。每次发作可持续数小时或数天,然后逐渐恢复。发作早期如能做轻度的肢体被动活动可使发作减轻或停止。血清钾浓度降低。心电图 T 波降低,U 波出现,QRS 延长等低钾表现。伴发甲状腺功能亢进的周期性麻痹发作频率较高,每次持续时间较短,常在数小时至 1 天内。甲亢控制后,发作次数减少。

(2)高血钾性周期性麻痹:本型少见,属常染色体显性遗传。发病时血清钾较平时增高。多在10岁以前起病,男性多于女性且病情较重。一般日间发病,持续时间短,大多在数小时内症状消失。也可有与低血钾性周期性麻痹相似的前驱症状和麻痹症状,发作时麻痹也相似,但瘫痪程度较轻,肌无力程度与血钾不相平行。常伴有痛性肌痉挛和轻度肌强直。每次持续时间较短,进行轻度的体力活动或进食可能使发作推迟或顿挫。发作一般较低血钾性周期性麻痹频繁。大多在30岁后趋向好转,逐渐终止发作。个别患者有持久的心律不齐,如二联律或阵发性室性心动过速等。肾功能不全、肾上腺皮质功能减退、醛固酮缺乏症、服用肾上腺糖皮质激素或钾盐时易诱发本病。

(3)正常血钾性周期性麻痹:本型较少见,属常染色体显性遗传。发作时血清钾和尿钾均正常。多在10岁前发病。起病多在夜间,发作时除四肢麻痹外,常伴轻度面肌及咀嚼肌无力、吞咽困难和发音低弱等。有时某些肌群,如小腿肌或肩臂肌等可有选择性受累。每次发作持续时间较长,可2天至3周不等,大多在10天以上。部分患者平时极度嗜盐,限制食盐入量或给予钾盐可诱发本病。

(二)常见并发症

低血钾性周期性麻痹极严重者可发生呼吸肌麻痹,累及心脏可有心动过速、室性早搏和血压偏高。伴发甲状腺功能亢进症的患者周期性麻痹发作频率较高。

三、治疗

(一)临床评价

本病在临床上可用中医和西医两种方法进行治疗。一般认为,在急性期西药的作用迅速、高效;而中医药在缓解期的治疗,在改善症状、防止复发、减少西药毒副作用方面,有着良好的作用。

(二)急症处理

1.低血钾性周期性麻痹

轻症可给予氯化钾每天3～8 g分次口服,重者给予氯化钾每天2～3 g加入液体中静脉滴注。

注意事项:氯化钾静脉滴注时每小时不宜超过1 g,以免影响心脏功能。呼吸肌麻痹者应予辅助呼吸,严重心律失常者应积极纠正。

2.高血钾性周期性麻痹

可静脉注射葡萄糖酸钙或氯化钙1～2 g,也可静脉滴注10%葡萄糖注射液500 mL加胰岛素10～20 U以降低血钾。

3.正常血钾性周期性麻痹

发作期给予大剂量生理盐水或高渗氯化钠注射液静脉滴注可使瘫痪好转。

(三)中医治疗

1.辨证论治

(1)气血两虚。

证候:肢体酸软,麻木无力,甚至瘫痪、呼吸气急,面色欠华,口渴欲饮,心悸多汗,大便溏稀,舌质淡,舌苔薄,脉细或细数无力。

治法:益气养血。

方药:人参养荣汤加减。党参12 g,炒白术12 g,白芍药12 g,怀牛膝12 g,熟地黄15 g,茯苓15 g,丹参15 g,当归12 g,五味子6 g,炙甘草9 g。

随症加减：若呼吸困难，加人参（另炖）9 g、山茱萸 30 g 大补元气，或予参麦注射液 30 mL 加入生理盐水 250～500 mL 中静脉滴注；口渴剧烈，加天花粉 12 g、沙参 15 g、麦门冬 12 g 生津止渴；恶心、呕吐，加竹茹 9 g、姜半夏 9 g 止呕；尿少或无尿，酌加肉桂 3 g、车前子 9 g、猪苓 15 g 温阳利尿。

（2）肝肾不足。

证候：肢体酸痛，麻木无力，四肢瘫痪，下肢较上肢重，腰膝酸软，头晕耳鸣，尿少或无尿，舌质偏红，苔薄黄或薄白，脉细数或无力。

治法：滋养肝肾，壮骨强筋。

方药：健步壮骨丸加减。炙龟甲（先煎）15 g，鹿角胶（烊化）9 g，制附子（先煎）9 g，川牛膝12 g，熟地黄 12 g，炒白术 15 g，炒杜仲 12 g，桑寄生 15 g，当归 12 g，何首乌 12 g，太子参 15 g，木瓜 9 g。

随症加减：若尿少或无尿，加肉桂 3 g、怀牛膝 12 g 温阳利尿；四肢无力明显，加炙黄芪 30 g、炙甘草9 g，以加强补益中气之力；出现下焦湿热者，可酌加苍术 9 g、黄柏 6 g 燥湿清热。

（3）寒湿浸淫。

证候：突发肢体软弱无力，行动不便，呈进行性加重，甚则双下肢瘫痪，身体困重，形寒肢冷，舌质淡，舌苔白腻，脉缓或濡。

治法：祛寒除湿，舒筋通络。

方药：鸡鸣散加减。羌活 9 g，独活 9 g，萆薢 12 g，桔梗 3 g，木瓜 15 g，吴茱萸 3 g，槟榔 9 g，川牛膝15 g，生薏苡仁 30 g，陈皮 9 g，紫苏叶 9 g，生姜 6 g。

随症加减：若四肢无力重，加炙黄芪 15 g、党参 12 g、炒白术 15 g 益气健脾。

（4）湿热下注。

证候：突发肢体软弱无力，呈进行性加重，甚则双下肢瘫痪，大便偏溏，小便色黄，舌质红，舌苔黄腻，脉濡数。

治法：清热利湿，强筋通络。

方药：四妙丸加味。苍术 9 g，白术 12 g，生薏苡仁 30 g，怀牛膝 12 g，黄柏 6 g，茯苓 15 g，泽泻 30 g，蚕沙（包煎）12 g。

随症加减：腹胀便溏者，加葛根 30 g、陈皮 6 g。

2.辨病治疗

（1）补中益气丸：适用于气血两虚证。每次 1 丸，每天 2 次，口服。

（2）人参归脾丸：适用于气血两虚证。每次 1 丸，每天 2 次，口服。

（3）十全大补丸：适用于气血两虚证。每次 1 丸，每天 2 次，口服。

（4）六味地黄丸：适用于肝肾阴虚证。每次 1 丸，每天 2 次，口服；或浓缩丸每次 8 粒，每天 3 次，口服。

（5）四妙丸：适用于下焦湿热证。每次 6 g，每天 2 次，口服；或浓缩丸每次 8 粒，每天 3 次，口服。

3.针刺疗法

（1）体针：主穴取中脘、足三里、脾俞、肾俞、肝俞、大椎等。上肢加肩髃、曲池、外关、合谷；下肢加环跳、伏兔、风市、阳陵泉、悬钟、太冲等。强刺激，或以频率 120～200 次/分、强度 1.5 mA 的电针仪通电 15 分钟，肌力常在半小时内即有所改善。

（2）耳针：取脾、肝、肾、胃、内分泌、皮质下等相应耳穴。

(四)西医治疗

1.低血钾性周期性麻痹

伴发有甲状腺功能亢进症的患者,在对甲亢进行适当的治疗后常可中止发作或显著减轻。间歇期可服用:

(1)乙酰唑胺(醋氮酰胺):每次 125 mg,每天 2～4 次,口服。

(2)螺旋内酯:每次 20 mg,每天 4 次,口服。可预防发作。

(3)氯化钾:每次 1～2 g,每天 3 次,口服。可减少发作。

(4)补达秀:每次 1～2 g,每天 3 次,口服。可减少发作。

2.高血钾性周期性麻痹

间歇期可给予以下治疗。

(1)乙酰唑胺:每次 250 mg,每天 2～4 次,口服。

(2)氢氯噻嗪:每次 25 mg,每天 2～3 次,口服。

(3)二氯苯二磺胺:每天 100 mg,口服,可预防发作。

3.正常血钾性周期性麻痹

间歇期给予乙酰唑胺,每次 250 mg,每天 2～4 次,口服,可预防发作。在治疗过程中,要经常注意血清钾的变化。

(李东晓)

第四节　脑动脉硬化病

脑动脉硬化病是指脑部血管弥漫性硬化、管腔狭窄及小血管闭塞而使脑血流量减少,脑组织因长期缺血缺氧而引起脑实质内神经细胞萎缩、变性、坏死和胶质细胞增生,导致弥漫性进行性器质性脑功能衰退,产生一系列神经精神障碍的综合征。临床表现为神经衰弱综合征、动脉硬化性痴呆、假性延髓麻痹等慢性脑病表现。本病常发生于中老年人,起病缓慢。男性多于女性,比例约为 2∶1。

本病相当于中医“健忘”“眩晕”“失眠”“多寐”“呆病”等病证。

一、病因病机

(一)西医病因

(1)脑血流量的改变 血管内膜反复受损,导致内膜增厚,当血管狭窄在 80%～90%时,可影响脑血流量。

(2)高血压病。

(3)糖尿病。

(4)脑梗死。

(5)高脂血症。

(6)血液黏稠度高。

(7)吸烟。

(8)超体重、体力活动少。

(9)体内微量元素改变 如铬、铜、锰、锌、铁、镍、钒、硒等的含量改变。

(10)血清铁蛋白改变。

(二)病理病机

1.西医病理

脑动脉粥样硬化和全身性动脉粥样硬化的发病机制相同,主要改变是动脉内膜深层的脂肪变性和胆固醇沉积,形成粥样硬化斑块及各种继发病变,使管腔逐步狭窄直至闭塞。粥样硬化斑块本身并不会引起症状。如病变逐步发展,则内膜分裂、内膜下出血(动脉本身的营养血管破裂出血所致)和形成内膜溃疡,内膜溃疡处易于发生血栓形成,使管腔进一步变狭或闭塞,动脉管腔变窄,血管弹性降低,因而增加了对血流的阻力,以致血液流量显著减少,使接受血液供应的脑组织长期处于慢性进行性缺血缺氧状态,引起脑细胞变性、软化、坏死或点状出血,最后可以形成瘢痕、囊肿或弥散性的脑萎缩。

大脑皮质下的白质中有由小动脉硬化缺血所引起的灶性软化区,称为皮质下脑病,基底节部可见许多小囊腔,系脑组织缺氧软化吸收的结果(腔隙状态)。弥漫性脑小动脉硬化时,动脉外膜变性增生而整个血管可呈纤维化,血管壁内弹力层增厚,而致内膜粗糙,并伴有附近脑组织的坏死和变性。微动脉中层的纤维化,管壁增厚导致管腔缩小或闭塞。脑组织中神经细胞数目减少,并有弥漫性的神经细胞缺氧性改变,细胞体变小、皱缩,染色变浓,轴突变细或断裂,直到神经细胞死亡等。此类改变逐渐增多,弥漫遍及整个皮质,就形成脑萎缩,脑体积减小,重量减轻,脑沟增宽,脑回狭窄,蛛网膜下腔及脑室系统扩大。

2.中医病因病机

中医认为:本病是发生于中老年阶段的疾病。人到中年以后,体力渐衰,加上将息失宜、烦劳过度等因素,导致人体阴阳失调,肾精亏损,阴亏于下,阳亢于上,肝阳化风,上扰清窍;或元气不足,清阳不升,脑络失养,神明失用,遂作眩晕、健忘、不寐、多寐,直至痴呆等症。

(1)肝肾亏损:中年以后气血虚弱,精血不足,加之房事不节、耗气伤精,伤及肝肾,脑髓空虚,脑络失养,则见脑转耳鸣、健忘,神色呆钝;肝阴不足,筋脉失濡,虚风内动,则见肢体震颤、麻木。肾亏则失于固摄,故二便失控。

(2)饮食不节:饮酒饱食,嗜啖肥甘厚味,或因忧思恼怒,伤及肝脾。

(3)肝郁失疏,郁久化火,炼液成痰,痰火内结;或脾失健运,聚湿为痰;或忧思郁结日久不解,气滞不畅,气血瘀阻。

(4)元气虚弱:中年以后,元气渐虚,气虚运血无力,清阳不升,故头晕耳鸣,表情淡漠,反应迟钝,沉默寡言,嗜睡;气虚血行无力以致瘀血内生,血瘀阻碍气机运行则气滞,气滞又可加重血瘀,气行则水行,气虚则津液气化失司,失于布施,或气滞则血瘀,瘀从水化为湿,水停则湿聚为痰,痰湿、瘀血之间又互为因果,加重病情;痰浊困脾,健运不及,则神思困顿,纳谷不香;痰瘀闭阻脑窍,故神识呆滞,喃喃自语,性情孤僻,多疑固执,健忘;痰蒙心神,则失眠多梦。

二、诊断要点

(一)临床表现

1.病史

年龄多在50岁以上,有高血压病、糖尿病病史,伴有周围动脉、冠状动脉、肾动脉等粥样硬化者多见，经常饮酒、过度疲劳、精神过于高度紧张，均可促进本病发展。男性多于女性。

2.症状

表现为头昏、眩晕、头痛、疲劳、嗜睡或失眠、注意力不易集中、记忆力减退、情绪不稳，严重者出现痴呆，生活不能自理。

3.体征

眼底检查可见动脉变细，反光增强，重者可呈银丝状，动静脉可有明显的交叉压迫现象；血压常常高于正常值。

4.检验与检查

(1)血脂：可有总胆固醇、甘油三酯、低密度脂蛋白、载脂蛋白 B 升高及高密度脂蛋白降低。

(2)脑电图：轻度弥漫性异常，两侧半球可有少量 θ 波或 δ 波，局限性损害时可有局灶性 δ 波。

(3)经颅多普勒(TCD)：可发现脑底动脉环主要分支的流速、流向改变。

(4)头颅 CT、MRI 检查：可见脑萎缩、多发性腔隙性脑梗死、皮质下脑动脉硬化等表现。

(5)放射性核素脑血流量测定：可见脑血流速度变慢，血流量减少。

(二)诊断

源于 1981 年全国第三届神经精神科学术会议修订(试行草案)。

1.轻度脑动脉硬化病

(1)年龄在 45 岁以上。

(2)初发高级神经活动不稳定的症状及(或)脑弥漫性损害的症状。

(3)眼底动脉硬化Ⅱ级以上。

(4)主动脉增宽。

(5)颞动脉或桡动脉较硬等周围动脉硬化症，或有冠心病。

(6)神经系统阳性体征：如深反射不对称，掌颏反射阳性和(或)吸吮反射阳性。

(7)血清胆固醇增高。

(8)排除其他疾病。

诊断判断：具备上述 8 项中的 5 项或 5 项以上。

2.中度脑动脉硬化病

(1)轻度脑动脉硬化病的诊断标准。

(2)由本病引起的下列症状(综合征)之一：痴呆、假性延髓麻痹、帕金森综合征、癫痫等。

中度脑动脉硬化病慢性型者应具备以上两项条件。

3.弥漫性脑动脉硬化病

弥漫性脑动脉硬化病为慢性重症脑动脉硬化病。应具有中等度脑动脉硬化病条件(也可伴小卒中)，病情反复加重，病变广泛，生活难以自理。

三、治疗

(一)临床评价

本病在临床上可用中医和西医两种方法进行治疗。一般认为，西药在治疗本病方面重在改善血流动力学指标、调脂及稳定血压，而中医药的辨证施治却有良好的效果。

(二)中医治疗

本病辨治应以虚实为纲。虚证以肝肾阴精不足为基础,兼有气虚或阳虚,治疗分别以滋肾、养肝为主,兼以补气、温阳。实证以痰浊、瘀血阻窍为主,治疗分别予以化痰开窍、活血化瘀。因虚实每每互见,常需补虚与祛实同用,但总以扶正补虚为主。

1.辨证论治

(1)阴虚阳亢。

证候:头晕目眩,视物不清,健忘失眠,腰酸膝软,咽干口苦,肢体震颤或伴麻木,舌体歪斜,舌质红瘦,苔少而干,脉细或数。

治法:滋阴潜阳,平肝息风。

方药:镇肝息风汤加减。怀牛膝 12 g,生赭石(先煎)30 g,生龟甲(先煎)15 g,生白芍 15 g,天门冬9 g,川楝子 9 g,生麦芽 15 g,甘草 3 g。

随症加减:眩晕重者,加生牡蛎(先煎)30 g、天麻 12 g,以增强平肝息风之力;视物昏花明显者,加枸杞子 12 g、石斛 9 g 滋养肝阴;心中烦热者,加黄连 3 g、竹叶 9 g 清泄心火;兼头胀头痛,加白蒺藜 12 g、川芎 12 g 息风通络;兼黄痰量多者,加天竺黄 9 g、胆南星 9 以清化痰热;兼大便干结,加决明子 15 g 清热通便。

(2)肾精匮乏。

证候:多见高龄久病患者,头目眩晕,脑转耳鸣,健忘,视物昏花,语言謇涩,语声低微,表情呆板,走路不稳,行动缓慢,甚至筋脉拘急,四肢搐搦,聂聂而动,神倦痴呆,气短无力,或言语增多(欣快),夜寐不安。或有癫痫,二便失控,舌淡,苔薄白,脉沉细迟弱。

治法:益肾培元,填精补髓。

方药:左归丸。熟地黄 15 g,枸杞子 12 g,山茱萸 12 g,山药 15 g,怀牛膝 12 g,菟丝子 12 g,鹿角胶(烊化)12 g,龟甲胶(烊化)15 g。

随症加减:若灵机失运明显,神呆、健忘显著者,加益智仁 9 g、九节菖蒲 9 g 益智开窍;肾虚心神失养明显,夜寐不安较甚者,加夜交藤 15 g、炒酸枣仁 10 g 养心安神;虚风内动,筋脉拘急,搐搦明显者,加白芍 15 g、钩藤(后下)15 g 柔肝息风;若见癫痫发作者,加全蝎 3 g、蜈蚣 2 条息风止痉;兼有瘀血,舌质暗紫,加丹参 15 g、红花 10 g 活血化瘀;见舌苔黄腻,舌红,脉数心烦,言语增多者,加黄连 3 g、胆南星 9 g 清心化痰。

(3)气虚痰瘀。

证候:表情淡漠,性情孤僻,沉默寡言,或喃喃自语,神识呆滞,反应迟钝,多疑固执,健忘失眠,或嗜睡,头晕耳鸣,面色无华,体倦乏力,纳谷不香,四肢发麻,舌体胖,舌淡暗有紫气,或有瘀点瘀斑,苔薄白或腻,脉细弱或细涩。

治法:益气活血,化痰开窍。

方药:补阳还五汤合白金丸加减。黄芪 12～60 g,川芎 12 g,当归 12 g,地龙 12 g,桃仁 9 g,红花 9 g,矾郁金 9 g。

随症加减:气虚明显者,加党参 15 g、白术 12 g 健脾益气;痰浊阻窍明显者,加九节菖蒲 6～9 g、炙远志 9 g 开窍化痰;痰浊内蕴,症见失眠、食欲缺乏者,加茯苓 12 g、法半夏 9 g 健脾化痰;肾精不足而腰酸者,加桑寄生 15 g、川牛膝 12 g 补肾强腰;肾虚肠失濡润,症见大便秘结者,加肉苁蓉 12 g、火麻仁 9 g 温润通便;肝郁化火,症见心烦焦虑者,加醋柴胡 6 g、丹参 15 g;痰浊日久化火,症见苔黄腻者,加胆南星 9 g、天竺黄 9 g 清热化痰。

2.辨病治疗

(1)绞股蓝总苷片:功效降血脂、抗动脉粥样硬化,适用于各型脑动脉硬化病。每次40～60 mg,每天3次,口服。

(2)月见草油胶丸:含亚油酸。功效降脂抗栓,适用于脑动脉硬化病血脂增高者。每次1.5～2.0 g,每天2次,口服。

(3)藻酸双酯钠:功效降血脂、抗动脉粥样硬化。适用于脑动脉硬化病见有明显瘀血者。每次50～100 mg,口服,每天3次。或以1～3 mg/kg体重计算其总量,加入生理盐水或5%葡萄糖注射液500～1 000 mL中缓慢静脉滴注,每天1次,10天为1个疗程。

(4)川芎嗪:适用于脑动脉硬化病见有瘀血兼气滞表现者。每次100 mg,每天3次,饭后服用,1个月为1个疗程;或以其针剂80～160 mg,加入生理盐水或5%葡萄糖注射液250～500 mL中静脉滴注,每天1次,14天为1个疗程。

(5)杜仲天麻丸:适用于脑动脉硬化病见肝肾不足证、血压偏高者。每次6 g,每天2～3次,口服。

(6)银杏叶提取物:适用于脑动脉硬化病见瘀血证者。每次1～2粒,每天3次,口服。

(7)枕中健脑液:适用于早期脑动脉硬化病呈气血两虚证及肝肾不足证。每次10 mL,早晚各1次,口服。

(8)精乌胶囊:由黄精、制首乌等组成。功效滋补肝肾,养心安神。适用于脑动脉硬化病见肝肾不足证者。每次2粒,每天2～3次,口服,2周为1个疗程,每疗程间隔3～5天。

(9)心脑健胶囊(天力体保)为茶叶提取物:功效清利头目,醒神健脑,化浊降脂。可用于本病各型。每次2粒,每天3次,口服。

(10)脂必妥:适用于脑动脉硬化病见眩晕头痛,胸闷胸痛,肢体麻木,舌质紫暗或有瘀斑等。每次3片(每片含量0.35 g),每天3次,口服。

3.针灸治疗

(1)体针:主穴选百会、人中、间使、丰隆、合谷、太冲、涌泉、内关、足三里等,每次选4～5个穴位。有幻听、幻觉者加翳风、听宫、听会;拒食加素髎、滑肉门;抑郁自悲,加足临泣、大敦;情绪激动加行间、合谷;头昏痛加太阳、攒竹、印堂、风池;健忘加心俞、肾俞、天府、太溪、照海;不寐加神门、三阴交、心俞;眩晕加肝俞、太溪、脾俞、肾俞。根据病情分别采用平补平泻法,或用补法,或加温灸。每次留针20分钟,10天为1个疗程。

(2)耳针:主穴选内分泌、皮质下、神门、交感、心、肝、肾、脑、枕、内耳等。每次任选2～3个穴位,捻转手法,中、强刺激,留针15～30分钟,每天1次,或埋针,均5～10天为1个疗程。

(三)西医治疗

1.药物治疗

(1)维生素类。①维生素C:每次0.1 g,每天3次,口服;或静脉滴注,每次1 g,加入5%葡萄糖注射液250～500 mL中,每天1次。15天为1个疗程。②维生素B_6:每次10 mg,每天3次,口服;或肌内注射,每次50～100 mg,每天1次。20天为1个疗程。③维生素B_{12}:肌内注射,每次200～500 mg,每天1次,20天为1个疗程。④维生素E:每次100 mg,每天3次,口服。⑤谷维素:每次10～20 mg,每天3次,口服。⑥烟酸:每次50 mg,每天3次,口服

(2)脑血管扩张剂。①芦丁:每次20 mg,每天3次,口服。或复方芦丁每次1片,每天3次,口服。②己酮可可碱:每次0.1～0.2 g,每天3次,口服;或每次0.1～0.4 g加入5%葡萄糖注射

液或生理盐水250～500 mL 中静脉滴注，每天 1 次。③脑活素：每次 5～20 mL，加入生理盐水 250 mL 中缓慢静脉滴注，每天 1 次，10～15 天为 1 个疗程；或每次 1～2 mL，肌内注射，每天 1 次，20～30 天为 1 个疗程。④盐酸倍他司汀（盐酸培他啶）：每次 6～12 mg，每天 3 次，口服；或每次4 mg，肌内注射，每天 2～3 次。⑤环扁桃酯：每次 100～200 mg，每天 4～5 次。症状改善后，减至每天 300～400 mg。⑥尼可占替诺（脉栓通）：口服每次 150～450 mg，每天 3 次；肌内注射每次 300～900 mg，每天 3 次；静脉滴注每次 3 000～6 000 mg 加入 5%葡萄糖注射液或生理盐水 500 mL，于 1～3 小时滴完。⑦长春胺：口服每次 5～20 mg，每天 2～3 次；肌内注射每次 5～15 mg，每天 2～3 次。⑧吡硫醇（脑复新）：每次 0.1～0.2 g，每天 3 次，口服。

(3)钙通道阻滞剂。①桂利嗪（脑益嗪）：每次 500 mg，每天 3 次，口服。②盐酸氟桂利嗪（西比灵）：每次 5 mg，每晚 1 次，口服。③尼莫地平（或尼莫同）：每次 20 mg，每天 4 次，口服。

(4)降脂药。①多烯康：每次 0.9～1.8 g，每天 3 次，口服。②烟酸肌醇酯：每次 0.2 g，每天 3 次，口服。③辛伐他汀（舒降之）：每次 20 mg，每晚 1 次，口服。④非洛贝特（力平脂）：每次 200 mg，每天 1 次，口服。3 个月～4 个月为 1 个疗程。⑤阿托伐他汀钙片（立普妥）：每次 10 mg，每天 1 次，口服。

(5)抗血小板聚集剂。①肠溶阿司匹林：每晚 50～75 mg，口服。②双嘧达莫（潘生丁）：每次 25～50 mg，每天 3 次，口服。③盐酸丁咯地尔（赛莱乐、意速）：每次 150～200 mg，每天 2～3 次，口服；或200 mg加入 5%葡萄糖注射液 250 mL 滴注，每天 1～2 次。④胰激肽释放酶（怡开）：每片含量 120 U。每次 1～2 片，每天 3 次，饭前服。⑤培达：每次 50 mg，每天 1～2 次，口服。⑥噻氯匹定（抵克力得）：每次 250 mg，每天 1 次，口服。⑦氯吡格雷（波立维）：每次 75 mg，每天1 次，口服。

(6)脑细胞活化剂。①阿扑长春胺酸乙酯（卡兰）：口服，每次 5～10 mg，每天 3 次；静脉滴注或静脉注射，每次 10 mg，每天 3 次，同时以生理盐水稀释到 5 倍体积。②艾地苯醌（雅伴）：每次 30 mg，每天 3 次，饭后服。③阿米三嗪和萝巴新（都可喜）：每次 1 片，每天 1～2 次，口服。维持量：每天 1 片。④尼麦角林（思尔明、麦角溴烟酯）：口服，每次 10～20 mg，每天 3 次；肌内注射，每次 2～4 mg，每天 2 次；静脉滴注，每次 4～8 mg 加入生理盐水或 5%葡萄糖注射液 100 mL 中缓慢滴注。⑤二氢麦角碱甲磺酸盐（喜德镇、培磊能）：口服，每次 1～2 mg，每天 3 次，3 个月为 1 个疗程；肌内注射或皮下注射，每次 0.3～0.6 mg，每天或隔天一次。⑥吡拉西坦（脑复康）：每次 0.4～0.8 g，每天 3 次，口服。或静脉滴注，每天 4～8 g，10～14 天为 1 个疗程。⑦胞磷胆碱（胞二磷胆碱）：每次 250 mg，肌内注射，每天 1～2 次。或 500～1 000 mg 加入 5%或 10%葡萄糖注射液 500 mL 中静脉滴注，每天 1 次。

（李东晓）

参考文献

[1] 樊书领.神经内科疾病诊疗与康复[M].开封:河南大学出版社,2021.
[2] 胡春荣.神经内科常见疾病诊疗要点[M].北京:中国纺织出版社,2022.
[3] 高媛媛.神经内科常见疾病检查与治疗[M].哈尔滨:黑龙江科学技术出版社,2021.
[4] 魏佳军,曾非.神经内科疑难危重病临床诊疗策略[M].武汉:华中科技大学出版社,2021.
[5] 金琦.内科临床诊断与治疗要点[M].北京:中国纺织出版社,2021.
[6] 黄佳滨.实用内科疾病诊治实践[M].北京:中国纺织出版社,2021.
[7] 张卓伯,徐严明.神经内科疑难病例解析[M].北京:科学出版社,2022.
[8] 徐燕.中医良方大典·内科一卷[M].上海:上海科学普及出版社,2021.
[9] 赵淑堂.临床内科常见病理论与诊断精要[M].哈尔滨:黑龙江科学技术出版社,2021.
[10] 夏健,陈华,袁叶.神经内科疾病全病程管理[M].北京:化学工业出版社,2022.
[11] 唐北沙,李延峰.神经变性病学[M].北京:人民卫生出版社,2021.
[12] 王维治.神经病学[M].北京:人民卫生出版社,2021.
[13] 王为光.现代内科疾病临床诊疗[M].北京:中国纺织出版社,2021.
[14] 徐运,蒲传强,崔丽英.脑卒中内科治疗[M].北京:人民卫生出版社,2021.
[15] 王岩.护理基础与临床实践[M].北京:化学工业出版社,2021.
[16] 崔丽英,彭斌.北京协和医院神经科疑难罕见病例解析[M].北京:人民卫生出版社,2021.
[17] 刘玮.现代内科学诊疗要点[M].北京:中国纺织出版社,2022.
[18] 傅瑜,孔小轶.神经系统与危重症疾病相关交叉学科病例精粹[M].北京:北京大学医学出版社,2021.
[19] 孙雪茜,梁松岚,孙责,等.内科常见病治疗精要[M].北京:中国纺织出版社,2022.
[20] 张鸣青.内科诊疗精粹[M].济南:山东大学出版社,2021.
[21] 谢海波.中医内科病诊疗与处方[M].北京:化学工业出版社,2021.
[22] 徐玮,张磊,孙丽君,等,孙雪辉.现代内科疾病诊疗精要[M].青岛:中国海洋大学出版社,2021.
[23] 徐新娟,杨毅宁.内科临床诊疗思维解析[M].北京:科学出版社,2021.
[24] 王为光.现代内科疾病临床诊疗[M].北京:中国纺织出版社,2021.
[25] 邹琼辉.常见内科疾病诊疗与预防[M].汕头:汕头大学出版社,2021.

[26] 刘江波,徐琦,王秀英.临床内科疾病诊疗与药物应用[M].汕头:汕头大学出版社,2021.
[27] 徐化高.现代实用内科疾病诊疗学[M].北京:中国纺织出版社,2021.
[28] 陈强,李帅,赵晶,等.实用内科疾病诊治精要[M].青岛:中国海洋大学出版社,2022.
[29] 张海海.急危重症诊疗实践[M].济南:山东大学出版社,2021.
[30] 刘晓明,郝园园,魏玉成,等.临床中西医结合治疗内科疾病[M].哈尔滨:黑龙江科学技术出版社,2022.
[31] 王刚.神经病学诊断思路[M].上海:上海交通大学出版社,2022.
[32] 章悦,王蓓.神内病例拍案惊奇[M].长沙:中南大学出版社,2022.
[33] 吴学永,万里飞,李春梅,等.抽吸及支架取栓治疗心源性脑栓塞的疗效分析[J].哈尔滨医药,2021,41(4):35-36.
[34] 张业森,尚毓淳,姜之全,等.经皮球囊压迫术与微血管减压术治疗三叉神经痛的临床疗效比较[J].实用临床医药杂志,2022,26(2):34-37
[35] 郭荣盛,施辉东,兰希琛,等.前庭神经元炎与后循环缺血导致眩晕鉴别中视频头脉冲试验的应用效果观察[J].实用中西医结合临床,2022,22(16):29-32
[36] 张静,郭英,许轶,等.高刺激率听性脑干反应评估前庭性偏头痛患者听觉脑干传导通路的意义[J].听力学及言语疾病杂志,2022,30(2):164-167.
[37] 卢俏丽,李晨.磁共振成像新技术在帕金森病及特发性震颤诊断及鉴别中的研究[J].临床医药实践,2022,31(11):842-845.
[38] 张晓红,祖明立,杜双霞,等.血管性痴呆患者血清 sFas、sFasL 水平与病情程度相关性及对预后的预测价值[J].山东医药,2022,62(2):56-59.
[39] 张雪,张博,吴玉敏,等.电针缓解腰椎间盘突出继发坐骨神经痛的随机对照试验研究[J].中文科技期刊数据库(全文版)医药卫生,2022(2):20-24.
[40] 吴云虹,周少珑,王景,等.结核性脑膜炎患者血清神经细胞黏附分子 1 与转甲状腺素蛋白的表达及临床意义研究[J].中国全科医学,2022,25(12):1435-1440.